オルソドンティック コンセプト ＆ ストラテジー
— ファン ダ リンデンの臨床への提案 —

オルソドンティック コンセプト & ストラテジー

― ファン ダ リンデンの臨床への提案 ―

Frans P.G.M. van der Linden

監訳　市川和博

共訳　平林正幸
　　　黒澤孝子

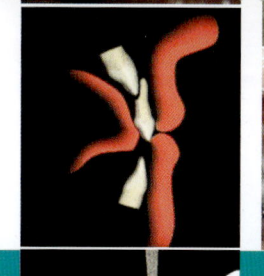
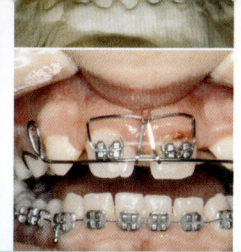
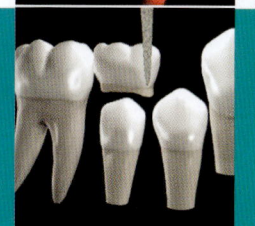
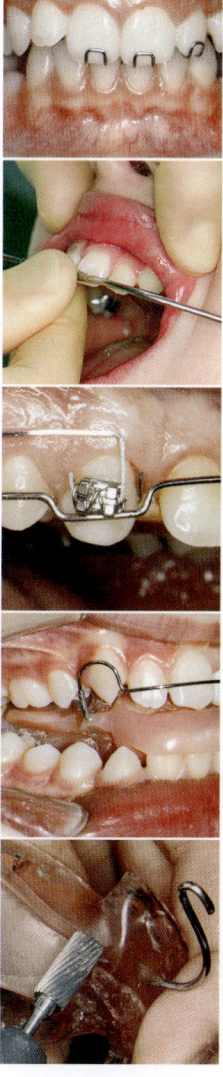
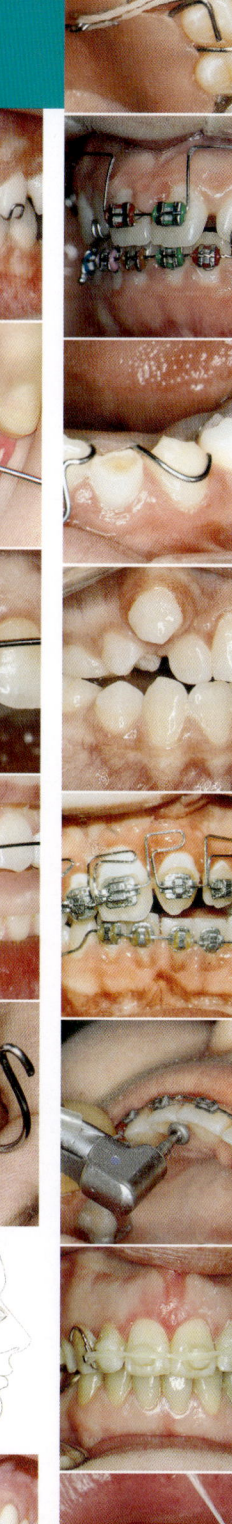
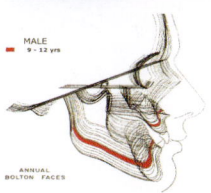
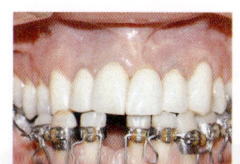

クインテッセンス出版株式会社　2007

Tokyo, Berlin, Chicago, London, Paris, Barcelona, Istanbul, Milano, São Paulo,
Moscow, Prague, Warsaw, New Delhi, Beijing, and Bukarest

© 2004 Quintessence Publishing Co, Ltd

Quintessence Publishing Co, Ltd
Grafton Road
New Malden
Surrey KT3 3AB
United Kingdom
www.quintpub.co.uk

All rights reserved. This book or any part thereof may not be reproduced, stored in a retrieval system, or transmitted in any form or by any means, electronic, mechanical, photocopying, or otherwise, without prior written permission of the publisher.

	目次	
	翻訳にあたって	VI
	序文	VII
	謝辞	IX
第1章	切歯交換期の複雑性	1
第2章	抑制的矯正法の応用	17
第3章	可撤式装置の応用	33
第4章	ヘッドギアの応用	49
第5章	ヘッドギアとプレートの併用	65
第6章	アクチベーター等の機能的矯正装置の応用	81
第7章	ヘッドギアとアクチベーターの併用	97
第8章	顎顔面整形学の正当性	113
第9章	部分的な固定式装置の応用	129
第10章	可撤式装置と固定式装置の併用	145
第11章	埋伏犬歯の治療	161
第12章	Class II diviosion2不正咬合の治療	177
第13章	非対称の治療	193
第14章	開咬と無咬合の治療	209
第15章	切歯欠損の治療	225
第16章	矯正治療中と矯正治療後の咬合の役割	241
第17章	成人における切歯の治療	257
第18章	効果的な保定	273
	参考文献	289
	索引	299

目次

翻訳にあたって

　3年前のいつごろだったか，クインテッセンス社の社長室で初めて触れた新刊書は，全ての頁が整然としたカラーの図，口腔内写真で埋め尽くされていた．そして写真の多くは昔なつかしい床装置が並ぶのに対して，刺激的なタイトルのOrthodontic Concepts and Strategiesになんともアンバランスを感じたことを想い出す．

　矯正歯科の臨床は，30年前のボンディングシステム創成期以来のメカニクス改革の時代に入っている．よりレジリエンスの高いワイヤーの開発，よりフリクションの低いブラケットの開発とそれに伴うテクニックの改良，アンカレッジ プレパレーションの概念を根底から覆すインプラントアンカーの導入，コンピューター プログラム メイド ポジショナーの出現等は，患者と術者双方の負担の軽減に大きく貢献し，これからも益々発展していくであろう．そして，当然のことながら，これらのメカニクスは多くの臨床経験を経て初めて触れることのできる道具である．これから矯正歯科を学ぶ，また習得中のフレッシュマンは大変な時代を迎えたものである．

　本書で紹介されているメカニクスは決して目新しいものではない．しかしながら，読むにつれ，著者の卓越した専門医としての目に引き込まれる．訳者も含め著者と同時代を歩んできた諸兄が，日ごろ気がついてはいたが要因の探求，対処法にまで考えが及ばなかった事象を，氏がひとつひとつ丹念に解決していく姿勢には，畏敬の念さえも覚える．もちろん，矯正歯科を生業とする以上，逡巡の中でなんらかの対応をしている訳だが，これを簡明なセオリーとして世に伝えるには，裏付けとなる思考性，経験，確実性が必要で，非常に勇気のいることである．溢れるほど沢山の臨床の本が教科書的な体裁をとりながら，オリジナルメソッドの紹介に終止してしまっている由縁であろう．

　本書は，情報のるつぼに投げ出されているこれから専門医を目指す諸君，そして日々チェアサイドで呻吟している諸兄の明日への道標となるに違いない．

　2年間，論文調の平明化に務めたスタッフの黒澤孝子氏，忙しい臨床の合間夜遅くまで適正な専門語の確認に努めたアシスタント ドクターの平林正幸先生，慣れない作業を温かく見守り教示して下さった編集者の山田孝次氏，ともすれば停滞しがちな我々を励まして下さった中島榮一郎先生，そして同世代の優れた矯正歯科の大家を紹介して下さったクインテッセンス出版株式会社 佐々木一高社長に深甚より感謝いたします．

2007年3月　市川和博

序文

　筆者による以前のテキストは，診断と治療計画にとって欠かすことのできない，矯正歯科の理論的基礎に重点がおかれていた．治療手順について表面的にしかふれていないのは，治療方法と治療技術がとても多様性に富み，さらに，治療技術は絶え間なく向上し続け，新素材や新しい治療方法がつぎつぎに導入されているからである．

　この本の目的は，臨床に関連する情報を提供することである．装置はどう使用すべきであり，それらを使うことにより，どのような効果が得られるかということを，主に略図や臨床写真を用いて詳細に説明した．最良の結果に達するための実用的な視点と秘訣を提供し，臨床的な手順は，読者が直接適用できるような方法で提示した．

　これらの内容は，患者への情報提供にも適用できる．

　本文はイラストで説明したテクニックを理解できるように構成し，問題に対してどうアプローチすべきか，どこに落とし穴が予想されるか，そして，そのような危険はどうすれば避けることができるのかを述べた．さらに，長年にわたって囁かれてきた，いくつかの神話と誤解に対して，その間違いを明らかにした．

　矯正治療を成功させるか否かは，多くの要因，ややもすると他愛のないことにみえる要因に左右される．ある局面が見落とされると，目指した結果に到達できなかったり，状況が悪化したりすることさえある．これらの要素の探知に重点がおかれている．

オルソドンティック コンセプト & ストラテジー

謝辞

　この本は，30年以上の長きにわたってJ. L. M. van de KampとH. A. W. Bongaartsが撮影した，すぐれた写真のおかげで実を結びました．また，歯列模型と可撤性装置を製作・監修したJ. J. W. SiepermannとB. F. Bouwmanの功績でもあります．歯科衛生士，レントゲン技師，および事務スタッフからも，多くの援助と助力を受けました．筆者は，これらのすべての人々から，献身，熱意，専門的技術，および建設的で快い協力というような多大なる恩恵を受けました．

　原稿のタイプを担当してくれたM. J. Th. Cillessen-van Hoekに特に感謝します．

　30年以上もの間，筆者とともに働いていたH. Boersma先生は，さまざまな点でこの本の内容に関して貢献してくださいました．

　さらに，H. van Beek先生がヘッドギアとアクチベーターの併用について論じた第7章へ貢献してくださったことに，感謝いたします．

　尊重すべき『Glossary of Orthodontic Terms（矯正用語辞典）』の著者であるJ. Daskalogiannakis先生は，用語の正しい使い方について助言をしてくださいました．

　最後に，Lisa C. Bywatersによる編集は，本書の質を高めることにおおいに貢献してくれました．

オルソドンティック コンセプト
＆ ストラテジー

切歯交換期の複雑性

　乳歯は十分なスペースが歯列弓にある状態で萌出する．永久歯の前歯とは対照的に，乳切歯と乳犬歯は萌出前に顎内に十分なスペースをもっている．しかも乳歯胚は萌出後に排列することになっている位置にある．このスペースは出生後の最初の6か月間の顎の実質的な成長によりもたらされる．[210,225] しかしながら，乳歯の大きさおよび歯列弓内で利用できるスペースには大きなバリエーションがあり，[139] 乳歯列期に大きい歯間空隙をもっている子どももいれば，もっていない子どももいる．大きい歯間空隙がある場合には，歯牙の交換は支障なく進む．一方，歯間空隙がなければ乳歯の早期喪失が起き，永久歯の叢生という結果が生じる．これらの2つの状況の間には，歯列弓内の空隙が初めは永久切歯に対して十分ではなくても，萌出移動期に乳歯の移動により増加するという事実がある．

　矯正装置がこのスペースの増加を中断してしまうという治験例を紹介する．また，有害な影響だけではなく，スペースの損失を回復させるために使用するテクニックも説明する．

　初めに，どうしたら交換期中に上顎歯列弓内の利用可能なスペースを増加できるか，また，スペースが著しく不足しているためにスペースの増加もない場合には何が起こるかを説明する．

　続いて，下顎の両下顎突起の発達過程についても述べ，上下顎歯列弓で同時にスペースが増加する様子を図説し，一連の歯列模型を使って提示する．

　さらに，萌出後の永久歯の位置について述べる．その位置は，利用できるスペースによるものだけではなく，咬合接触や舌，口唇の影響によって左右されること，そしてClass ⅡとClass Ⅰ不正咬合では，これらの影響が異なることも述べる．

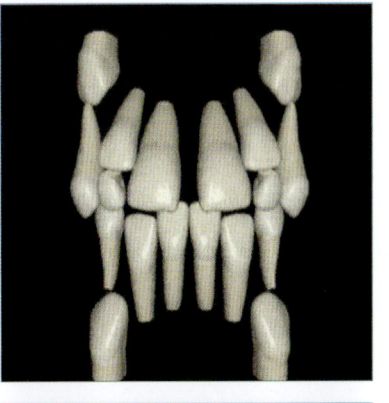
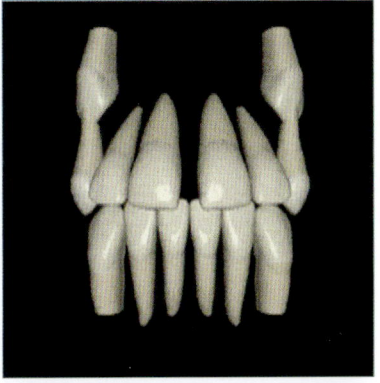
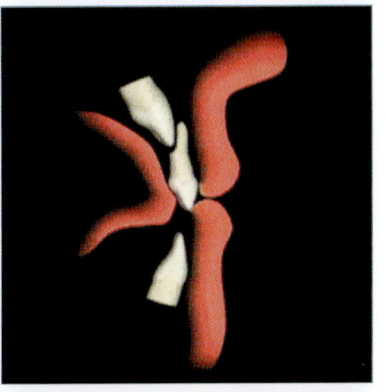
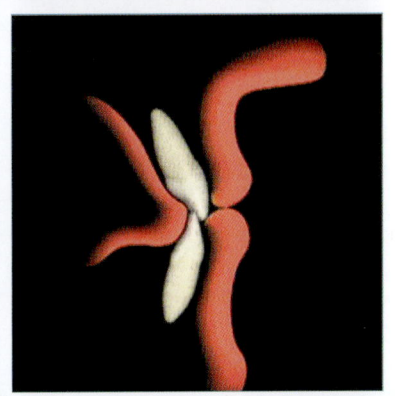

1

オルソドンティック コンセプト & ストラテジー

第1章　切歯交換期の複雑性

図1-1

　上顎では，中切歯は側切歯より頭蓋側に形成される．その切縁は側切歯の根尖寄りに位置している(A)．中切歯は最初に萌出しはじめ，側切歯を通り越していく(B)．それら先行乳歯の歯根は徐々に吸収される．この吸収は，その速度・範囲・形において後続永久歯の動きと形態に準ずる．乳切歯は口蓋側から吸収され，その結果，唇側部は薄くなる．乳切歯が完全に脱落する時までに歯根はほとんど吸収されている(C)．中切歯は乳側切歯と並んで萌出し，乳側切歯は遠心に移動する(D)．乳側切歯が乳犬歯と接触した後に，これらの一対の歯は一緒に遠心に移動することになり，乳犬歯は頬側へも動くことになる．この過程を経ることにより十分なスペースを中切歯の萌出用に使うことができるようになる(E)．次に，側切歯は中切歯に接触することなく，妨害されずに下がってきて萌出する(F)．形成がはじまった初期の位置に従って，側切歯の根尖は中切歯の根尖よりも口蓋側・咬合面寄りに位置している(G)．中切歯は遠心に傾斜し，正中に大きな歯間空隙ができる．
（図1-1～1-6，1-8，1-9，および1-12はDynamics of Orthodontics[226]の許可により掲載．）

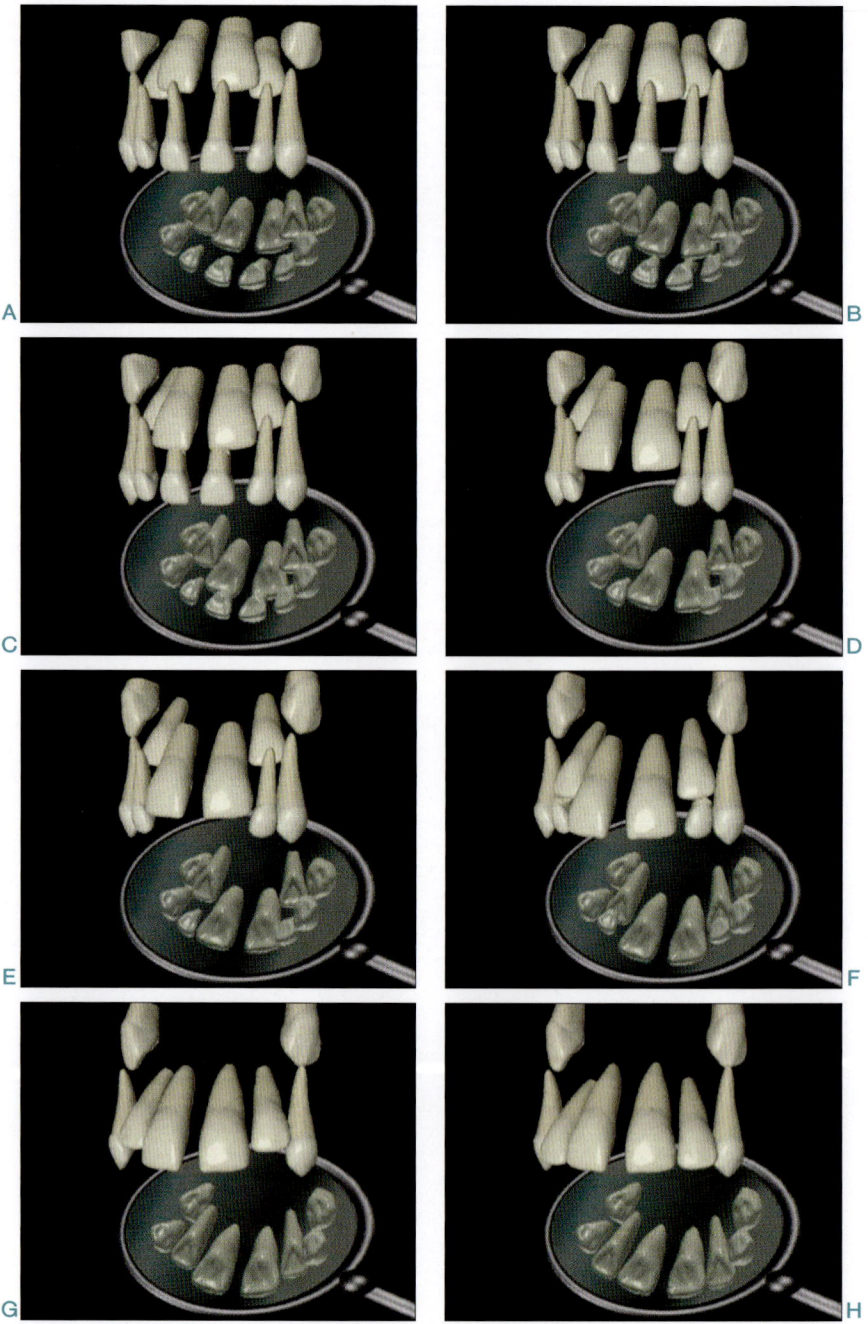

　萌出前の顎の中に利用できるスペースが十分にある場合には，永久歯の交換は問題なく進行し，中・側切歯の歯冠は互いにわずかに重なり合うことで，隣接する乳歯が支障を受けることなく萌出する．

　上下顎の間における大きな違いは，上顎骨には正中に縫合があるが下顎骨にはないということである．したがって，上顎中切歯同士は密接に近づくことができない．萌出前の上顎中切歯は，その近心面を正中縫合に平行かつ近接して形成されるので，萌出のためのスペースは十分に利用される．[57,223]

第1章 切歯交換期の複雑性

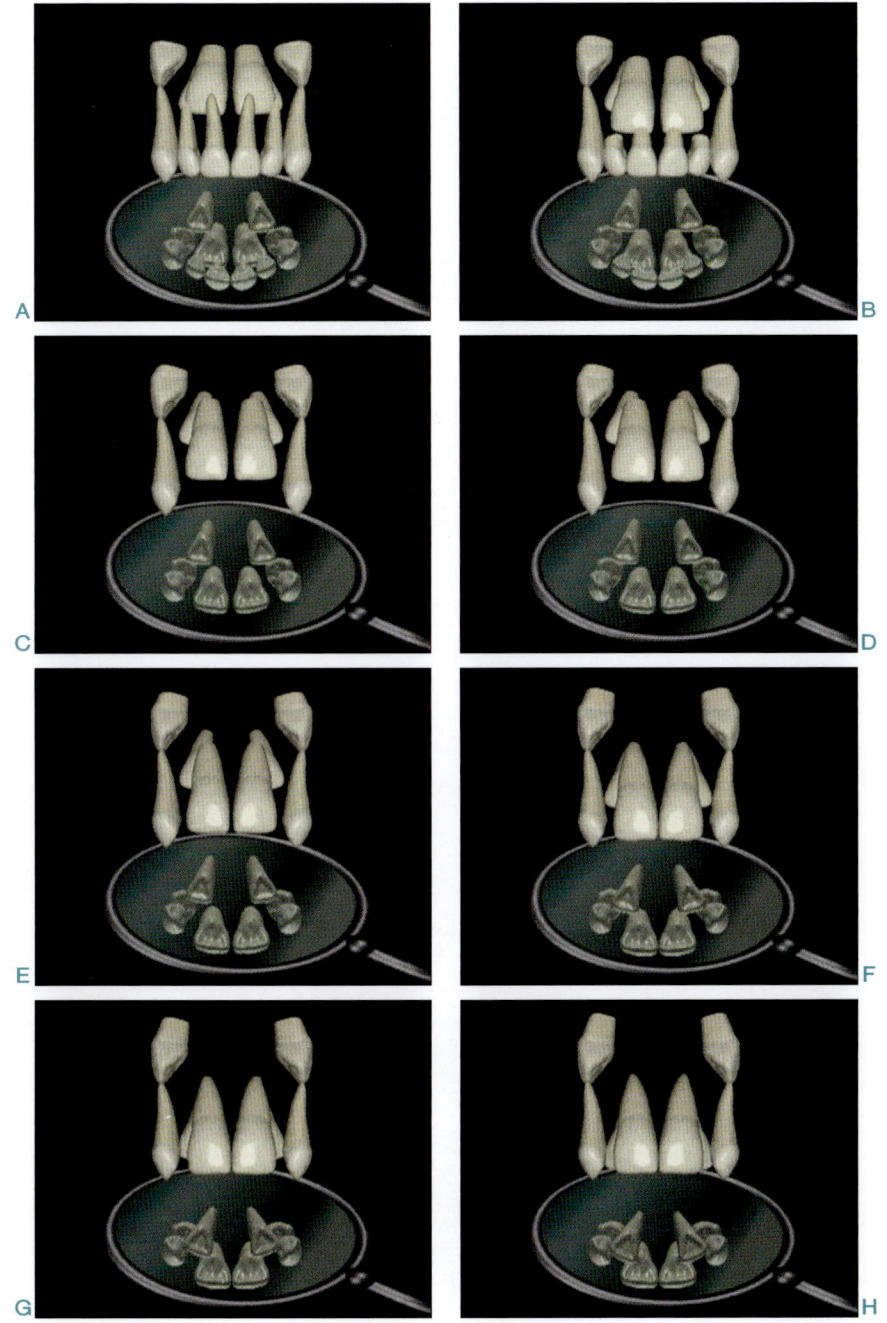

図1-2

前歯領域において，歯間空隙が小さかったり，まったくなかったりするような乳歯列弓は，切歯が邪魔されずに萌出移動するための十分なスペースが顎の中にないことを示している．犬歯間距離が小さすぎる(A)．この寸法は梨状口の幅に関連し，梨状口の横には犬歯の歯胚が位置している．中切歯の切縁は乳中切歯だけではなく，乳側切歯にも近く位置している(B)．最初に乳中切歯が脱落し(C)，その後まもなく乳側切歯が脱落する(D)．中切歯は乳犬歯を遠心または頬側に移動させることなく下りてくるので歯列弓内のスペースは増大しない(E)．中切歯が萌出してから側切歯は下りはじめる．スペースが不十分なため，側切歯は唇側に移動できず，中切歯と乳犬歯の間の口蓋側に萌出する(F)．この側切歯の口蓋転位は，下顎切歯との交叉咬合で終わるという危険性を含んでいる(G)．著しい叢生は，初期のスペース不足が原因の場合もあれば，乳犬歯が移動されなかったことが原因の場合もある(H)．両方とも上顎骨の大きさと歯牙の大きさに差異を生じた結果である．[228]

歯牙は形成されてきた方向に移動するので，上顎中切歯は遠心傾斜をしながら萌出するが，障害を受けた時には萌出方向が変わる．

すでに述べたように，支障なく交換が行われるためのもっとも好ましい状態は，過剰なスペースを顎内で利用できる場合である．この理想的な発育については，ここでは図解や議論はしないが，切歯が完全萌出した後も上顎前歯部の歯間空隙は，青年期に消失するまでの数年間，残ることになる．

歯列弓内のスペースの増加に連動した上顎切歯の萌出移動については図1-1で図解している．図1-2は，乳歯の早期喪失の結果生じた萌出移動の様子および叢生を示している．

第1章 切歯交換期の複雑性

図1-3

下顎では，中切歯は初期段階では側切歯よりも咬合面側に位置している．さらに，中切歯が互いに近接することを妨げる正中部の構造は何もない(A)．下顎では，上顎と同様に乳切歯の歯根は主として舌側から吸収される(B)．側切歯が咬合面側に向かって動きはじめるのは，乳中切歯が喪失してからである(C)．萌出中の中切歯は，乳側切歯から少し離れた所にあり(D)，乳側切歯と乳犬歯は動かされない．乳側切歯の歯根は後継歯の萌出にともなって吸収される(E)．側切歯の萌出は乳犬歯の遠心頬側方向への移動に連動する(F)．側切歯が咬合平面の高さに到達した後では歯間空隙はまったく残らないか，残っても小さなものとなる(G)．最初の位置に準じて，側切歯の根尖は中切歯の歯根よりも舌側寄りに位置する．したがって，側切歯は中切歯よりもわずかに唇側に傾斜している．側切歯の歯冠は舌の力によって唇側に動かされ，歯列弓内の整列位置に落ち着く(H).[227]

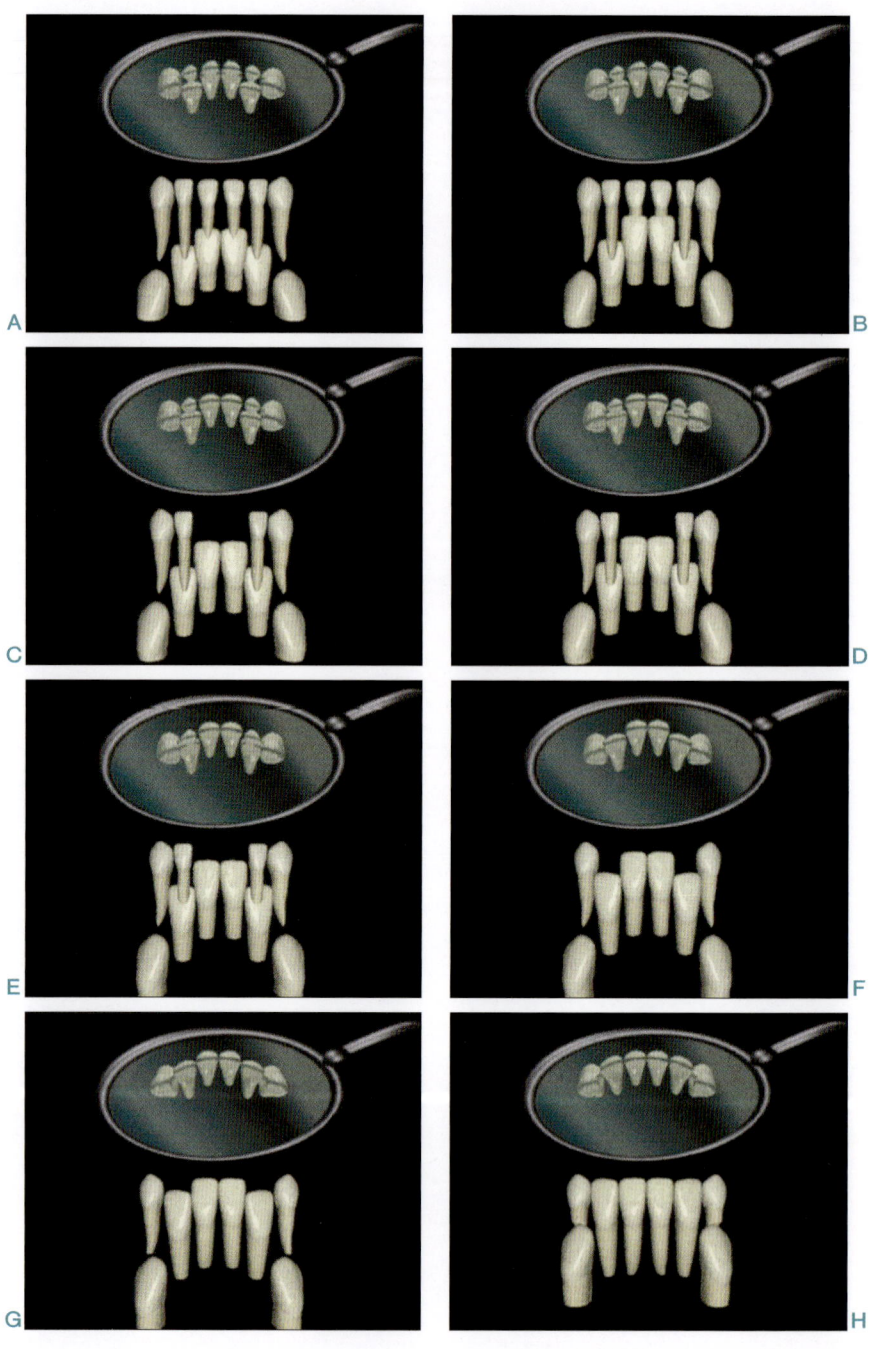

発育初期，下顎骨は正中で顎骨を左右側に分け，出生前および出生後数か月の顎骨の大きさの増大化に寄与する構造がある．顎骨の拡大する可能性は，上顎骨では成人期まで持続されるが，下顎骨ではおよそ生後6か月時の乳中切歯萌出の前に起こる正中部の骨化によって，その可能性は失われる．この骨化が終わると，下顎中切歯は顎骨の中で近心へ移動することができ，その後，中切歯間にほとんどスペースのない状態で萌出する．

歯列弓内のスペースの増加に連動した下顎切歯の交換については図1-3に示してあり，乳歯を早期に喪失した結果生じた萌出移動の様子と叢生の発生については，図1-4に示している．

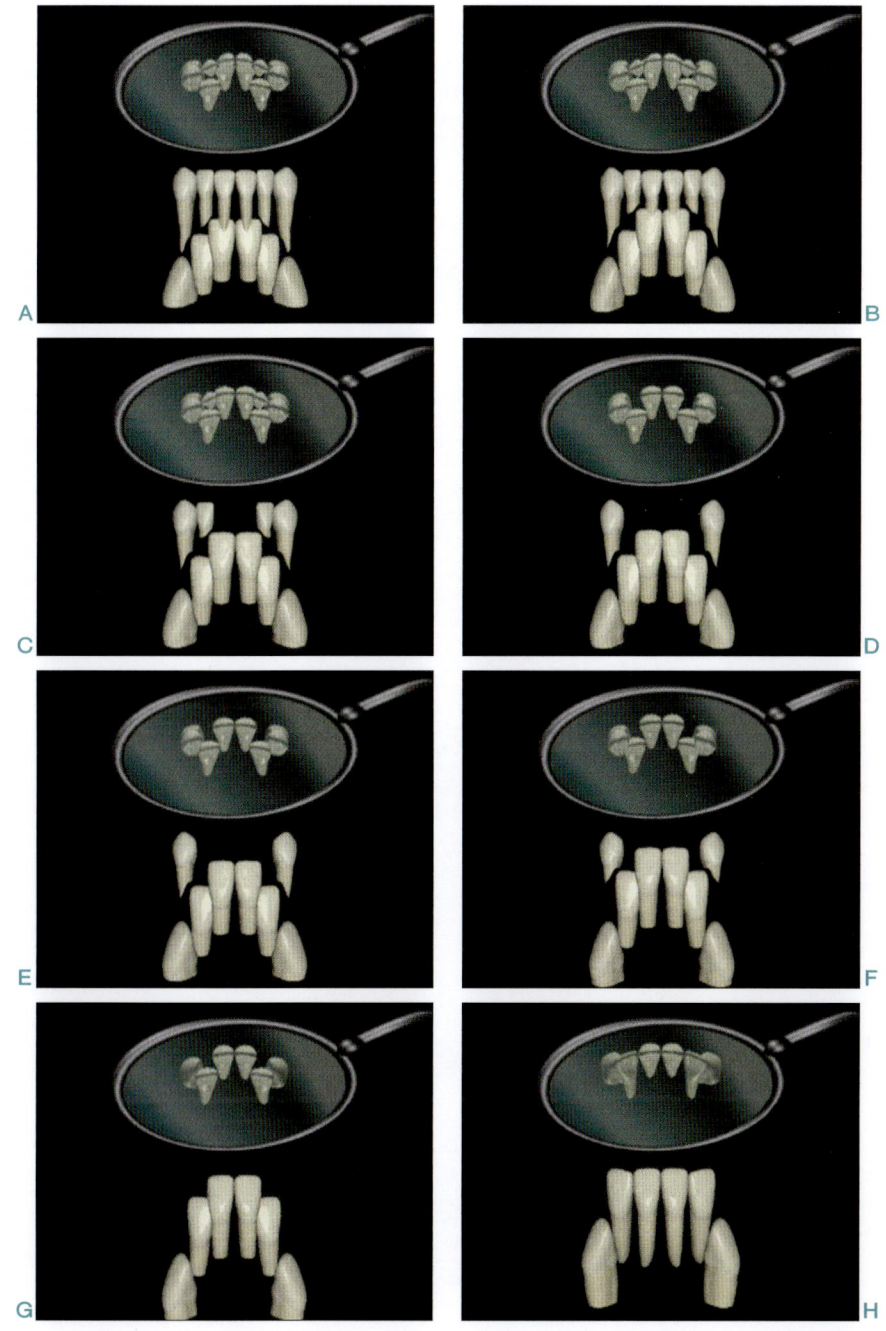

図1-4

下顎においても，乳歯列弓の前歯部の歯間空隙がまったくないか，あったとしても少ししかないことはスペース不足の兆候を示している．このような場合，顎骨内では永久歯は正常な場合よりも互いに重なり合っている(A)．中切歯の萌出により乳中切歯の歯根だけではなく，乳側切歯の歯根も吸収されるようになる(B)．乳中切歯が最初に脱落する(C)．その後まもなくして乳側切歯の脱落が続く(D)．正常に側切歯が萌出するためのスペースは十分に残っていない(E)．側切歯の萌出により，早期に乳犬歯の歯根が吸収される(F)．側切歯が現れる前に乳犬歯は脱落する(G)．このスペースは歯列弓内で側切歯の位置を改善するために使われるようになり，犬歯のために残っていたスペースに支障をきたし，犬歯は頬側に萌出することになる(H)．図1-4では，図1-1〜1-3と同様に，萌出移動の様子が左右対称的に示されている．しかしながら，下顎では歯牙が正中を通過して移動することができるので，このようなことはまれであり，一般的には，1本の乳犬歯だけが早期に喪失し，ここに示したような状況は片側だけで起きる．[228]

　上顎骨では，切歯の交換は左右側でいくらか無関係に行われるが，下顎においては，特に叢生の場合ではあまりない．下顎では，歯牙は萌出前または萌出後に正中部を横切ることができるが，それは移動も傾斜も正中部の構造によって妨げられることがないからである．叢生は片側に偏ることもあるので，歯列弓の正中は変位することもある．その結果，叢生側の乳犬歯だけ早期に吸収されることになる．したがって，反対側の乳犬歯を早期に抜歯すれば，切歯は本来の位置に移動することができ，前歯の位置の非対称性は修正できる．しかしながら，乳犬歯の早期喪失は，叢生の増加，切歯の舌側傾斜，過蓋咬合のような他の問題を引き起こす可能性がある．

第1章 切歯交換期の複雑性

図1-5

最初に萌出する上顎の前歯は中切歯であるが，初めは咬合平面にもっとも近い所に位置しているわけではない．実際には，上下歯列弓において最小の歯冠をもつ側切歯が咬合平面にもっとも近く形成される(A)．下顎での萌出移動は上顎よりも先にはじまる．その過程は，下顎中切歯の萌出と乳中切歯の吸収ではじまる(B)．下顎中切歯が萌出した後で，下顎側切歯と上顎中切歯が萌出しはじめる(C)．その後，これらの歯がその遠心に位置している乳歯に近づき(D)，遠心頬側方向に移動する．この過程は，上下歯列弓内でほぼ同時期に起こる(E)．切歯の萌出移動は，上顎側切歯が咬合平面に達すると完了する(F)．数年経つと下顎犬歯が萌出しはじめ，乳犬歯は吸収されて脱落する(G)．上顎犬歯はいちばん最後に交換される歯牙である(H)．それが起こるまで上顎の正中の歯間空隙は閉鎖せず，4前歯は遠心に傾斜したままでいる．下顎中切歯は萌出開始時点ですでに近接しており，出現のすぐ後に多くは接触する．下顎切歯は，上顎切歯のように歯軸の傾斜を変えることはない．[227]

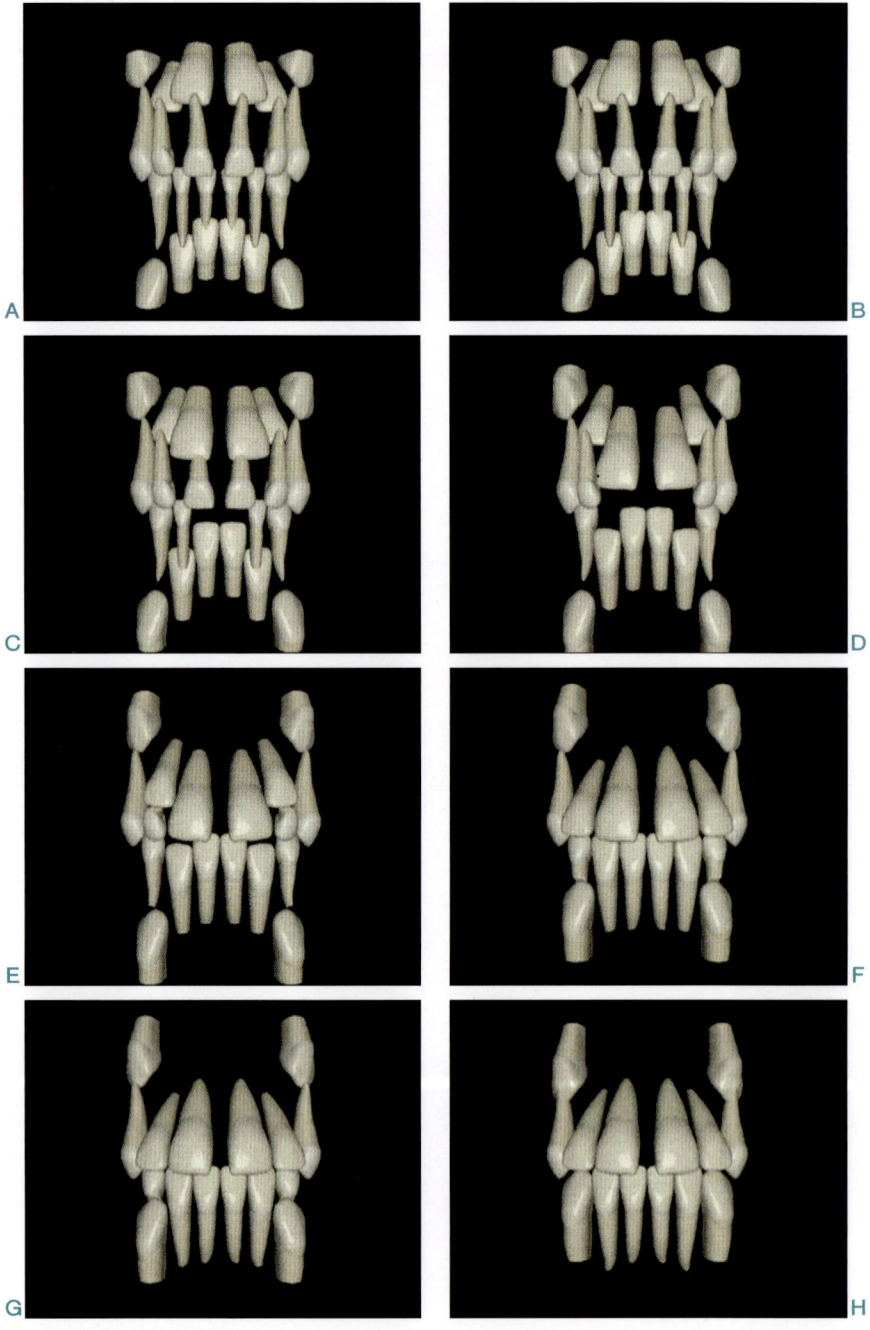

原則として，下顎中切歯は最初に萌出する永久前歯で，6歳頃に萌出する．1年後に下顎側切歯が続いて萌出するが，上顎中切歯とほぼ同時期に口腔内に現れる．この同時萌出が上下歯列弓長の増大を一致させる．その理由は，乳歯の位置移動と歯列弓内で利用できるスペースの増加が上顎中切歯と下顎側切歯の萌出に関連しているからである．この歯列弓内スペースの同時増加は，2つの歯列弓内のスペースのコーディネートによるものと印象づけられているが，そうではない．

乳切歯の歯根舌側の限られたスペースは，乳切歯の後継歯を収容する最適な場所として使われる．上顎側切歯は中切歯より咬合面側に位置しているので，側切歯歯冠の近心部分は中切歯歯冠の口蓋側の上の凹みにうまくはまり込むことができる．

第1章 切歯交換期の複雑性

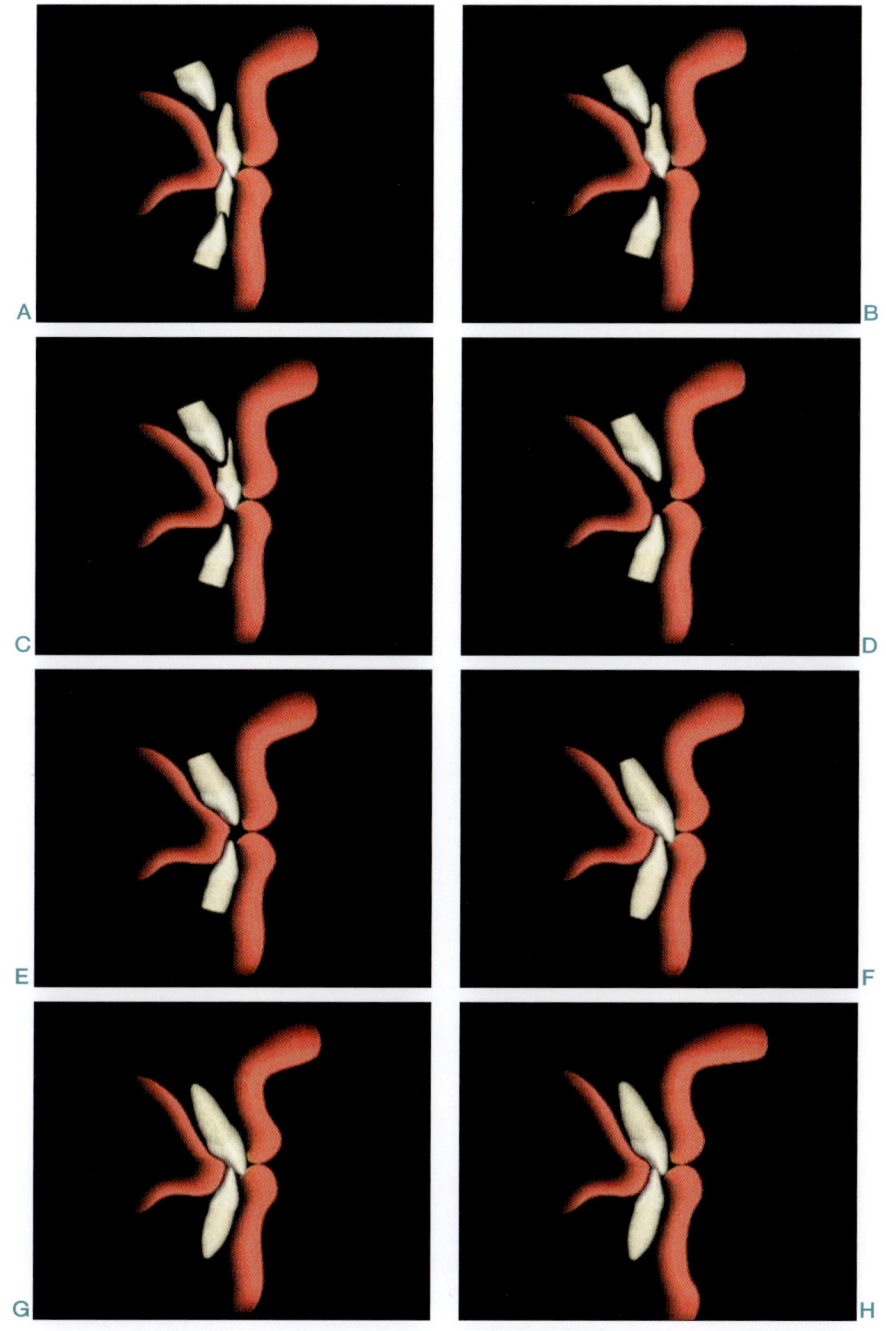

図1-6

　上口唇は上顎乳切歯を覆い，上顎乳切歯は下顎切歯のように咬合平面に対しほぼ直立している．上下顎骨内では，永久切歯の歯冠は乳切歯の歯根に対し舌側根尖部にある．下口唇は，下顎乳切歯だけではなく上顎乳切歯もわずかに覆っている(A)．下顎骨内の永久切歯はいくらか唇側に傾斜している(B)．萌出後には，これらの切縁は乳切歯の切縁よりも唇側に位置することになる(C)．上顎ではこの違いはもっと大きくなり，上顎切歯は萌出前後ともに，下顎切歯よりもさらに唇側に傾斜している．それらの切縁は，乳切歯より唇側に位置する．この違いは下顎よりも顕著であり(D)，萌出後には，上顎切歯は舌と口唇による圧力の影響を受ける(E)．相対する切歯の間で接触が起きた後，下口唇が垂直的に上顎切歯を支えることになる(F)．萌出終了後，歯根形成は完成する(G)．顎顔面部のその後の発育で骨格各部と軟組織構造は拡大し，切歯は直立した位置をとることになるが，上顎切歯のほうが下顎よりも直立している(H).[227]

　同様に，下顎中切歯は側切歯より咬合面側に位置し，その比較的小さい歯冠は，側切歯の比較的大きい歯冠の近くに位置している(図1-5)．

　まだ未萌出の永久歯の前歯を収納するために利用できるスペースは，下顎よりも上顎のほうが小さい．上顎前歯の歯冠は下顎前歯の歯冠と比べるとかなり大きく，萌出の前も後も，上顎切歯は下顎切歯よりも唇側に傾斜している(図1-6)．根尖の高さにおける歯槽突起の前方境界は，下顎よりも上顎のほうが後方で，犬歯領域ではかなり舌側に位置している．

　側切歯の根尖，続いて中切歯の根尖が動くが，その根尖は上顎犬歯の歯根がその大きな歯冠がそれまで位置していた高さに下降するまで遠心に動くことはできない．

　このように，遠心から近心へと切歯の傾斜が変化するにつれて，犬歯間の歯間空隙は小さくなっていく．

　上顎前歯の萌出移動は，調和がとれている前歯の排列からは著しく逸脱した典型的な特徴を連想させる["ugly duckling(醜いアヒルの子)"].[38]

第1章 切歯交換期の複雑性

図1-7
この一連の歯列模型はClass II division 1不正咬合を有する女子のもので，2歳2か月から7歳6か月までの期間にわたる上顎前歯の萌出の変化を示している．彼女は上顎中切歯が萌出するまで指しゃぶりをしていて，何年間も前歯部が開咬していた．4歳の時に上顎左側乳切歯の歯冠が破折し，遠心移動して変色した．

2歳2か月の時には上顎歯列弓に大きい歯間空隙があり，左側の歯牙は右側の位置と同じようであった（A, B）．3年後，右側においては変化がほとんどない．左側では，外傷が起きて両乳切歯が移動し，歯間空隙が閉じていた（C, D）．6歳1か月時，左側乳中切歯は脱落し，右側乳中切歯は遠心に移動して，乳側切歯に接触していた（E, F）．3か月後，状況は変わっていない（G, H）．さらに，その2か月後，左側の中切歯が萌出してきた．右側乳中切歯は印象採得の際に脱落したので，石膏模型の中に取り込んだ形で保存した．右側乳側切歯および乳犬歯遠心部の歯間空隙はごくわずかで，まったくといっていいほど減少していなかった（I, J）．1か月後，これらの歯間空隙は閉鎖し，関係した歯牙は遠心移動していた（K, L）．

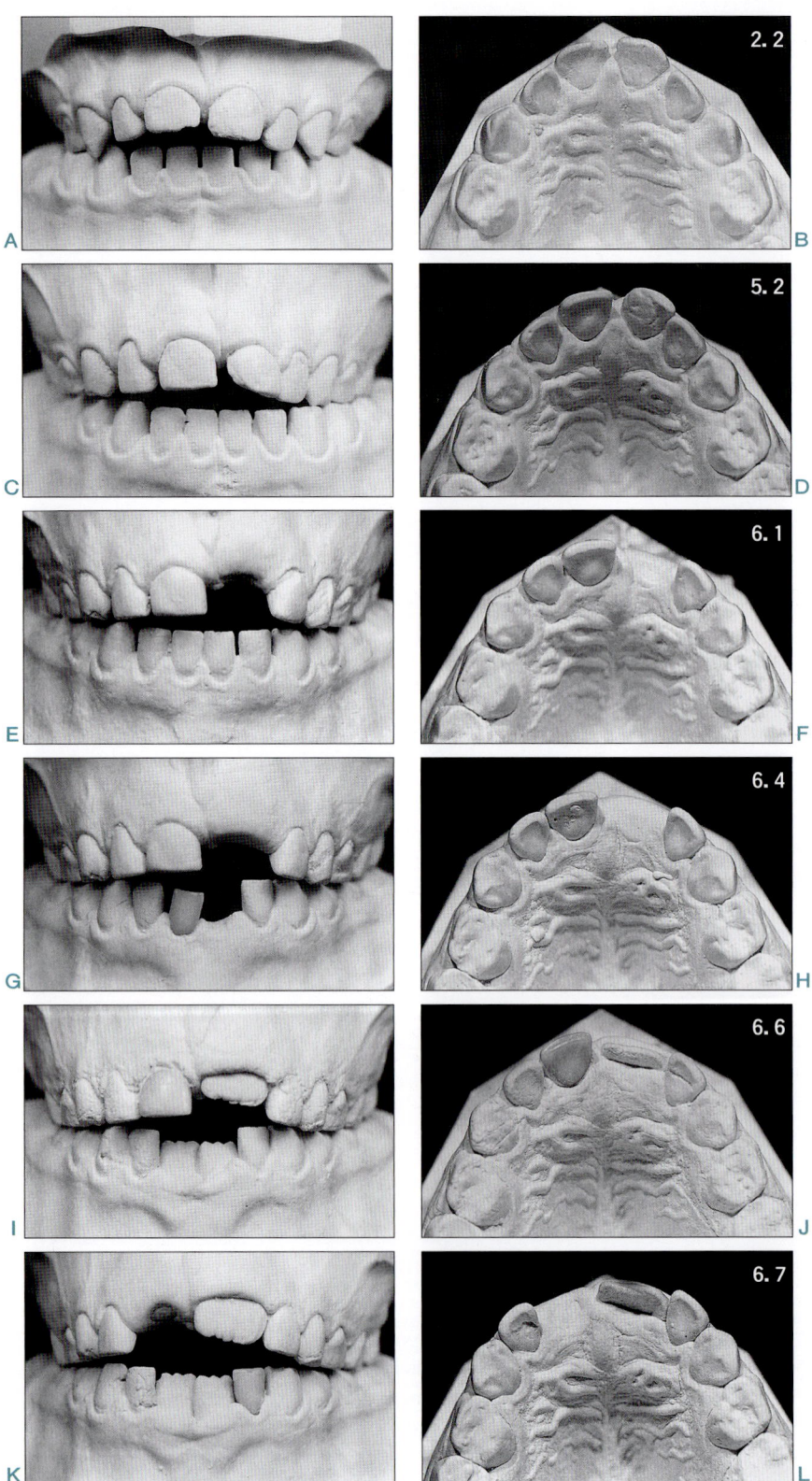

この現象は下顎にも起こるがあまり顕著でなく，多少異なった様相をともなう．下顎中切歯は平行かつ互いに近接して萌出でき，一方，下顎側切歯は萌出の際，中切歯の舌側に位置し，咬合平面の高さに達してもまだその方向性をもっていることがよくある．

その後，十分なスペースが利用できる時には，下顎側切歯の歯冠は舌からの圧力で唇側に移動し，歯列弓内で正しい位置に到達する．それらの根尖は上顎の場合と同様に，中切歯の根尖よりもずっと舌側寄りに残っている．

第1章 切歯交換期の複雑性

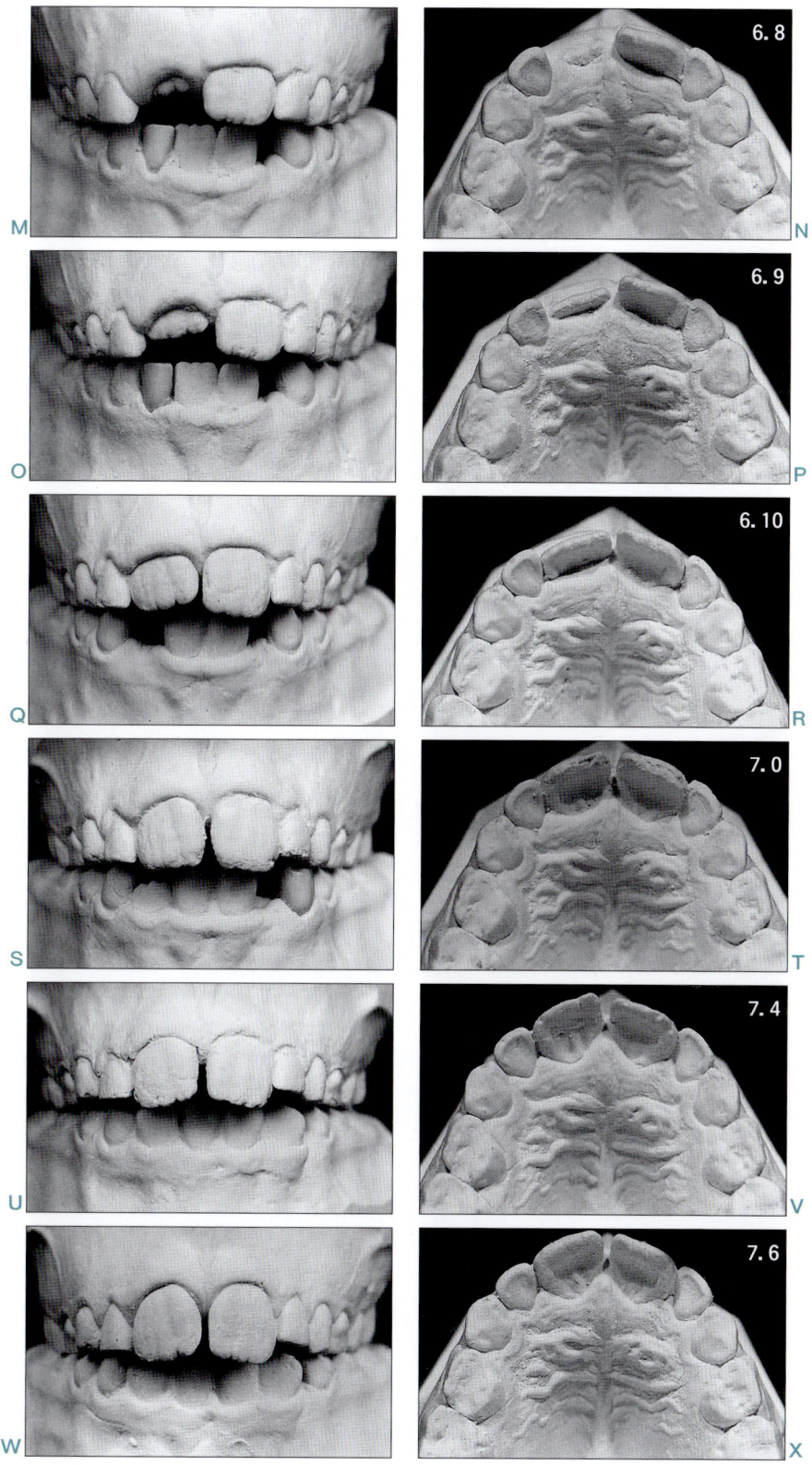

図1-7(続き)

1か月後，右側中切歯は十分なスペースを得て萌出したが，乳中切歯が脱落した2か月後であった(M,N)．翌月には右側中切歯はさらに萌出し，乳犬歯の頬側移動によりスペースはわずかに増加した(O,P)．6歳9か月時，萌出開始してから3か月後，右側中切歯切縁は，ほぼ左側中切歯切縁の高さに到達した(Q,R)．その後の8か月間では，わずかな変化しか起こらず，正中部歯間空隙と切歯歯軸傾斜は，ほとんど同じままであった(S-X)．この一連の模型は，乳歯よりも大きい切歯のために必要とされ，かつ隣接歯の移動によって実現されるスペースの確保は，片側にある2本のうちのもっとも大きな中切歯の萌出時期と関連した両側的な現象であることを示している．

歯列の発達に関するほとんどすべての研究は，1年ごとに採られた歯列模型記録に基づいており，適時のレントゲン写真で裏づけされている．[13-15,42,50,67,92,103,119,120,143,180] この分野での例外としては，Nijmegenの成長に関する研究があげられるが，ここではデータは6か月ごとに集められ，歯牙の交換期には3か月ごとに印象が採られた．[211,222] その研究から得た情報は，本章で示す記述および説明にとって重要なものであった．もう1つの情報源は，すべての発育段階を網羅する人体頭蓋骨の多量のコレクションの分析であった．[233]

隣接した切歯の萌出に関連する乳歯の動きは，長い間想定されていた期間よりもはるかに短い期間で起きている．1900年代の前半には，いわゆる生理学的な歯間空隙が広く受け入れられ，[107] 歯列弓内で利用できるスペースは約3年の期間をかけて徐々に増加すると思われていた．[13-15,137,138] しかし，この概念は正確ではないことが判明した．歯列弓内で必要とされるスペースの増加は，数か月で起こったり，局所的に制限されたり，もっとも幅の広い切歯の萌出に関連したり，非対称性に起こることもある(図1-7)．[212,223]

第1章 切歯交換期の複雑性

図1-8

この一連のイラストは、小臼歯歯冠幅半分に相当するClass II division 1不正咬合の発達過程を示している。前歯部の前後関係は遠心咬合化にしたがって逸脱し、その結果オーバージェットが大きくなる。乳歯列期における過蓋咬合はまれである。中切歯の萌出は下顎でははじまっていたが、上顎でははじまっていない(A)。下顎の中切歯が萌出した後で、上顎での萌出がはじまる(B)。正常な歯列弓を有するClass II division 1不正咬合では、乳歯の転位は上顎中切歯と下顎側切歯の萌出に連動してClass Iの状況と同じように起こる(C)。第2の交換期は下顎犬歯の交換によってはじまる(D)。続いて上顎第一乳臼歯が生え変わるが、下顎第一乳臼歯とほぼ同時期になる(E)。第一小臼歯は遠心咬合で萌出完了する(F)。乳臼歯と乳犬歯が生え変わった後、第2の交換期中に利用できることになる歯列弓内の余分なスペースが消失し、その結果としてClass IIの咬頭嵌合の状態になる(G)。その結果が、大きなオーバージェットと過蓋咬合、深いSpeeの湾曲、比較的狭い上顎歯列弓である(H)。[228]

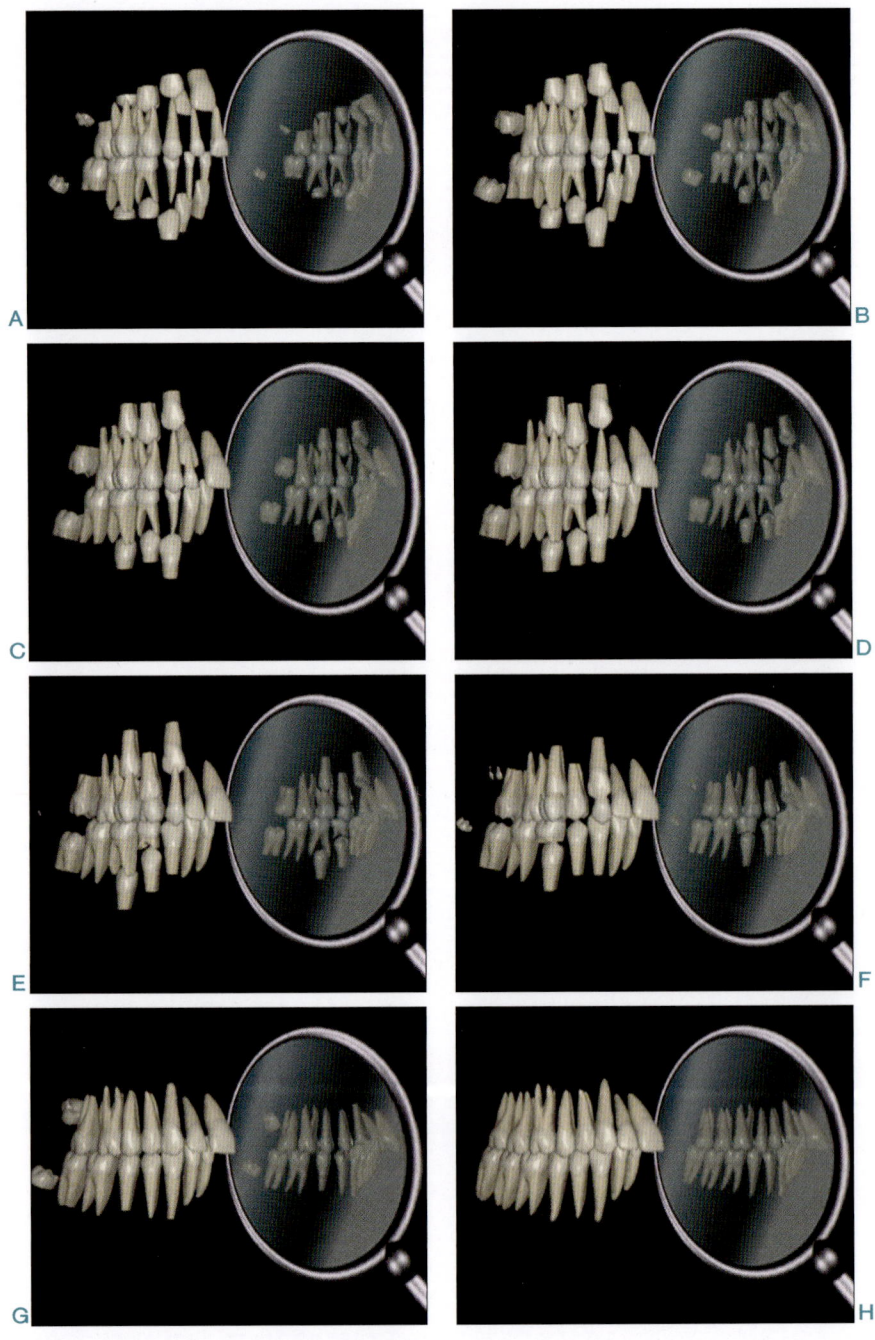

　正常な状態における切歯の交換に関してこれまでに説明した変化は、他の不正咬合と同様にClass II division 1不正咬合にも同じように起こる。しかしながら、機能的な状態は不正咬合の種類によって異なり、萌出後の永久歯の位置に好ましくない影響を与える可能性がある。その点に関して、①咬合と萌出に関連するもの、②軟組織の位置や動きに関連するものの2種類の状態に区別することができる。

　Class II division 1不正咬合における①に関する例は、下顎切歯の過剰萌出と強いSpeeの湾曲と、比較的狭すぎる上顎歯列弓である(図1-8)。同様の状態はClass II division 2不正咬合でも現れ、さらに、下口唇が上顎切歯に対して加える圧力によって上顎切歯、および二次的ではあるが下顎切歯が舌側に傾斜させられる。

第1章 切歯交換期の複雑性

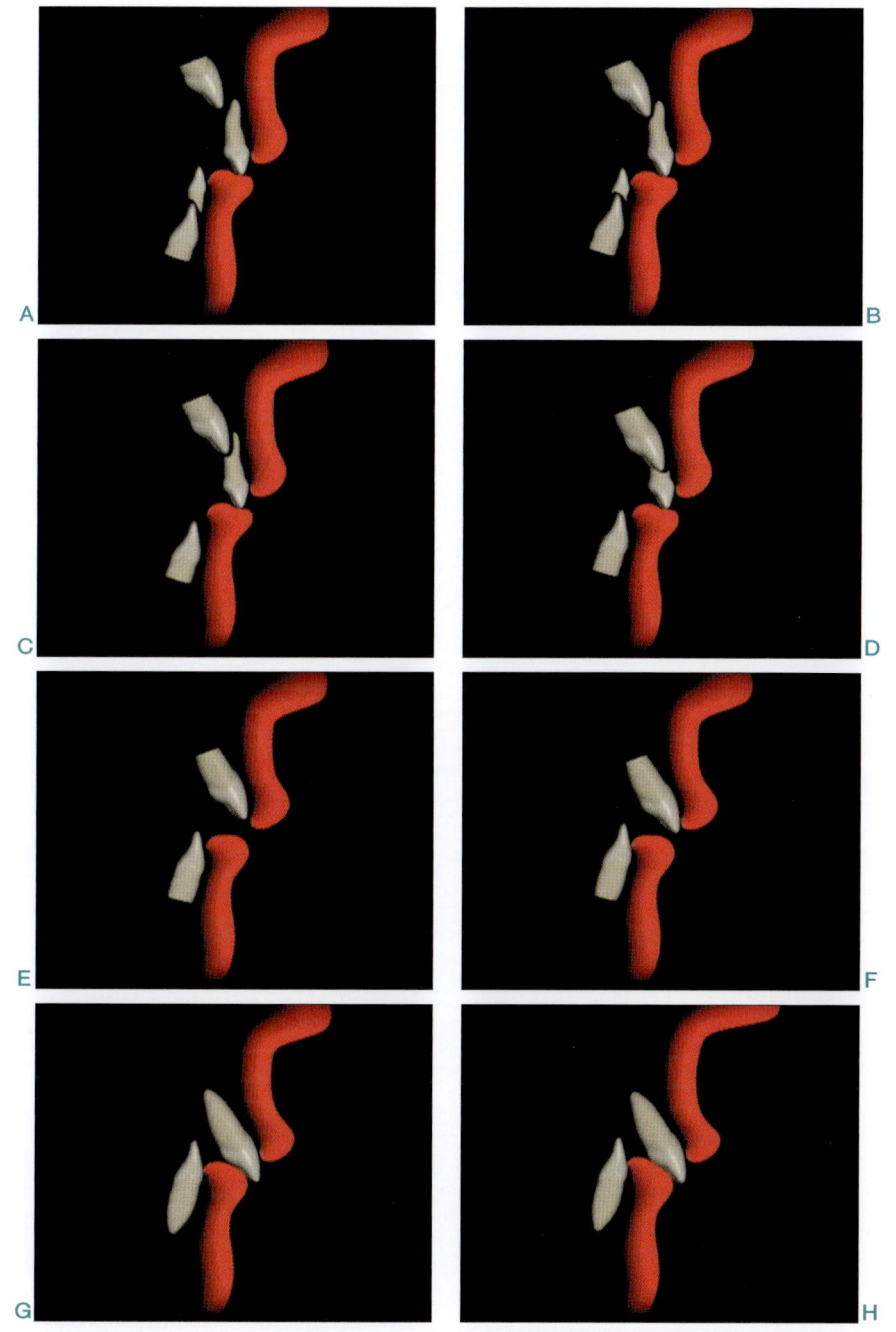

図1-9

重度のClass II division 1 不正咬合を有する乳歯列で，大きなオーバージェットがあり，口唇は力がなく，安静時に閉鎖しない（A）．交換は正常に進むが（B），下顎乳切歯が脱落した後，後継歯はより唇側に萌出してくることになる（C）．上顎においても同様であるが（D），中切歯の位置は口唇によって好ましくない影響を受ける．下口唇は上顎切歯の後ろに位置することができるようになり（E），その結果，上顎中切歯は下口唇もしくは下顎切歯によって垂直には維持されない．したがって，上顎中・側切歯は過剰萌出し（F），下顎前歯も同様に過剰萌出する（G）．上顎切歯の後方に下口唇が位置するために上顎切歯は顔面の成熟にともなって直立しなくなる．下顎切歯は舌側に押されて，標準よりも直立するようになる（H）．

舌はイラストでは表示されていない．もし舌が安静時に歯列弓の間に介在すれば，下顎切歯は口蓋（ここでは表示されていない）に達するまで萌出し続けることになる．もし舌が下顎切歯の上に置かれていると，垂直な接触はせず，前歯部では咬合しない状態に発展する．[228]

Class II division 2 不正咬合における切歯の漸次的な舌側傾斜は，機能状態の②の局面によって引き起こされ，そこには口唇の位置の決定が含まれている．Class II division 2 不正咬合，およびClass II division 2 の特性である過蓋咬合をともなうClass I 不正咬合では，上顎切歯は下口唇で過度に覆われており，その結果として典型的な舌側傾斜となる．Class II division 1 不正咬合では，特に下口唇が上顎切歯の後ろで"trapped（捕らえられた）"ようになると，口唇は切歯の位置に異なった影響を与える（図1-9）．

図1-10は，切歯の交換に関する知識が十分でないまま早期に治療が開始されると，何が患者に起こりうるかを示している．

第1章 切歯交換期の複雑性

図1-10

4歳11か月の女子は，大きなオーバージェットをともなうClass II division 1 不正咬合であった．歯列弓はよい形をしており，わずかな異常しかなかった．歯間空隙は上下顎前歯部と上顎乳犬歯の遠心にあった(A-F)．6歳6か月時には下顎中切歯は萌出しており，適切な空隙をともなってよい位置を得ていた(G)．この19か月間では，上顎ではわずかな変化しか起きていなかった(H)．前後的な上下顎間関係を改善するために，オープンアクチベーター型の機能的装置を使った．この装置には，上顎の乳切歯，乳犬歯，および第一乳臼歯の歯頸部に接触するホリゾンタルループを有する1本の連続した唇側線が付いている．唇側線は下顎6前歯の切端より歯冠長の1／3の高さにある(I, J)．装置の使用は就寝時と日中の数時間であった．しかしながら，切歯の交換にかかわる過程が装置のデザインや製作には考慮されておらず，その結果，通常の発育過程を経るには重大な障害が生じた．唇側線は上顎切歯の唇側方向への萌出を妨げていた．萌出に際して唇側線は，上顎切歯を口蓋側に押しつけた．そのうえ，唇側線は乳犬歯の頬側移動を妨げ，アクリリックレジンは遠心移動を妨げた．さらに，唇側線は上顎乳臼歯の頬側移動も妨げた．また，下顎では，唇側線は切歯の唇側への移動と乳犬歯の頬側移動を妨げた．

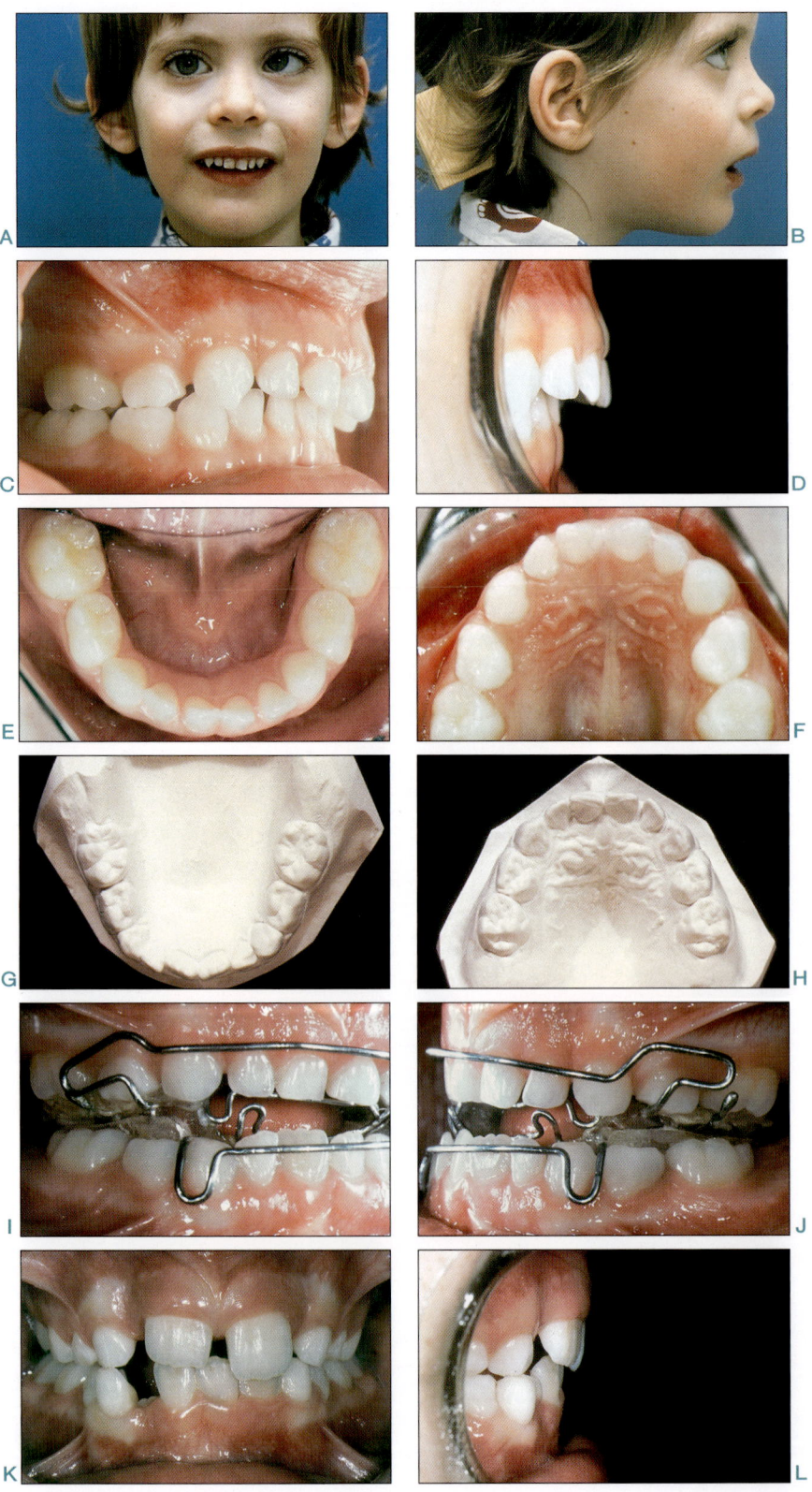

第1章 切歯交換期の複雑性

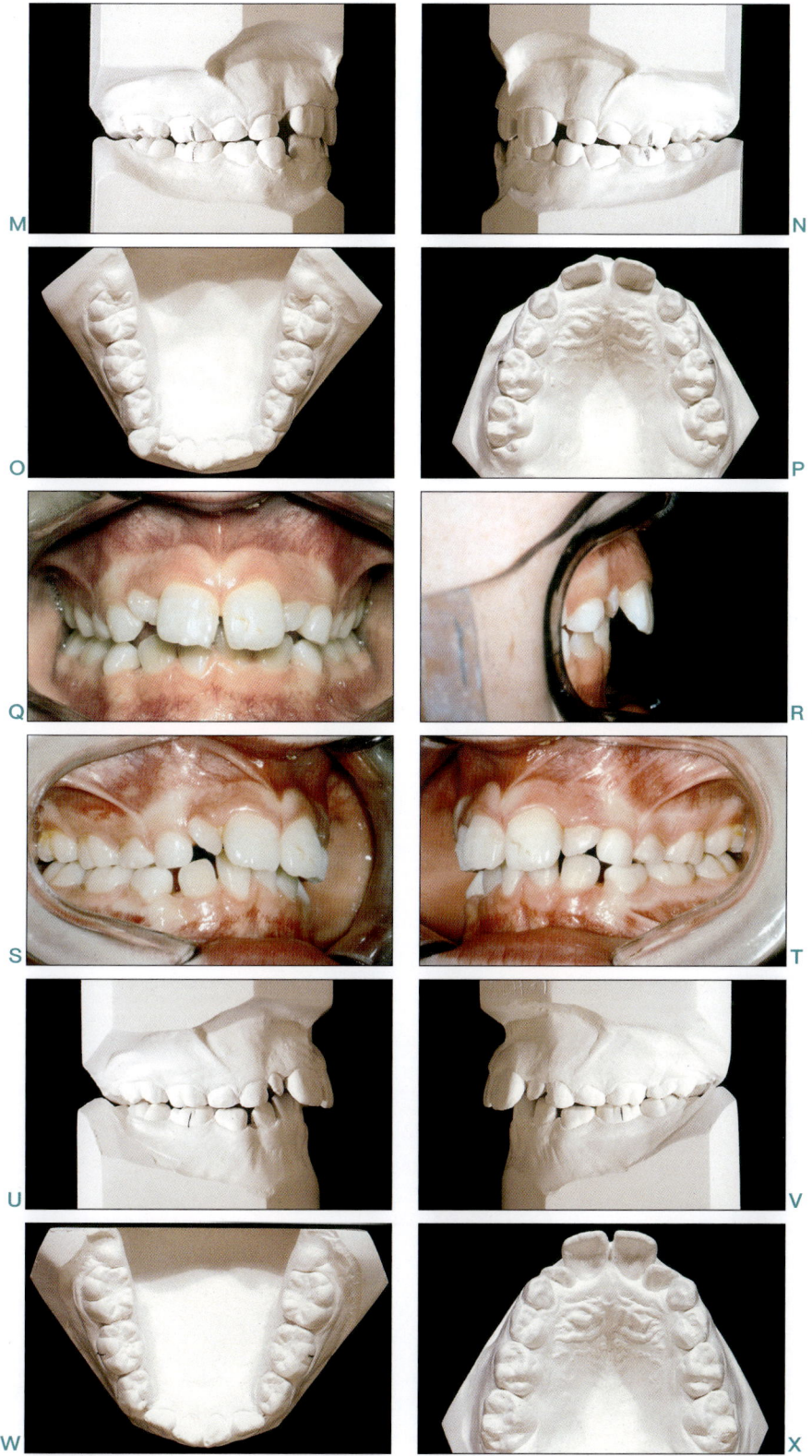

図1-10（続き）

　7歳7か月までには，上顎中切歯は咬合平面に対してほとんど直立して萌出しており，乳側切歯は早期に喪失していた．そして，その後続永久歯の萌出に利用できるスペースは十分ではなかった．下顎中切歯は右側に傾斜しており，スペースが十分ではなかったため，右側側切歯はかなり舌側に萌出している．下顎歯列弓の正中は右側に偏位した．両歯列弓間の前後関係は，わずかだけ改善していた．上顎歯列弓の幅は前後関係の改善に適応せず，後方部は側方から見ると咬頭対咬頭の位置で咬合していた（K-P）．下顎乳犬歯は抜歯した．右側乳犬歯はすでに大きく動揺していたが，それは，側切歯の萌出によって歯根がほとんど吸収されていたからである．矯正装置はまったく使用しなかった．装置により妨害を受けた状況を修正する機会が自然に与えられた．1年以上後の8歳9か月時には，下顎切歯は整列して舌側に傾斜したが，犬歯が萌出するためにはわずかの空隙しか残らなかった．しかしながら，正中のずれは改善された．上顎中切歯は自然に前方傾斜し，上顎側切歯は口蓋に萌出していた．歯列弓関係は以前よりも遠心咬合に変化していた（Q-X）．

第1章 切歯交換期の複雑性

図1-11

8歳10か月時に，側切歯が所定の位置で萌出できるように上顎乳犬歯を抜歯した．9歳8か月時に記録を再び採取した(A, B)．2か月後に，過蓋咬合を減少させ，歯列弓内のスペースをコントロールするために，分割された唇側線の付いた可撤式プレートを上顎に装着した．下顎にはリップバンパーを第二乳臼歯のチューブに装着した(C)．1年後には下顎に十分なスペースが得られたので，改善した状態を維持しつつ，第一大臼歯の近心移動を防ぐためのリンガルアーチを装着した(D)．上顎ではバッカルチューブ付きのバンドを第二乳臼歯に装着し，前歯にはブラケットを接着してニッケルチタンアーチワイヤーを挿入した(E, F)．12歳6か月時には，4本すべての第二乳臼歯がまだ存在していたので，第一小臼歯が遠心に移動できるように，下顎第二乳臼歯の近心部をスライスした(G)．上顎ではチューブ付きのバンドを第一大臼歯に装着し，ニュートラル（ストレートプル）ヘッドギアを装着した(H)．後の段階で，他の永久歯には固定式装置を装着した．13歳4か月時で治療はほぼ完了した(I, J)．

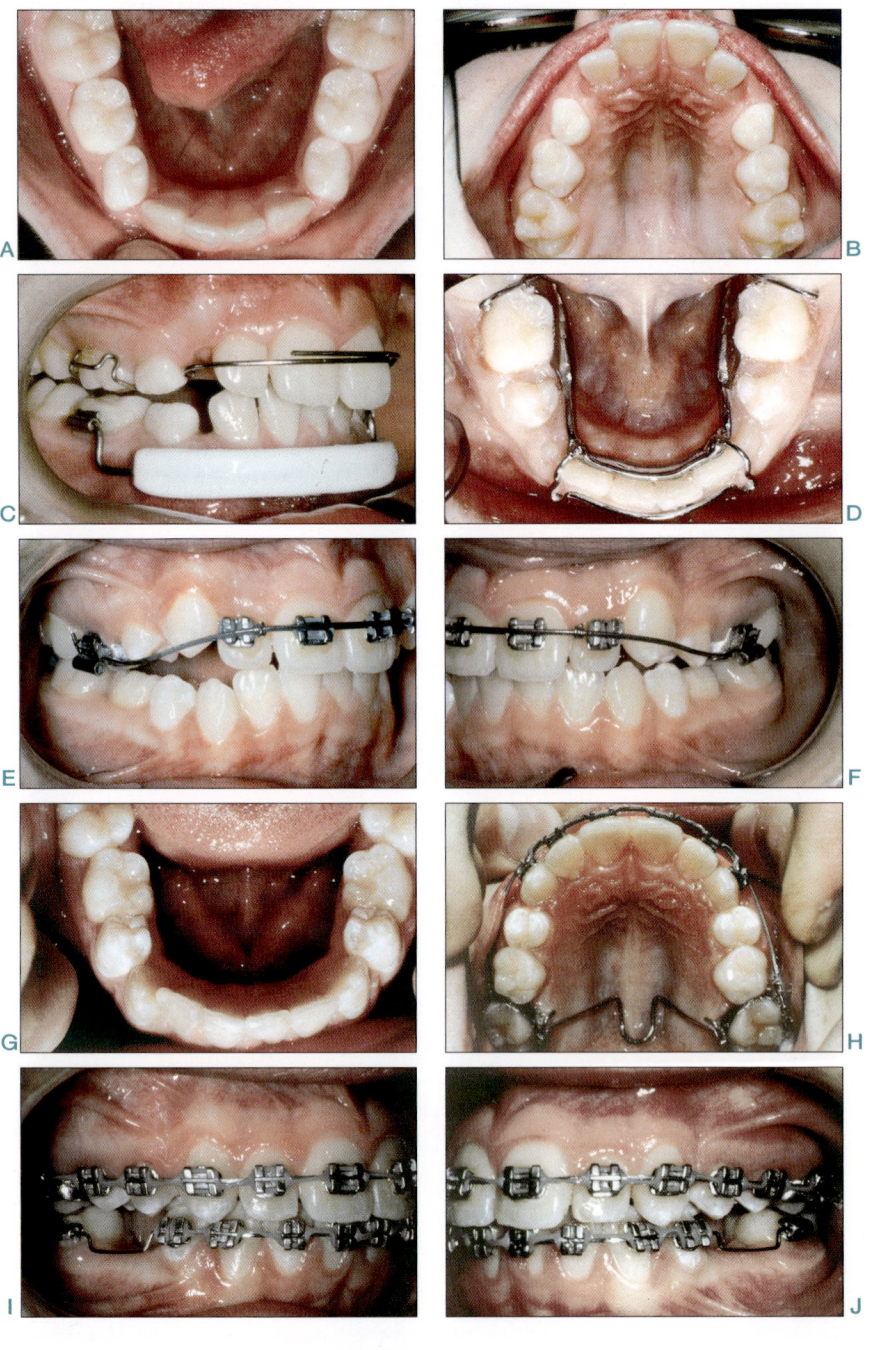

早期治療が引き起こした損害を修復するためには，かなりの時間と労力を要した．全体的な治療は，本来必要とされたものよりも複雑で長い間続いた．それにもかかわらず，最終的には良好かつ審美的によい結果が得られた（図1-11）．

ここに示した一連の治療は，歯列弓内で失われたスペースは取り戻すことができ，最初に"取り損ねた"歯列弓長の増加も，後になって取り戻すことができることを示している．バランスのとれた状態で全永久歯を排列させることへの制約は，前述の歯列の発達とはまったく関係ない．むしろ，歯槽突起の基盤となっている骨構造の大きさと形が，歯列弓の長さと形態のバリエーションの範囲を決定する．これに関しては，組織の影響を過小評価するべきではない．

第1章 切歯交換期の複雑性

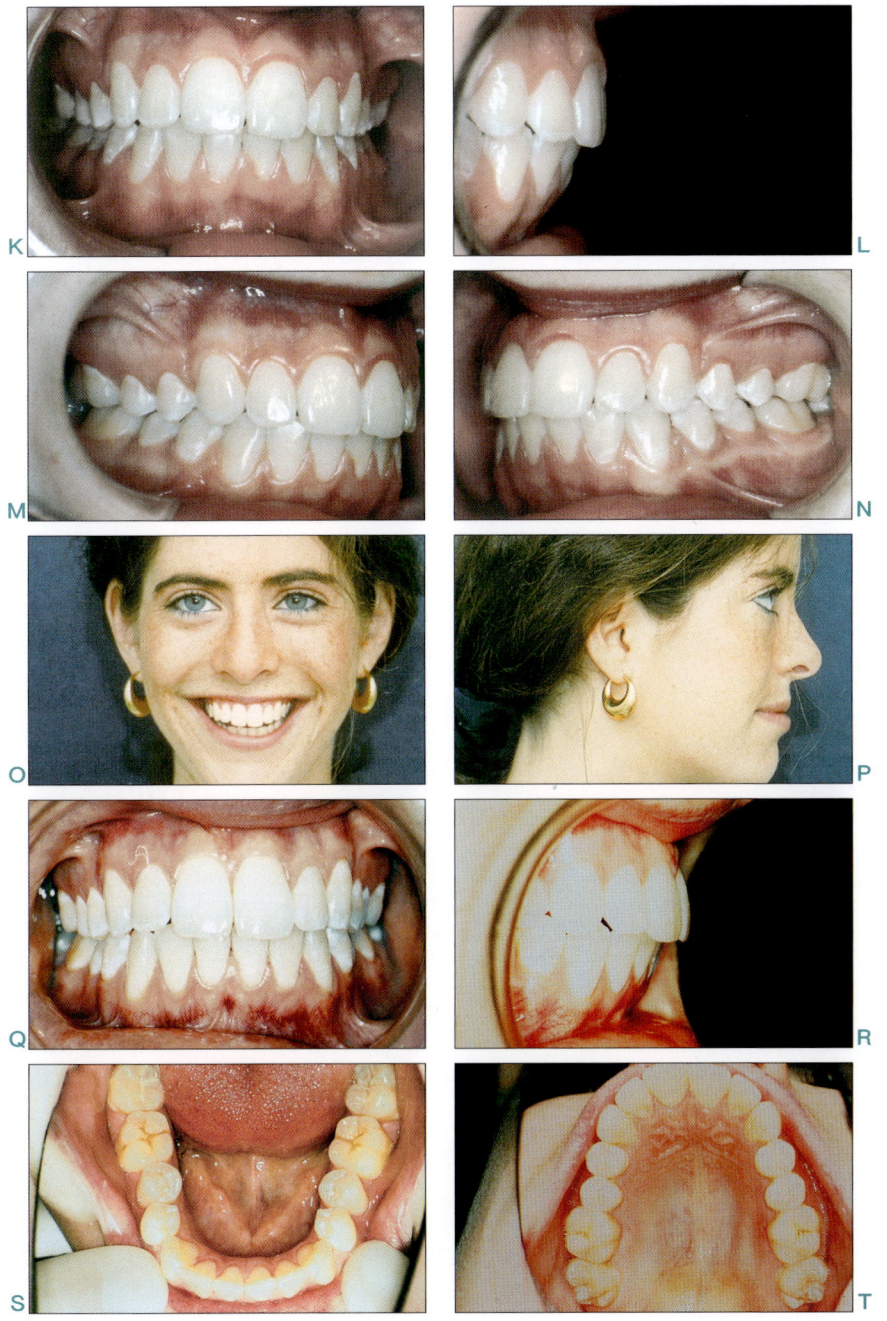

図1-11（続き）

　しかしながら，第二小臼歯の萌出はかなり遅れていた．第二乳臼歯の抜歯は萌出促進をもたらさなかった．下顎第二小臼歯の萌出遅滞のために14歳4か月時まで動的治療を終えることができなかったが，この時には総合的に満足できる結果が得られていた(K-N). 23歳4か月時に採取した記録は，美しい顔面，感じのよい微笑とよいプロファイルを見せている(O, P). 口腔内写真は歯牙の適切な排列とすばらしい咬合を示している(Q-T).
残念なことに，主として早期治療の否定的治療の結果が原因で，この患者の治療は何年もかかった．たぶん，通常の歯列の発達が邪魔されずに進行したならば，複雑なこともなく切歯の萌出移動は進んだであろう．後に起こった自然発生的な改善が，いくつかの有害な影響を無効にしてくれた．
　それでもやはり，失われたスペースを取り戻すために行った動的治療の役割は，過小評価すべきではない．この症例は，歯列の発達に関する十分な知識と理解が，意図した改善結果のかわりに状況の悪化という結果を招いてしまうのを防ぐために不可欠であることを示している．

　歯列弓の長さと形態には，個体間で一定範囲のバリエーションがある．それは歯槽突起の形態にも当てはまり，歯槽突起の大きさと形態は，存在する歯牙によって決定される．永久歯の全幅径が大きすぎて，調和のとれた歯列弓に到達できる範囲を超えている人もなかにはいる．抜歯または歯冠幅径の削減により，歯牙の総幅径を減少させることがここでは必要となる．[184] スペースの制約は通常両顎にかかわるが，時には片顎だけのこともあり，その場合には主として下顎がかかわる．

オルソドンティック コンセプト ＆ ストラテジー　15

図1-12

　Class II division 1 不正咬合においては遠心咬合が主要な要素であり，オーバージェットの増加，過蓋咬合や深いSpeeの湾曲は二次的な症状である(A)．狭い上顎歯列弓にも同様のことがいえる．なぜならば，上顎歯列弓の幅は下顎歯列弓との咬合に依存しているからである(B)．

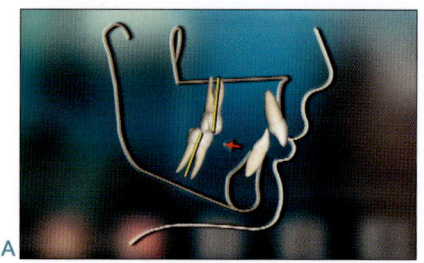
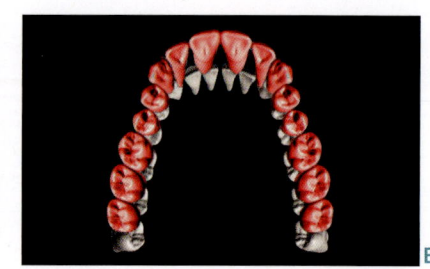

　Class II division 1 不正咬合の主たる要因は，上顎歯列弓に対し下顎歯列弓が後方位にあることである．その他のClass II division 1 不正咬合の特徴を示す様相は，二次的なものである(図1-12).

　顎顔面矯正は，成長の量と方向にある程度の影響を及ぼし，また，歯列の発達に好ましい影響を与えることができる．上下顎間関係における改善の結果が永久的であるか，一時的であるかはいくつかの要因に依存しており，これに関しては第8章で述べる．

　歯列の発達は，単に顎の大きさと歯牙の大きさとの関係だけで特徴づけられるのではなく，多くの要素によって特徴づけられる．顕著な相違は，対応する乳歯と永久歯の大きさにもある．時には小さい乳歯が大きい永久歯によって取り替えられる．しかしながらその逆のことも起こる．[140] その点では，大きさの相違の問題は臼歯部より前歯部のほうが大きい．なぜならば，乳臼歯は後継歯よりも大きいからである．通常，小臼歯のために余分なスペースを獲得する必要はない．この領域での問題は，前歯部の叢生が原因で移動した結果，小臼歯のために予定していたスペースを犬歯が占めてしまう傾向にあることや，乳臼歯の早期喪失後の第一大臼歯の近心移動が原因で叢生が生じることである．

抑制的矯正法の応用

　矯正歯科学的な問題を予防できる可能性には限界がある．不正咬合は主として遺伝学的に決定しており，環境的要因は二次的な役割を果たすだけだからである．したがって，指しゃぶりを切歯の交換前に止めさせれば，歯牙の位置や骨格形態に永久的な影響を及ぼすことはない．[162] また，習癖が遅い段階に止められた場合でもおそらくそうであろう．しかしながら，切歯が出現する前にその習癖を止めさせることは，特にClass II division 1 不正咬合においては理に適っている．特に，上顎切歯後方部に下口唇が押さえ込まれた状態は，下口唇による垂直的な支持の不足から生じる上顎切歯の過剰萌出を避けるためにも防ぐべきである．

　正常な機能的状態は歯列の好ましい発達に寄与し，開口患者の口唇をしっかりと閉じさせ，口呼吸者を鼻呼吸者へと変えることにもなる．このようなことから，抑制的矯正法とは，装置を使わずに歯牙の位置異常を予防し，異常になる可能性を減らし改善を目的として手助し，歯列の発達を誘導する治療方法である．後継歯の萌出，あるいは萌出後の位置の改善を妨げる残存乳歯の抜歯のような簡単な方法については，本章では触れない．

　4つの治療方法について述べ，図解する．まず初めの方法には，永久歯の萌出と整列に多くのスペースをつくるための乳歯の近心面をスライスし，歯冠幅を減少させる方法が含まれている（図2-1〜2-4）．2番目の方法には，第一乳臼歯と後継永久歯を一度に抜歯してしまう同時抜歯のやり方が含まれている．[217] この方法の利点を2人の患者で示す（図2-5〜2-10）．3番目の方法は連続抜歯法で，乳犬歯，第一乳臼歯，そして最後に第一小臼歯の順で，それぞれが萌出した後に抜歯する（図2-11）．4番目の方法は，乳臼歯の早期喪失後の永久歯の移動を防ぐための方法で，ここでも装置は使わない（図2-12）．

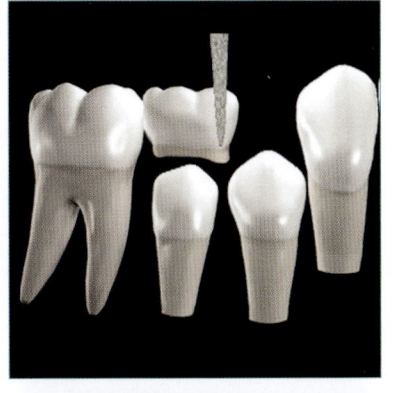
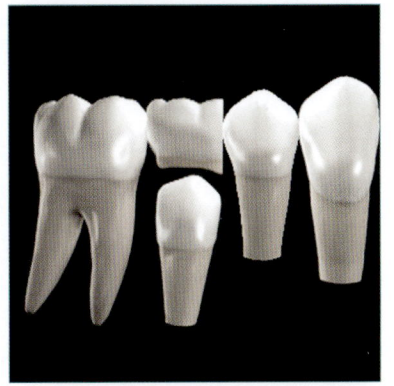
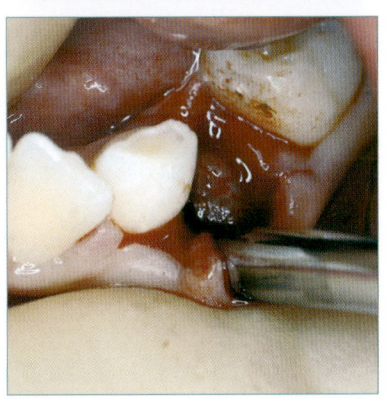
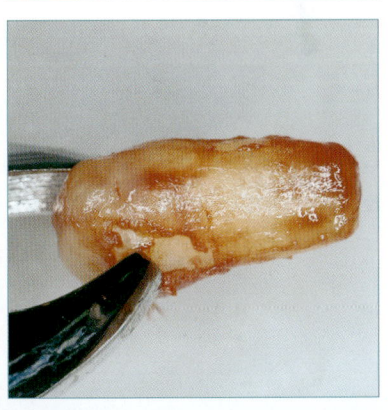
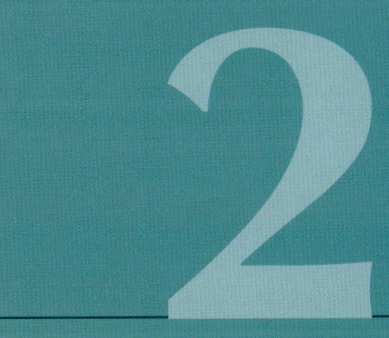

オルソドンティック コンセプト ＆ ストラテジー

第 2 章　抑制的矯正法の応用

図2-1

　正しい時期に，乳臼歯と小臼歯の近遠心の歯冠幅径の違いを生かして，乳犬歯と乳臼歯の近心面を適切に削ることによって前歯の位置を改善し，叢生を防ぎ，減少させることができる．この手順は，スライシングとして知られている．スライシングがはじめられた頃は，薄くて先細りしているダイヤモンドバーはまだ利用できず，ディスクが使用された．長くて薄いダイヤモンドバーの利点は，歯間乳頭へのダメージが避けられ，さらに，自然に歯牙の形に添って動かせることである．

　この一連のイラストは，下顎におけるスライシングの手順を示している．乳犬歯の近心面を，薄く長くて先細りしているダイヤモンドバーを使って削る(A)．重なっている切歯に位置改善のためのスペースができ(B)，そして，切歯の遠心移動が可能になる(C)．より多くのスペースを犬歯に提供するために，第一乳臼歯の歯冠の近心側を削ると(D)，犬歯のための十分なスペースができ(E)，正しい位置に萌出することができる(F)．その後の段階で第二乳臼歯をスライシングする(G)．よくあることであるが，特に第二乳臼歯が大きい時には，かなりのスペースが獲得できる(H)．第一小臼歯は支障なく萌出する(I)．縮小された第二乳臼歯と第二小臼歯の交換による第一大臼歯の近心移動はないか，あってもごくわずかである(J)．

（図2-1, 2-6, 2-7, および 2-11～2-13はDynamics of Orthodontics[226] よりの転載．）

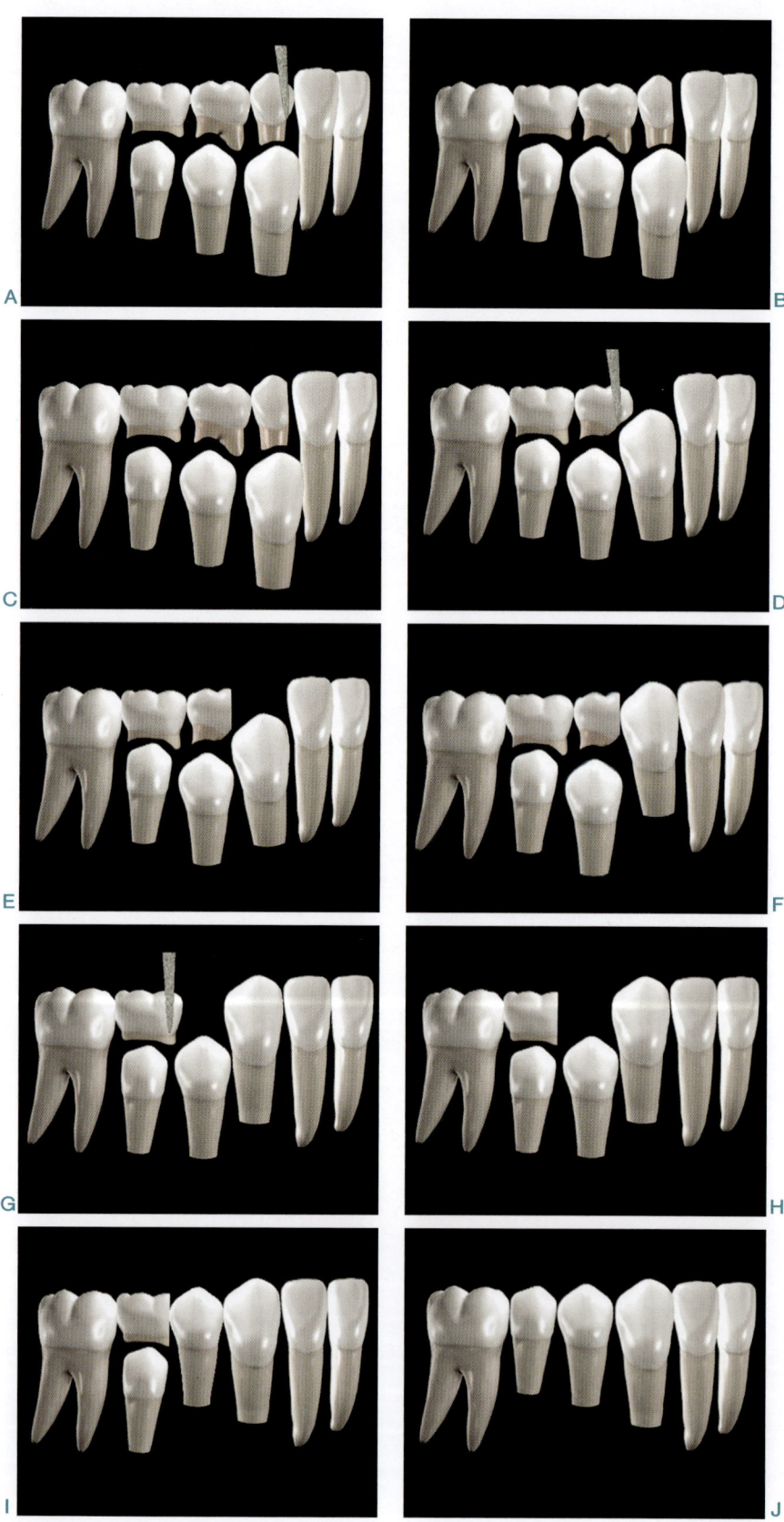

第 2 章　抑制的矯正法の応用

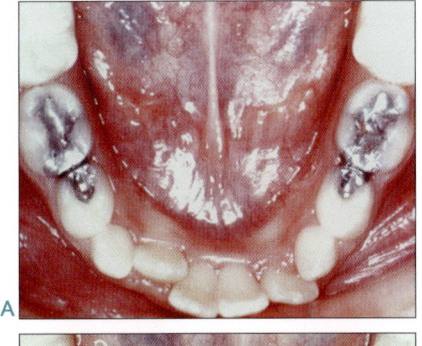
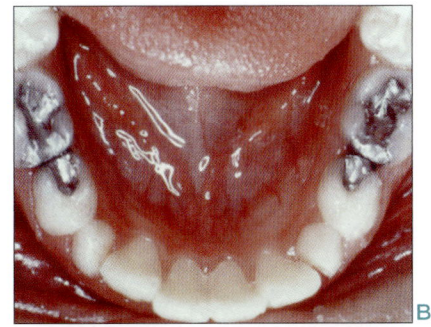
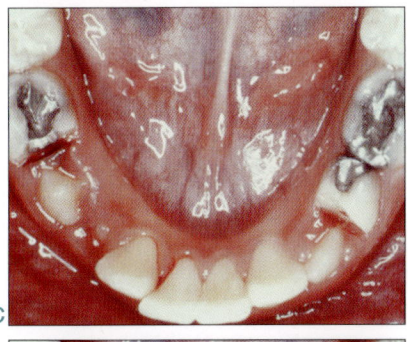
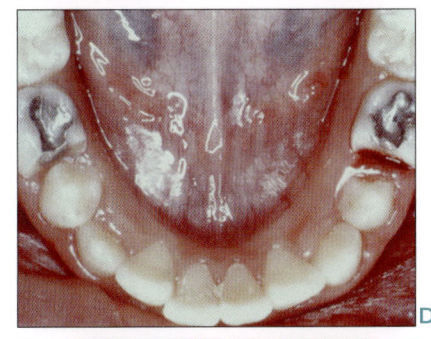
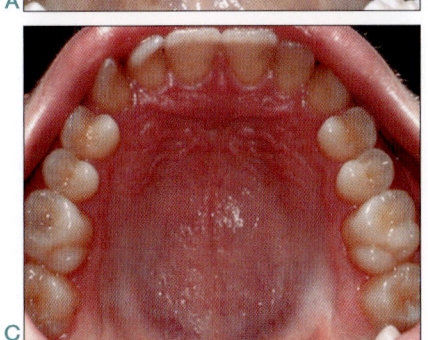
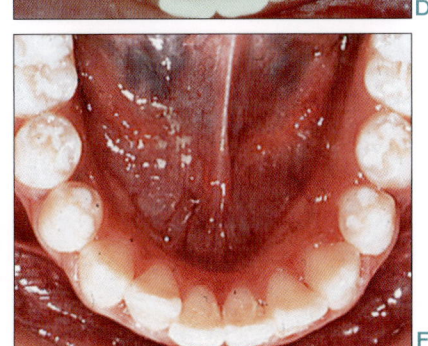

図2-2
　これらのイラストは，下顎に叢生をもつ患者における乳歯スライシングの有益な効果を示している．側切歯の位置を改善するために歯列弓内で利用できるスペースは不足しており(A)，乳犬歯の近心面はスライシングすることによって治療した(B)．右側では，第二乳臼歯を，犬歯より先に出現した第一小臼歯を萌出させるために削った．左側では，第一乳臼歯のスライシングにより，十分なスペースをともなって犬歯が最初に萌出した(C)．右側では，萌出してきた犬歯が，第一小臼歯を第二乳臼歯の削ったくぼみへと遠心に動かした(D)．左側では，余分なスペースが第二乳臼歯のスライシングによってつくられ(D)，第一小臼歯が遠心に移動した(E)．交換が終了した後では，理想的な排列が左側に得られた．右側では，側切歯がまだかなり舌側に位置していた(F)．
（Dr. Marco Rosa, Trento, Italy[171] のご好意による.）

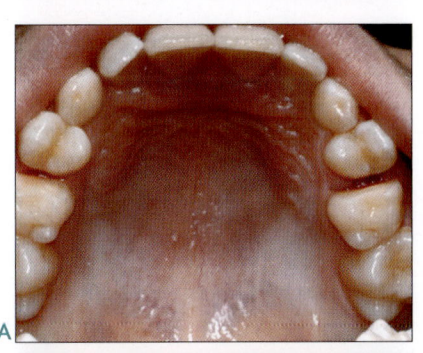
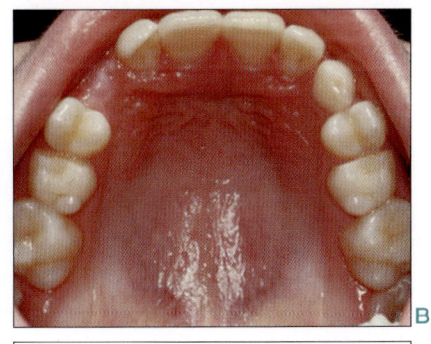
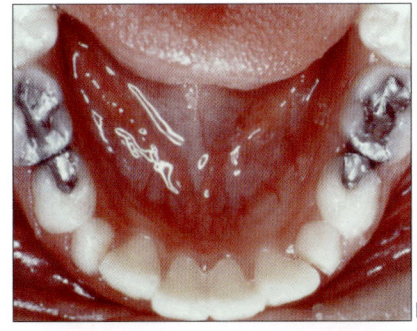
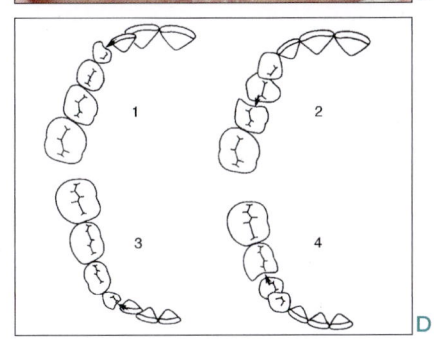

図2-3
　リーウェイスペースは，上顎のほうが下顎よりも小さいが，上顎でのスライシングもやはり有効な場合がある．両側第二乳臼歯をダイヤモンドディスクで削った(A)．第一小臼歯は遠心へ移動し(B)，前よりも多くのスペースが犬歯のために利用できるようになった(C)．
　結果として，側切歯遠心側の形態になるように乳犬歯を凹形に削ることは，最大の改善を促す(D1,D3)．それは乳臼歯にも適用でき，ディスクを使用した時ほど簡単に髄角が露出しないという他の利点がある(D2,D4)．

オルソドンティック コンセプト & ストラテジー　19

第2章　抑制的矯正法の応用

図2-4

隣接している永久歯の周りに，インタープロキシマルストリップを巻くと，乳歯のスライシングは，より安全・簡単・効果的であり，特に乳犬歯に接している側切歯に対して当てはまる．片面だけにダイヤモンド粒がついた薄くて細長いストリップは，その目的にもっとも適している(A)．舌側はリガチャータイニングプライヤーを使って，頬側は指で持って小さなストリップを押し込む(B)．次に，ストリップを圧接して保持する．ストリップは，側切歯がダメージを受けるのを防ぎ，ダイヤモンド粒がある側は，ストリップを滑りにくくさせる．そのうえ，滑らかな表面はバーの動きを誘導し，意図した凹形の形ができる(C)．舌側からバーを入れる(D)．十分な注水下で回転するバーを頬側に動かし，歯頸部近心にステップをつくらないようにバーを十分に深く入れる(E)．バーを適切な高さで保ち，歯牙を中央部でより深く削れば，ステップや歯肉へのダメージを避けることができる(F)．次に，唇側の縁を丸くする(G)．咬合面側と舌側も同じようにする(H)．手順はほんの数分しかかからず，ほとんど無痛であり，よい結果をもたらす．

※水銃を使った状況(E-H)は，写真ではうまく写らない．

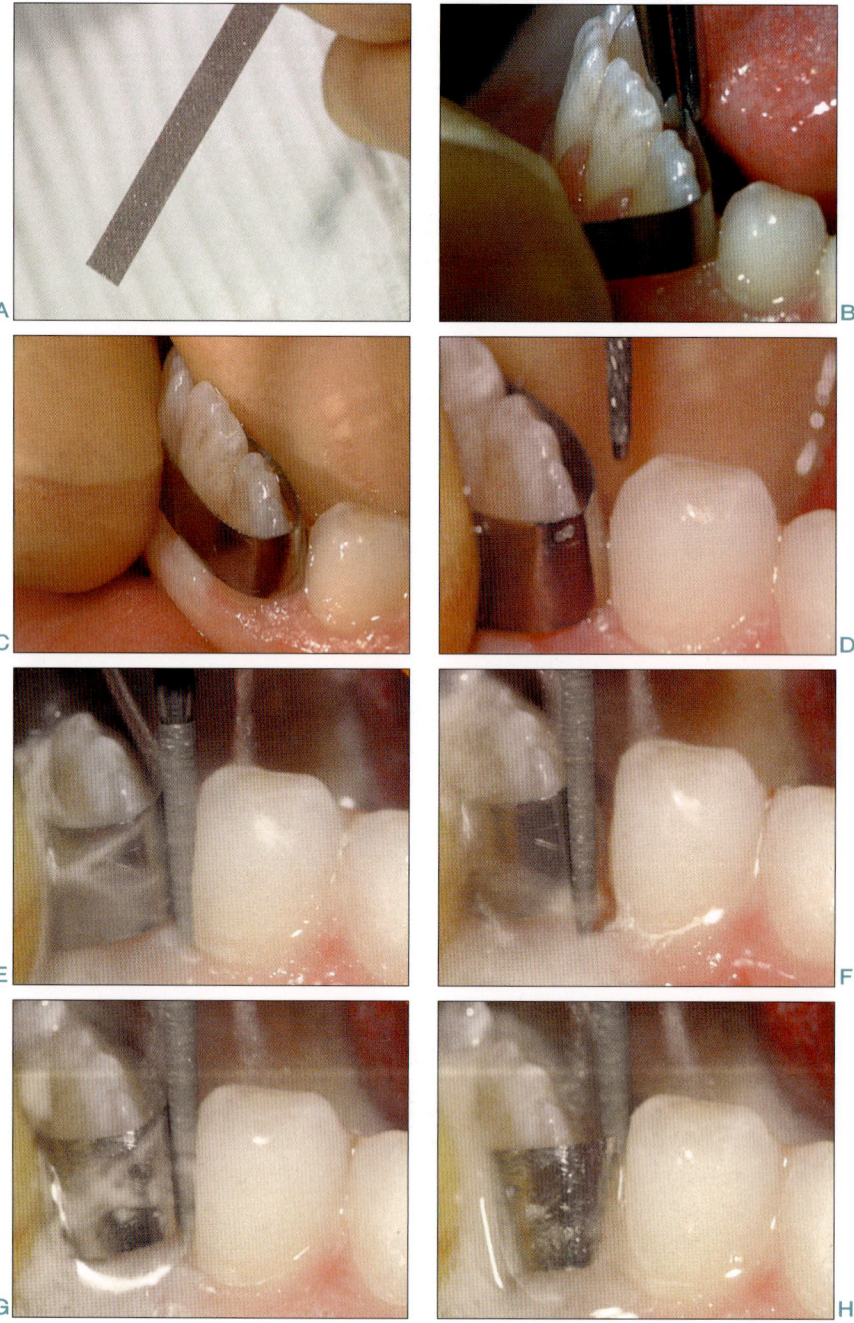

確かに，矯正装置を使えば第一大臼歯の近心移動を防ぎ，リーウェイスペースの維持により，前歯を整列させることができる．第一大臼歯のバンドに付けた，下顎切歯舌側面に接触する力の働かないパッシブなリンガルアーチは，その目的に適うことができる．しかしながら，この方法の不利な点は，乳犬歯が喪失する前に切歯の位置を改善できないことである．そのうえ，萌出中の犬歯は切歯の自然発生的な修正を妨げることになる．不便さ，脱灰とう蝕のリスク，治療時間およびコストのことを考慮しなくても，この方法がスライスより効果的であるかは疑問である．リンガルアーチを使用すると，乳歯のスライスまたは抜歯を行わなくとも，歯牙の交換は管理・誘導なしで行われる．

第2章　抑制的矯正法の応用

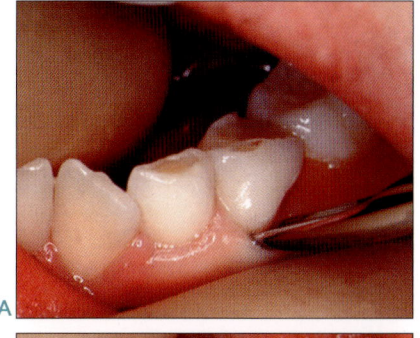
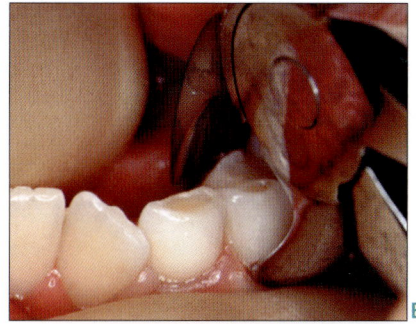
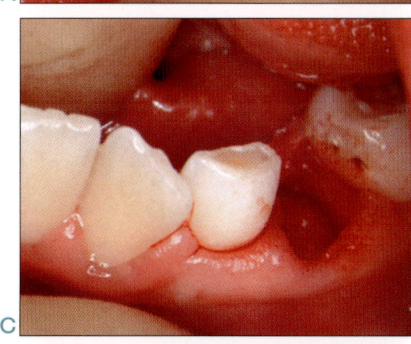
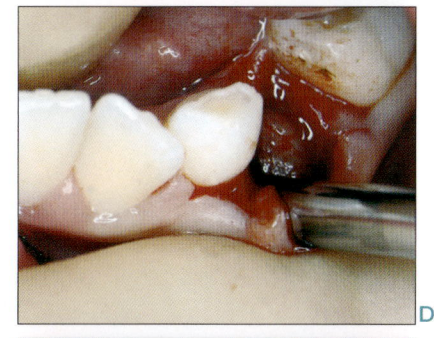
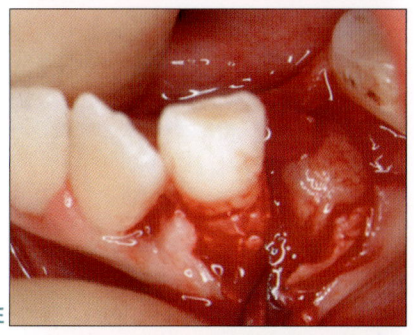
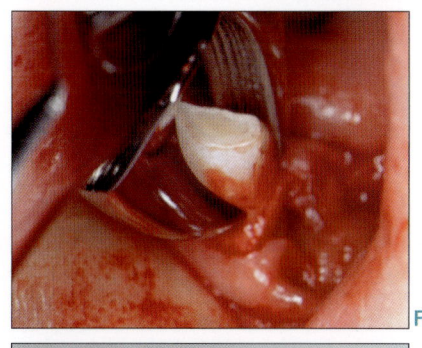
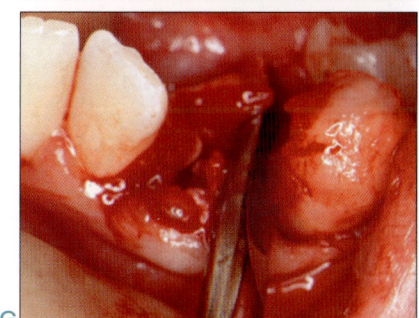
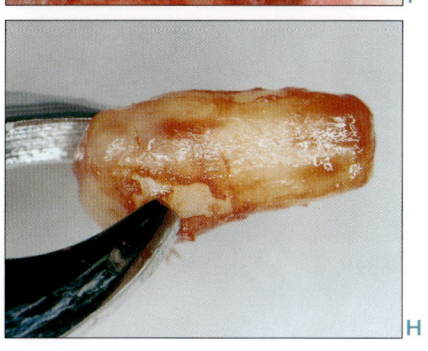

図2-5

　第一乳臼歯とその下にある小臼歯の同時抜歯は，乳臼歯周囲の歯肉を剥離することからはじまる(A)．この患者では，第一乳臼歯だけではなく，乳犬歯も動揺していた．初め，乳犬歯は残し，第一乳臼歯だけを抜歯した(B)．第一小臼歯を包む小嚢が見えるようになった(C)．萌出前には歯牙と歯槽骨間に直接の連結はない．歯周靱帯は萌出後に発育し，萌出前は小嚢が歯を完全に囲んでいるため，埋伏している歯牙の抜歯は比較的簡単である．まっすぐで幅の広いエレベーターを骨と小嚢の間に入れれば，乳臼歯の抜歯の結果生じた抜歯窩から，小臼歯を歯槽突起にダメージを与えずに抜歯することができる(D)．この患者では，動揺していた乳犬歯が小臼歯の抜歯に邪魔であったので(E)，抜歯した(F)．次に，小臼歯を近心側から探り，持ち上げるように抜歯した(G)．小嚢はまだ歯牙を大きな範囲で覆っていた(H)．最後に，小嚢の残りが抜歯窩に残っているかどうか判断するために解剖用ピンセットを使うべきで，そのような残りは取り除かなければならない．小嚢の断片が後に残ると嚢胞が発生することがある．歯肉の縫合をもって治療は完了する．

　他方，スライスによる管理は，早い段階での切歯の位置の改善と，萌出中の犬歯と小臼歯をより適切な位置へ萌出させるための余分なスペースをつくることを目標としている．また，これらの歯牙が萌出する際に，ローテーションを起こしたり，舌側移動，あるいは頬側移動したりするのを防ぐことである．さらに，スライスによる治療は，舌，口唇，および頬によって歯列弓に加えられる圧力を妨げず，歯列不正，特に切歯に対して自然発生的な改善を加える．ただし，ローテーションは，唇舌的な移動ほどには改善されないようである．

　第一乳臼歯と第一小臼歯を一度に抜歯する(同時抜歯法)には，明確な利点がある．[233] しかしながら，昔から教示されていたように歯槽突起の胸壁は取り除くべきではない．[95,200] そして，実際この方法は，歯槽突起を破損させずとも実行できる(図2-5, 2-6)．

第2章 抑制的矯正法の応用

図2-6

ここでは，第一乳臼歯と第一小臼歯の同時抜歯法の概要ならびに，それに関連した良好な結果を提示する．この手順の主な適応症は，極度の叢生があり，永久歯の抜歯をしなければならないことが明確なものである(A)．第一乳臼歯が動揺しており，第一小臼歯がその先行歯にきわめて接近し，欠損歯がないことをレントゲン上で確認した後に，はじめて2本の歯牙を抜歯することができる(B)．萌出する前に，犬歯は抜歯によってつくられたスペースに向かって，遠心へ動くことができる(C)．同じ評価基準と状況が上顎にも当てはまる(D)．そこでも余分なスペースができて，歯列弓内での歯牙の位置移動が可能になる(E)．上下歯列弓の中で，犬歯は萌出前に遠心に移動する(F)．下顎乳犬歯がまだ脱落していなければ，それは抜歯すべきである(G,H)．上顎にも同じことがいえる(I,J)．前歯部に叢生がある状態では，乳犬歯は早い段階で抜歯すべきで，そうすれば切歯は萌出後，すぐによい位置に達することができる．重度の叢生があると，乳犬歯の歯根は早期に吸収され，側切歯が萌出すると，これらの乳犬歯は早期に脱落する．また，上顎では，乳側切歯は中切歯の萌出の際に早期に喪失する．さらに，側切歯は，しばしば口蓋側に現れる傾向がある．このことは，乳犬歯の早期の抜歯で避けることができる．

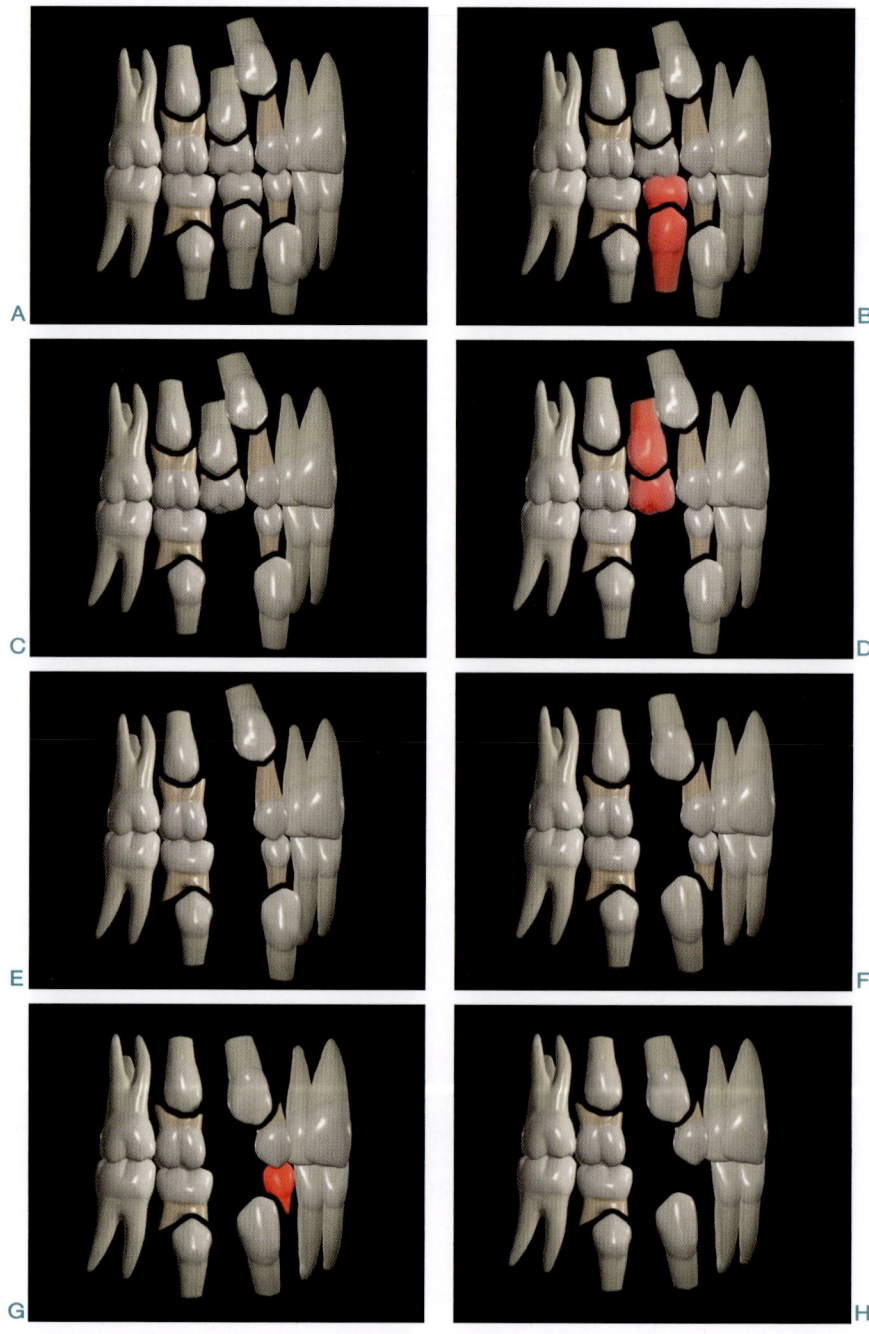

同時の抜歯は，重篤な叢生をともなうClass II division 1 不正咬合の治療を簡素化できる(図2-7, 2-8)．下顎歯列弓にわずかしか叢生がなかったり，叢生がまったくなかったりするClass II division 1 不正咬合では，上顎のみにこの方法を行うことができる．大臼歯の遠心咬合と2本の上顎第一小臼歯の犠牲が，最終結果である．また，上下の歯列弓に過度の叢生をともなうClass II division 1 不正咬合にもこの方法は適している．しかしながら，好ましくない歯牙移動の予防や，遠心咬合と大きなオーバージェットを改善するためには，しかるべき時期に動的治療を開始しなければならない．抜歯の目的が叢生ではなく，上下顎前突にある時にも，このことは当てはまる(図2-9, 2-10)．

第2章 抑制的矯正法の応用

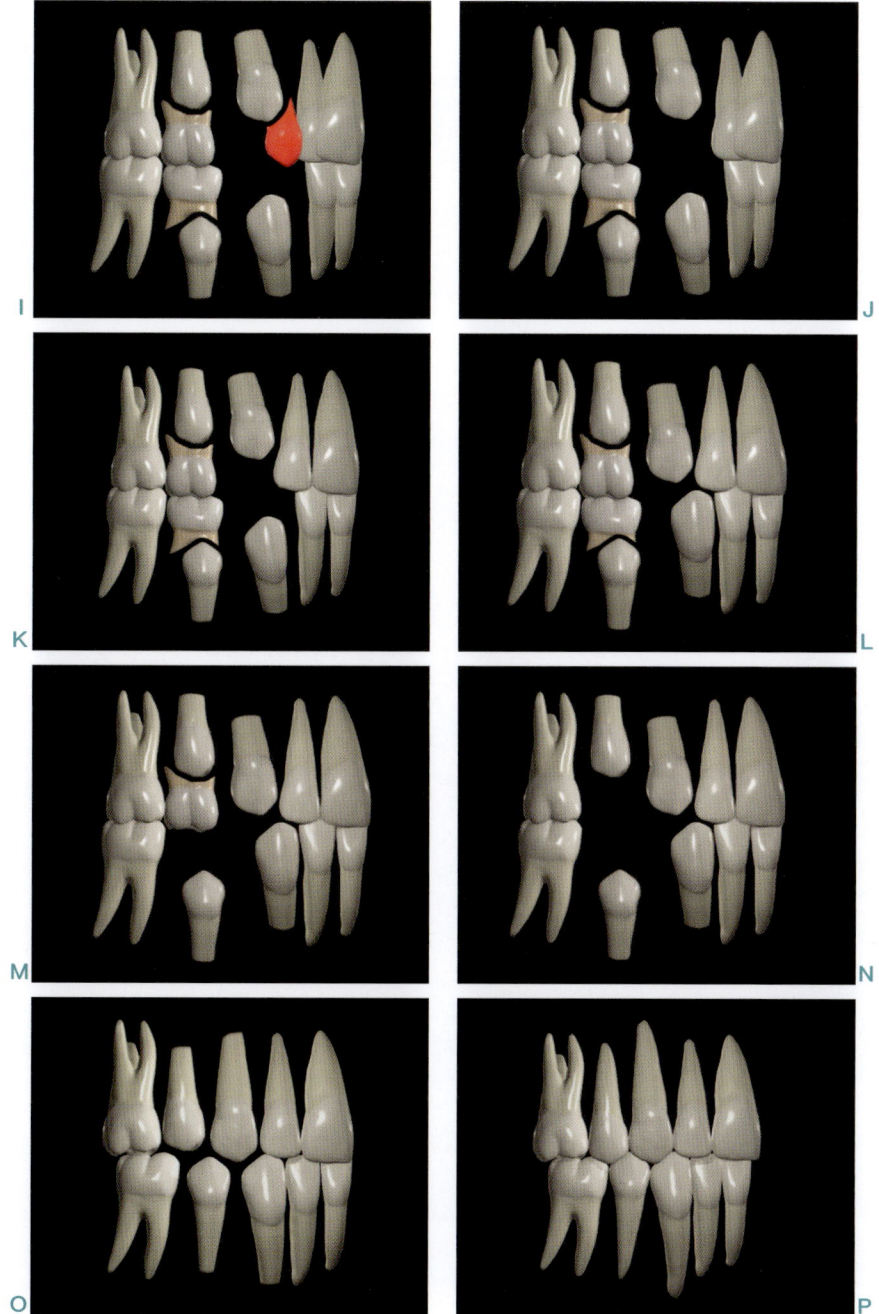

図2-6（続き）

　上顎でも、乳犬歯は早期に喪失しているので、乳犬歯の抜歯の必要性はそれほどない．犬歯がさらに萌出すると、側切歯根尖の遠心移動用にスペースを利用できるようになる(K)．同時に抜歯することにより、犬歯は第一小臼歯の歯冠が以前に位置したスペースに移動することができる．[174] 良好な萌出は、このようにして得られる．特に上顎における同時抜歯法は、歯牙の位置を改善するための器械的治療を追加する必要がほとんどないか、または完全にない結果につながる．叢生状態ではなおのこと、正常な状況では、上顎にある未萌出の小臼歯と犬歯の歯冠は互いに近接している．下顎ではそのようなことはなく、あってもまれである．上顎では、犬歯の歯冠は第一小臼歯の頭蓋側で、わずかに近心にある．同時の抜歯により、犬歯は利用できるようになった広いスペースに移動する．犬歯がかなり近心に位置していて、側切歯の歯根と重なっている時でさえ、犬歯は萌出の前に長い距離を遠心へ移動することになる．犬歯の良好な移動は、側切歯に直立化のためのスペースをもたらす(L)．しばらく後に、第二乳臼歯は脱落することになる(M,N)．第二小臼歯の萌出の後に、よい咬頭嵌合が進む(O)．下顎犬歯は、適切なアンギュレーションではない(P)．

　永久歯を犠牲とすることに関して何らかの疑問がある時には、同時抜歯を行うべきではない．そのような症例では、連続抜歯法ではじめたほうがよく、第一乳臼歯だけを抜歯して、第一小臼歯が萌出するまでその歯を抜歯するか否かという決断を延期する（図2-11）．しかしながら、その間に同時抜歯の利点は失われてしまう．第一小臼歯の抜歯が完全に萌出してしまうまで延期されると、萌出前に歯冠部が位置していたスペースは新たに形成された骨によって満たされてしまう．完全に萌出した小臼歯の抜歯では、狭い歯根によって占められていたスペースだけしか利用できなくなる．

オルソドンティック コンセプト & ストラテジー　23

第2章 抑制的矯正法の応用

図2-7
　10歳6か月の女子は，ClassⅠの不正咬合であり，上下顎に重度の叢生（アーチレングスディスクレパンシーは，それぞれ－10mmと－9mm）があり，上顎乳犬歯は早期に失われていた．上顎犬歯はかなり近心にあり，側切歯に対して唇側に位置していた．上顎4前歯は萌出していた．下顎では，側切歯はかなり舌側に位置し，特に左の側切歯はローテーションもしていた（A-D）．同時抜歯法の手順が行われた．10歳8か月の時に，下顎乳犬歯と，第一乳臼歯4本，および第一小臼歯を抜歯した．その後，犬歯は上下顎の中で遠心へ移動し，下顎切歯はよりよい位置に達した．抜歯11か月後に，犬歯4本すべてが側切歯の遠心に萌出した．上顎歯列弓は望ましい形態になり，下顎前歯の位置はかなり改善したが，下顎左側側切歯だけが，まだいくらかローテーションして舌側に位置していた．また，オーバーバイトは増加していた（E-H）．1年後の12歳7か月時には，第二小臼歯が萌出し，左側ではもう少しで咬合に達するところであった．上顎右側第二小臼歯は，まだ完全に萌出していなかった（I,J）．3か月後に，右側第二小臼歯は咬合面近くまでに達していた．左側では良好な咬頭嵌合が得られ，歯間空隙は閉じていた．右側では犬歯はよく咬合していたが，第二小臼歯と第一大臼歯は小臼歯の歯冠幅1/4の遠心咬合であった．治療前には，両側の咬合状態は同じで，歯列の正中線は一致していた．そして，正中線は抜歯後にも変化しなかった．

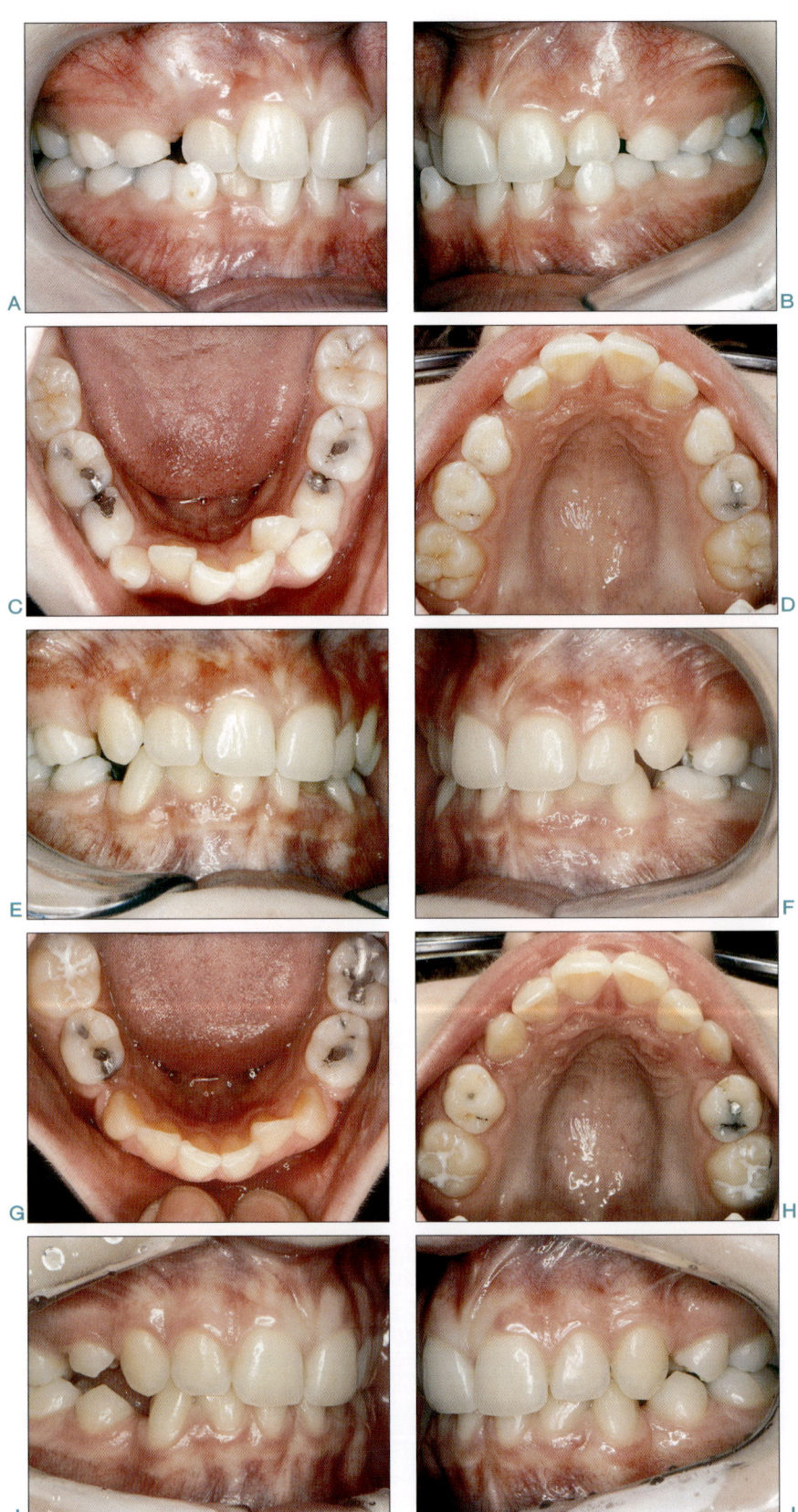

24　オルソドンティック コンセプト & ストラテジー

第2章　抑制的矯正法の応用

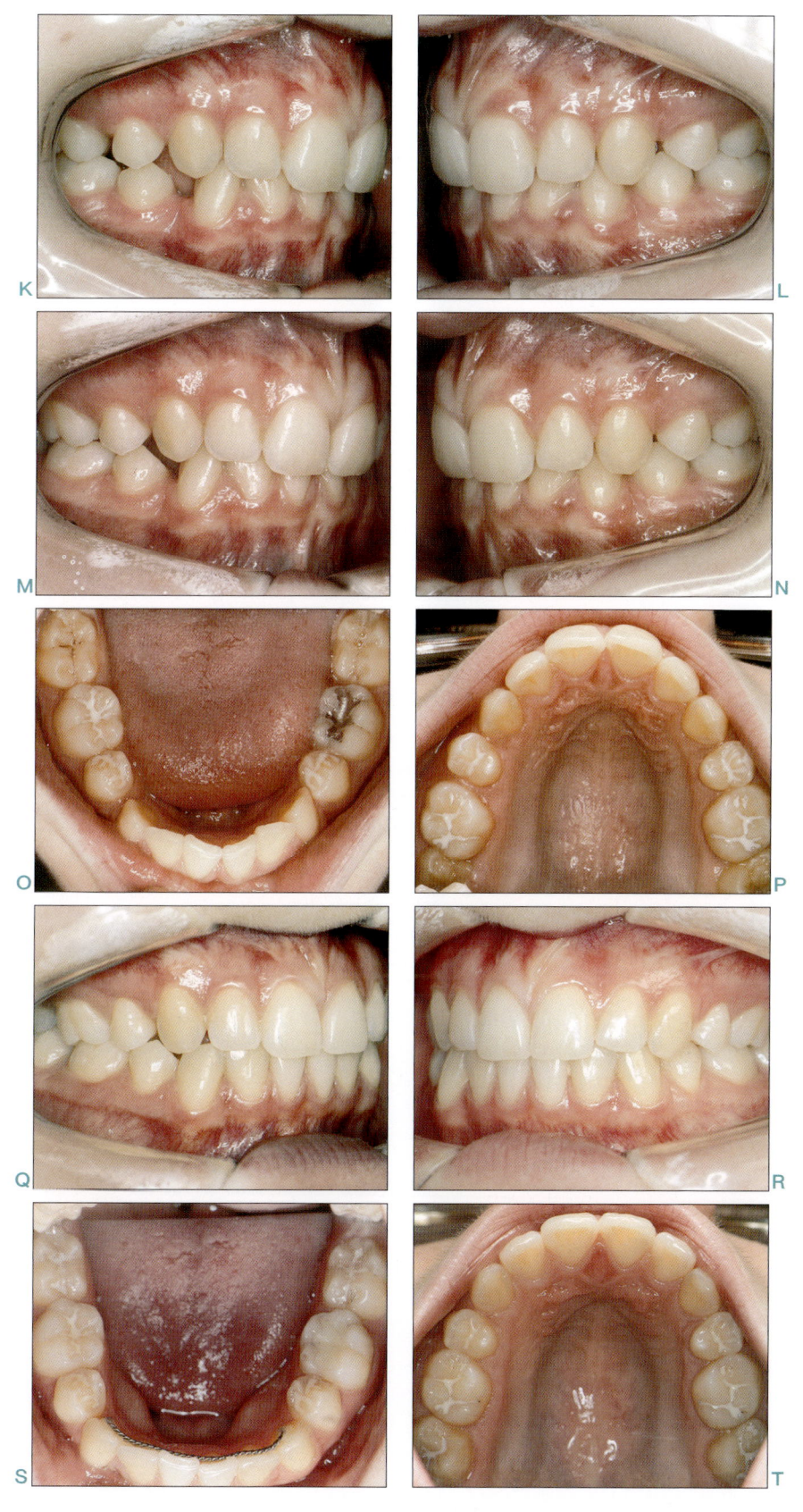

図2-7（続き）

　左側の咬合は維持されたが，右側下顎第一大臼歯は，上顎第一大臼歯ほどには近心に移動せず，その結果，小臼歯歯冠幅1／4の遠心咬合となった(K,L)．その後，右側下顎後方歯は，わずかに近心に移動したが，犬歯遠心の歯間空隙は閉鎖せず，いくらか遠心咬合が残った．好ましくない経過は右側下顎後方歯で進行した．それは，上顎第二乳臼歯の過萌出が下顎第一大臼歯の近心移動を妨げたからである．この歯牙の妨害を取り除くためにスライシングしていたならば，もっと好ましい状況が右側で進んだかもしれない．抜歯3年後の13歳8か月時に，最初の矯正装置としてバイトプレートを上顎に装着した(M-P)．この装置はオーバーバイトを減少させ，Speeの湾曲を平らにして，エッジワイズ装置を使った下顎歯の改善を容易にした．6か月後，下顎歯の位置が改善したので，固定式矯正装置を上顎歯に装着してバイトプレートは中止した．4か月後の14歳8か月時，12か月間の動的治療を終了し，すべての装置を取り外した．リテンションプレートを上顎に装着し，下顎前歯部の舌側にはデッドソフトブレーディッドワイヤーを接着した．2年後，上顎での保定終了から1年後，結果はかなり満足のいくものであった(Q-T)．

オルソドンティック コンセプト ＆ ストラテジー

第2章 抑制的矯正法の応用

図2-8

ここでは，図2-7の女子のさまざまな年齢時におけるラテラルセファログラムと，それに対応するパノラマエックス線写真を提示する．10歳6か月時に撮影した治療前のレントゲン写真では，上顎犬歯は第一小臼歯の頭蓋側でなく，近心側にあったのは明らかであった．同様の状況が下顎にも見られた(A,B)．抜歯後6か月のレントゲン写真は，上下顎ともに犬歯がまったく角度を変えないか，あるいはわずかに変えた状態で遠心移動したことを示した(C,D)．11歳7か月時，犬歯は下顎ではわずかに遠心傾斜をともなって，上顎では良好な傾斜をともなって萌出した．第二乳臼歯はまだ存在していた(E,F)．1年後の12歳7か月時，第二小臼歯が萌出した．下顎犬歯の傾斜はわずかに左側で改善していたが，右側では改善がなく，歯間空隙がまだ見られた(G,H)．13歳7か月時，動的治療開始直前のレントゲン写真では，同時抜歯法が上顎において追加治療もなく，満足される結果を導いたことを示した．犬歯は萌出前に大きな傾斜変化もなく，長い距離を遠心移動していたが，そのような変化は，下顎ではそれほどではなかった．下顎犬歯のアンギュレーションは最適ではなかった(I,J)．オーバーバイトを減少させ，Speeの湾曲を平坦にして，右側でよい咬合に到達するためには，固定式装置による追加の治療が必要であった．

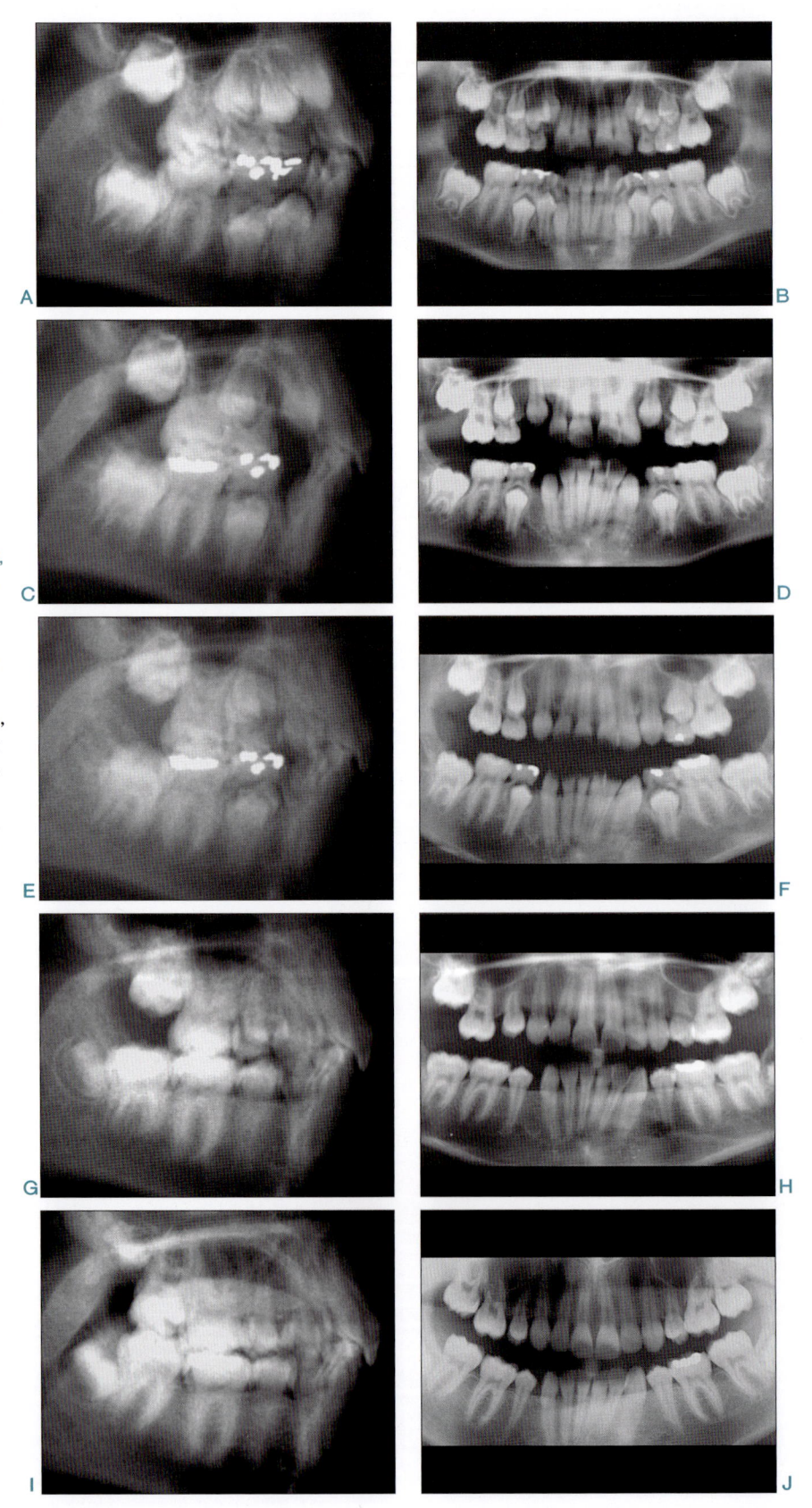

第 2 章　抑制的矯正法の応用

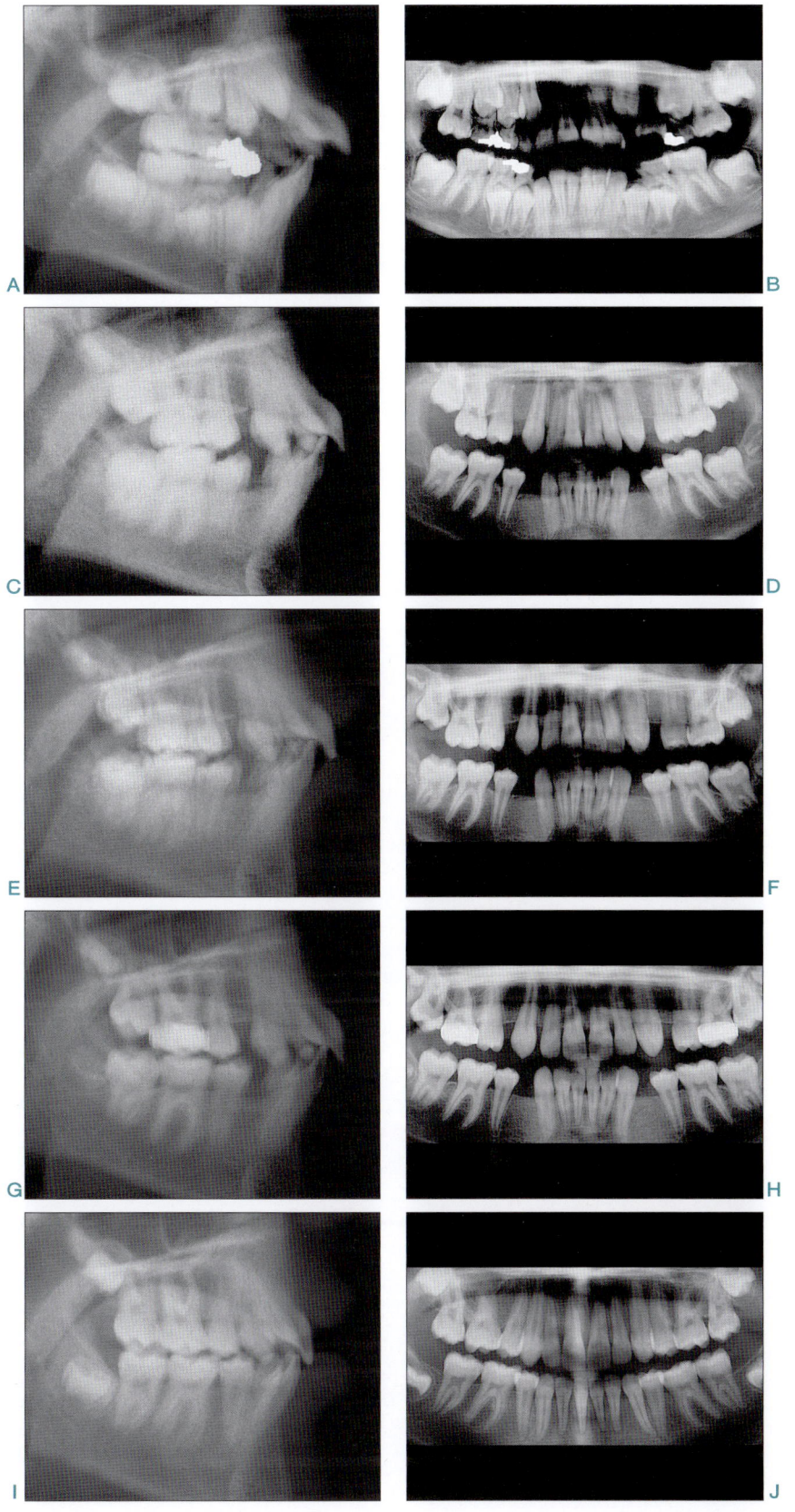

図2-9

　これらは，次の2ページ（図2-10）に示すClass II division 1 不正咬合を有する女子のレントゲン写真である．彼女の場合，第一小臼歯4本の抜歯の目的は，叢生ではなく上下顎の歯槽性前突の改善に基づき決定された．9歳7か月時に撮ったレントゲン写真から，下顎および上顎切歯の著しい唇側傾斜は明らかであった．上顎犬歯は第一小臼歯に近接し，垂直的に重なっていた．図2-7と図2-8の患者のように側切歯の上に位置したのではなく，それらは乳犬歯の上に位置していた．第一乳臼歯はまだかなりしっかりとしていて，抜歯するには歯根が十分吸収されておらず，小臼歯はさらに萌出しなければならなかった（A,B）．良好な同時抜歯の手順のためには，第一小臼歯小嚢は，第一乳臼歯の抜歯の際は直視でき，高位にあって，十分に咬合平面の近くにあるべきである．10歳3か月の時に関連する下顎の歯牙が抜歯され，1か月後には，上顎でもこの手順が繰り返された．11歳6か月のレントゲン写真は，上顎切歯が後方傾斜し，遠心咬合が改善されたことを示している．これらの改善は，ヘッドギアとアクチベーターを組み合わせた装置（Van Beek appliance）で実現された．上下歯列弓の犬歯は遠心に移動した（C,D）．11歳9か月時（E,F）と12歳3か月時（G,H）のレントゲン写真は，さらなる改善を示した．そして，満足される最終的な結果を得るためには，固定式装置が必要であった（I,J）．

オルソドンティック コンセプト & ストラテジー　27

第2章 抑制的矯正法の応用

図2-10

9歳7か月の女子は，14mmのオーバージェットをともなうClass II division 1不正咬合であった．彼女は強度の親指しゃぶりで，被蓋はまったくなかった．上顎切歯の過剰萌出はなかったが，唇側に傾斜していた．十分なスペースは上顎で利用可能であったが（アーチレングスディスクレパンシーは＋2mm），下顎にはわずかな叢生（－4mm）があった．著しい上下顎歯槽性前突は，上下左右各1本ずつの抜歯を必要とした（A-F）．同時抜歯法を適用し，すぐに動的治療をはじめることに決めた．それは，遠心咬合の改善がその間に実現できるからである．さらに，第一大臼歯の近心移動を防ぐことが不可欠で，抜歯で得られたスペースを上顎前歯の後方移動に最大限に使用しなければならなかったからである．したがって，抜歯して3か月後の10歳7か月時に，Van Beekのヘッドギアとアクチベーターを組み合わせた装置（Van Beek 装置）を使用した（G,H 第7章も参照）．14か月後に遠心咬合は改善し，上顎切歯は部分的に下がり，直立化し，前方部での咬合接触が実現した．犬歯遠心の歯間空隙はわずかに減少しただけであった．それは，アクチベーターを後方歯の近心移動を防ぐようにトリミングしたからである．前歯を大きく後方移動するのが目標であることから，アンカレッジの喪失は最少量にすべきである（I-L）．

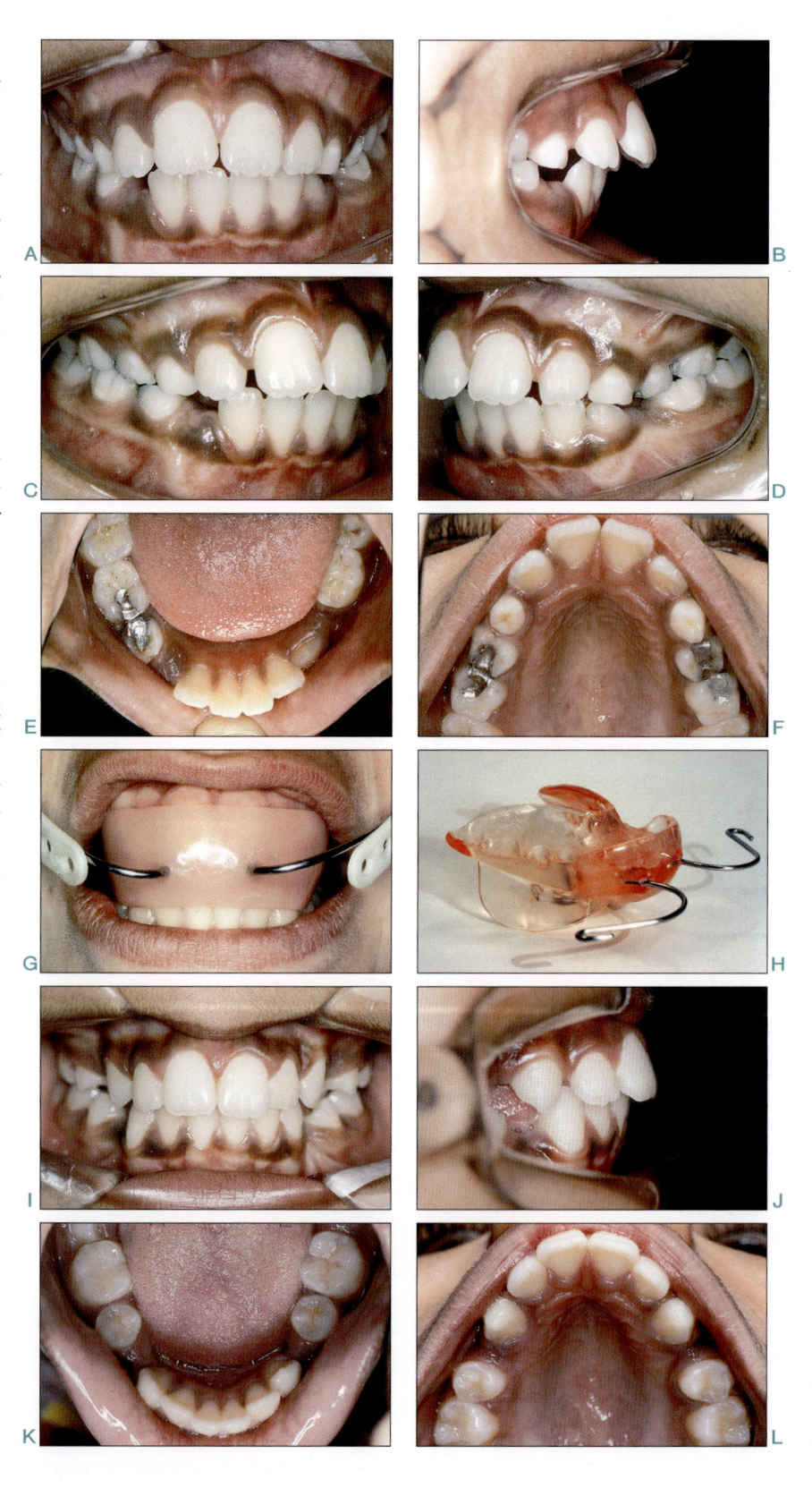

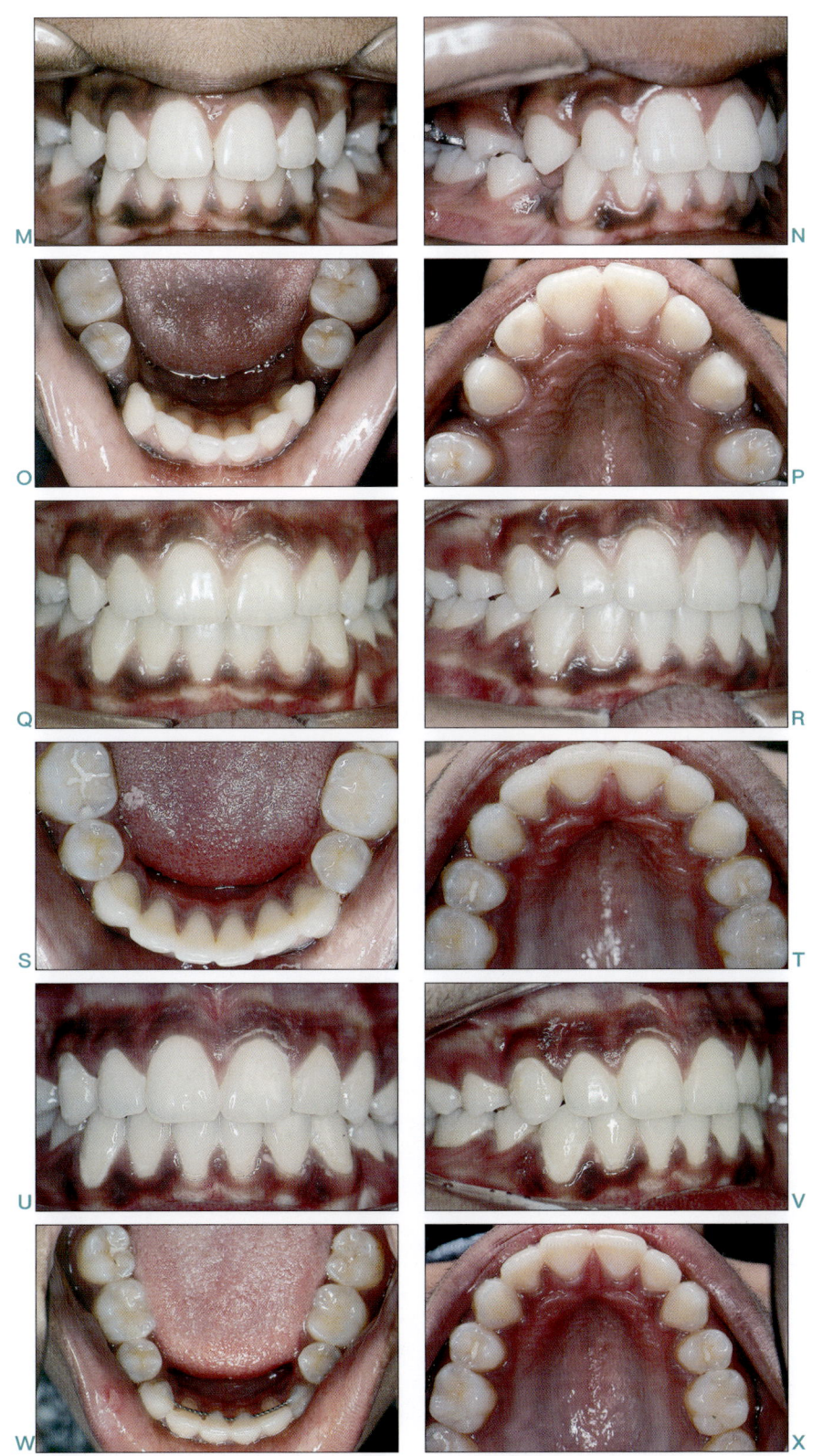

図2-10（続き）

　10歳10か月の時，固定式装置を装着する前に上顎第一大臼歯にバンドを付け，大臼歯のさらなる近心移動を防ぐためにサービカルヘッドギアを使用した．4か月後には下顎前歯の位置は改善し，上顎犬歯は遠心に移動した(M-P)．エッジワイズアプライアンスを12歳4か月時に下顎に装着し，その2か月後に上顎にも装着した．14歳5か月時にすべての装置を取り外し，審美的な結果を得た(Q-T)．リテンションプレートを上顎に使用し，それを最初の6か月間は終日使用して，その後の6か月間は就寝時のみ使用した．下顎には，前歯舌側にデッドソフトブレーディッドワイヤーを接着した．2年後，変化はわずかであった(U-X)．

　Van Beekのヘッドギアとアクチベーターを組み合わせた装置には，上顎前歯が後方移動している間，後方歯部のアクリリックレジンが後方歯の近心移動をコントロールするという利点がある．パライアタルヘッドギアの牽引力は，上顎歯列弓に装置を保持することで効果が発揮される．遠心咬合はこの装置で改善され，上顎第二小臼歯は，萌出すると同時に正常な咬合に到達した．さらに，上顎の前方歯もかなり後方化したが，これらの歯牙を計画どおりの結果まで到達させるには，十分なスペースが残っていた．

第2章　抑制的矯正法の応用

図2-11

　同時抜歯法と同様，連続抜歯法は歯列弓の著しい叢生を防ぐ方法である．このような症例で乳犬歯が早期に喪失していない場合には，切歯は不正な位置で互いに重なり，しばしばローテーションしている(A)．連続抜歯法は下顎乳犬歯(B)と上顎乳犬歯(C)の抜歯からはじまり，切歯の位置を改善するためのスペースを提供する(D)．側切歯の歯冠は遠心に移動する(E)．その後の段階で第一乳臼歯を抜歯するが，原則として最初に下顎(F)，その後に上顎を行う(G)．第一乳臼歯の歯根が大部分吸収した時点で抜歯すると，第一小臼歯はより早く，より簡単に萌出する．第一乳臼歯があまり早く抜歯されると，第一小臼歯の咬合面側に骨が形成され，結果として萌出が遅くなる．犬歯より先に第一小臼歯は萌出するべきなので，第一小臼歯の萌出促進が連続抜歯法には不可欠である．下顎では，原則として犬歯は第一小臼歯より先に萌出する．連続抜歯法で行われるような乳犬歯の早期の抜歯は，歯列弓内の利用可能なスペースを減少させ，犬歯の萌出を遅れさせる結果となるが，ここでは意図的に行っている(H)．

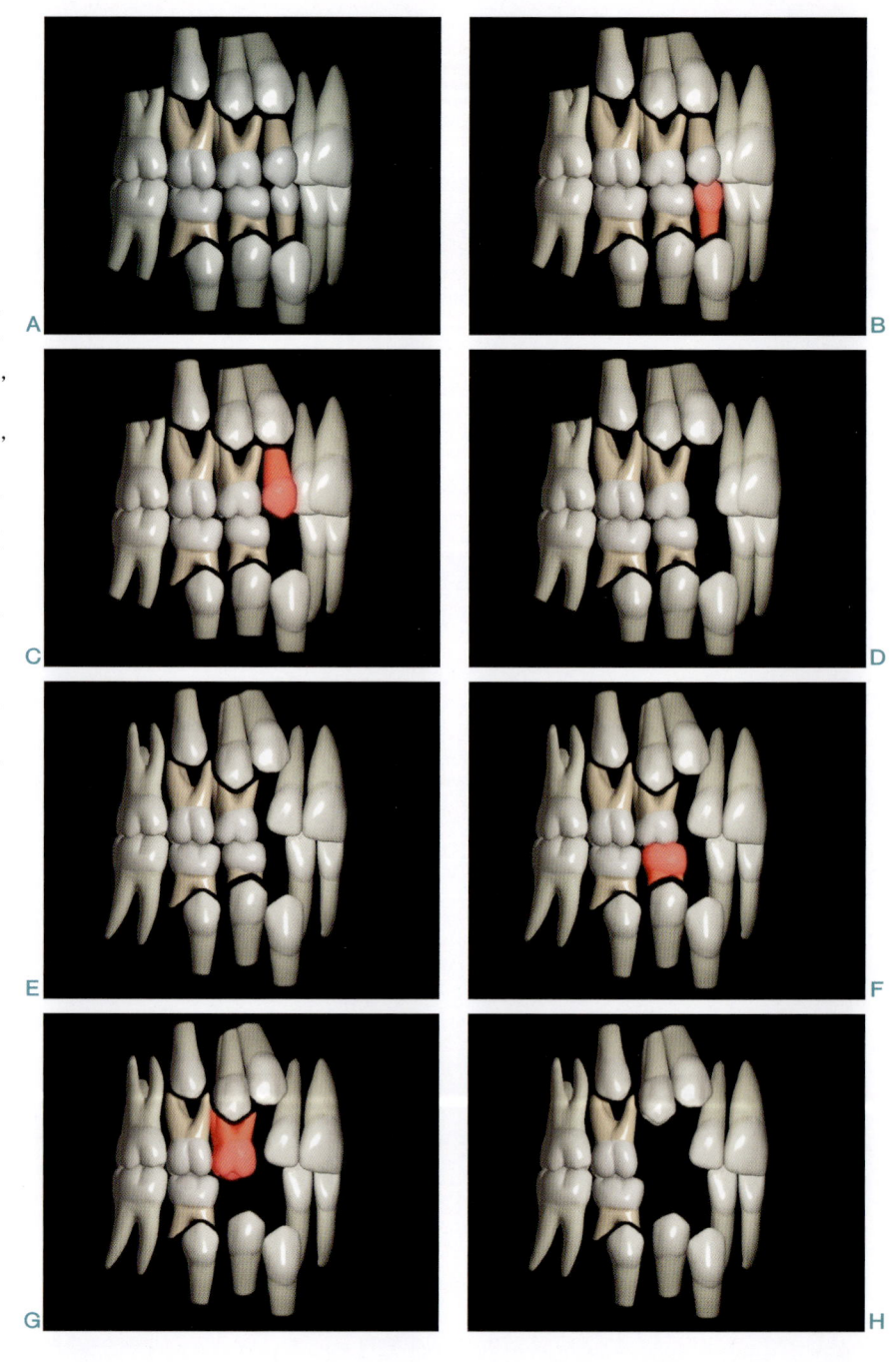

　連続抜歯法の手順は，まず乳犬歯の抜歯からはじめて切歯を整列させる．犬歯の萌出の前に第一乳臼歯を抜歯するが，抜歯が早すぎると小臼歯歯冠の上部の骨の形成を防ぐことができなくなり，萌出が遅れてしまう．したがって，第一小臼歯を萌出後に抜歯する(図2-11)．[53,90,101,240]　実際には，前述のように小臼歯抜歯の決定は，まだ再考できる．ケースによっては，当初予測したよりも多くのスペースが歯列弓内で利用できるようになる．乳切歯が事故で脱落した場合には，その結果生じた歯間空隙の閉鎖を後方歯の近心移動により行うことも選択肢の1つである．

　連続抜歯法と同時抜歯法の欠点は，上顎切歯の口蓋傾斜とオーバーバイトが増加することである．原則として，固定式装置による治療はこれらの欠点を改善するために行われる．

30　オルソドンティック　コンセプト　＆　ストラテジー

第 2 章　抑制的矯正法の応用

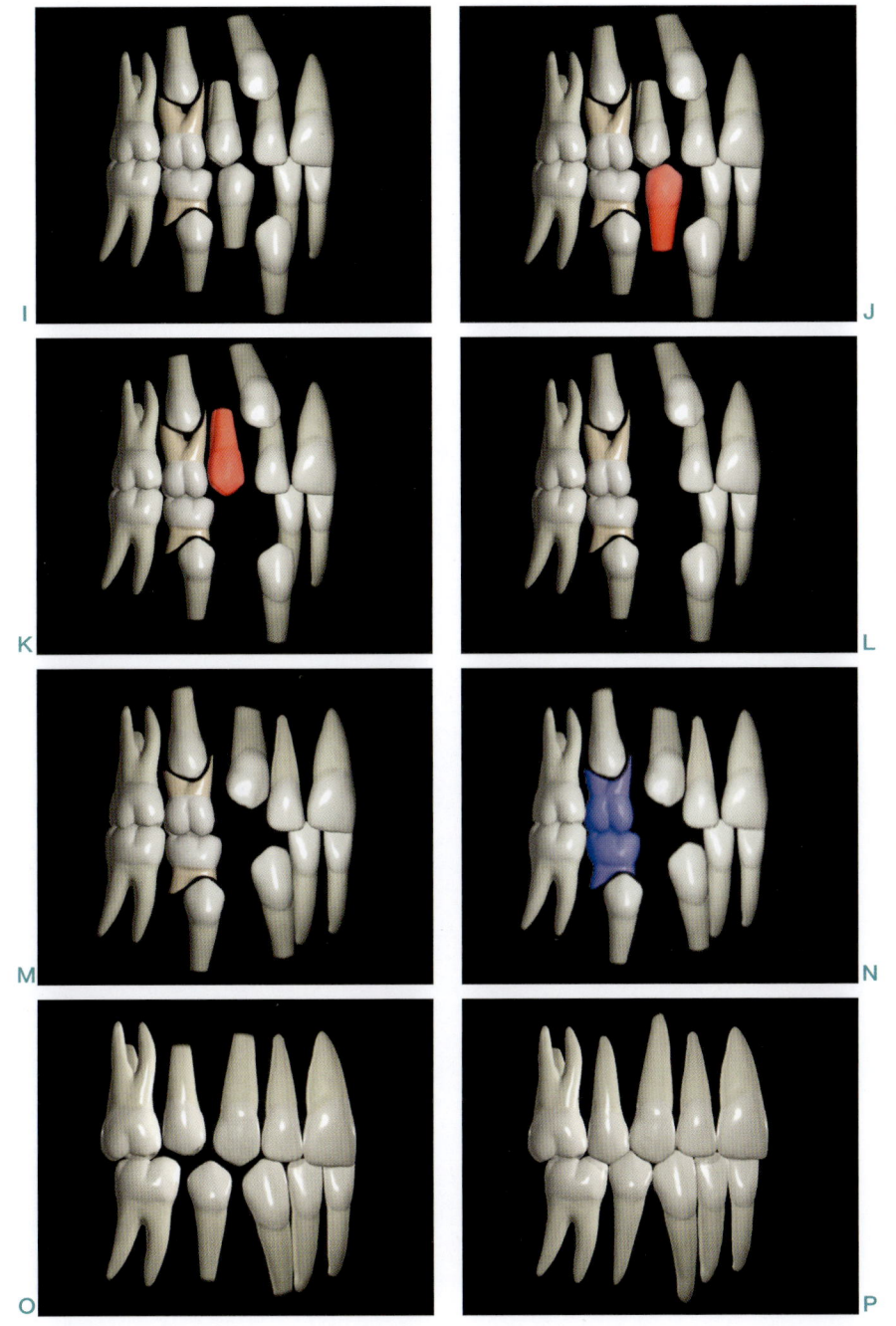

図2-11（続き）
　多くの場合，第一小臼歯は萌出後すぐに抜歯しなければならず(I)，最初に下顎(J)，その後上顎(K)へと続く．第一小臼歯の抜歯後，スペースは犬歯の遠心移動に利用できるようになるが，同時抜歯法ほどよい状況とはいえない．顎内で利用できるようになるスペースが同時抜歯法よりも小さいからである．抜歯窩は，狭くて先細りした歯根の大きさと形態を反映する．同時抜歯では，大きい歯冠と一部形成された歯根が反映されるので，スペースははるかに大きい(L)．犬歯は咬合面側および遠心に移動する．歯冠が萌出していない限り，側切歯の歯根は遠心に移動することはできない(M)．さらに萌出している間に，犬歯は遠心に傾斜する(N)．第二乳臼歯が喪失し，その後継歯が萌出しはじめた後に，後方部の咬合は確立する(O)．よい環境下で正常な咬合が最初に得られた時に，良好な咬頭嵌合が確立するが，犬歯は遠心に傾斜し，上顎よりも下顎のほうが多く傾斜する．そのうえ，多くの場合，下顎第二小臼歯は近心に傾斜する(P)．理想的な結果を得るためには，固定式装置が必要である．しかしながら，治療期間は連続抜歯法の恩恵にあずかって短くなる．

　乳臼歯の早期喪失が必ず問題を引き起こすという考えは，執拗に残っている誤解である．[35, 36, 49, 87, 114, 122] 十分なスペースのある歯列弓ではめったに問題は起こらない．それは，大臼歯は否定的な後遺症を起こすことなく近心に移動できるからであり，第二乳臼歯の歯冠の近遠心径が大きい時には，特にそうである．余分なスペースのない状況では，叢生が増加または発展するかもしれないので話は異なるが，それはしばしば矯正治療が必要とされる状況に関係する．

　果たして大臼歯が近心移動するか，またどのくらい近心移動するかということは，主として咬合により左右される．正常咬合において，幅の広い下顎第二乳臼歯が早期喪失している場合には，対合歯は過剰萌出して下顎第一大臼歯の近心移動を防ぐことができる（図2-12A, B）．しかしながら，上顎第二乳臼歯の喪失は，大抵の場合，望ましくない移動をさせてしまう（図2-12C, D）．[212]

オルソドンティック コンセプト & ストラテジー　31

第2章　抑制的矯正法の応用

図2-12
　下顎第二乳臼歯が正常な咬合状態で早期に喪失している場合には、相対する上顎第二乳臼歯は過剰萌出し、下顎第一大臼歯の近心移動を防ぐことができる(A, B). 上顎第二乳臼歯が早期に喪失している場合では、その限りでない(C,D). しかしながら、下顎第二乳臼歯近心の一部を削除すると過剰萌出することができ、その後、上顎第一大臼歯の近心移動を防止するように働くことができる(E). 下顎第二乳臼歯の咬合面にコンポジットレジンのブロックを接着すると、同様の結果が得られる(F). 前後的にずれている咬合では、歯牙を削除したり、コンポジットレジンのブロックを盛り上げたりする場所は異なってくるが、原則は同じである。もちろん、これらの方法は、後方の開咬や無咬合の患者には適さない。永久歯がそうであるように、乳歯は咬合接触または他の要因が萌出を妨害するまで萌出することになる。このメカニズムを戦略的に使用すると、望ましくない移動を防ぐことや、スペース維持装置を使う必要性をなくすことができる。

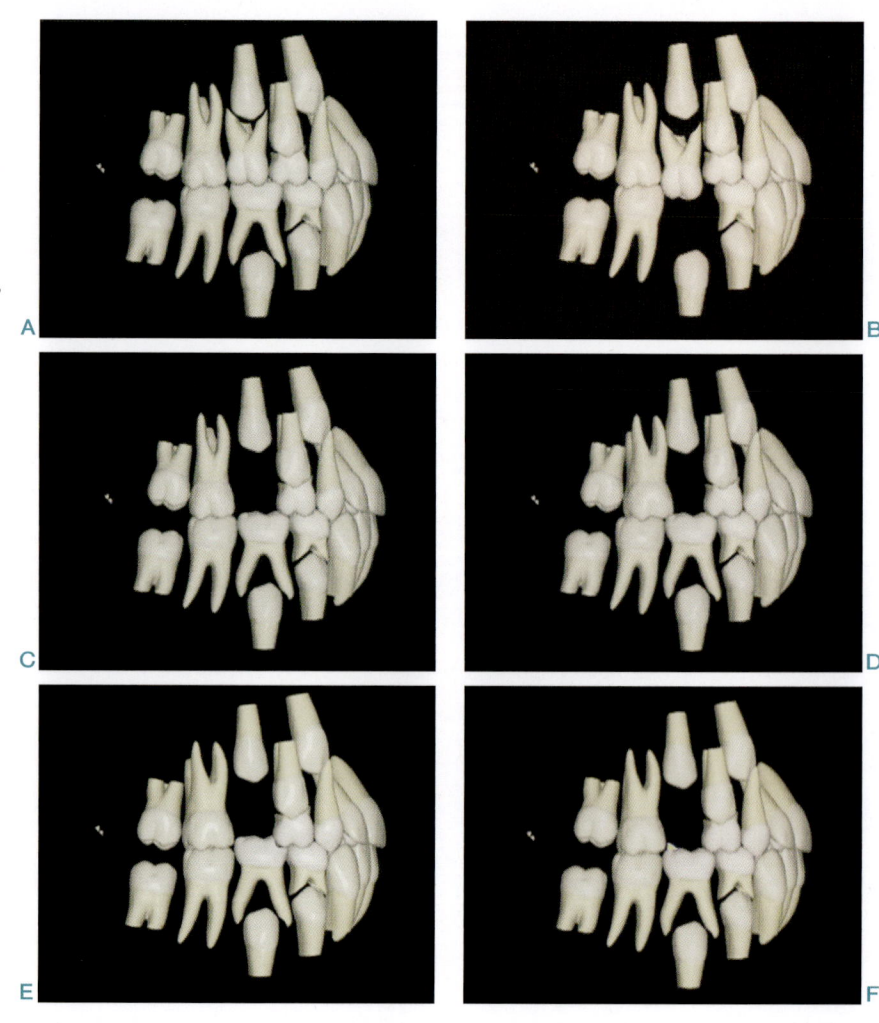

　咬合状態が乳臼歯の過剰萌出を許さない場合には、その歯牙の干渉部分をグラインドすることが適切な解決法である(図2-12C, E). 咬合面にコンポジットレジンのブロックを築くと、望ましくない移動を防ぐことができる(図2-12F). これらの簡単な抑制的方法は、しばしば不必要に使われる保隙装置の必要性を排除する。それは、長期的にみれば、早期喪失に対する否定的な後遺症は何も残っていないからである。

　矯正装置を使用しない抑制的方法を有効に実行するには、歯列状態の正常および異常な発達に関して、綿密な観察と洞察を必要とする。切歯の交換が終了した後でこのような誘導を行えば、制限があったり、重度の叢生がみられたりする状況のなかでさえも、多くのスペースが獲得できる。このことは、乳臼歯の早期喪失にも当てはまる。

可撤式装置の応用

可撤式装置は，初めはゴム製で，その後アクリリックレジンで作られるようになったが，歯牙を移動させるためのメタルパーツと，固定源のためのクラスプがついており，主にヨーロッパで開発され，発展してきた．[31-33, 44, 147, 148]

読者は可撤式装置の原理に精通していると思われるので，臨床的な使用について重点を置くことにする．特に注目すべきことは，歯科医学にコンポジットレジンを導入することによって，可撤式装置の可能性が増加したことである．

平行移動とトルクを効かせることができない可撤式装置には，限界がある．なぜならば，力とモーメントを組み合わせることができないからである．固定式装置だけが三次元のコントロールを与えることができる．

可撤式装置が混合歯列期でよい結果を得ることができるのは，固定式装置を使う前や，部分的な固定式装置との組み合わせによる治療の場合である．しかしながら，抜歯のケース，特に下顎においては，全体的に固定式装置を使わなければ，それなりの結果を得るのは難しい．そのうえ，可撤式装置をうまく使いこなすには，患者の協力によるところが大きい．装置を取り外すことができるということは，指示したほどよく使ってもらえないという結果につながる可能性がある．装置がどのくらい使われるか否かは，説明と動機づけによる部分もあるが，装置装着時の不快感によるところも大きい．

確実に患者に説明どおりに装置を装着させる，つまり，清掃する時を除いてつねに装着してもらうには，そのデザインと構造はできるだけ快適かつ単純であるべきである．[181, 182] さらに，治療についてよく説明のうえ，慎重に装置は装着されなければならない．[34]

可撤式装置装着時の不快感を，患者が受け入れられる程度にまで減少させることができるか，注意が必要である．

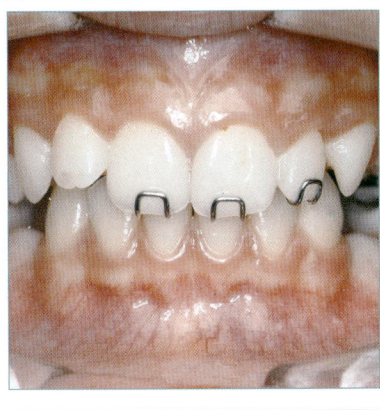

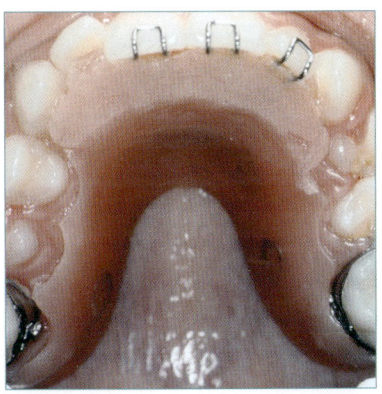

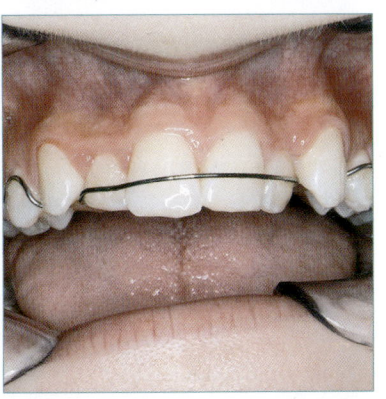

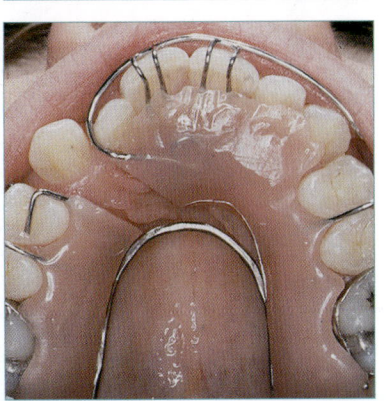

3

オルソドンティック コンセプト ＆ ストラテジー

第3章　可撤式装置の応用

図3-1
　正常な機能の条件下では，舌は歯牙の口蓋側および舌側に接触している．他の口腔内の軟組織は，歯牙と歯槽突起に接触している(A)．下顎では，可撤式装置に利用できるスペースはわずかしかない(B)．

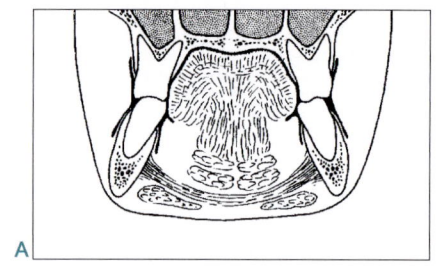

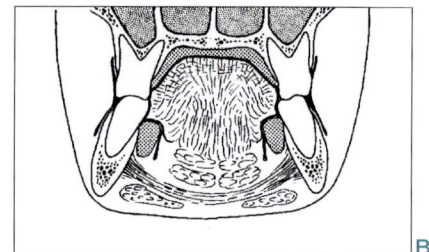

図3-2
　クラスプの維持にはアンダーカットが必要である．上顎の小臼歯および大臼歯は，歯冠の頬側歯頚部にアンダーカットがある．しかし，下顎の臼歯には，頬側にアンダーカットがまったくないか，小さいアンダーカットがあるだけである．下顎では，アンダーカットは歯冠の舌側面にある(A)．アンダーカットの効果は，上顎では歯牙の傾斜によって増大するが，下顎では減少する(B)．プレートは上顎で薄くすることができるが，下顎ではできない(C)．さらに，咬合した状態でのメタルパーツに残されたスペースは，下顎よりも上顎のほうが大きい(D)．上顎の口蓋床(F)に相当する構造は，下顎にはない(E)．

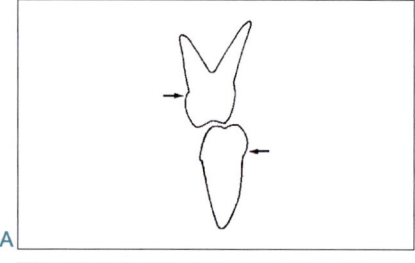

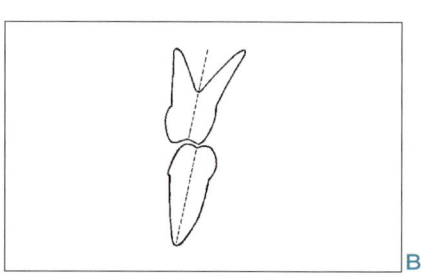

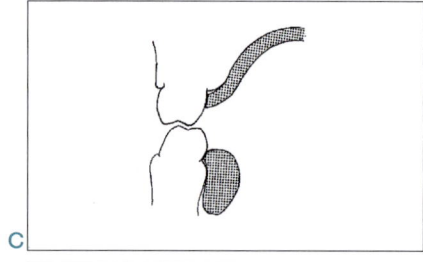

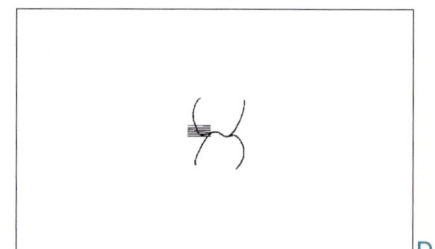

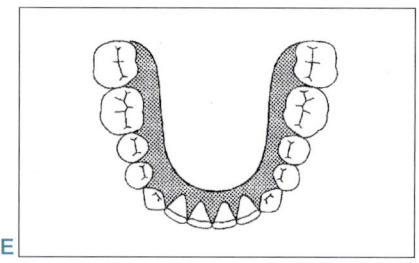

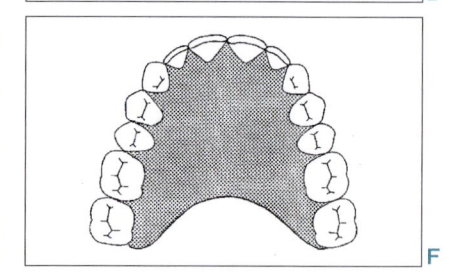

　可撤式装置は主として上顎で使われる．薄いプレートは大きく後方へ延びていないので，舌のスペースの減少はわずかである．そのようなプレートは，数日間装着すれば話しづらくなくなり，食事中に入れていてもそんなに不快ではなくなる(図3-1)．
　下顎では，プレートは十分に頑丈で，かつクラスプとスプリングの脚を包む厚さでなければならない．そのうえ，歯槽突起舌側の歯肉は口蓋の粘膜よりも敏感であり，さらに，顎舌骨筋線がかなり高く位置していたり，突起したりしている場合があり，プレートに利用できるスペースはさらに減少する．犬歯後方の下顎骨歯槽突起舌側面は舌側に傾斜しているので，アクリリックレジンの接触領域を制限する．クラスプはプレートを固定したり，反作用力を扱ったりする際に不可欠であるが，上下の歯列弓の間には，クラスプを掛けるための歯牙頬側のアンダーカットの利用に大きな差がある．可撤式のプレートは，上顎では効果的に適用できるが，下顎ではそれほど簡単ではない(図3-2)．

第3章　可撤式装置の応用

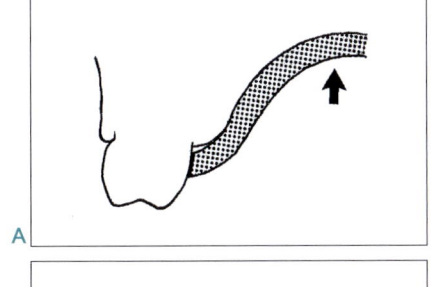

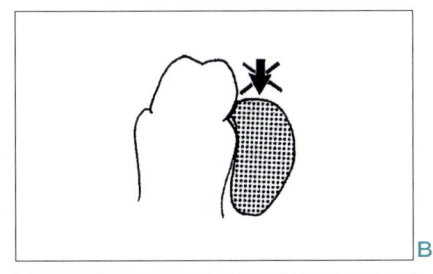

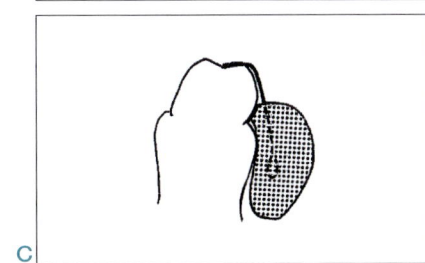

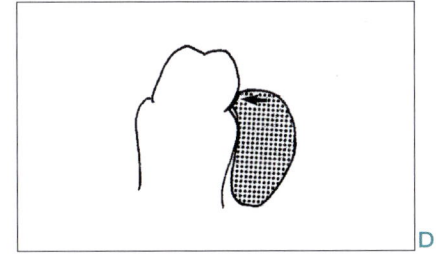

図3-3
　口蓋は，プレートの頭蓋方向への動きに対して抵抗を与える(A)．下顎はそのような自然の垂直なストップをもたないので(B)，オクルーザルレストが沈下を防ぐために必要である(C)．下顎では，利用できる領域は小さいが，小臼歯と臼歯の舌側のアンダーカットをプレートの維持に役立てることができる(D)．

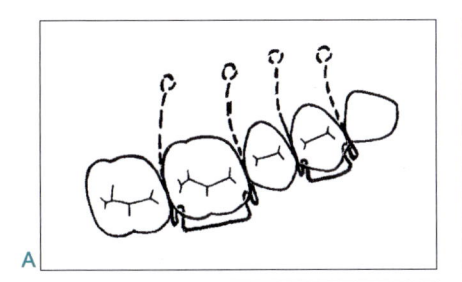

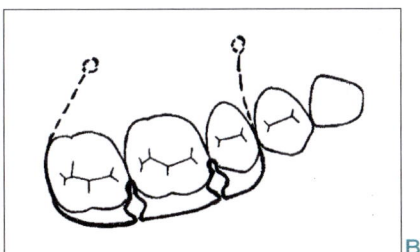

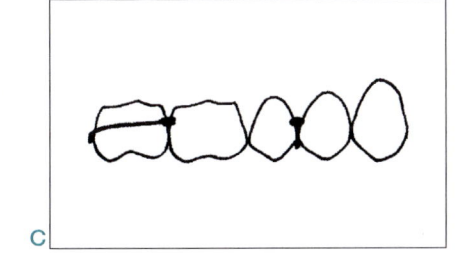

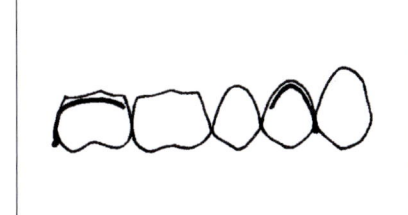

図3-4
　下顎では，頬側面はクラスプでの維持がほとんど，あるいはまったくない．Adamsクラスプは，近遠心隅角のアンダーカットを利用する(A)．Schwarzのアロークラスプ(B)とAdamsクラスプ(A)は，その維持のために鼓形空隙を使用する．同じことが，Booy[33]提案のボールクラスプや3/4ボールクラスプにもいえる．3/4ボールクラスプは，最遠心に位置する歯の周りを囲むが，頬側面には触れずに，遠心面で接触している(C)．3/4クラスプは，頬側のアンダーカットを利用しており，他の補助がなくても上顎では効果がある(D)．

　可撤式プレートは，定位置に固定されなければ，作用部分は効果を発揮せず，また装着が不快になる．垂直，前後，そして横向きの方向への反作用力に対する適切な抵抗は欠かせないため，保持力を十分に付与する構造が必要である．上顎では，口蓋が十分な垂直支持を提供するが，下顎では，オクルーザルレストなどの特別な用意を組み込まなければならない(図3-3)．

　後方歯の近心部で接触するプレートの辺縁とメタルパーツは，反作用力によって起きる歯牙の遠心移動を防止することになり，また近心移動も同様に制限される．加えて，特に前歯部が急傾斜している場合には，口蓋の支持は大切である．横方向では，舌側のプレートの辺縁と口蓋傾斜，そして頬側のメタルパーツが適切な抵抗を提供する．さまざまなデザインのアンダーカットとクラスプが，十分な固定を得るために使われる(図3-4)．

第3章 可撤式装置の応用

図3-5
　上顎では，クラスプを維持するための補強はあまり必要ではないが，小臼歯の形態と傾斜によっては，十分なアンダーカットが必要な場合がある(A)．特に下顎では，コンポジットレジンによるアンダーカットの設置は重要なテクニックであり(B)，このアプローチにより，歯頸部からクラスプを離して保つことができる．装置を口腔内に装着した状態で，コンポジットレジンアンダーカットを接着する(C)．しかしながら，コンポジットレジンの周縁は，装置の取り外しを難しくさせないためにも，あまり大きくすべきではない(D)．大きくしてしまうと，クラスプは大きく外側へ曲げなくてはならず，変形する可能性があり，効力を失う(E)．コンポジットレジンの小さいオーバーハングは，クラスプを所定の位置に維持する(F)．

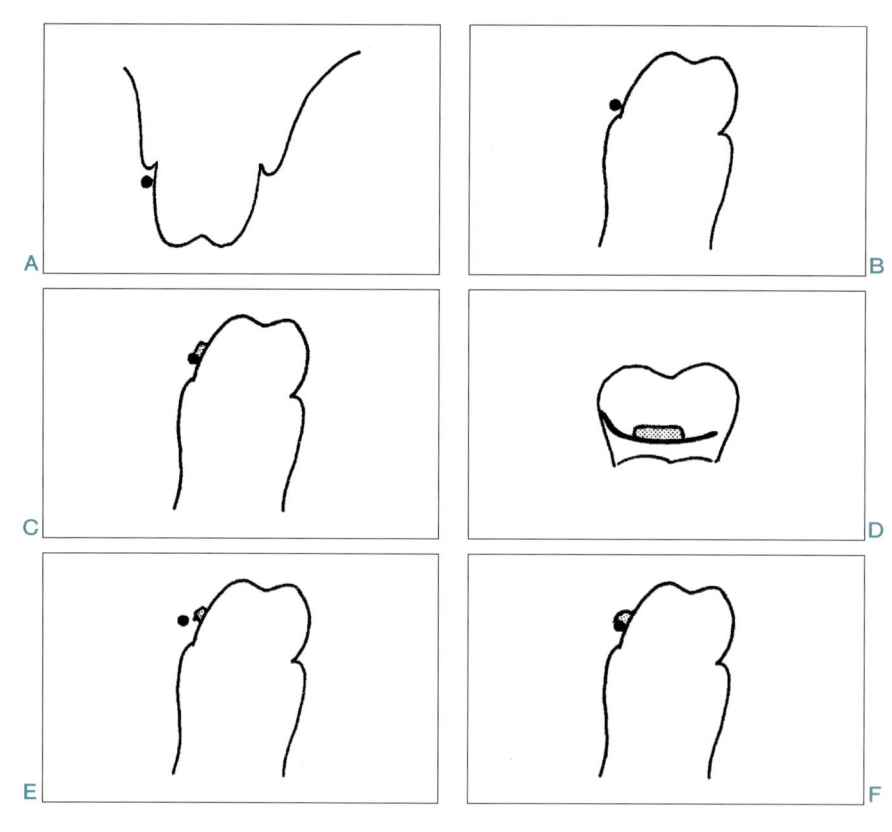

　アロークラスプとボールクラスプは，隣接歯の鼓形歯間空隙を利用する．これらの欠点は，歯牙を離開させる傾向があることである．そのうえ，アロークラスプは頬側に大きく張り出しており，ボールクラスプは堅い．Adamsクラスプは近遠心隅角のアンダーカットを利用する．適切な維持を得るためには，歯列模型上で局所的に石膏を取り除き，アンダーカットを作らなければならない．Adamsクラスプは効果的な固定を与えるが，アクチベートされすぎると，歯牙を挺出させる傾向がある．そのうえ，歯周組織の損傷も引き起こすことがある．アロークラスプ，ボールクラスプ，およびAdamsクラスプは，咬合面領域を横断するので，大抵の場合，患者がワイヤーを嚙むことになる．一方，下顎切歯がバイトプレーンに触れている初めの頃は，そのようにはならない．しかしながら，プレートが正しく装着され，後方歯が萌出すると，患者はワイヤーを嚙むことになるかもしれない．クラスプ上での咬合はクラスプを変形させることがあり，さらに，そのプレートは，患者にとってはより不快なものになる．

　3/4クラスプ(C-クラスプ)を最後臼歯に設置した場合や，咬合面を横切るワイヤーの部分が対合歯と接触しないように設置できた場合には，前述の面倒な問題はなくなる．

　歯科医学へのコンポジットレジンの導入は，固定式装置の使用を容易にしただけではなく，可撤式装置の適用範囲およびその可能性を広げた．コンポジットレジンで人工的アンダーカットが確立できると，咬合を妨げないクラスプ付きのプレートをしっかりと固定させる可能性が増加する(図3-5)．

図3-6

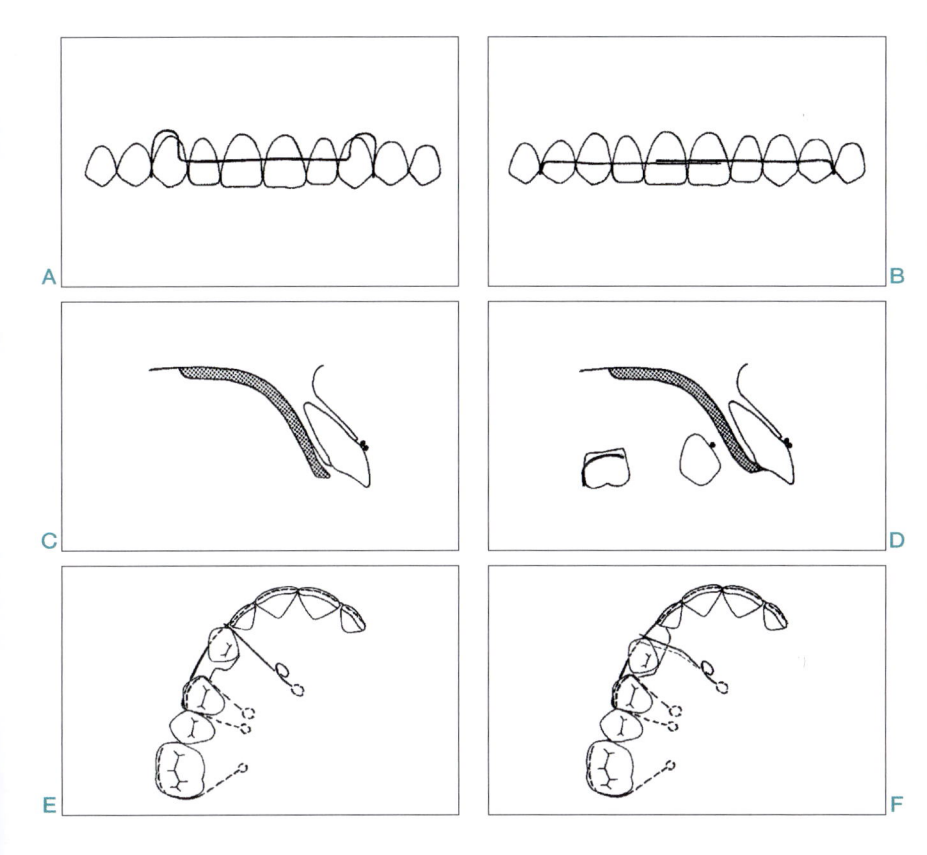

アクチベーション用のUループ付きの唇側線を示す(A). Booy[33]が提唱した分割された唇側線は，歯牙の移動に対して，コントロールはよいが安定性に少し欠ける(B). 初めは，アクリリックレジンは口蓋面と歯槽突起に接触しているが，歯牙を後方移動させる時には，歯槽突起がリモデルする領域の口蓋該当部のアクリリックレジンをトリミングしなければならない(C). ピグテイルスプリングは歯牙の近遠心移動に使用できるが，歯冠最大膨隆部より歯頸部に位置させる(D). 歯牙の移動は，唇側線と計画的にトリミングしたアクリリックレジン周縁の形態によって，適切な方向に誘導される(E). スプリングは，わずか数ミリのみアクチベートすべきであり，力の方向は，直線部分を曲げることによって調整できる(F).

　ここでは，アクティブに働くメタルパーツのいくつかについて述べ，歯牙を動かすための，より精密に方向づけされ，コントロールされた力を得る可能性を明らかにする.

　歯牙に接するように歯頸部側に置かれたり，傾斜しているゆえにアンダーカット下に置かれたりしたアクティブなメタルパーツは，プレートをしっかりと固定させる. この好例が唇側傾斜した上顎切歯に使用される唇側線である. よくある2つのUループ付きの連続した唇側線は，上顎切歯の後方移動のほか，いくつかの歯牙移動も行う. Booy[33]は分割された唇側線を導入したが，その唇側線は連続した唇側線よりも小さく，かつ抑制の効いた力を与える. しかしながら，分割された唇側線は容易に変形するので，患者側の慎重な取り扱いが必要である.

　コントロールされた歯牙の動きは，適切な力の適用と歯牙移動の可能性のいかんによる. 後者は，歯冠に接触している辺縁のアクリリックレジンだけでなく，歯槽突起がリモデリングすべき所の，アクリリックレジンの戦略的なトリミングを必要とする(図3-6).

　スクリューは，歯列弓を拡大したり，狭めたりするために長い間使用されてきた. しかしながら，スクリューには，プレートが厚くなること，強くて間欠的な力を発揮すること，何回も調整を要すること，そして清潔な状態を保つのが困難であることといった，いくつかの欠点がある.

第3章　可撤式装置の応用

図3-7
　力を加える対象物が丸い場合には，動く方向を制御できない．そこで起こることは，3個のキャスター付きのイスを押した結果に例えられる(A)．これとは対照的に，丸い物を引っ張る時には，力の大きさだけではなく，力の方向にもコントロールを与え，その動きを誘導できる(B)．ボタン(C)とクリート(D)の接着は単純な手順であり，エラスティックをこれらのアタッチメントに引っかけて牽引力を生じさせ，コントロールされた傾斜移動を起こすことができる．犬歯を遠心および口蓋側に移動させ(E)，臼歯は近心に動かすとともに回転させることができる(F)．

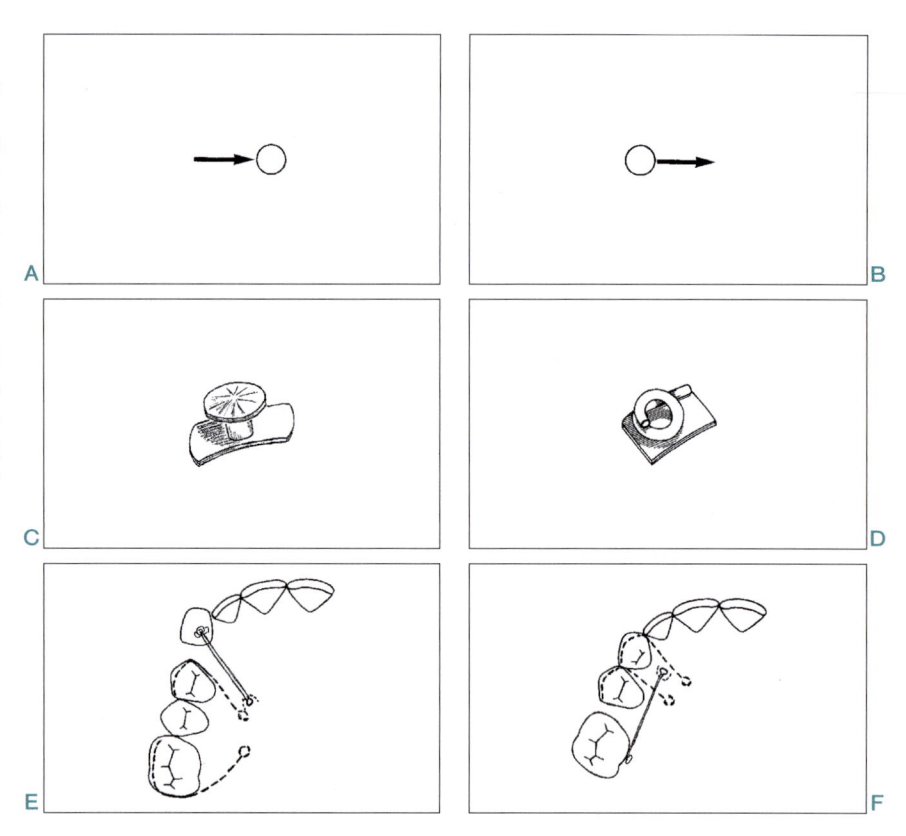

　歯列弓長の局所的な増加および縮小と同じように，歯列弓の拡大と縮小は，強い力を発するステンレススチールスプリングを使って得ることができるが，これについては，後ほど本章で述べる．
　力はいつも逆方向に向けて反作用力を引き起こすが，この反作用力は十分に管理されなければならない．アクティブなメタルパーツは，プレートを逆方向に動かす傾向をもつ反作用力を引き起こす．切歯を後方移動させるための唇側線は，プレートを前方へ動かす傾向があり，また，上顎側切歯を唇側へ動かすためのプロトルージョンスプリングは，口蓋からプレートを引き離す傾向のある反作用力を引き起こし，その結果，固定源である歯牙に余分な負荷を加えたり，プレートの不適切な位置への移動および動揺が生じたりすることがよくある．

　エラスティックを使うと，特定の1点に簡単な力を加えることができるが，歯牙を押すために使うスプリングと同様に，エラスティックだけで平行移動はできず，歯根の長さの中点あたりを回転中心として傾斜することになる．エラスティックでは必要とされる30～50gの力がコントロールを効かせた形で得られるが，スプリングではそのようにはいかない．市販されているエラスティックは，長さ，厚さ，および材質がさまざまであるが，可撤式装置とあわせて使うには，少量の組み合わせだけあれば，他は必要ない．
　牽引力として使うエラスティックに関連する利点については，図3-7と図3-8で記し，図3-9と図3-10の臨床例では、その実際を説明する．

第3章 可撤式装置の応用

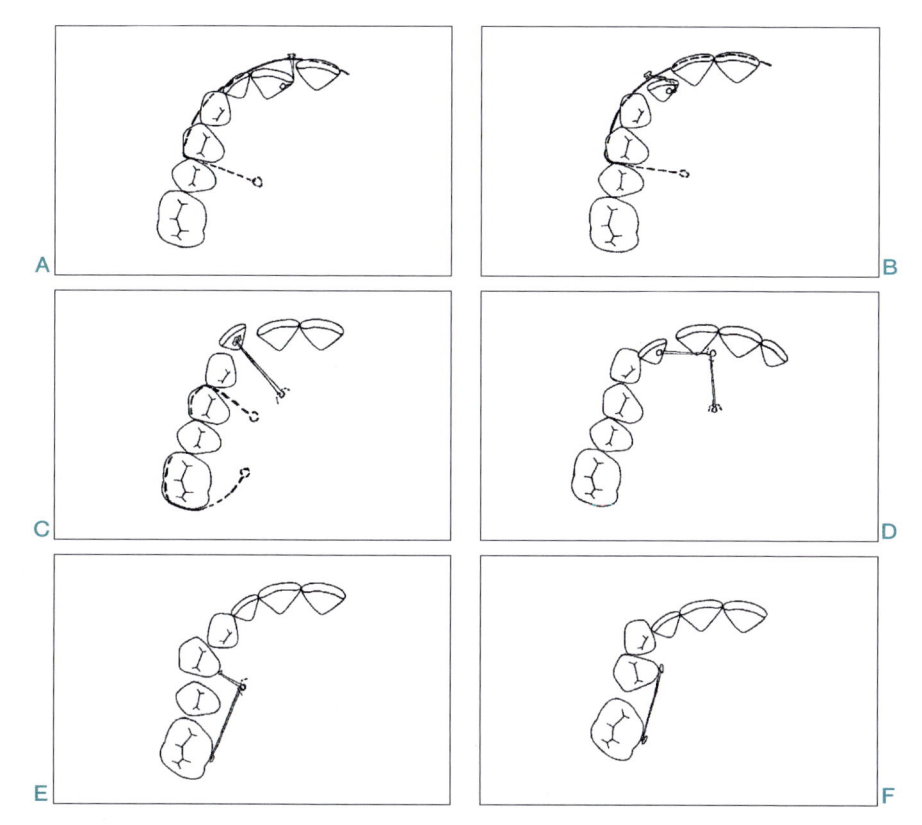

図3-8
　前歯の唇側移動のためには，ボタンを口蓋面に取り付け，回転が必要である場合には，ボタンは最大の動きが得られるように位置づける(A)．その歯牙を近心，もしくは遠心方向へ動かす場合は，唇側線のフックが役立つ(B)．プレートのアクリリックレジンに付けたクリートは，口蓋側への移動に最適である(C)．ガイディングフックを組み込むことによって力の方向を変更できる(D)．ガイディングフックによる2歯のコントロールされた移動を示している(E)．1本のエラスティックと2個のボタンを使った2歯の相反的移動を示している(F)．

　エラスティックの効果的な使用には，適用される2点間に，ある一定の距離が必要であるが，上顎歯牙の口蓋側への移動においては問題ではない．なぜならば，歯冠から遠く離れた所のアクリリックレジンに，フックを埋め込むためのスペースが，口蓋には備わっているからである．エラスティックは，歯牙唇側面のボタンから，歯冠の周りを通ってフックまで伸ばすことができ，口蓋面に取り付けたクリートは，より的確かつ，よりコントロールされた力を供給する．

　唇側移動のためには，エラスティックを歯冠の周りを通して口蓋面に取り付けなければ，距離が短くなりすぎてしまう．また，ローテーションさせずに歯冠移動をするためには，エラスティックを歯牙に1周させることもできる．ローテーションと唇側および近遠心移動の組み合わせを行うには，エラスティックをボタンから直接フックへと伸ばすべきである(図3-8)．

　可撤式装置に連結させたエラスティックを使って牽引力を与える方法は，限りなくある．上顎では，エラスティックとボタンかクリートを使って効果的に傾斜移動とローテーションが得られる．必要ならば，対になるように2つのボタン，またはクリートを1つの歯冠に装着することもできる．

　このような可能性は，下顎のほうが上顎よりも少ない．下顎切歯の歯冠は小さくて，扱いが難しいからである．さらに，エラスティック用に十分な距離を与えるために，ガイディングフックが必要なことがしばしばある．

　歯間空隙を閉じるためといっても，決して1本のエラスティックで2本の隣接歯の周りを巻いてはいけない．エラスティックは根尖方向に移動してしまい，患者はエラスティックがなくなったと思い，新しいものを着けることで，2本の歯の非観血的な抜歯という結果になってしまうか，あるいは，さらにエラスティックを使用して，歯の過剰な移動を防がなければならなくなってしまう．

オルソドンティック コンセプト & ストラテジー　39

第3章　可撤式装置の応用

図3-9
アクリリックレジンが隣接歯に対してよく適合していれば，切歯の唇側移動のために弱いエラスティックを取り付けても，0.8mmの硬いステンレススチールワイヤーの唇側線が曲がることはない．エラスティックをボタンの歯頸側に掛け，歯牙の周りを通して唇側線のフックに掛けた(A,B)．口蓋側へ移動させるには，フックをアクリリックレジンに取り付け，その位置が応力の方向を決定することになる．1本の歯牙は口蓋側へ，同時にもう1本の歯牙は唇側へと移動した(C,D)．切歯が適切な位置に到達した後，ボタンとフックを除去し，プレートの辺縁が切歯の口蓋に適合するように，アクリリックレジンを加えた(E,F)．

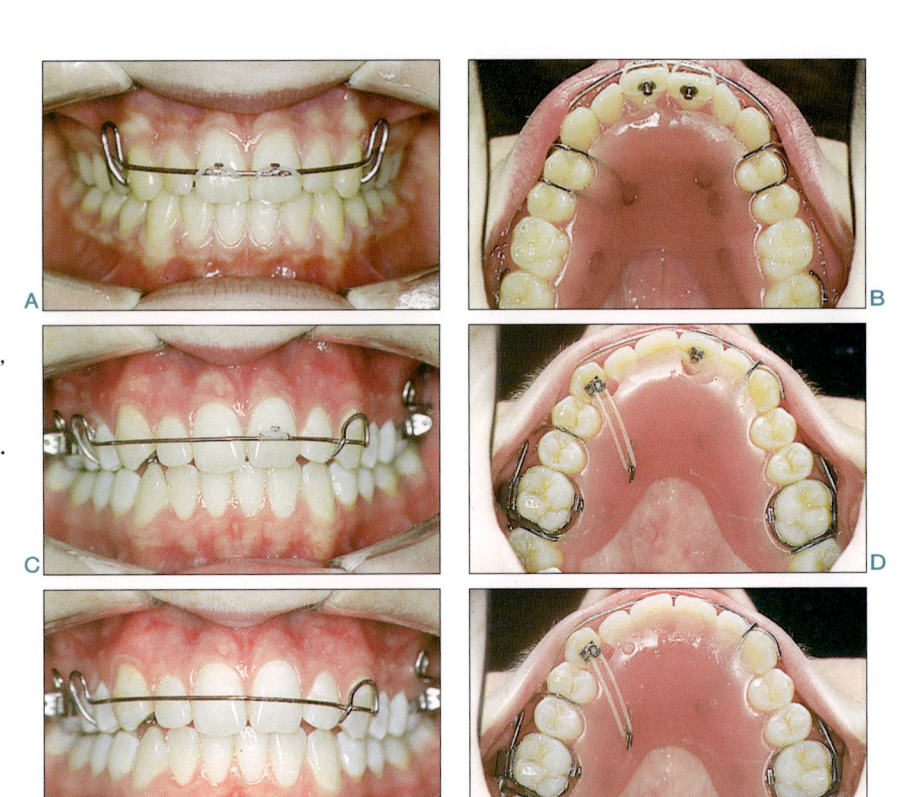

　唇側線は歯牙唇側で制御的に働くことができるが，それは，アクリリックレジンの辺縁が口蓋側で制御的に働くのとまったく同じ作用である．
　エラスティックを使って垂直的な移動，単一歯牙の挺出を行うことができ(図3-10)，また，圧下が必要とされる時もある．移動する歯牙の所で，ステップを付与した唇側線を使って，この動きを実現させることができる．この際，唇側線が外れるのを防ぎ，反作用力をコントロールするために，コンポジットレジンのストップを隣接歯に付けなければならない．
　歯牙の垂直的な移動は，特に挺出では後戻りする傾向があるので適切な保定をしなければならないが，それには細いデッドソフトブレーディッドワイヤー(0.015または0.0175インチ)が最適である．
　単一歯牙の挺出もしくは圧下により，歯槽突起はリモデリングし，結果として，歯肉縁はそれに対応して変化する．スマイルラインが高く，上顎前歯全体が露出する患者では，審美的に受け入れられなくなることがあるが，歯肉切除術とコンポジットレジンによる歯冠形態修正で，調和のとれた歯肉縁を与えることができる．
　なかには，不格好な装置を進んで装着してくれる患者もいるが，一般的には，装着により生じる不快感と，受け入れようとする気持ちは負の相関関係である．したがって，不快感が最小限になることを目指すのは，もっとも重要なことである．

第3章 可撤式装置の応用

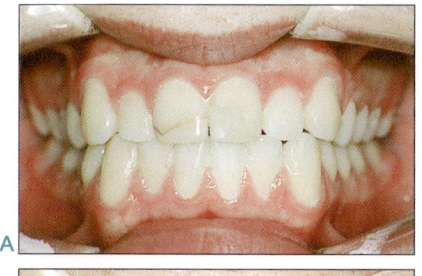

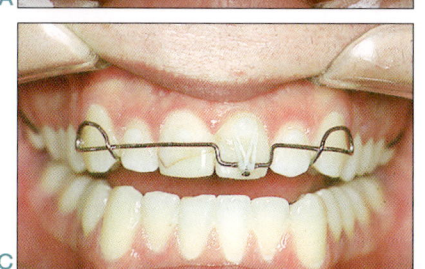

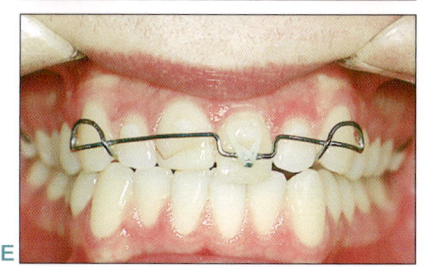

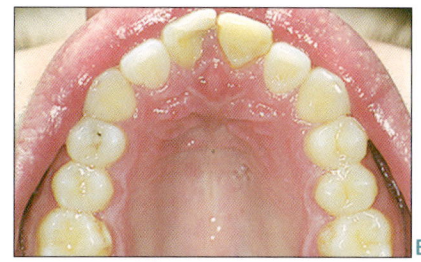

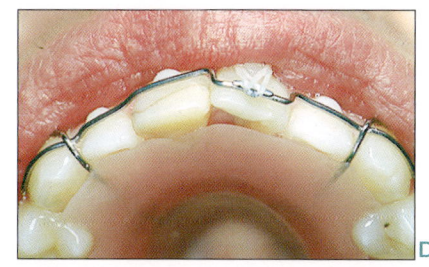

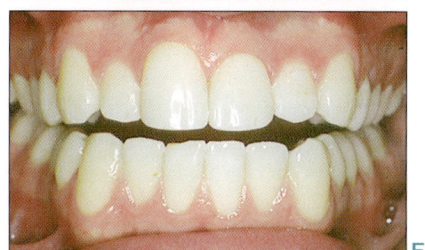

図3-10
　矯正治療が終わったすぐ後に，この患者は上顎両側中切歯を事故で破折してしまった．左側切歯の破折は歯根の口蓋側に達し，最初に歯牙を挺出させないで修復するのは困難であった(A,B)．筆者がリテンションプレートとして好んで使用するデザインとして，犬歯にクラスプをかけるように改良した唇側線がある(第18章参照)．ボタンはコンポジットレジンで作られていて，ほとんど目立たない．治療前には，中切歯の歯頸線が同じレベルにあった(C,D)．治療後では著しく変化した(E)．歯冠をコンポジットレジンで修正した後も維持されていた(F)．この不整は，その後，歯肉切除術で改善した．

　粘膜に当たったり，頬や唇を刺激したりするようなメタルパーツが付いているプレートは，取り外されてしまうであろう．厚いプレートは舌のためのスペースを減少させ，話したり，食事をしたりすることを，必要以上に不快にさせる．クラスプや他のメタルパーツを噛むことは，患者にとっては煩わしいことで，突き出た鋭いワイヤーにも同じことがいえる．固定が不十分で会話や嚥下にともなって動揺するプレートは，適用するのが難しい．

　このような短所をもっている装置が，指示どおりに使われることはまず期待できず，うまく動機づけられた患者にとってさえ，常時プレートを装着するのは難しいことである．何度も強調したように，プレートを常時使用することは，適切な結果を導く前提条件である．食事の前に外した装置を食事直後に再装着しないことがよくあるが，これは治療を必要とされた時間よりも長期化させ，結果的に患者のモチベーションを低下させてしまう．

　エラスティックを使う利点の1つは，エラスティックがプレートを歯牙のほうへ引きつけ，安定性を増加させてプレートが動くのを防いでくれることである．エラスティックを使用すると，メタルパーツによる力を利用する時ほど，クラスプは不可欠なものではなくなる．

　エラスティックを通して力を加えるようにすると，プレートのデザインはより単純で，かつ薄くすることができるので装着しやすくなり，つねに口腔内に維持しておきやすくなる．しかしながら，確実に患者がエラスティックの取り扱いができ，エラスティックを適切に装着できるようにしなければならない．

オルソドンティック コンセプト ＆ ストラテジー

第3章 可撤式装置の応用

図3-11
　切歯が唇側に傾斜していると，唇側線はプレートの下方向への動きに対する抵抗を与えることになるが，分割された唇側線の抵抗はそれほどではない．前歯の口蓋面は頭蓋側への移動に対して支持を与える(A)．切歯がアップライトしている場合には，どちらの維持も得られない(B)．0.6mmの固いステンレススチールワイヤーのクロウクラスプで垂直なストップを作ることができる(C)．しかしながら，クロウクラスプは最終的には患者がプレートを噛むために変形することになる(D)．クロウクラスプの中へコンポジットレジンのアンダーカットを設けると，プレートの下方移動およびクロウクラスプが曲がって離れてしまうのを防ぐことができる(E)．コンポジットレジンの十分な適合と軽いオーバーハングは，クロウクラスプを所定の位置に維持する(F)．

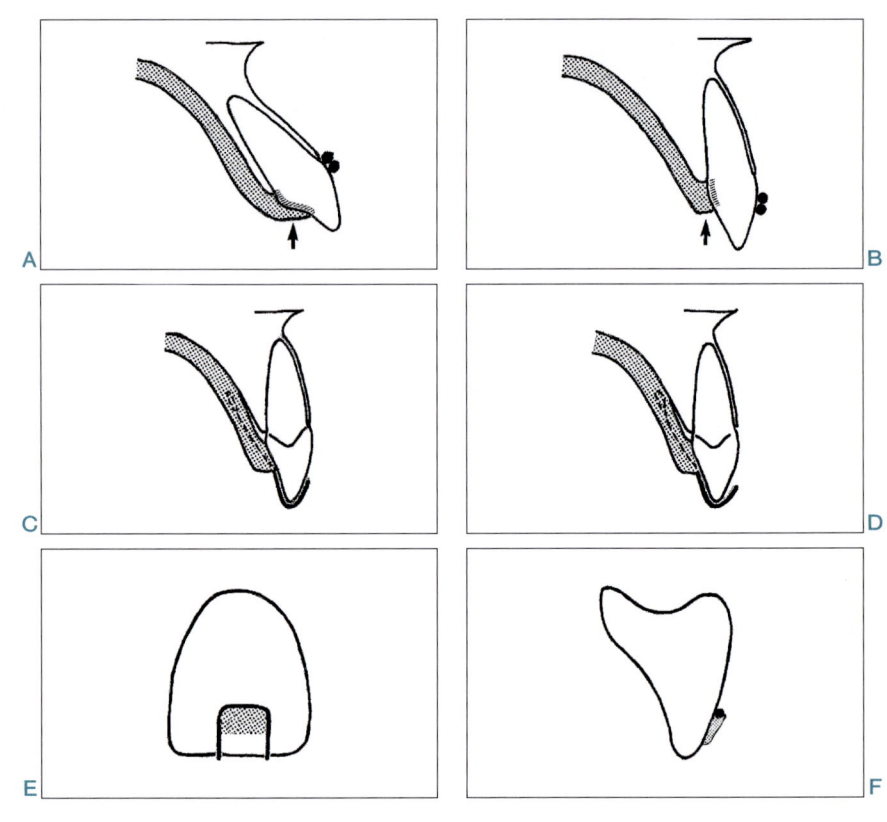

　医師による初めてのプレートの装着は慎重に行い，少し時間を要する．アクリリックレジンの気泡は取り除くべきである．その理由は，歯牙への適合を妨げたり，歯肉に食い込むからである．アクリリックレジンの辺縁は，歯肉の炎症を避けるために歯頸部から離すべきで，そのためのもっとも簡単な方法は，アクリリックレジンを添加する前に歯科技工士に石膏模型の歯頸辺縁部にワックスの薄い層を盛らせることである．患者が適応しやすく，受け入れやすくするために，まず初めに唇側線とスプリングを，わずかにアクチベートするべきである．指示を与えた後でプレートの装着と取り外しのしかたを練習するが，適切な装置の扱い方がわかるまで，患者を席から立たせてはいけない．患者がプレートに慣れてくれば，装置の着脱はほんの短時間で済み，また，プレートを清掃する時を除いて1日中装着していれば，ほんの数日で受け入れて慣れるようになる．2～3日後には，食事や話すことが問題なくできるようになる．

　アポイントごとに，歯牙の移動に対して障害のないことを確認しなければならない．咬合干渉についても同様であり，さらに，計画された歯牙の移動が得られたかどうか判断するために，歯列の状態を調べなければならない．そのうえ，クラスプとアクティブな部分を調整したり，エラスティック用のフックを付け加えたり，別の位置に移動したり，さらにアクリリックレジンをトリミングしたり，付け足したりしなければならない．習慣的な咬合における咬合接触部を確認するべきで，また，プレートが指示どおりに使用されているかどうかを示す痕跡に注意を払わなければならない．それらの点を示してくれるのが，歯肉についたプレートおよびワイヤー部の圧痕，そして，患者が装置を扱う手際のよさ，プレート面の付着物や装着により磨耗した所である．

第3章　可撤式装置の応用

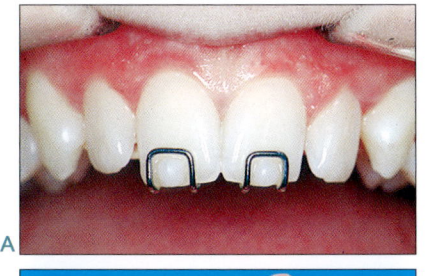

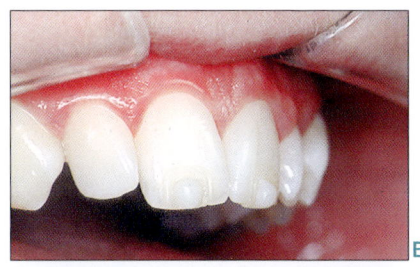

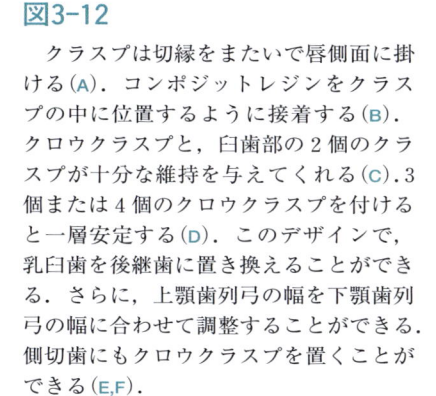

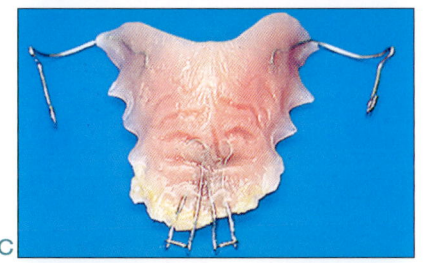

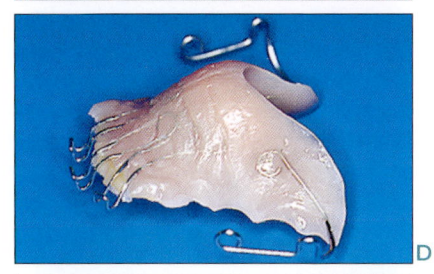

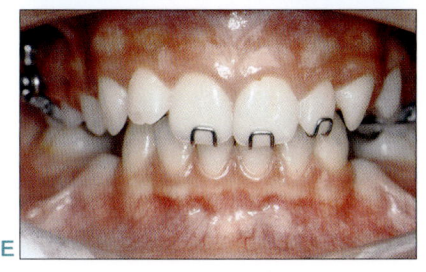

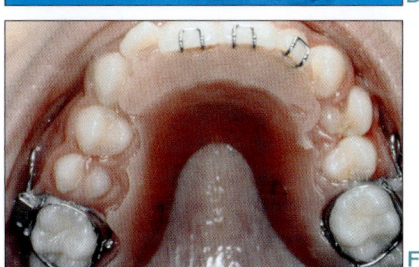

図3-12
クラスプは切縁をまたいで唇側面に掛ける(A). コンポジットレジンをクラスプの中に位置するように接着する(B). クロウクラスプと, 臼歯部の2個のクラスプが十分な維持を与えてくれる(C). 3個または4個のクロウクラスプを付けると一層安定する(D). このデザインで, 乳臼歯を後継歯に置き換えることができる. さらに, 上顎歯列弓の幅を下顎歯列弓の幅に合わせて調整することができる. 側切歯にもクロウクラスプを置くことができる(E,F).

　プレートを装着した時と外した時に患者の話し方が異なったりする場合は, 患者が装置を常時装着していないという証拠である. 患者が食事中に装置を着けているかどうか疑わしい時には, 医師は患者に誘導質問をする.「食事の後で, 時々プレートを口に戻すのを忘れることがありますか？」
　Class II division 2 不正咬合のように上顎切歯が口蓋側に傾斜している時には, 特別に設計されたプレートをお薦めする. この装置は過蓋咬合を減少させ, 下顎面の垂直的な発達を促し, 舌側傾斜している上顎切歯の唇側面に加わる下唇の圧力を取り除くことができる. 固定, および前後・垂直方向の維持やワイヤーの変形という問題は, 切歯へのクロウクラスプとコンポジットレジンの盛り上げの付与により解決できる(図3-11, 3-12).
　すでに何度も述べたように, プレートの常時使用における患者の協力度は, 不快感の有無によるところが大きい. その点で, プレートのしっかりとした固定がもっとも重要である. クロウクラスプは, すばらしい維持を与えてくれる.
　プレートの厚さも装置を受け入れてくれるかどうかを左右するので, 薄ければ薄いほうがよい. それは, プレートの複雑さにも当てはまり, メタルパーツが少なければ少ないほど, 簡単である.

第3章　可撤式装置の応用

図3-13
　このようにマイナスのオーバージェットのある前歯部では，歯牙の移動に必要な高さを得るためには，バイトブロックは十分に高くなければならない(A,B)．目標に達した後，バイトブロックは削り取る．過蓋咬合では，プレートの切歯口蓋部は薄くする(C,D)．下顎前歯が接触している部位では，対合する臼歯間のクリアランスが1.0～1.5mm以下になるまでアクリリックレジンを削り取る．次に，プレートは下顎前歯すべてが接触するようになるまで修正する(E)．臼歯が完全に咬合するまで，バイトプレーンの高さを上げるべきではない(F)．

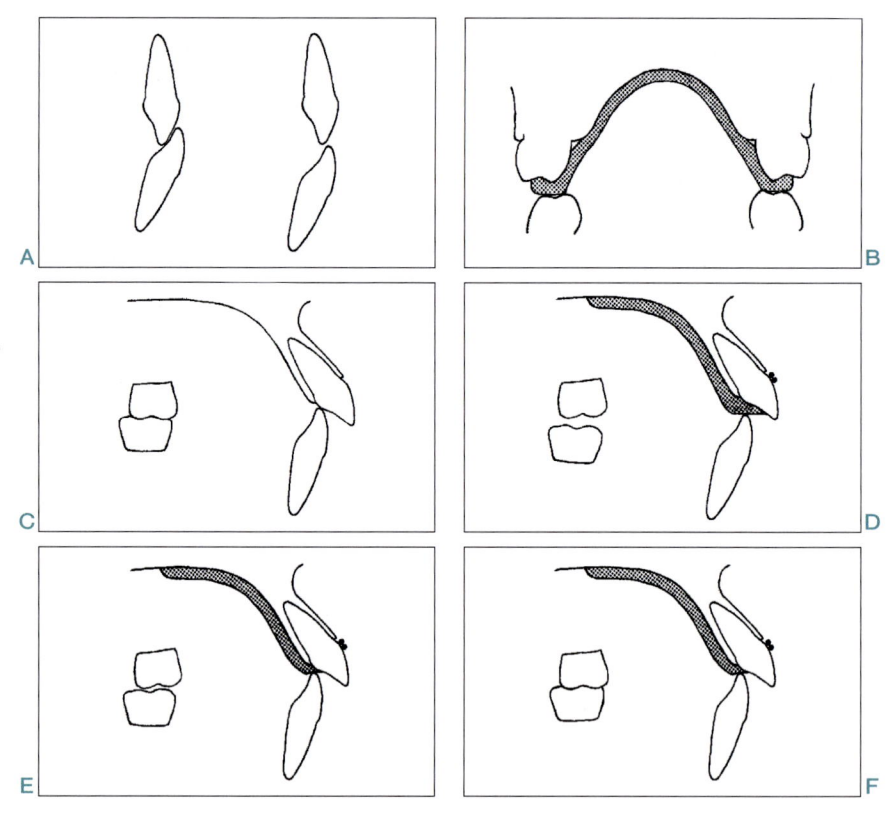

　可撤式装置は，メタルパーツとエラスティックで歯牙を動かす能力のほかに，アクリリックレジンの部分で咬合障害を修正したり，Speeの湾曲を平坦化したりすることもできる．また，臼歯部のバイトブロックは，反対咬合の改善に使うことができる．普通，そのようなバイトブロックは上顎用のプレートに付与するが，アクティブなパーツも含まれる．咬合面を覆うアクリリックレジンはラボで作られるが，装着したプレートの部分的な調整によって適切な高さを確立した後，即時重合アクリリックレジンを使って口腔内で追加ができるように，薄い状態でなければならない．全体にわたって適切な高さを確立するためには，まだ軟らかいアクリリックレジンの上から習慣性咬合位で嚙んでもらい，次に，前後左右へのスムーズな滑走運動ができるように過剰部分を取り除く．反対咬合が改善された後，バイトブロックを取り除く(図3-13A, B)．高すぎる臼歯部のバイトブロックを理想的な高さまで削除しようとするのは，前述の手順よりもずっと難しく，時間がかかり不正確である．

　前歯部のバイトプレーンに対しても同じような方法を薦める．ほとんどの歯科技工士が切歯領域で口蓋部のプレートを厚く制作しすぎるので，広範囲の削合をチェアサイドで行わなければならない．

第3章 可撤式装置の応用

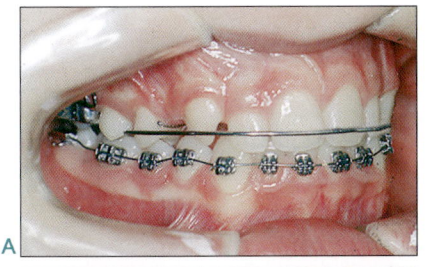

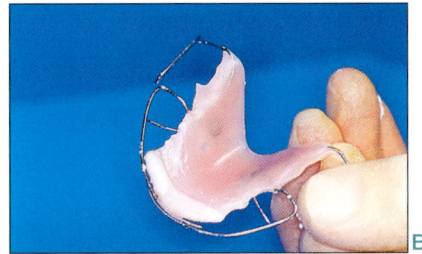

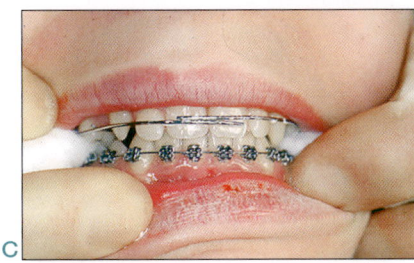

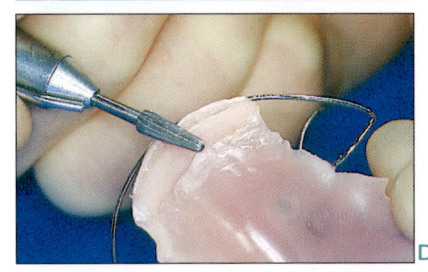

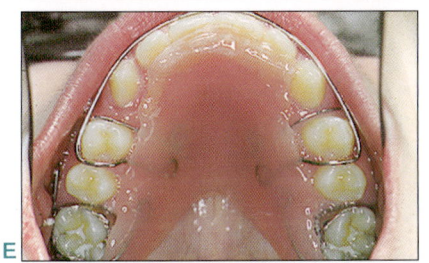

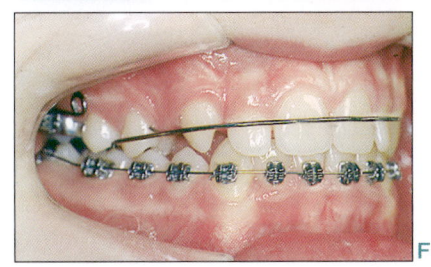

図3-14

小臼歯，乳臼歯，臼歯が完全に咬合するまで，バイトプレーンの高さは上げない(A)．バイトプレーンを少し厚くするには，少量の即時重合アクリリックレジンを前歯部に加える(B)．必要な高さを決めるには，上下臼歯間に引き伸ばしたコットンロールを置いて患者に嚙ませれば簡単にできる(C)．アクリリックレジンが硬化したら，障害なく前後左右の運動ができるように滑らかな表面に整える(D,E)．咬合平面はごくわずかだが上がる(F)．

　プレートを口腔内に装着した後，尖ったインスツルメントで下顎前歯の唇側面に沿ってアクリリックレジンの上を引っ掻くことによって，下顎の前歯が咬合する位置に印をつける．次に，下顎前歯が咬合する必要な高さで溝を彫る．溝に即時重合アクリリックレジンを充たしたら，患者に溝の中へ嚙み込むように指示する．口腔外に取り出して，歯牙が接触したわずかな印だけを残し，レジンを盛った部分を削る．これで，下顎6前歯を垂直的に支える平坦な平面が得られる．

　多くの場合，このような手順なく準備されたプレートは，たとえ薄く作られていても，1本か2本の切歯を接触させるようなものになっている．そのようなプレートは，不必要な不快感を引き起こす．4本ないしは6本の下顎前歯と接触するプレートは，より軽便で，より快く受け入れられる．

　高いバイトプレーンは，不快感につながるだけでなく，意味がないので避けなければならない．高いバイトプレーンが必要なのは，Class II division 2 不正咬合のように上顎切歯の唇側面から下唇を離しておきたい時だけである（第12章参照）．臼歯部上下歯間距離の大きいクリアランスは舌介在の危険を含み，臼歯の萌出を妨げることになる．

　後方歯の接触が確立され，その結果生じる咬頭嵌合位に傾斜して順応する時が過ぎるまで，バイトプレーンの高さを上げるべきではない．上下歯列弓の前後関係が徐々に改善されていく場合には，この順応性は特に意味がある．

　単に過蓋咬合を減少させるだけではなく（図3-13C～F, 3-14），後方歯の咬合における横方向の障害に関する修正を容易にするためにも，バイトプレーンを使うことができる．

第3章　可撤式装置の応用

図3-15
　患者には上顎前歯部に著しい叢生があり，右側犬歯を押し出していた(A)．スペースはCrefcoeur装置[44]でつくったが，最初は左側に使用した(B)．次に，左の分割部をアクリリックレジンで埋め，プレートの右側を分割し，そこにスペースをつくった(C,D)．分離している両側で，歯牙はしっかりと固定されていた(E)．側切歯と第一小臼歯部のコンポジットレジンのアンダーカットが維持を強固にしている(F)．
　別の患者での，中切歯のクロウクラスプと組み合わせたCrefcoeur装置の使用は，早期に十分なスペースを提供していた．強いスプリングが口蓋粘膜に接触していたが，炎症は起こさず，また歯牙周辺の歯肉も影響を受けなかった(G)．分離群の増大は歯列弓長の増加を示している(H)．

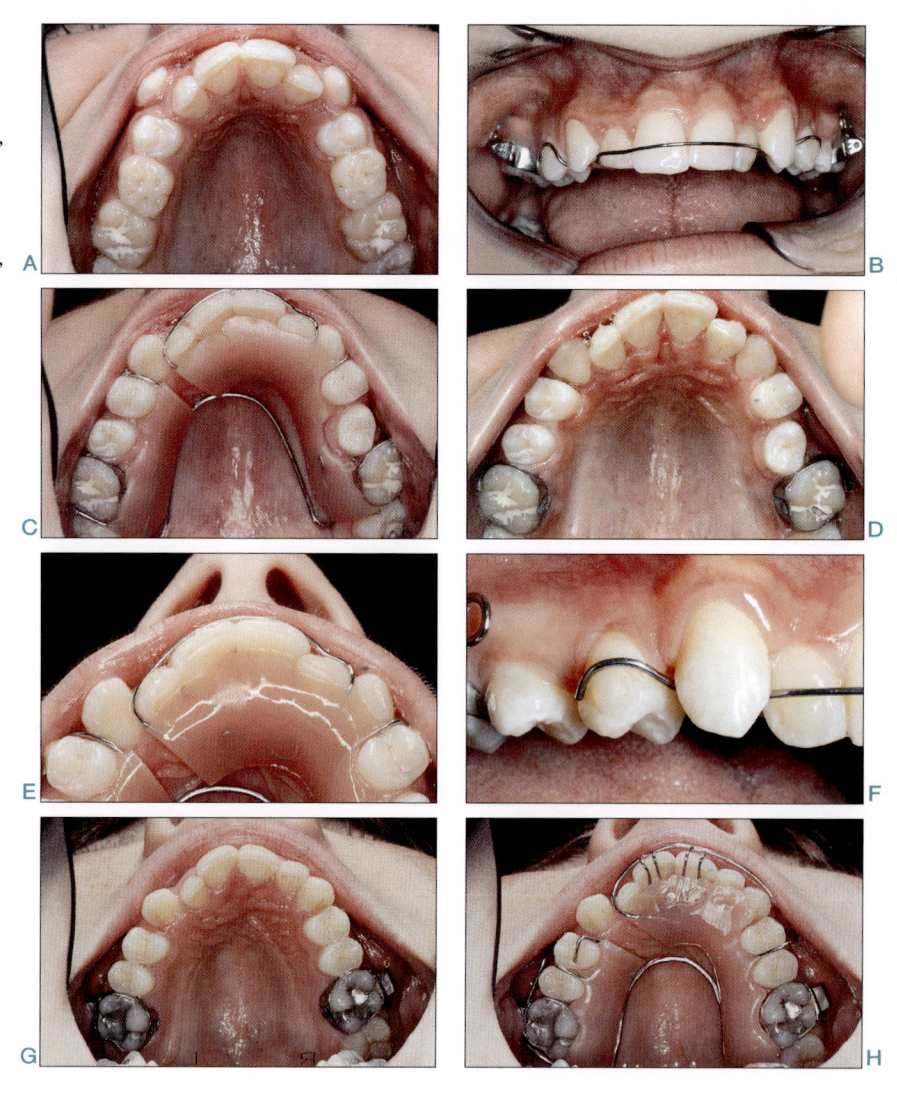

　すでに述べたように，歯列弓を広げたり狭めたりするためには，スクリューのほかに直径1.2mmの硬いスプリングステンレスワイヤーを使うことができる(図3-15)．この強いスプリングには，V形に広げたり狭めたりすることができるという利点がある．このようなスプリングを初めて設計したのはCoffin[43]で，彼は中央で2分割したプレートの前方部にスプリングを取り付けた．Crefcoeur[44]によって提唱されたデザインでは，スプリングは後方に固定され，正中矢状面だけで歯列の長さを増減させるのではなく，歯列の他の領域においても増減させることができる．このデザインに不可欠なのは，プレートが所定の位置に維持されるようにするためのクラスプとアクリリックレジンとの固定であり，分離箇所に隣接する所では，特に固定が大切である．プレートは，たった1つのスプリングで接続された2つのパートで構成されており，そのスプリングが2つのパートを離したり近づけたりするので，どちらかというと不安定である(図3-15, 3-17)．
　このようなスプリングのアクチベーションは簡単ではなく，ワイヤーは硬くて曲げるのが難しい．同一平面内に2つのパートを維持し，歯列弓の変形を防ぐのには，特別な注意と技術が必要である．スプリングの力は，拡大を目指す位置である分離部に隣接する歯牙に対して加わる．
　しかしながら，力は歯列弓の2つのセグメントにある他の歯牙にも分配されるべきで，それにはクラスプとアクリリックレジンによる強い維持力が必要である．そのためには，歯牙へのコンポジットレジンによるアンダーカットとC-クラスプがもっとも効果的であり，歯頸部でズレないという利点もある．

第 3 章　可撤式装置の応用

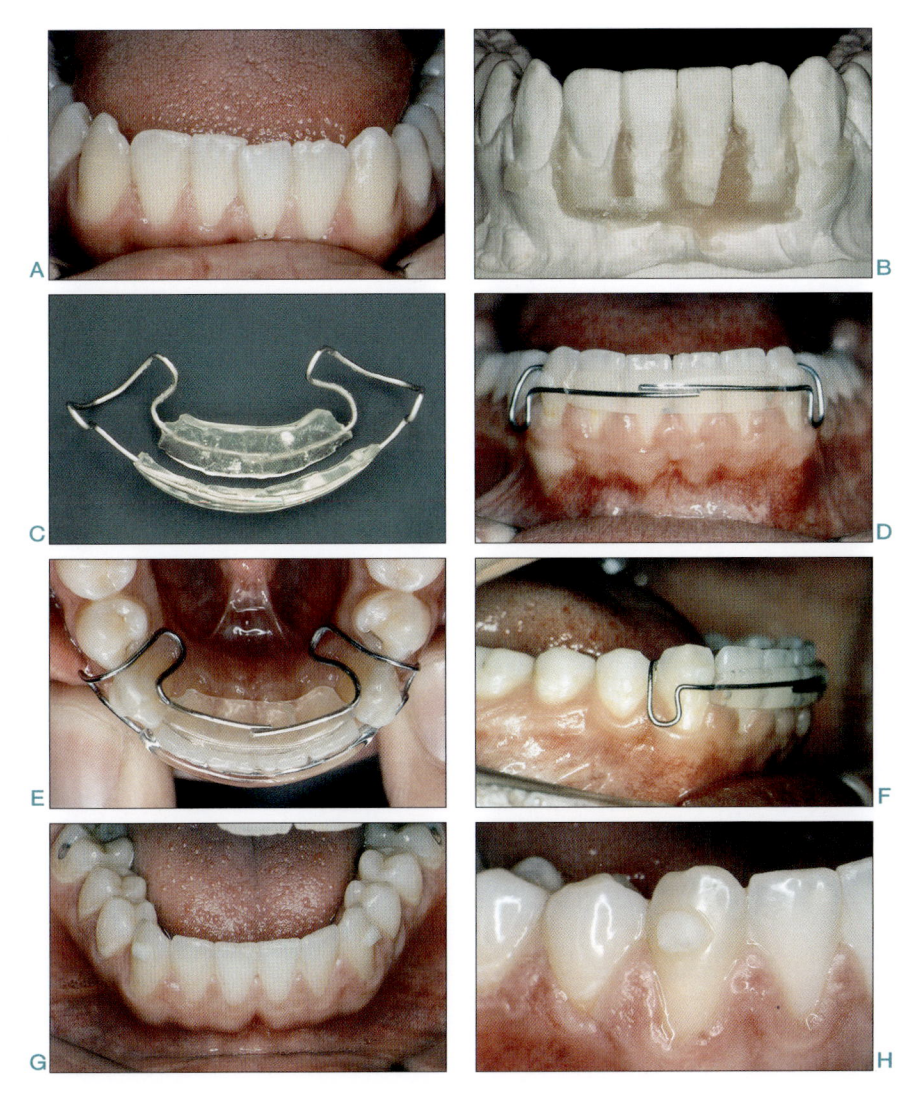

図3-16
　舌側に接着されていたデッドソフトブレーディッドワイヤーを外した後，下顎前歯部に叢生が生じた(A)．印象を採る前に，切歯の隣接面と犬歯近心側をストリッピングし，その後，石膏模型の複製からセットアップ模型を作成した(B)．スプリングリテーナーは，アクリリックレジンを加えたり，削除したりすることによって，局所的に活性化させることができる(C)．必要な移動は達成された(D,E)．犬歯部に，コンポジットレジンのアンダーカットと組み合わせた幅の狭いUループを使うことにより，スプリングリテーナーは上へ外れることもなく定位置に留まり，効力を発揮した(F-H)．

　Barrer[10]によって紹介されたスプリングリテーナーは，以前に矯正治療を受けた患者の下顎前歯部の叢生を改善しようとして作られた可撤式装置で，特殊な形をしている．まず最初に，叢生改善用のスペースを得るために，下顎前歯の近遠心幅を縮小する．オリジナルのデザインでは，クラスプの機能がまったくなくて外れる傾向があり，装置の効力を低下させていた．ここに示すスプリングリテーナーは，Barrerのデザインの改良型であり，犬歯部の狭いUループとコンポジットレジンのアンダーカットにより，装置は外れなくなって，効果が上がった(図3-16)．

第3章 可撤式装置の応用

図3-17
　混合歯列期のこの患者は，左側にシザースバイトがあった(A,B)．上顎乳臼歯と第一大臼歯の咬合はCrefcoeur装置[44]で改善された．この装置を使うと，ゆるやかな連続した力によって歯列弓を狭めたり，拡大したりすることができる．Adamsクラスプに付けられた延長部は，乳臼歯の口蓋側への傾斜を誘導した(C,D)．得られた結果は写真のとおりである(E,F)．

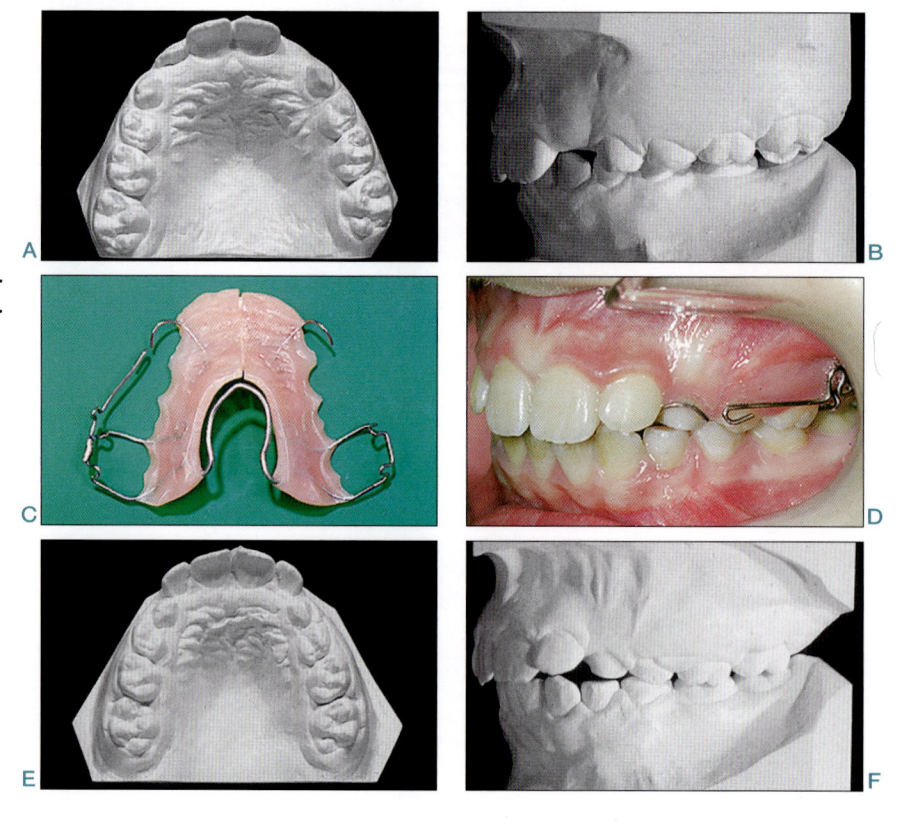

　可撤式装置を効果的に使用するには，詳細を観察する目と，次のアポイントまでの間に何が生じるかを推測する判断力を必要とする．装置をアクチベートする時は，患者が次のアポイントに来院しないかもしれないということ，そして，その人が来院するまでにかなりの時間が経ってしまうかもしれないということを考慮すべきである．

　以前説明したように，可撤式装置は上顎では効果的に使用できるが，下顎ではかなり難しい．そして，上顎のプレートよりも不快感が強く，協力を得るのは困難である．

　ようするに，可撤式装置の使用は決して簡単ではなく，相当な注意力，慎重な取り扱い，ある程度のメカニカルな洞察力，創意工夫，および患者とのよい関係を必要とする．

48　オルソドンティック コンセプト & ストラテジー

ヘッドギアの応用

　ヘッドギアを使うと力は歯列弓にかかり，その反作用力は口腔外で吸収される．原則として，力は上顎第一大臼歯にかかるが，反作用力は大方が頚部（サービカルヘッドギア）で吸収され，頭部（パライアタルヘッドギア，もしくはハイプルヘッドギア）で吸収されることはあまりない．

　ヘッドギアは，顎顔面の骨格の成長に影響を及ぼし，成長の方向だけではなく，治療期間中の成長量にも影響を及ぼす．しかしながら，顔面の成長が完了する前に終了する顎顔面の矯正治療が，長い間に骨格の構造の大きさや形状を変えるということは，いまだかつて一度も立証されたことがない．他方，上下顎の関係を改善し，遠心咬合の修正を促進させることができる．そして，治療の終了時に小臼歯と犬歯のしっかりとした咬頭嵌合が達成されていれば，その改善は後になっても失われない．この話題に関する詳しい情報については，第8章で触れる．ヘッドギアは第一大臼歯が近心に移動するのを防ぎ，上顎歯列弓内のスペース獲得用に第一大臼歯を遠心移動させるためにも使用される．ヘッドギア治療に連携させた歯列弓の拡大も，歯列弓長の増大に寄与する．また，上顎第一大臼歯を遠心に回転させることができるので，さらなるスペースが得られる．後の章では，他の装置とヘッドギアを組み合わせる可能性について論じる．ヘッドギアは，プレート，アクチベーター，および部分的または全体的な固定式装置との併用により有効的に使うことができる．ヘッドギアの理論的かつ実用的な面，特にサービカルヘッドギアについて説明する．臼歯バンドの適合と形成のための提案，さらに，サービカルヘッドギアの簡単な調整・活性化・点検方法を紹介する．臨床例では，その可能性と限界について解説する．また，管理のための来院時に実施される検査について，提案をする．

　ヘッドギアは，面倒な点が少ない比較的簡単な装置である．臼歯バンドがゆるむか，ヘッドギアが変形するぐらいである．ヘッドギアがうまく調整され，適用された力が大きすぎなければ，アポイントメントの間隔を長くすることができる．

　Class II division 1 不正咬合でヘッドギアを使うとかなりの改善ができ，上顎歯列弓に叢生がある時には，特に期待できる．

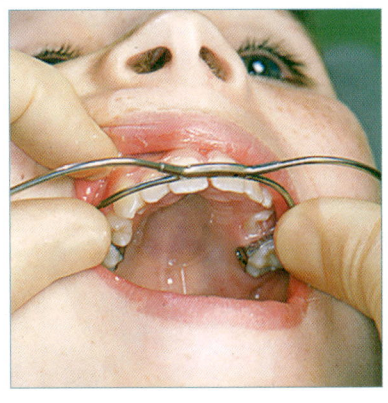

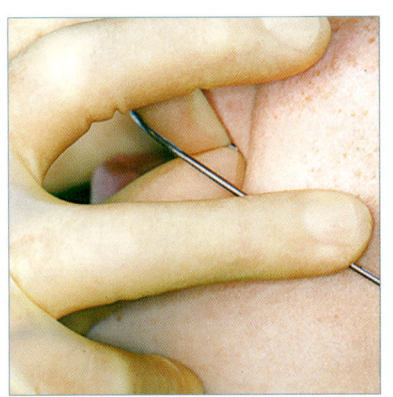

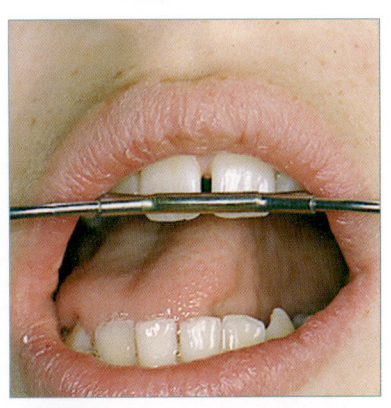

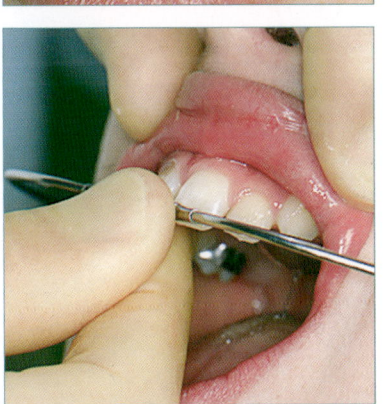

4

オルソドンティック コンセプト ＆ ストラテジー

第4章　ヘッドギアの応用

図4-1

3つのタイプに細分化された顔面骨格の成長部ならびに，それらの垂直方向および矢状方向への相対的な関係を示している．骨表面における骨の添加と吸収は含まれていない．矢印と長方形のブロックの相対的な大きさが，蝶形後頭骨軟骨結合（青），下顎関節顆頭（赤），骨縫合および歯槽突起（緑色）の成長への寄与を示している．

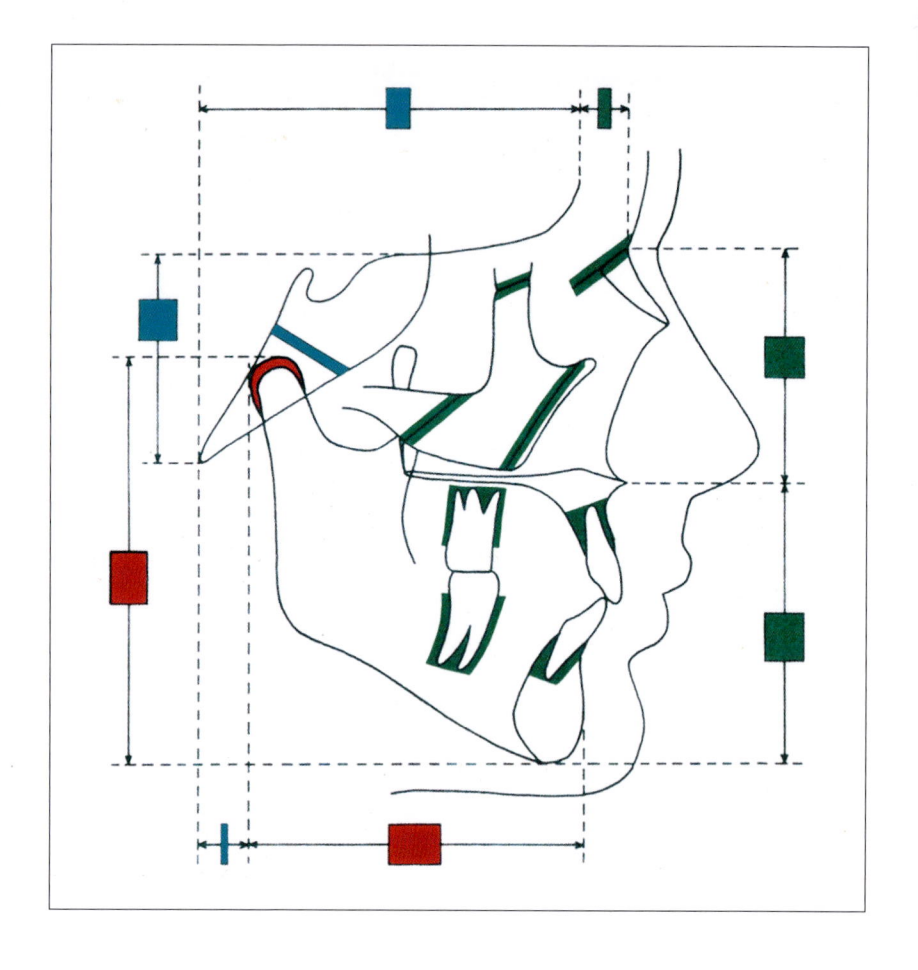

　できれば，成長の可能性を応用し，歯列弓の偏位関係の改善に利用できるので，永久歯列への交換が完了する前にClass II division 1 不正咬合の治療をはじめるべきである．同様のことが歯列の発達の誘導にもいえ，第二乳臼歯の喪失前の使用が，歯牙の交換によって利用可能になる余分なスペースを利用する機会を提供してくれる．

　顎顔面の成長と歯列の発達の両者に対しては，適応性の現象も利用できる．歯列の適応性は歯根膜で生じ，骨格の適応性は，骨縫合部，下顎顆頭，そしてわずかではあるが骨膜からも生じる．縫合部と顆頭は加齢によって適応性を失う．[213]

　顆頭は顔面骨格のもっとも重要な成長部位であり，適応のために広いキャパシティを備えている．さらに，成長方向を変えることができる．また，顆頭はこれを囲む構造によって刺激されて，一時的な成長促進を発揮することができる．縫合部は成長と適応性を発揮する部位として機能する．骨膜は，適応性において大切な役割を果たし，骨表面での骨の吸収および添加の能力を生涯維持し続ける．さまざまな成長部位を図4-1に示した．

第4章 ヘッドギアの応用

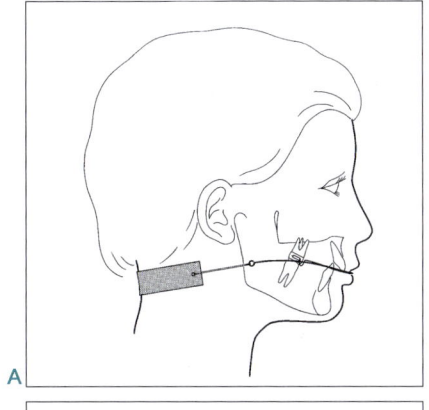

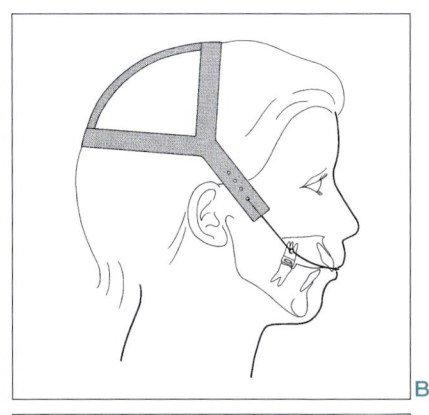

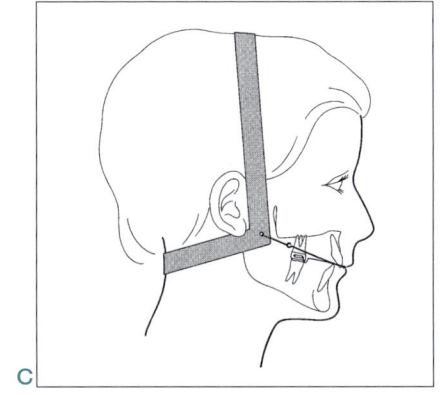

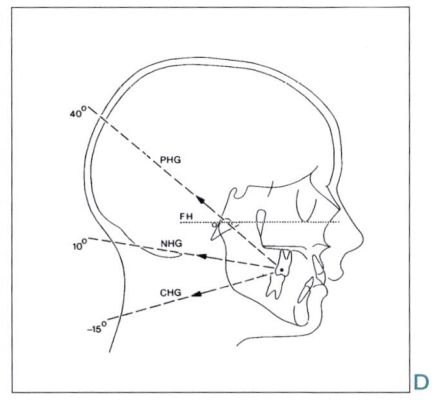

図4-2
さまざまなヘッドギアがあるが，上顎第一大臼歯に適用される力の方向は，各々異なる．サービカルヘッドギア(A)．パライアタル（ハイプル）ヘッドギア(B)．咬合平面と牽引方向が平行なニュートラルヘッドギア(C)．フランクフルト水平面(FH)との関係で見たさまざまなヘッドギア（パライアタルヘッドギア[PHG]，ニュートラルヘッドギア[NHG]，サービカルヘッドギア[CHG]）の牽引の方向(D)．

蝶形後頭骨軟骨結合は，後顔面部の垂直的成長にとって重要であり，頭蓋に隣接する顔面の矢状成長に大きく関与している．蝶形後頭骨軟骨結合には適応能力がまったくなく，したがって，その成長は局所的要素によって影響を受けないと思われる．

顆頭は，軟骨性成長の部分と適応性の部分との組み合わせであると考えることができる．軟骨は間質的に成長するので，顆頭の適応能力は短時間に，かつ大きく寄与することができる．その方向性から，顆頭は下顎骨の長さを矢状面的に増大させると同様に，後顔面高を増大させる．顎顔面頭蓋骨の前方領域の垂直成長は，骨構造の高さの増加に左右される．顔面の下方領域の高さの増加は，歯牙の形成と萌出に関連する歯槽突起の構築による．顔面の上方領域の高さの増大は，主に縫合部における成長によってなされるが，縫合はその位置と方向性からして，中顔面部の垂直成長のみならず矢状的発達も助ける．

顎外牽引による顎顔面の整形外科的療法は，ClassⅡ不正咬合に頻繁に使用される．ヘッドギアは，単独またはプレート，アクチベーター，他の機能的装置，部分的もしくは全体的な固定式装置と組み合わせて使用することができる．ヘッドギアは，牽引方向に基づいて分類できる(図4-2)．

オルソドンティック コンセプト & ストラテジー　51

第4章 ヘッドギアの応用

図4-3
　歯牙顎顔面複合体系の，骨格，歯列，および機能(軟組織を含む)の相関を示す概略図．理論的に，3つの構成要素は現実的に一定の変動があり，その範囲を細い線で示している．機能面の範囲は他の2つの要素よりも狭い．矢印の太さは相関の大きさを示しているが，もっとも重要な影響は，軟組織を含む機能であると想定されていることを示している．[213]

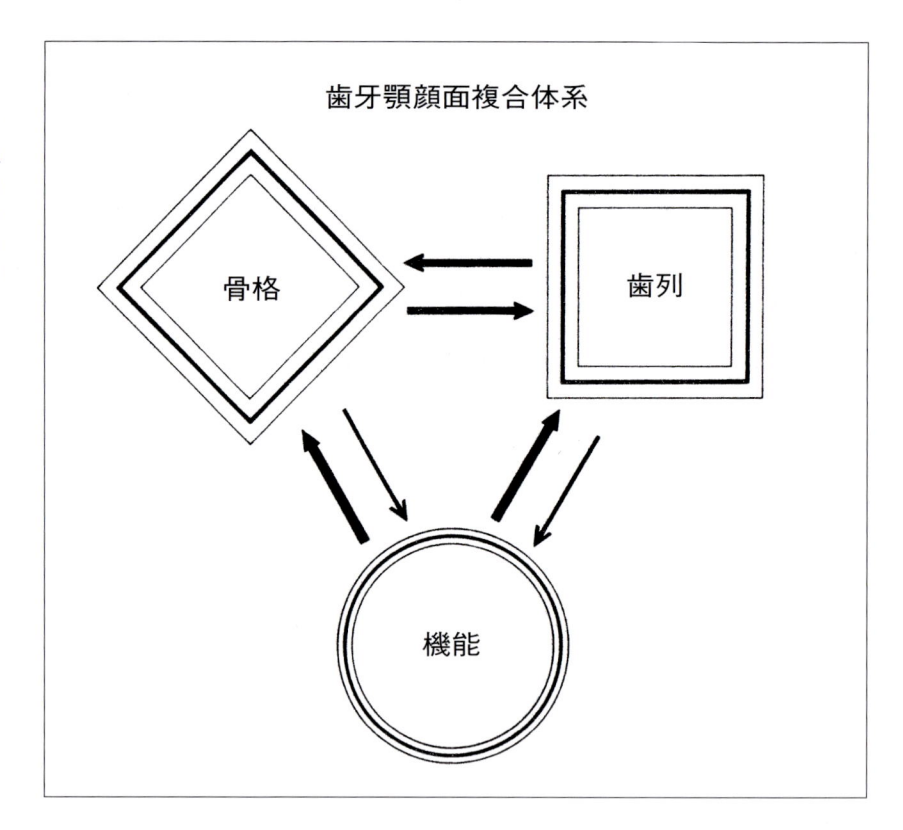

図4-4
　Class II 不正咬合で正常な垂直的顔貌をもつ患者がサービカルヘッドギアを装着すると，下顔面高は増大化する(A)．治療後には，下顎骨は主として前方に成長し，個々の発育パターンに戻る(B)．

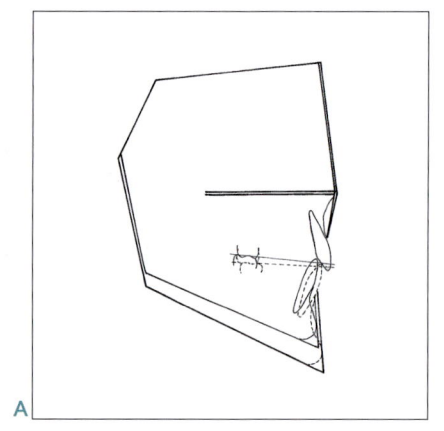

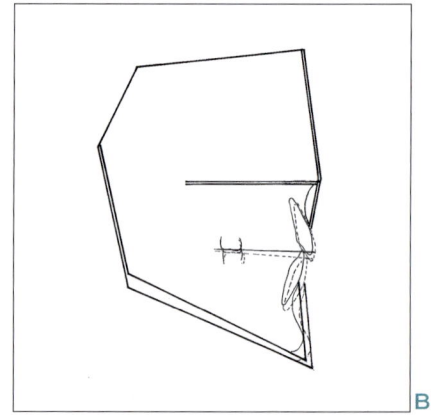

　顔面の成長に関する遺伝情報は，主に筋神経系と軟組織の発達を決定する情報を通して伝えられると考えられる．[206,230] この概念は，顔面頭蓋骨の成長は筋神経系統と軟組織の発達に従属し，大きく依存していることを主張している．顆頭で起こる成長量は，おそらく遺伝学的に決定されているのであろうが，顆頭の成長方向とその成長が促進される時期は，遺伝因子よりも他の因子によって左右されるところが大きいものと思われる．
　骨格，歯列，および機能(軟組織を含む)の関係は，歯牙顎顔面複合体の体系として表すことができる(図4-3)．この考え方では，機能的局面は他の2つの要素に比べると，個体の中ではあまり変化することができないであろう．[213]
　さらに，機能が骨格と歯列へ及ぼす影響は，その逆よりも大きいと思われる．通常，成長している個体では，その3つの要素はたえずバランスを取り合い，各要素は，それら自身の変化の範囲内にあることになる．

第4章 ヘッドギアの応用

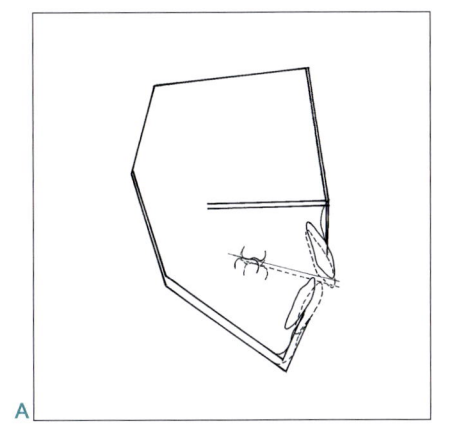

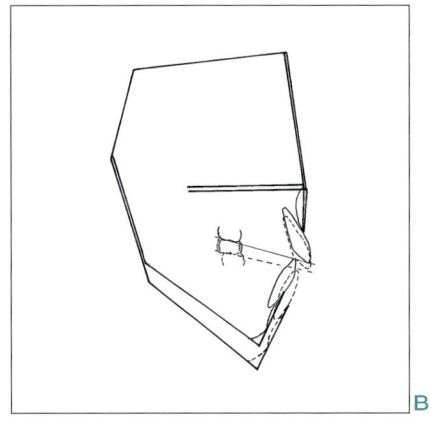

図4-5
前顔面高の大きい患者では，パライアタルヘッドギアにより中顔面の垂直的発達，上顎大臼歯の挺出，下顔面高の増大化を抑制できる(A)．治療後には，下顎枝長，および下顔面高は増大し，上顎臼歯はさらに挺出してくる(B)．

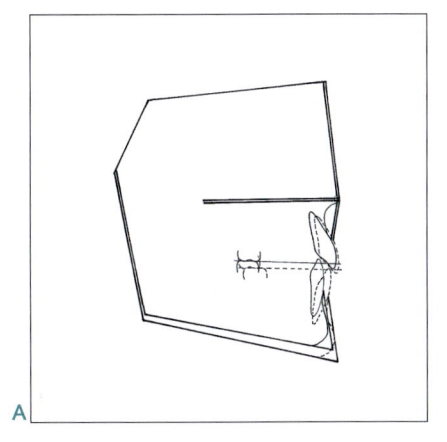

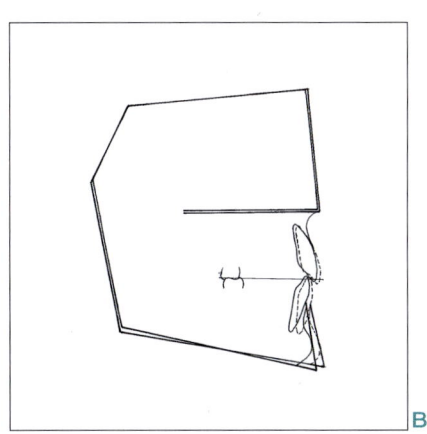

図4-6
小さい前顔面高を有する患者では，サービカルヘッドギアで垂直的発達を促すことができる．上顎第一大臼歯を挺出させ，下顎枝のさらなる成長を得ることができる(A)．治療後には，これらの変化は部分的に消え，個々の発育パターンに戻る(B)．

　この変化の幅がないと，個別の要素の成熟化は3要素間の相互作用に対する許容範囲があまりにも狭くなり，各々がそれ特有の様式と速度で成長してしまう．[213]

　ヘッドギアは，上顎骨の前方への発達を抑制する．頚部牽引により挺出力が上顎第一大臼歯にかかる．サービカルヘッドギアによる治療法では，他の方法よりも下顎枝の長さが増加すると文献で証明されている．[16] 治療の後に，顔面は個々の成長パターンに戻り，垂直的な成長はあまりなく，前方へ大きく成長する期間までに，治療によって生じた方向変化の埋め合わせをする（図4-4）．[89]

　確かに前顔面高が大きい患者では，パライアタルヘッドギア（頭頂型）は顔面成長の方向を変えて垂直的な発達を抑制できる．しかしながら，その後，かなりの垂直的増大が起こり，個々の発育パターンが再びはじまる（図4-5）．

　同じように，反対の経過がサービカルヘッドギアを使った顔面高の短い患者で，治療後に観測される．短い顔面高に生じた増大は，徐々に消失する（図4-6）．

オルソドンティック コンセプト & ストラテジー　53

第4章　ヘッドギアの応用

図4-7
　内部および外部の機能的要素のバランスがとれていれば，成長は平均的発育パターンに従うことになる(A)．内部的機能要素が外部的機能要素よりも優勢であると，成長は主として下方に向き，内部の機能要素のためのスペース増大につながる．この発育様式は，多くの場合，舌の介在，前方部の開咬，開口，前歯の唇側傾斜，頤部の後退に関連している(B)．

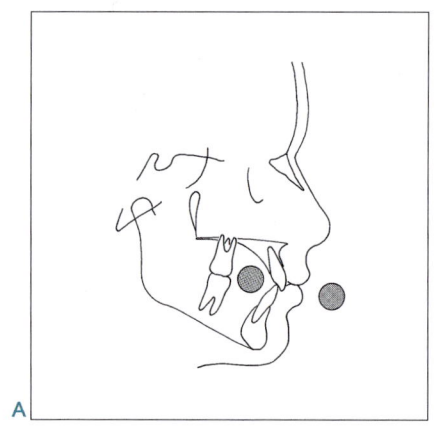

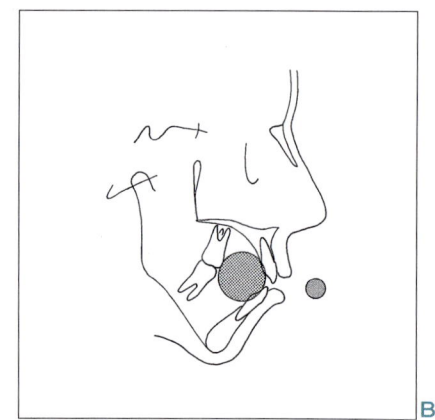

図4-8
　外部的機能要素が内部的機能要素よりも優勢で，後者に必要以上のスペースが利用できる場合には，成長は主として前方向に向き，下前顔面高はわずかに増加するか，またはまったく増加しないことになる．このタイプの発達は，過剰な外部的機能要素をともなうClass II division 1不正咬合で見られ(A)，また，典型的なClass II division 2不正咬合に当てはまる(B)．

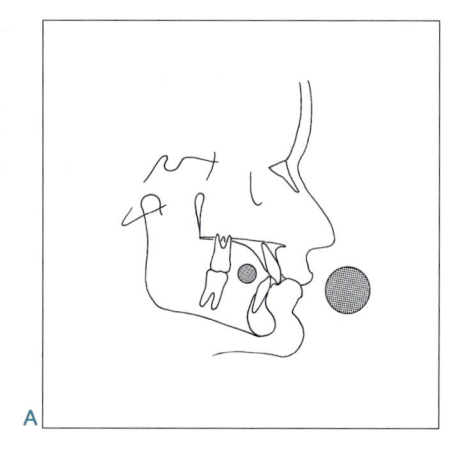

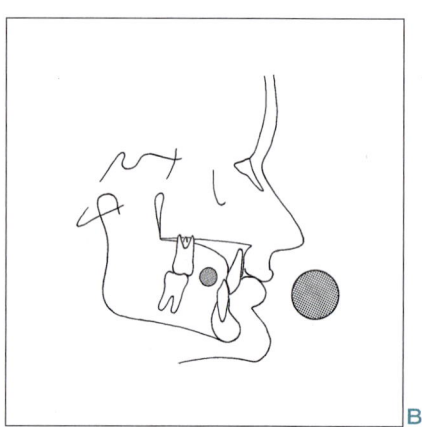

　すでに述べたように顎顔面成長における重要な役割は，機能面に置かれなければならない．顎顔面の垂直的な発達や，特に下方領域の発達は，内部および外部の機能的要素の相互作用で大部分決められていると思われる．通常，発達変化の均衡は，許容しうる標準範囲内でさまざまな変化をともなって現れる，2つの機能的要素の間に存在する．

　内部の機能的要素が優位を占める時，垂直的な顎顔面成長は過剰に起こることになる．易感染性鼻腔，大きい舌，肥厚性のアデノイド，および扁桃は，より多くのスペースを必要とする．内部の機能的要素は，口腔だけではなく，鼻腔および咽頭領域のスペースや空間，およびそこで起こる活動をも含む．外部の機能的要素は，顔面骨格の外側にある筋肉および軟組織を含んでおり，それらの活動と同様に，それらのサイズや容積を通しても作用している．付随的な筋肉の収縮ではなく，安静時の状況が，この点では重要であると仮定されている．顔面前方部の大量の軟組織は，しっかりと口唇を閉じた時と，口唇が開いて覆いが薄く締まりがない時とでは，異なった影響を与えることになる．そのうえ，内部の機能的要素が優位を占めると，顔面や特にその下方領域は，当初は垂直方向に成長するであろう(図4-7)．反対の状況では，外部の機能的要素が優勢で，内部スペースが過剰な場合では，下方領域の高さは小さいままになる(図4-8).[219]

第4章　ヘッドギアの応用

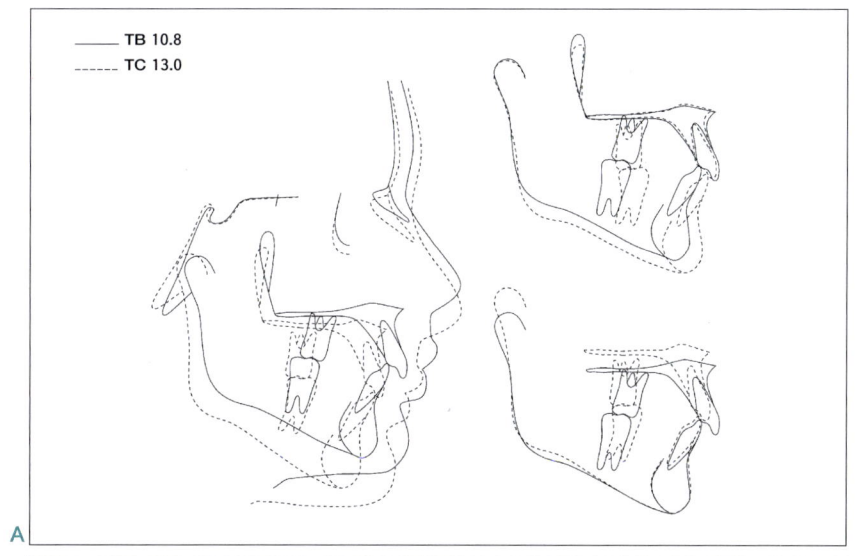

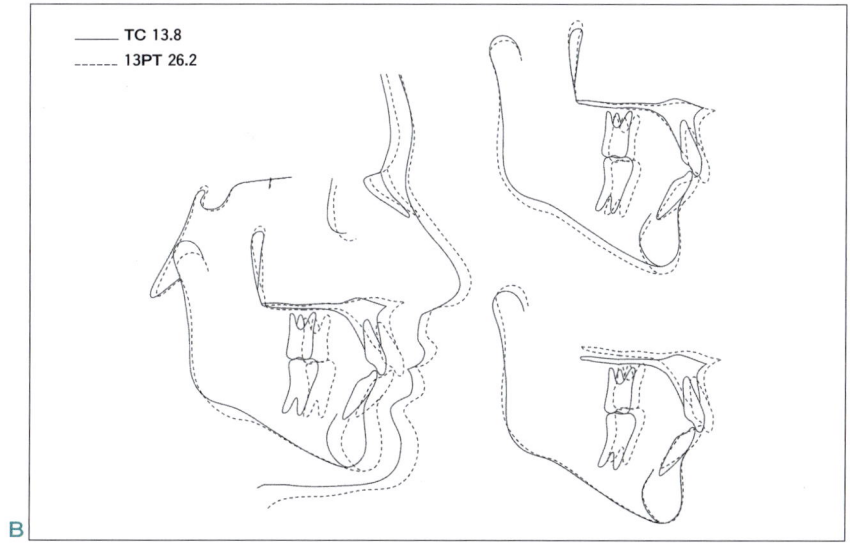

図4-9

63頁の図4-19で提示される患者のトレース．サービカルヘッドギアを用いた治療の効果は良好であった．上顎骨は前方へ成長しなかったが，下顎骨は著しく成長した．顔面の広範にわたる垂直的な発達が目覚ましい．下顔面高はかなり増加し，上顎大臼歯はさらに挺出し，下顎枝は治療前よりも長くなった．しかしながら，上顎骨の後方部は増加せず，第二大臼歯と第三大臼歯のために使えるスペースは増えなかった(A)．治療後に顔面高は増加せず，下顎骨と上顎骨は前方に成長した．下顎骨の下縁は，前より水平になり，頤はより前方位に達した(B)．
(**TB**=治療開始，**TC**=治療完了，**13PT**=治療後13年．)

　サービカルヘッドギアの効果は，顎顔面の成長による．好ましい成長パターンと治療期間中の十分な成長があれば，患者の適切なヘッドギアの使用と協力により，好ましい結果を得ることができる．毎日14時間ヘッドギアを装着すれば，比較的短期間で著しい改善が得られる(図4-9)．

　ヘッドギアにより，上顎歯列弓に前よりも多くのスペースをつくり，第一大臼歯の近心移動を防ぎ，遠心移動または回転させることができる．[124] また，歯牙と歯槽突起から頰を遠ざけて置くことは，歯列弓幅径の増大につながり，さらに下顎歯列が徐々に前方へ咬合するようになり，上顎歯列弓は広くなる（"レール"メカニズム）．

　ClassⅡ不正咬合において顎外牽引装置を使って得られる改善は，骨格ならびに歯牙に対する効果から引き出される．ほとんどの患者で，歯牙の変化は骨格の変化よりも寄与する．しかしながら，上顎第一大臼歯の遠心移動は，根尖領域後方部のスペースの問題にマイナスの影響を及ぼす場合があり，特に根尖領域の後方部が狭い状況では考慮を要する．[214,215] 後方部が中等度の大きさでは，未萌出の大臼歯の位置が好ましくない変化をすることがある．

オルソドンティック コンセプト & ストラテジー　55

第4章　ヘッドギアの応用

図4-10
　歯根部の後方領域が狭いと問題が生じることがある．第二・第三大臼歯のためのスペースは，ヘッドギアをしない症例よりも増加せず，第三大臼歯萌出用の十分なスペースは残らない(A,B)．歯根部の後方領域が中等度の大きさである場合，ヘッドギアによる治療は必ずしも第三大臼歯にとってマイナス要素になるわけではない(C,D)．歯根部の後方領域が広いと，第二・第三大臼歯が歯列弓内に位置するための十分なスペースが利用できることになる(E,F)．

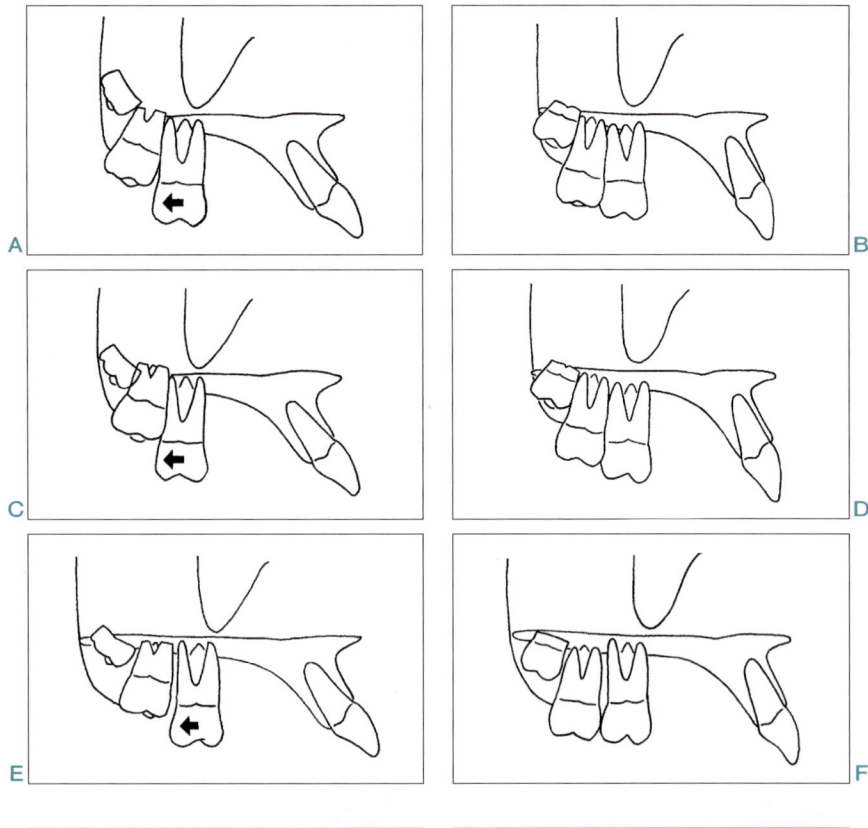

図4-11
　歯根部の後方領域が狭いと，第二大臼歯は萌出が遅れ，第一大臼歯よりもいくらか頭蓋側に位置することになる(A)．ヘッドギアを使用すると，3本の大臼歯がさらに互いの上に位置することがある(B)．

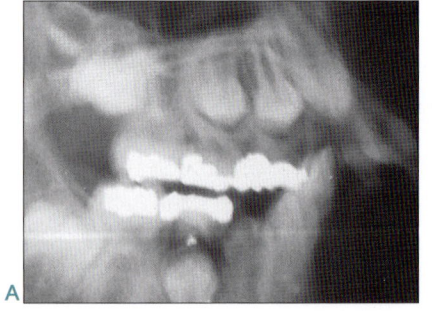

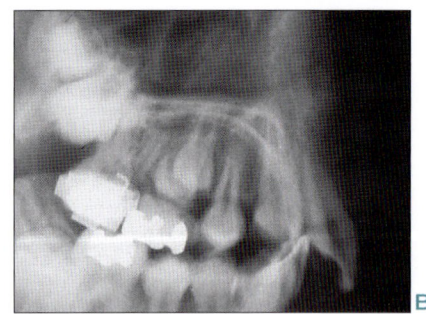

　しかしながら，上顎第一大臼歯を少し遠心移動させることは，根尖領域の後方部が広い患者では大きな問題につながらず，第二・第三大臼歯は支障なく萌出して，よい咬合に到達する．根尖領域の後方部が狭すぎると，第二大臼歯はかなり頬側に萌出し，遠心に傾斜することになる．そして，ヘッドギア治療では，しばしば咬合外萌出となることがある．同じような現象が，後に第三大臼歯で起こることもある．ヘッドギアによる治療を受けた患者では，上顎第三大臼歯は第二大臼歯よりも，さらに頬側に萌出することすらある(図4-10，4-11)．

　上顎骨根尖領域の後方部の終局的なサイズの縮小は，おそらく上顎結節骨形成の縮小によって引き起こされている．ヘッドギア治療によって，上顎骨複合体が治療当初より後方に位置変化してしまうことがあるが，それは，上顎骨の前方部の発達が，治療しなければ起きていたであろう発達よりも少なかった結果である．根尖領域後方部の終局的なサイズが，結果として縮小するという考えは，臨床的に妥当であろう．

第4章 ヘッドギアの応用

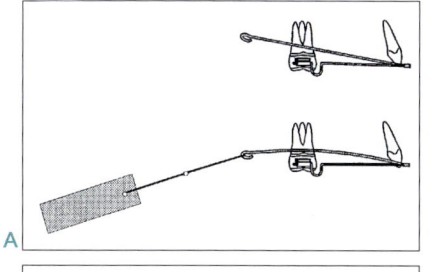

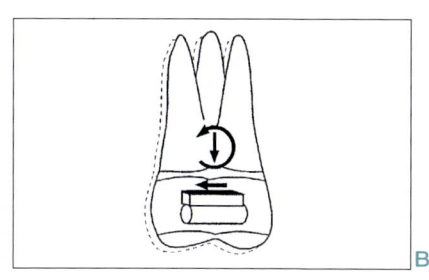

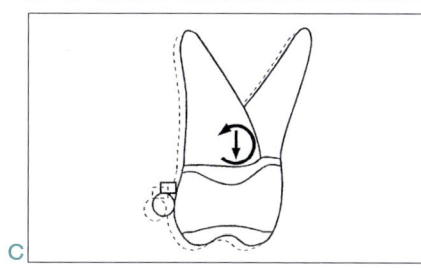

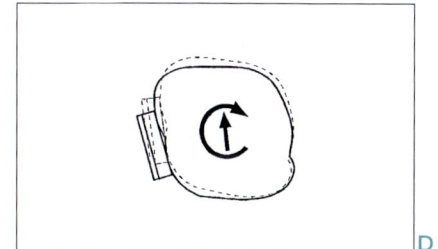

図4-12

　サービカルヘッドギアは，応力線が大臼歯の抵抗中心のわずかに頭蓋側を通るように調整する．エラスティックを取り付けた時，アウターボウはしなり，センターピースがわずかに高く位置することになる(A)．大臼歯における応力と偶力がその動きを誘導することになる(B)．力の作用点が頬側側にあるので，挺出の要素は根尖を頬側に動かす傾向がある偶力と組み合わさる(C)．中心を異にする応力の作用は，遠心力に対して偶力を加えることになる(D)．

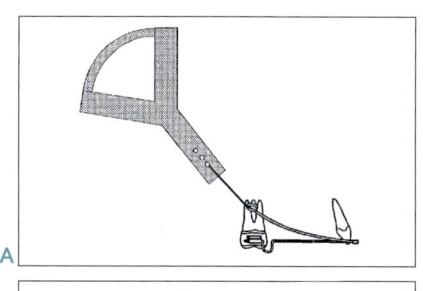

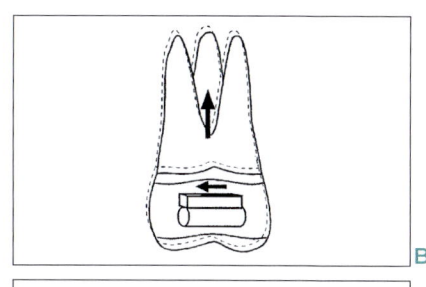

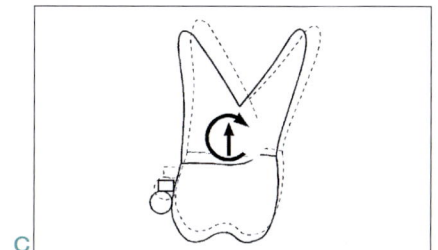

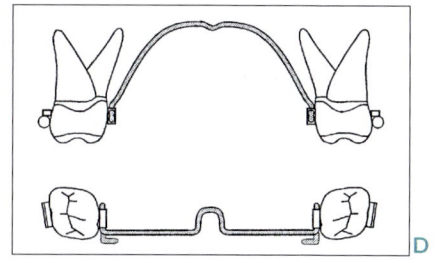

図4-13

　パライアタルヘッドギアには，インナーボウとほぼ同じくらい後方に延びる短いアウターボウがある(A)．応力は矢状平面における偶力の有無にかかわらず，アウターボウの長さや咬合平面との角度に従い，上顎大臼歯にかかる(B)．頬側に作用点があるので，結果として根尖を口蓋側に動かす傾向のある偶力が起こる(C)．パライアタルヘッドギアのこのような短所は，パラタルバーを用いることで部分的に補うことができる(D)．

　上顎第一大臼歯のメカニカルな面と動きについては，図4-12と図4-13で解説する．ヘッドギアのインナーボウの直径は0.045インチ（約1.1mm），アウターボウの直径は0.060インチ（約1.5mm）である．サービカルヘッドギアを装着する時には，大きいほうのアウターボウがしなるので，図4-12Bで示されている応力と偶力は，やや不正確である．

　根分岐部のわずかに根尖寄りに位置する抵抗中心を応力線が通る時，大臼歯は傾斜せずに平行方向に移動する．応力線が抵抗中心より頭蓋側を通ると，根尖は遠心に傾斜する．応力線が抵抗中心の下を通れば，歯冠は遠心に傾斜することになる．応力線が抵抗中心から遠ければ遠いほど，偶力は大きくなる．

　サービカルヘッドギアは，パライアタルヘッドギアほどには目立たず，髪形を乱さないので，より容易に受け入れられる．そのうえ，サービカルヘッドギアが適切に使用されるならば，上顎大臼歯は咬合した状態を維持する．2つのタイプのヘッドギアには，長期にわたる骨格的効果の差がないように思えるので，サービカルヘッドギアのほうがよいと考える．

　ヘッドギアのインナーボウは，咬合平面に平行して走らせ，また，パッシブなヘッドギアでも，何らかの側方への拡張効果はすでにあるが，大臼歯チューブの部分では，いくぶんか広く（±2.0mm）すべきある．

第4章 ヘッドギアの応用

図4-14
　バンドの適切なサイズは，口腔内で選択するのではなく，石膏模型の上で行う(A)．口腔内でやり直すことなく装着させるために，いくらかの圧をかけてバンドが歯冠を囲むようにする．次に，歯頸部辺縁には湾曲をつけ，必要な箇所で咬合面方向に短くする(B,C)．修正したバンドを歯冠の周りに置き，バンドセッター(D1)で押し，コンタクトポイントを通過させる．平坦なアマルガム充填器をバンドの辺縁に縦に置き，バンドをさらに押し込む．次に，バンドシーター(D2)を使って，患者には初めて頬側で噛み，次に口蓋側で噛んでもらってバンドを装着するが，その間，スケーラーBもしくはAsh49(Dentsply Ash, Surrey, England)でバンドの頬側面がズレないように保持している(E,F)．患者が口蓋に向けてシーターを噛んだ時，適切にはめ込むためにバンドの遠心口蓋辺縁部にバンドセッターを置く必要がよくある．医師の両手を互いに接触させておけば，患者の咬合力をスケーラーまたはAsh49に伝えることができ，バンドの頬側面のズレを防ぐように役立つ(G)．バンドは，周囲全体でよくフィットさせる(H)．

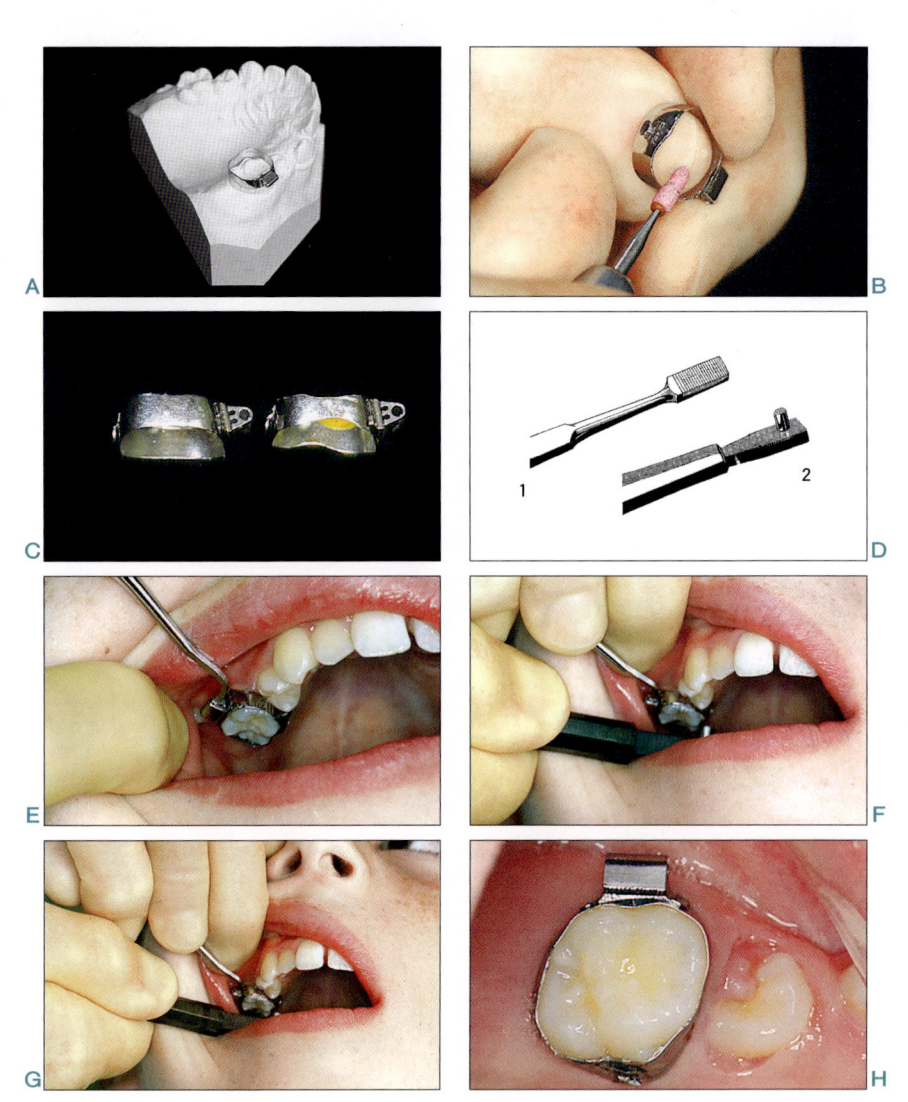

　大臼歯バンドの適合と装着には，特別な注意を要する．バンドはしっかりと適合させて適切に位置づけ，歯頸部辺縁は歯肉縁のすぐ下に位置させる.[55] 市販のプリフォームバンドの大半は，歯頸部辺縁の湾曲が不適切である．したがって，口腔内に装着する前に近・遠心面をテーパーな辺縁に整えなければならない．プリフォームバンドは辺縁部に湾曲があるため，コンタクトポイントに達する前に歯冠の周りに押し出されすぎる可能性がある．適切に先細りさせた辺縁は，変形することなくコンタクトポイントの通過を楽にさせ，セパレーションも必要なくなる．

　多くの場合，咬合面側遠心辺縁部と遠心口蓋咬頭の所で，バンドの高さを削減させなければならない．バンドを適合させて歯冠の形に合わせる前にこれらの修正が行われていれば，セメント合着前に1回だけ口腔内にバンドを試適するだけで済む．バンドの試適と撤去を繰り返すことは，患者にとって煩わしく，バンドが広くなりすぎて，不必要に堅くする結果をまねく．

　まず最初に，頬側にバンドを乗せるが，ここはもっとも大きな凸状を呈している．次に，口蓋側に乗せ，患者にバンドシーターを指示どおりに噛ませる(図4-14)．健康な歯肉をもつ患者では，バンドが適切にトリミングされ，適合され，セメント合着されていれば，出血もバンドによる咬合干渉も生じるはずがない．

第4章 ヘッドギアの応用

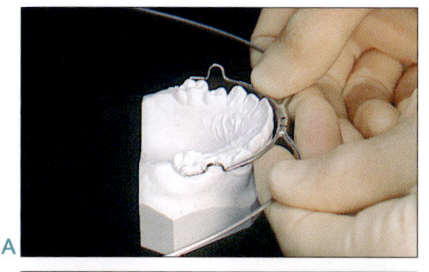

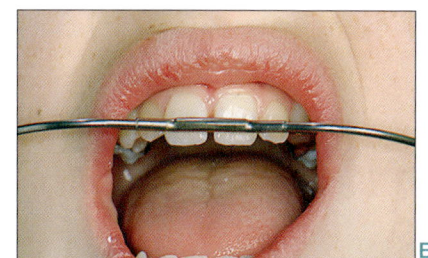

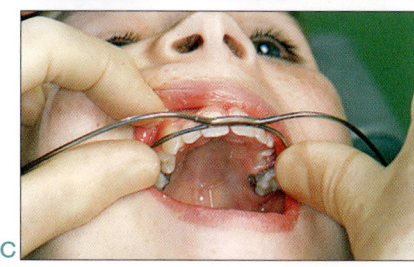

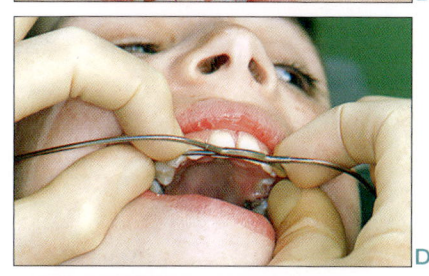

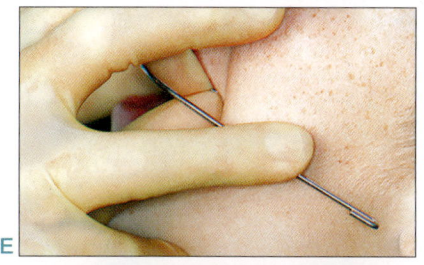

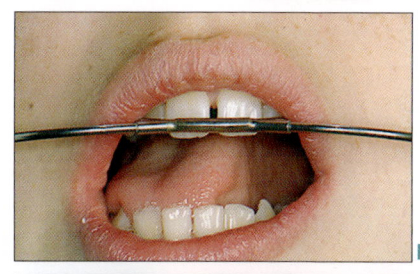

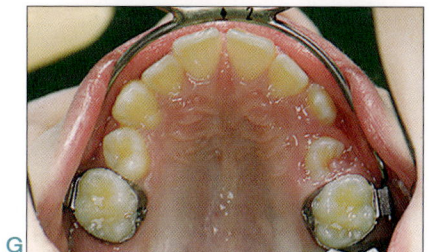

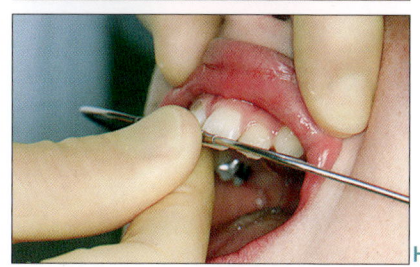

図4-15

　ヘッドギアはインナーボウのサイズで5種類ある．石膏模型の上で適切なサイズを選択し，長さと形を調整する(A)．ヘッドギアを右のチューブに挿入し，インナーボウの左端の位置に注目する．次に，ヘッドギアを両端が簡単にチューブに挿入できるまで調整し，全体にわたって歯牙との正しい距離をもたせ，センターピースは中切歯切縁のわずか上に位置づける(B)．親指はしっかりとUループ(C)に置き，人差し指をセンターピースの位置を下げるためにインナーボウの上に置く(D)．次に，両方のアウターボウを平行に下向きに曲げるために，薬指を使う(E)．エラスティックを付ける前は，センターピースの下側は切歯切縁の高さにあるようにする．エラスティックを付けるとセンターピースが上がるので，切縁のほんの少し上に位置するように，再度アウターボウとインナーボウを調節する(F)．この調節により，必要かつ小さい偶力が大臼歯にかかり，大臼歯が傾斜するのを防ぐ．ヘッドギアは歯牙に接せず，全歯牙から離れており(G)，センターピースを押しても切歯に触れてはならない(H)．

　バンドの選択や装着準備，ヘッドギアのサイズの選択，そしてヘッドギアの試適のような準備措置は，歯列模型上で行わなければならない．

　インナーボウは，臼歯から3.0mm，前歯から2.0mm離れた所に位置づける．ヘッドギアの適合や調整には，つねに同じ評価基準で対処する．特にエラスティックをフックに取り付けた前後のヘッドギア中央部分の高さの調節にも，同じことがいえる(図4-15)．センターピースを上顎中切歯切縁よりわずかに上方に設定すると，正常の上下口唇が互いに触れ合う高さにセンターピースが位置づくことになる．上口唇が短くて開口状態の患者の場合，この位置は上口唇を引っ張ってヘッドギアに届く範囲になり，Class II division 2 不正咬合では，下口唇は上顎切歯唇側面から遠ざけられることになる．

　同じ評価基準を一貫して使用すると，管理診査をより効果的に，より正確に行うことができる．センターピース部が3.0mm以上頭蓋側へ移動していた時には，第一大臼歯の根尖は遠心に傾斜し，センターピース部を過剰に低く位置させた時には，歯冠は遠心に傾斜する．センターピース部と上顎切歯唇側面との距離の減少は，歯列弓長増大の兆候である．

　前述のように，ヘッドギアは顕著な改善を実現できるが，必要であればプレートおよび部分的な固定式装置によって，さらに改善を得ることができる(図4-16〜4-19)．

第4章　ヘッドギアの応用

図4-16
　12歳6か月のClass II division 1不正咬合の男子は，ヘッドギアだけで治療を行った．指しゃぶりによって生じた非対称性の開咬があった(A,B)．ヘッドギア装着後，彼はこの癖を止めた．2年6か月後，後方部の良好な咬合が得られ，治療を終了した(C,D)．5年後の20歳0か月時，咬合は閉じ，上顎切歯はさらに後退した(E,F)．治療終了10年後の25歳3か月時，顔面は成熟し，わずかな変化しか歯列では起きていなかった(G,H)．実際，装置を装着すると指しゃぶりの習慣が止むことがよくある．しかしながら，ヘッドギアによる治療では，自然発生的な改善は限られるが，それは口唇が前歯から遠ざけられていて，追加の装置なしでは，前歯が口蓋の方向に十分に改善しないからである．そのうえ，自然な動きが阻害された犬歯は，十分なスペースが使えるようになっても，完全には歯列弓内に移動しない．この患者ではヘッドギアによる治療が終った後，切歯はさらに口蓋側に移動し，犬歯はよい咬合に到達した．

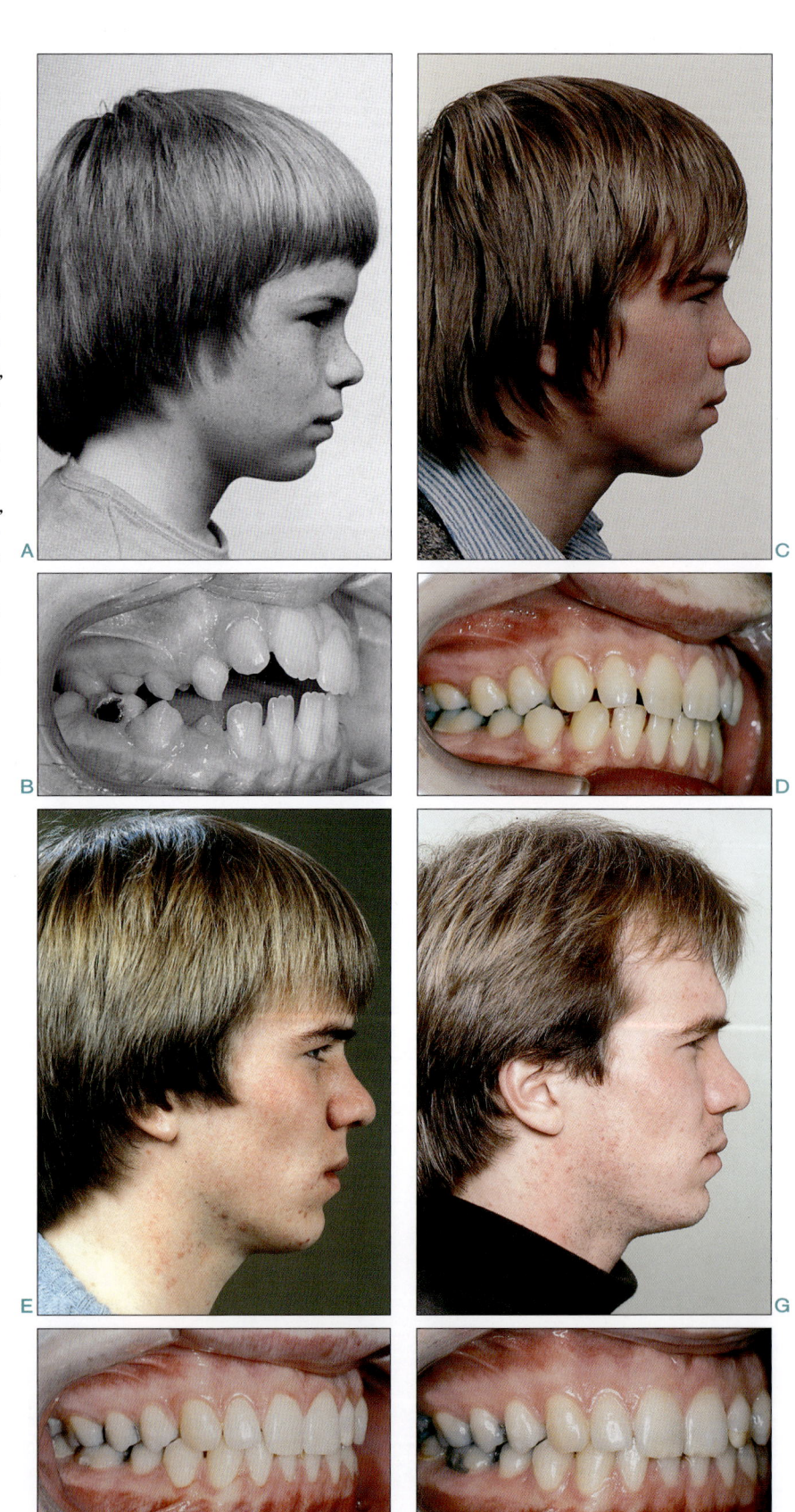

60　オルソドンティック コンセプト & ストラテジー

第4章 ヘッドギアの応用

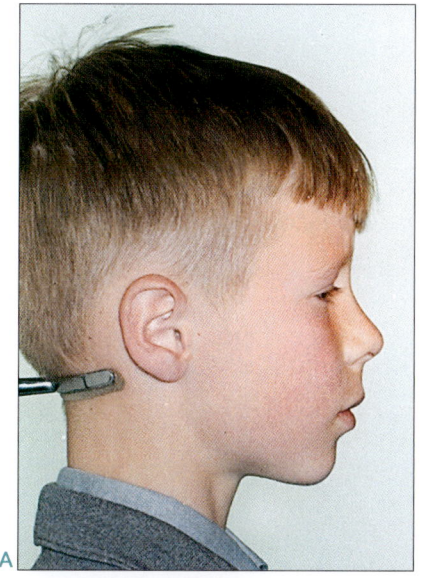

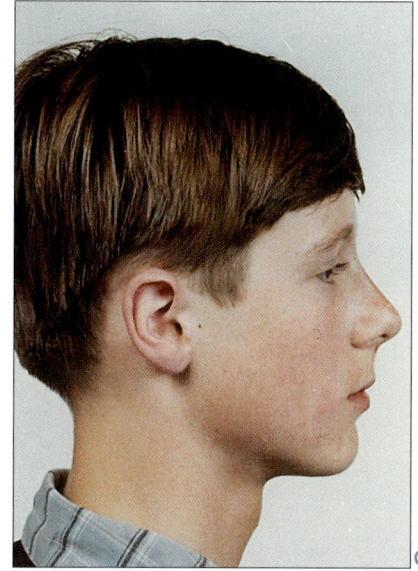

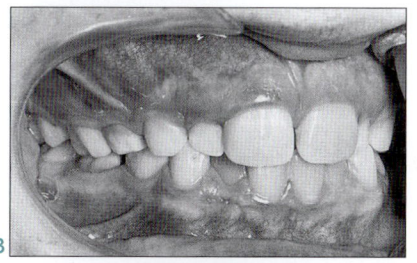

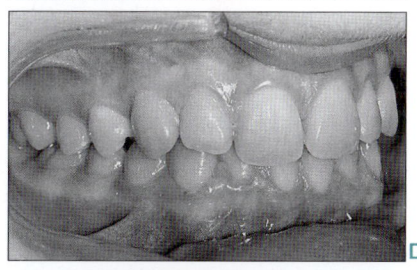

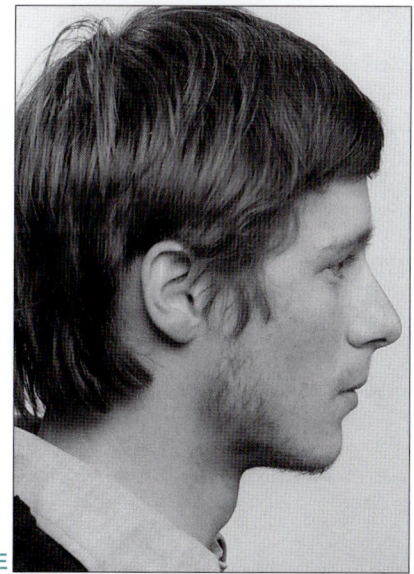

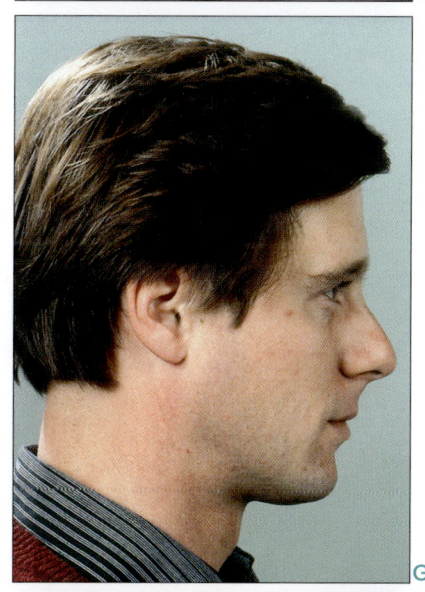

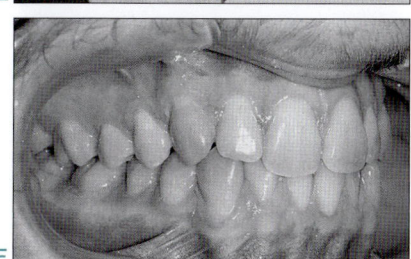

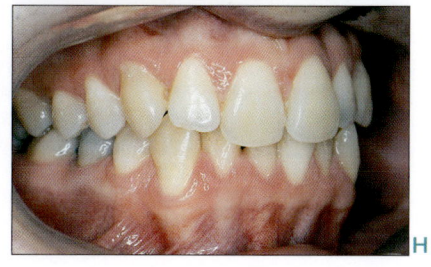

図4-17

12歳2か月の男子は中等度の遠心咬合で，上顎大臼歯は近心に位置し，犬歯部に叢生があった(A,B)．2年6か月間のサービカルヘッドギアだけの治療の後，上顎犬歯のための十分なスペースが確保され，後方歯はよい嵌頭咬合に達した(C,D)．治療後には，オーバーバイトも減少した．治療終了5年後の20歳時(E,F)，および15年後の30歳時(G,H)でも，その変化はわずかであった．顔面は成熟し，プロファイルは直線的になった．

オーバーバイトがヘッドギアの治療で減少することはよくあるが，この患者では起きなかった．プレートの使用により，過蓋咬合が改善されたのかもしれない．プレートは歯牙の位置の改善，特に，唇側に傾斜している切歯を後退させるのに適している．この患者では，後方部で良好な咬頭嵌合に達する一方，上顎歯列弓が治療前より広くなった．下顎歯列弓の近心移動により，上顎の小臼歯と大臼歯は頬側に誘導されている（"レール"メカニズム）．ヘッドギアが後方歯から頬を遠ざけておくので，この動きは促進される．さらに，舌圧が上顎歯列弓を拡大するのに寄与する．サービカルヘッドギアは，大臼歯を挺出させ，咬合位を維持し，根尖を頬側に動かす応力を大臼歯に対して発揮する．さらに，大臼歯の根尖は，遠心に維持もしくは移動することができ，咬頭嵌合ならびに最終的な咬合の安定を増大させる．

オルソドンティック コンセプト & ストラテジー　61

第4章　ヘッドギアの応用

図4-18
　Class Ⅱ division 1 不正咬合を有する女子では，ヘッドギアは11歳2か月の時に装着された(A,B)．2年6か月後，治療の最終段階で部分的な固定式装置を少し使用したが，良好な結果が得られた．彼女は，位置改善のために上顎切歯にブラケットを装着しただけであった(C,D)．治療終了から20年後の33歳の時，歯列ではわずかな変化しか起こっていなかった(E,F)．当初，患者には上顎に重度の叢生があり，右側乳犬歯は早期に喪失していた(G)．最初の18か月間でサービカルヘッドギアにより十分なスペースが獲得された(H)．33歳時の歯列模型は，第三大臼歯の形成がなく，第二大臼歯は支障なく萌出してきたことを示していた(I)．第一大臼歯の遠心ローテーションは，実質的に上顎歯列弓長の増加に寄与した．偏菱形歯列により近心に回転した上顎大臼歯(G)は，十分なスペースを損なってしまう(H)．サービカルヘッドギアの使用により，効果的なローテーションの改善を行うことができる．そのためには，臼歯チューブにはめるインナーボウの先端をわずかに回転させ，もう一方の先端は挿入されていない状態で，チューブよりも3.0～4.0mm遠心に置く．もう片方の臼歯も回転させなければならない場合には，同じ手順を行う．インナーボウの挿入は，チューブの開口部に先端を置いた時に，Uループを頬側方向から押すと，ずっと簡単になる．

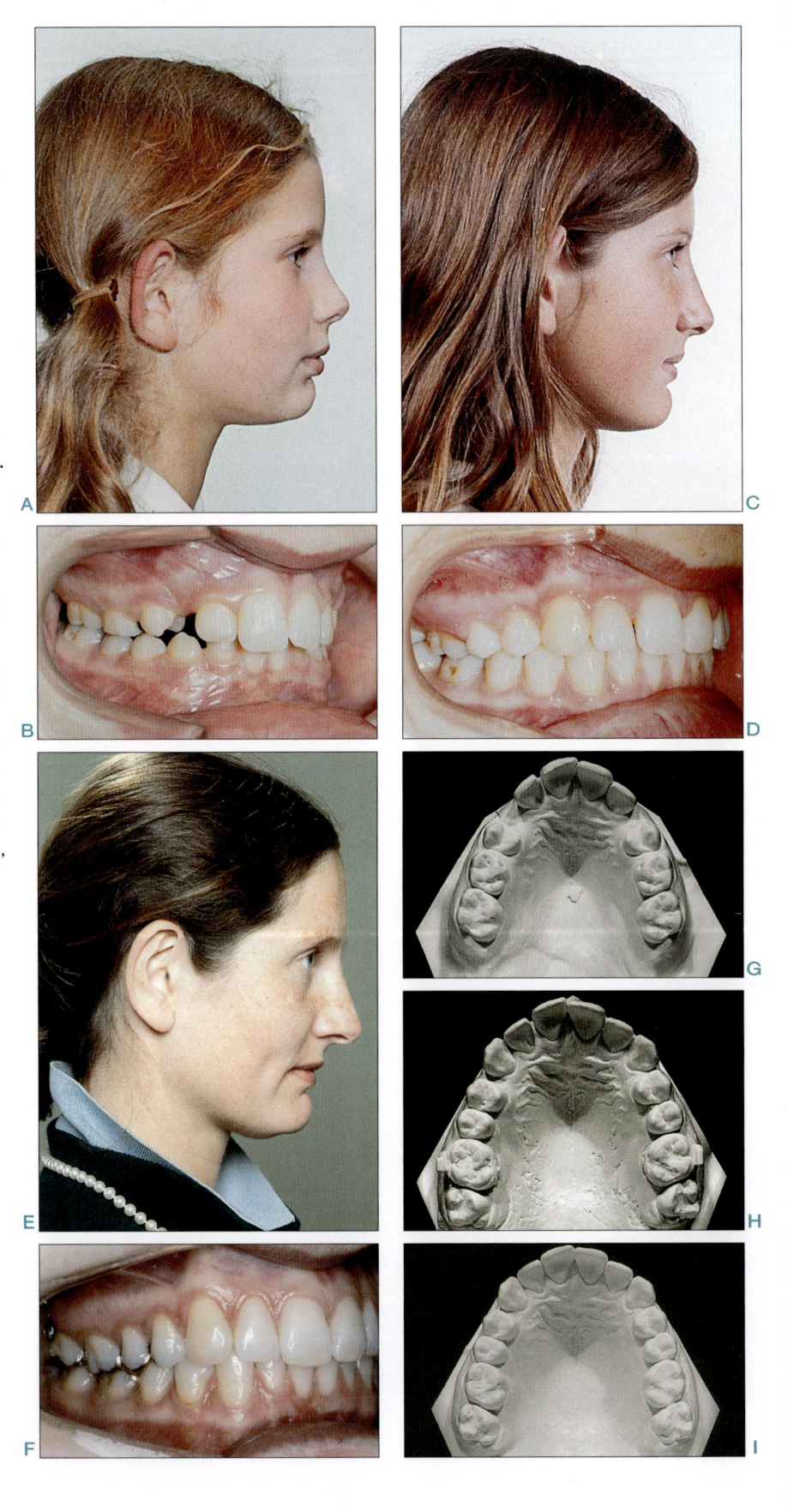

62　オルソドンティック コンセプト & ストラテジー

第4章　ヘッドギアの応用

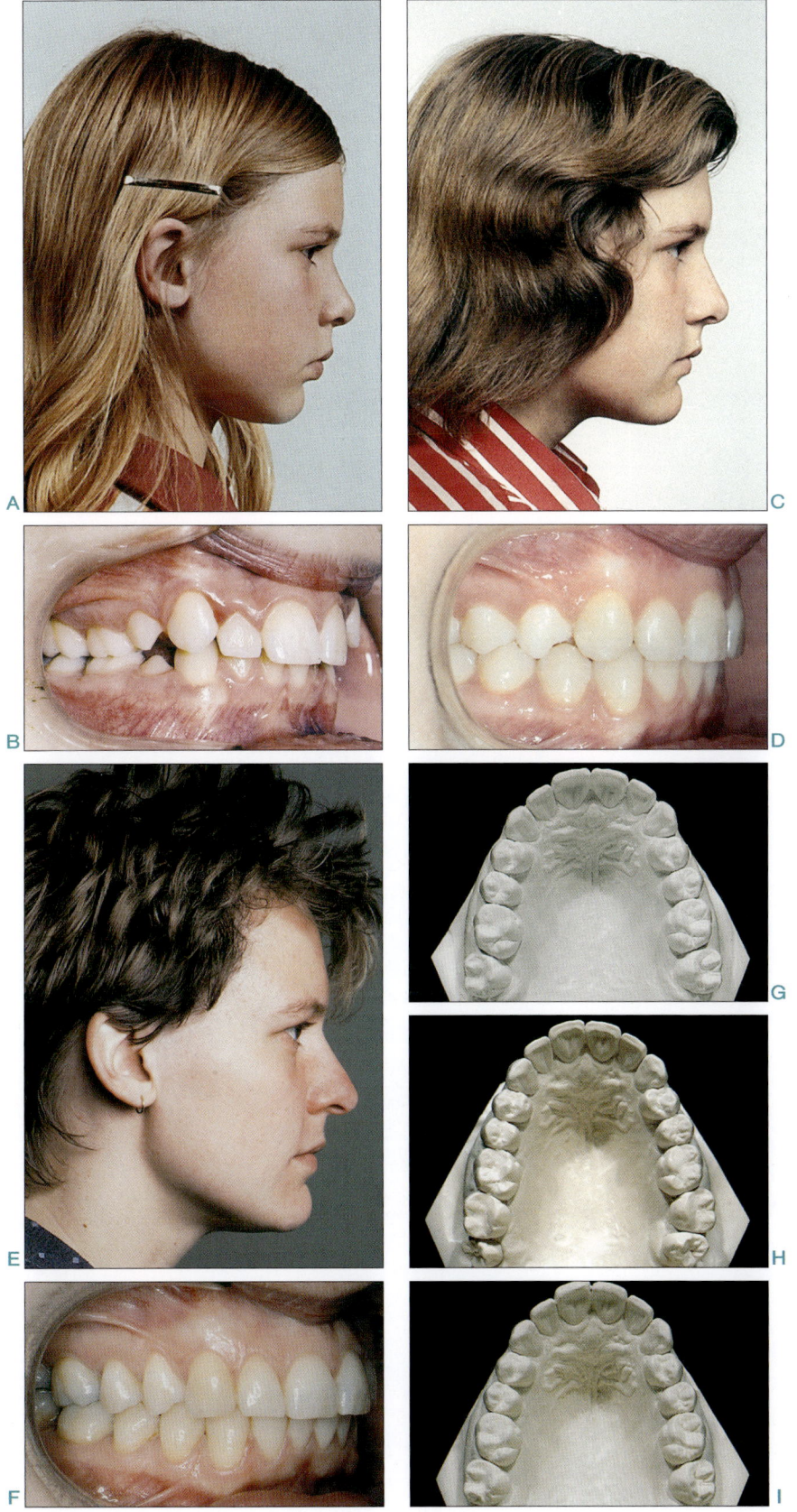

図4-19

　10歳8か月の女子は，ClassⅡ division 1不正咬合と上顎歯列弓の叢生があり，第二乳臼歯はまだ脱落していなかった（A,B）．このようなケースでは，第二乳臼歯と後継歯間の歯冠近遠心幅径の違いを利用して，叢生を軽減させたり，臼歯部の咬合を改善させたりすることができる．サービカルヘッドギアにより，上顎の叢生と遠心咬合を減少させ，歯牙交換時に利用したい余分のスペースを維持した．下顎では，前方部の叢生は消失し，切歯は第2乳臼歯の近心部のスライスだけで整列した．2年強の治療後，13歳0か月時には良好な結果を得た．ヘッドギアによる治療は，上顎切歯にブラケットを付けた部分的な固定式装置の短期間使用によって，補足された（C,D）．13年後の26歳時，歯列は少ししか変化していなかった（E,F）．しかしながら，ヘッドギアの使用が一部原因となり，上顎第二・第三大臼歯のためには不十分なスペースとなっていた．10歳8か月時には上顎第二大臼歯のための十分なスペースが見込まれていたが，治療後にそれらは頬側および遠心に傾斜した（G）．26歳の時に第三大臼歯が萌出したが，その位置は不良であった（H）．それらが抜歯された後，第二大臼歯の位置は改善した（I）．図4-9で述べ示したように，ヘッドギアの使用は根尖部後方領域のサイズ増大を抑制する．第三大臼歯の欠如は，図4-18の患者のように第二大臼歯の位置の改善を促すが，上顎第三大臼歯の早めの抜歯は薦められない．

オルソドンティック コンセプト & ストラテジー　63

第 4 章　ヘッドギアの応用

　まとめとして，ヘッドギアによる治療法における患者への指示・装着と再診査の要領についての考えをいくつか述べる．

　患者にはよく説明し，十分な動機づけをする．ヘッドギアは 1 日当たり 14 時間装着する．小学校の児童には，睡眠中はもちろんのこと，学校でもヘッドギアを着けるように説得し，年長の子どもには，学校では装着しない代わりに夜は装置を装着するように指示する．食事中，ならびにコンタクトスポーツの時には，ヘッドギアは外す．時々，朝，咬合すると上顎第一大臼歯に違和感があることがある．それは異常ではないが，苦痛であるならば，強すぎるか不適当な力が使用されたと理解する．

　エラスティックを両側に掛けた状態で，ヘッドギアを外すことは，決してしてはならない．エラスティックを付けた状態でヘッドギアを取り外した際に，目を怪我したという報告が数か国である．[1,175,176,201] さらに，ヘッドギアは睡眠中にゆるんで怪我の原因となることもある．[152] 解決策として，強い牽引力がかかると自動的に外れる装置が導入された．

　治療のはじめでは，ヘッドギアはわずかに活性化するだけで，弾性力は約 200 g の弱さで維持する．次の来院時にはより活性化させ，エラスティックの力を 400〜500 g まで増大させることができる．

　これらの説明の後に，どのようにしてヘッドギアを着脱するか，エラスティックをどのようにして掛けるかを実際に練習する．エラスティックをアウターボウの左側に固定すると，ヘッドギアの取り扱いは，右利きの医師にとっても，患者にとっても，ずっと簡単になる．装置を装着して 6〜8 週間後の来院時には，医師はいくつかの点を調べなければならない．センターピースの高さはこれらの要素のなかでももっとも重要である．センターピースの過度の上方移動は，アウターボウを余計に高く設定しすぎたために，第一大臼歯根尖の遠心傾斜を引き起こしているという兆候である．拡大のアクチベーションと臼歯の回転をチェックしてから調整し，大臼歯バンドの固定の度合いを確認する．さらに，上顎第二大臼歯がよく清掃されているかを確認するために，歯列を調べる．

　治療効果を評価する時には，第一大臼歯の側方の咬合状態と，前歯と後方歯の咬合の前後的な改善に注意を払わなければならない．

　適用された弾性力が十分であることが明らかな場合には増加すべきではない．そのうえ，頭を後方に倒すことによって，サービカルヘッドギアに働く力は増加する．また，ヘッドギアを着けている患者は，仰向けで眠るべきであると思われているが，その必要はまったくない．睡眠の間，からだの位置は頻繁に変わるが，意図したとおりにヘッドギアは機能する．

　大抵の場合，ヘッドギアによる治療だけでは必要な結果は得られない．一般的には，過蓋咬合は十分に減少せず，切歯の歯列不正は部分的に改善されるだけとなる．上顎用プレート，および部分的な固定式装置を追加して使用することにより，これらの問題や他の問題は改善できる．

　アクチベーターまたは他の機能的な装置と顎外牽引力の併用は，限られた時間内で改善する可能性を高める．このことについては，第 7 章で説明する．

ヘッドギアとプレートの併用
Herman Boersmaとの共著

　Class Ⅱ division 1 不正咬合の治療においては，小児期の歯列の発達と顔面成長に影響を及ぼす可能性を利用することができる．例えば，必要とされる改善の約半分をヘッドギアで実現し，残りの半分を歯牙の移動で実現することができる．第4章で明らかにしたように，永久上顎第一大臼歯のローテーションを解除ならびに遠心移動させることができる．さらに，第一大臼歯の近心移動を抑制することにより，乳臼歯がそれよりも幅の小さい小臼歯に置き換わる時に得られるスペースを利用することができる．

　第一大臼歯の近心への歯牙移動をプレートで行うことができ，また，ピグテイルスプリングを使えば小臼歯と犬歯を遠心移動でき，唇側線を使えば切歯を後退させて改善させることができる．その場合は，切歯の移動の前に過蓋咬合はバイトプレートで修正しておかなければならない．

　ヘッドギアとプレートの併用ではさまざまな良好な効果を得ることができるが，顎関係が著しく前後的にずれていて過剰なスペースが上顎歯列弓にある患者や，上顎切歯が過剰萌出，または急傾斜している患者，もしくは口唇閉鎖線が高い患者には当てはまらない．

　両装置使用による治療に適応するのは，正常な上下顎の歯列弓と，好ましい発育パターンをともなう中等度のClass Ⅱ division 1 不正咬合であり，特に上顎の叢生の治療に適応する．その場合，十分な歯列弓の長さが得られるまでは，プレートを使用するべきではない．

　口腔清掃とプレートの清掃時を除いて，プレートは絶えず装着することが不可欠であり，実行されないと過蓋咬合は改善されないことになる．ヘッドギアは1日当たり14時間使用すべきで，それより多くても少なくてもよくない．

　前の2つの章で，プレートとヘッドギアの使用について説明した．したがって，本章ではこれらの装置を扱う一般的な考え方については論述しない．

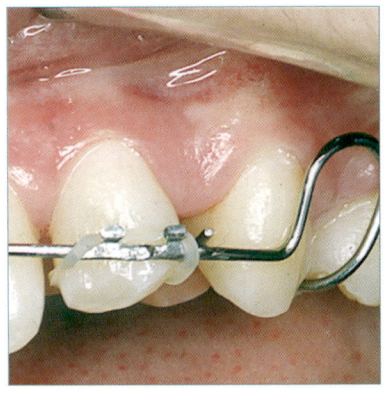

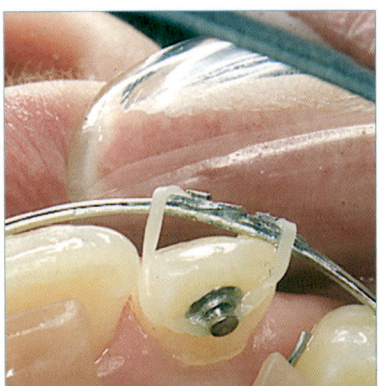

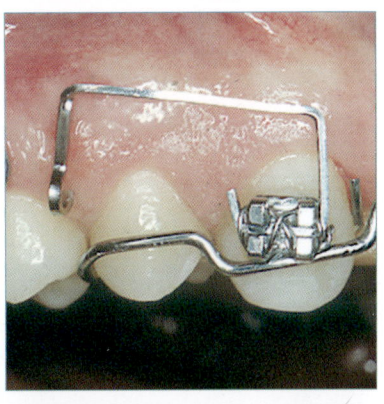

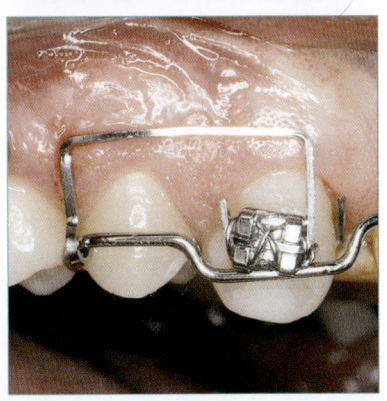

5
オルソドンティック コンセプト
＆ ストラテジー

第5章　ヘッドギアとプレートの併用

図5-1
頬側に転位した犬歯は，インナーボウに付けたフックにエラスティックを掛けることにより，口蓋側に動かすことができる．エラスティックは動かす歯牙だけに接触させる(A)．同様に，インナーボウとアウターボウの結合部の片方から反対側に延びるインナーボウのフックとエラスティックの組み合わせによって，上顎切歯を後方移動および回転させることができる(B)．[215]

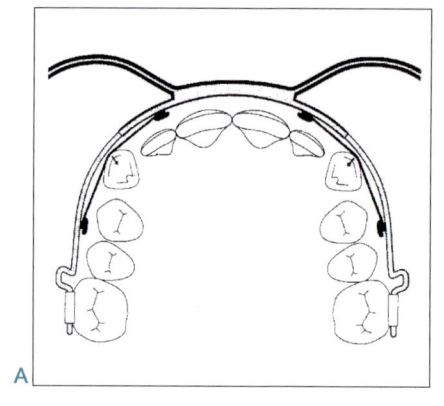

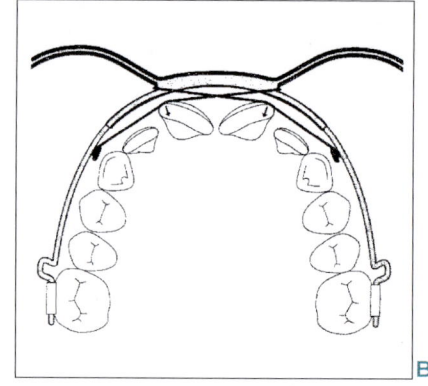

図5-2
片方のアウターボウを短くし，もう一方のアウターボウを頬から離れるように曲げることで，非対称的な機能が得られる(A)．小さいほうの力は，短いインナーボウ側で発揮される．反対側の大臼歯では，大きいほうの力が口蓋の成分と複合し，大臼歯の口蓋側移動や交叉咬合を引き起こすかもしれない(B)．この動きは，プレートの使用とインナーボウを広げることによって，打ち消すことができる．

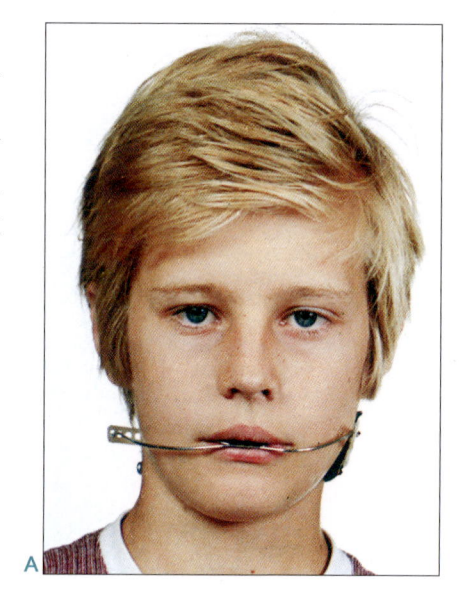

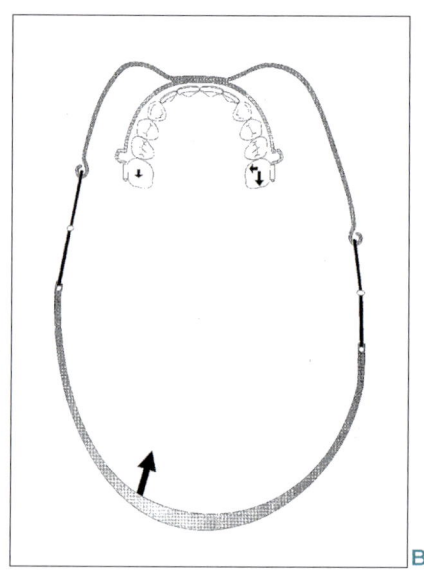

　歯列弓内に歯牙の移動用に利用できるスペースが十分にある場合では，頬側に萌出した上顎犬歯は口蓋側に押されることになる．第4章で説明したように，ヘッドギアは頬と口唇を歯から遠ざけるために，この自発的な改善を妨げる．ヘッドギアに取り付けたエラスティックで，犬歯を口蓋側へ動かすことができる．同じような方法で，わずかではあるが切歯を後退させ，回転させることもできる(図5-1)．[215]

　後でプレートの使用を計画している時には唇側線をコントロールできるので，ヘッドギアにエラスティックを付けて切歯を後方牽引することは，あまり意味がない．ヘッドギアにエラスティックを付けて，頬側転位した上顎犬歯を早めに口蓋側へ移動させることのほうがもっと重要で，引き続き使用するプレートの唇側線を同じくらい遠くに張り出させる必要がなくなる．

　非対称性のヘッドギアを使うと，左右異なる力を両側上顎第一大臼歯にかけることができる．この方法では，反作用力は頚部の中央ではなく，横のほうで最小の力がかかっている箇所で吸収される(図5-2)．第一大臼歯には最大の力がかかっているが，望ましくない口蓋方向への力は，プレートを使うことにより打ち消すことができる．

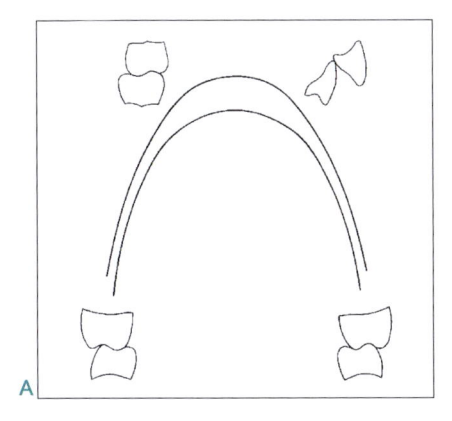

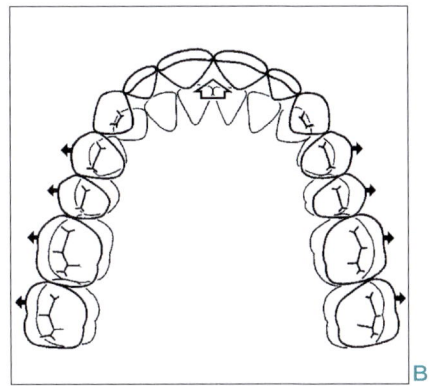

第5章　ヘッドギアとプレートの併用

図5-3
　Class II division 1 不正咬合では，上顎歯列弓の幅は咬合によってなかば決定されているために狭く，下顎切歯は過剰萌出している(A)．遠心咬合が改善するにつれて，後方歯の咬頭嵌合により，上顎歯列弓の放物線の形がゆるやかに広がるような形になる．この現象は"レール"メカニズムと呼ばれている(B)．

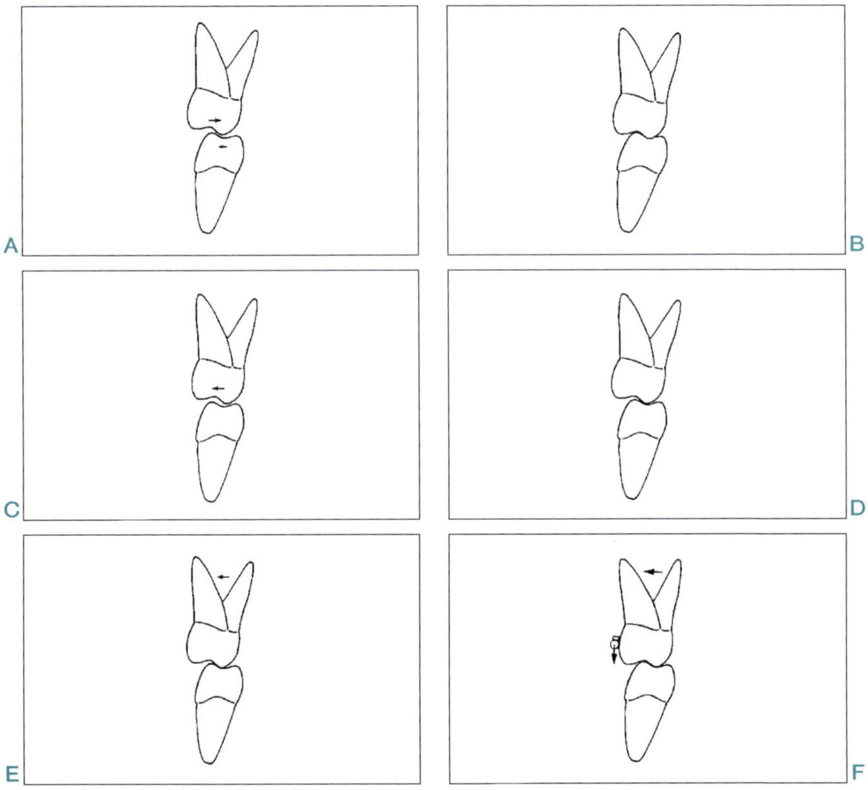

図5-4
　後方歯は萌出後に"コーンファンネル"メカニズム(円錐漏斗機構)によって咬合し，はじめは逸脱していた関係(A)が改善することになる(B)．遠心咬合を改善する一方で，バイトプレーンを使って咬合を挙上すると，上顎歯牙は再度，咬合接触する時(D)に"コーンファンネル"メカニズムの機能によって頬側に移動するように促される(C)．しっかりとした咬頭嵌合に達する前に，根尖は頬側にも移動することになる(E)．サービカルヘッドギアは，歯冠の頬側に対して咬合面方向の力を発揮するので，根尖の同方向への動きを促す(F)．

　前述のとおり，Class II division 1 不正咬合における主な要素は，歯列弓の遠心咬合である．一般的に，下顎の歯列弓の幅が基準となり，上顎歯列弓の幅は咬合を通じて下顎歯列弓の幅に適合されることになる．その結果，上顎歯列弓は標準よりも狭くなる．下顎の歯列弓がより前方位を得ると，上顎歯列弓は"レール"メカニズムにより拡大する(図5-3).
　したがって，側方への咬合が維持され，あるいは再確立されると，上顎骨幅径の順応は，正中口蓋縫合部での骨の添加で補われることがよくある．また，上顎骨の歯槽突起は骨の添加と吸収で再構築できるが，下顎骨ではそれほど起こらないものである．ヘッドギアとプレートの併用により，大臼歯の位置は自然に改善できる．さらに，ヘッドギアは上顎歯列弓の拡大および，上顎第一大臼歯根尖の頬側移動に寄与する(図5-4).

オルソドンティック コンセプト & ストラテジー

第5章 ヘッドギアとプレートの併用

図5-5
　後方部の舌の介入は，上下歯牙の咬合によって得られる適合を妨げる(A)．舌の介入の程度によって，かかわった歯牙はまったく接触をしないか，単に頬側咬頭のみが接触することになる(B)．矯正治療中に開咬が増加したり，変位したりする可能性がある．

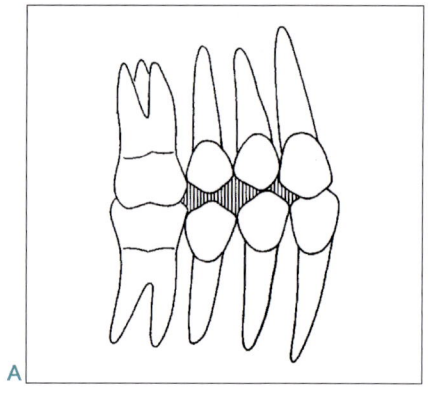

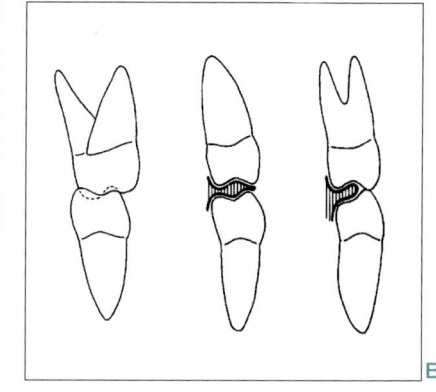

図5-6
　完全な開咬および無咬合では，上下歯牙間の接触はないか，不完全な状態である(A)．すべての歯牙の側方および前後的関係における咬合の適合性の欠如は，完全な開口，無咬合の兆しである(B)．
　年齢を経るに従い，開咬と無咬合の1/3から1/2は自然に改善する．

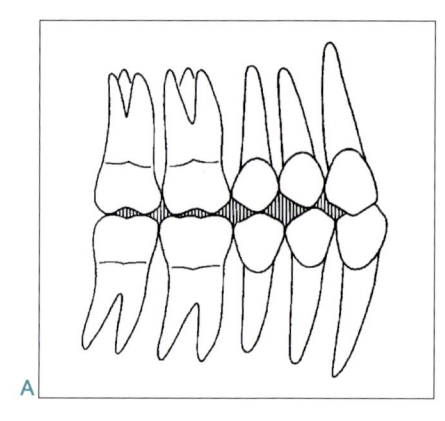

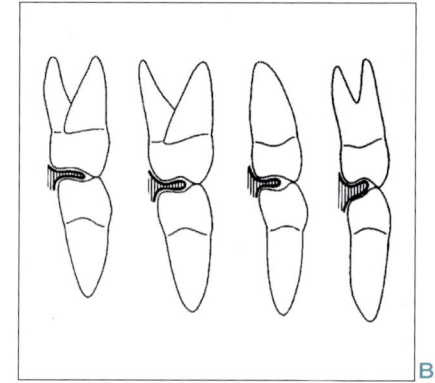

　しっかりとした咬頭嵌合の欠如は，通常，舌が後方部で介入した結果生じる．そのような場合，上顎歯列弓は狭くなりすぎるが，それは"コーンファンネル"メカニズム(円錐漏斗機構)と"レール"メカニズムが機能できないからである．無咬合の小臼歯および大臼歯は，上顎では頬側に傾斜するが，下顎では強い側方咬頭嵌合がある時ほどには舌側には傾斜しない．前後方向においては咬合の調和性が悪い．
　後方部に開咬または無咬合をともなうClass II division 1不正咬合の矯正治療に対する反応は，しっかりとした咬頭嵌合をもつ不正咬合の反応とは異なる．狭い上顎歯列弓は自発的には広くならない．そして，問題は，治療中に開咬が増大する傾向があることである．
　また，後方部においては，ほとんどのケースで開咬と無咬合が不完全に，そして小臼歯に限定されて発生する(図5-5)．大臼歯も舌の介入がかかわると，完全に咬合しなくなる(図5-6)．ヘッドギアは顎の成長を誘導するが，その治療結果は堅固な咬合というわけにはいかない．さらに，開咬が加齢とともに自発的に閉じるか，無咬合が解決するかを予測するのは難しいことである．
　前に述べたとおり，狭い上顎歯列弓に加えて，増加したオーバージェット，オーバーバイト，および増加したSpeeの湾曲を，Class II division 1不正咬合の二次的な要素として考慮しなければならない．ヘッドギアによる治療では，上顎歯列弓は自発的に広くなるが，多くの場合，過蓋咬合の減少は十分ではなく，一般的には，過蓋咬合が障害となって，オーバージェットは部分的に改善するだけになる．

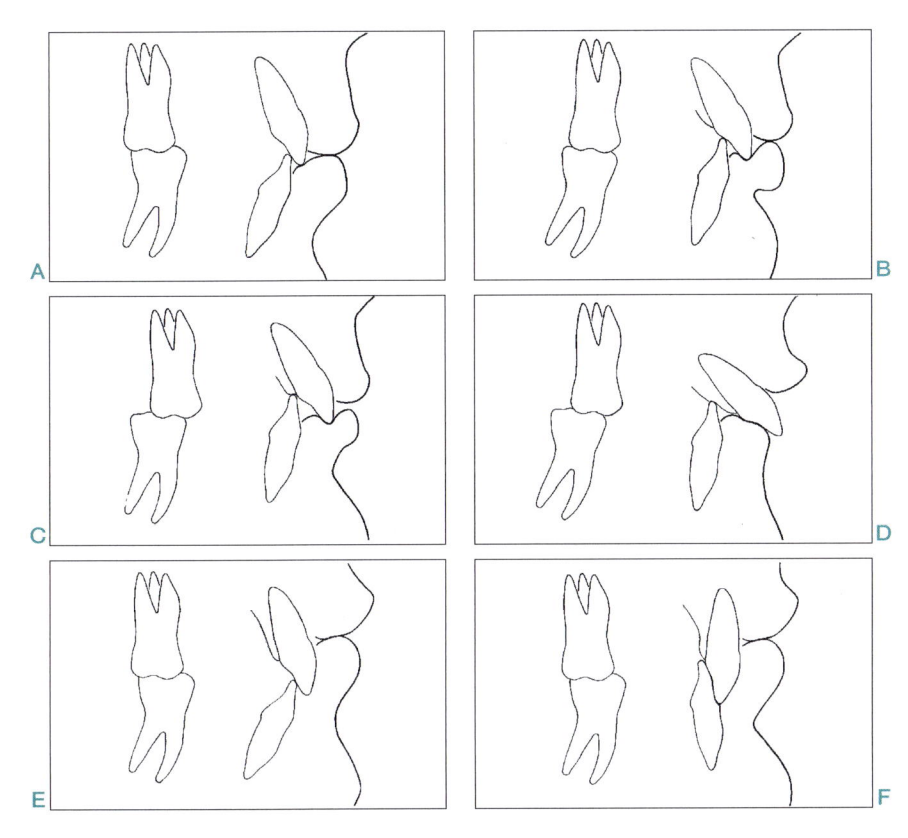

第5章　ヘッドギアとプレートの併用

図5-7
　正常咬合では，小さなオーバージェットとオーバーバイトがあり，上顎切歯は広範囲にわたり上口唇によって覆われている(A)．中等度の遠心咬合ではオーバーバイトは増えるが，上顎切歯は下口唇のもたらす抵抗力により，過剰萌出しない(B)．口唇の抵抗は大きなオーバージェットとオーバーバイトをともなう重度の遠心咬合でも存在する可能性がある(C)．しかしながら，口唇が上顎切歯の口蓋側に位置すると，上顎切歯は過剰萌出することになる(D)．上顎切歯が圧下されなかったり，下前顔面高がわずかしか増加しなかったりした場合には，治療後の下口唇は過度に上顎切歯を覆うことになる(E)．その結果，下口唇からの圧力は上顎切歯を口蓋の方向へ傾斜させ，オーバーバイトは大きくなり，二次的に下顎切歯は舌側に傾斜させられる(F)．

　ClassⅡ division 1 不正咬合では，切歯と口唇との関係は非常に重要である．下口唇が上顎切歯を垂直的に支持する場合は，これらの歯牙は過剰萌出しない．口唇の支持が不適切な場合は，治療はより複雑になる(図5-7)．上顎切歯の口蓋側に下口唇が位置する場合には，早期治療により，これらの歯牙の過剰萌出を予防し，破折の危険性を減らすことである．
　下口唇が上顎切歯の口蓋側に位置している患者のヘッドギア療法は，前方部ではなく，後方部で改善をもたらし，余剰なスペースが上顎歯列弓に生じることになる．
　リップバンパーは，下顎に装着することによって口唇の介入を排除し，下口唇を前方位に保って，下顎切歯が唇側に移動できるようにする装置である．
　下口唇が上顎切歯の唇側面を覆いすぎると，矯正治療後にオーバーバイトが発達し，上顎切歯が過萌出することがある(図5-7E, F)．[215] 極端な場合は，下顎切歯の唇側歯肉が退縮したり，口蓋粘膜が損傷を受けたりすることがある．
　重度のClassⅡ division 1 不正咬合では，ヘッドギアとプレートだけでは満足のいく結果は得られず，不正な前後関係と歯牙の位置は，期待どおりには改善されない．上顎に部分的な固定式装置を追加使用することでさまざまな欠点を改善できるが，これについては，後ほど図解することにする(第9章参照)．すでに述べたように，同様のことが，ヘッドギアとアクチベーターの併用療法にも当てはまり，ヘッドギア単独よりも上下顎の関係が改善する可能性が高まる(第8章参照)．

第5章 ヘッドギアとプレートの併用

図5-8
　ヘッドギアは，遠心咬合を治療するために，まず最初に装着する．不正咬合の主たる要素は遠心咬合であり，この改善にもっとも長い治療時間を要するからである(A)．ヘッドギアを上顎第二乳臼歯の脱落前に装着すると，第一大臼歯の近心移動を防ぐことができる(B)．上顎歯列弓で十分なスペースが得られたら，プレートを装着する(C,D)．分割されている唇側線は第二小臼歯近心辺縁隆線に隣接して走らせる．第一小臼歯が第二小臼歯のほうへ移動した後もピグテイルスプリングが両方の歯牙を遠心移動し続けるが，その間，小臼歯間を通る唇側線を調整する．プレートの小臼歯口蓋側の周りに即時重合レジンを盛り，スプリングの先端を埋め込んだ後に，犬歯移動のために活性化させ，バイトプレーンの高さを徐々に増加させる．犬歯を遠心移動し，スプリングの先端や，犬歯近心面・口蓋面に即時重合レジンを盛るまでは切歯を後方移動させるべきではない(E)．これらが完了してはじめて，切歯口蓋面および前歯歯槽部のレジンを削り取ることができる(F)．

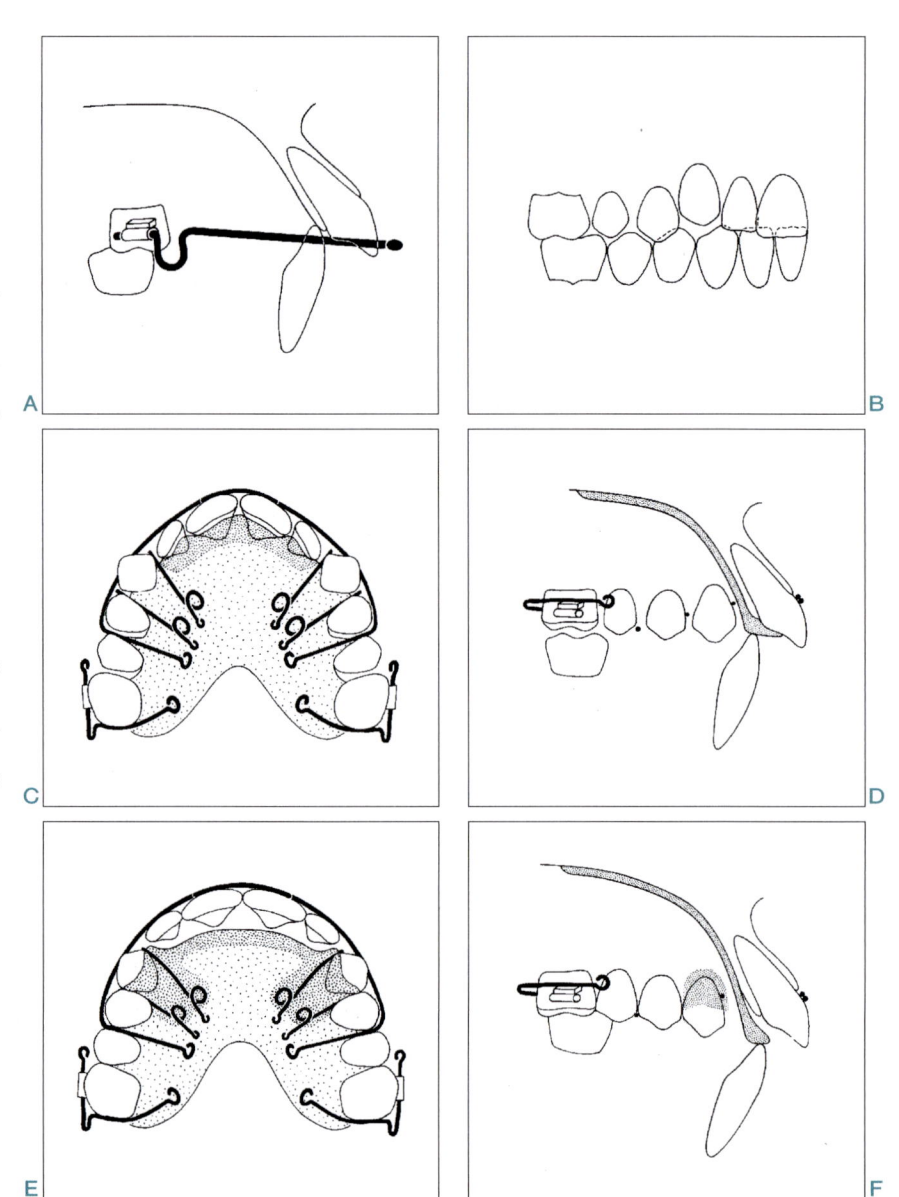

　原則として，プレート装着の前に上顎歯列弓内に十分なスペースを獲得すべきである．しかしながら，過蓋咬合や前歯部に接触があるような場合には，早めにプレートの使用を指示することも時々ある．治療開始時点ですでに十分なスペースを利用できる時には，プレートはヘッドギア使用直後に装着すべきである．このことは歯間空隙のある前突した切歯にも当てはまる(図5-8)．

　小臼歯を遠心移動する場合には，唇側線が障害となることで，小臼歯の自発的な頬側移動を妨げるべきではない．犬歯を遠心移動する時には，その動きを唇側線とトリミングしたプレートの辺縁の間へ誘導することができる．

　下顎切歯がバイトプレーンを嚙むと，プレートが傾いてしまうため，前歯の後方化と過蓋咬合の減少を同時に行うのは不可能である．

　前歯部の開咬症例では，複合した反作用力が第一大臼歯を近心に動かすことになるため，小臼歯と犬歯を遠心移動するまで，切歯は後方移動させるべきではない．ヘッドギアが指示どおりに装着されていない場合には，なおさらである．

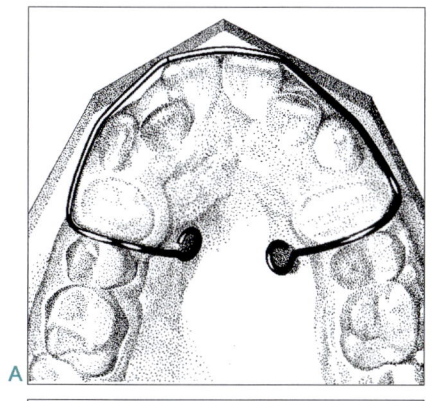

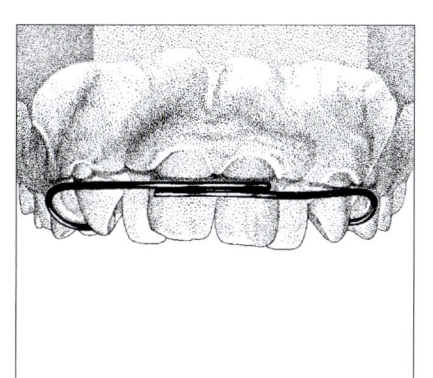

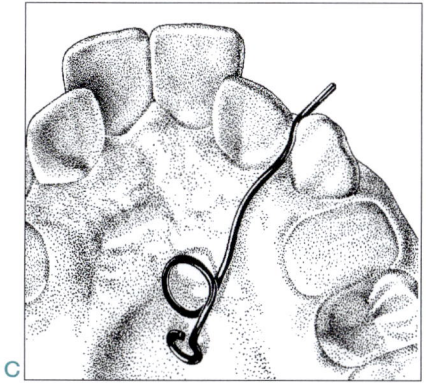

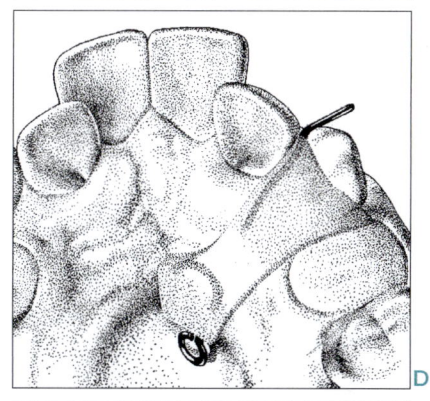

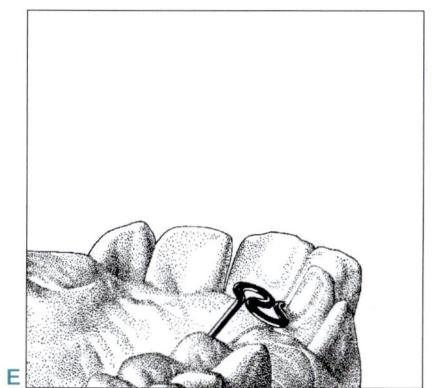

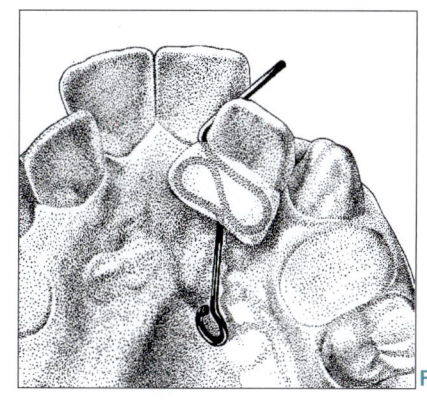

第5章 ヘッドギアとプレートの併用

図5-9

分割されている唇側線はBooy[35]がデザインし考案したもので，0.8mmのハードステンレススチールワイヤーを使用しているが，連続した唇側線よりもすぐれた長所をもっている．分割された唇側線はよく活性化され，弱くて持続的な力を発揮し，犬歯を遠心移動する時には，唇側への適切なガイドをもたらす(A,B)．しかしながら，変形しやすく，患者が袖で口を拭ったりすると，唇側線がセーターに引っかかって曲がる可能性もある．[29] 0.6mmのピグテイルスプリングは，小臼歯と犬歯を遠心移動させるのに適している．大きいコイルは十分な長さとすぐれた柔軟性をもたらす(C,D)．プレートを装着する前に，スプリングの延びた部分は短くしておく．前歯を後方移動させる時には，スプリングは歯冠近心側の歯頸部でレジンの中に埋め込む．過蓋咬合を減少させるために使用するバイトプレーン(E,F)には，前歯前方移動用のスプリングは口蓋からプレートを外す傾向の反作用力を発生するため，組み込めない．さらに，このスプリングは，前歯領域でのプレートに厚みが必要とされるため，臼歯間距離が1.5mm以上になる．このような欠点は，前方移動用のスプリングの代わりに，エラスティックを該当歯の口蓋側に付けたボタンから連続した唇側線のフックへ掛けることで避けられる．第3章で説明したとおりである．

また，バイトプレーンの高さは徐々に増加すべきである．これに関連する手順と考慮すべき必須事項については，第3章で述べてある．犬歯を遠心移動している間，過蓋咬合はまだ修正可能である．過蓋咬合が改善した後では，バイトプレーンは後方歯が咬合する時の下顎前歯の垂直的な支持としてのみ働く．

メタルパーツを噛んだり，小臼歯の遠心および頬側移動を妨害したりしないようにすべきである．第一大臼歯の周囲のクラスプの端はチューブに乗っているが，頬側には接触しない．さらに，プレートが取り外される時にクラスプは歯牙から押しのけられるが，時間が経つにつれてクラスプの端が頬側に曲がる結果となる．

唇側線は小臼歯を頬側に移動する必要があるならば，その頬側面に接触させるべきではない．そして，プレート辺縁の適切なトリミングと形成が不可欠である(図5-9)．

図5-10

唇側線の正しい位置決定は指で押すことによりコントロールできる(A). どこでワイヤーが接触し，どのくらいの力が局所的に加えられているのかは，アーチの下に置いた1本のフロスシルクで検査できる. プレート辺縁のトリミングには，長くて細く，先細りしているアクリリックレジンバーを使うべきである. 上顎切歯の後方移動には，アクリリックレジンバーの向きを切歯の口蓋面に一致させる(B). 唇側線を真後ろへ折り曲げて，第一小臼歯や犬歯を口蓋側に動かすことができる(C). 唇側線の先を調整して切歯を圧下できる(D). コンポジットレジンを盛ることにより維持を得て，歯牙挺出を容易にすることができる.[48]

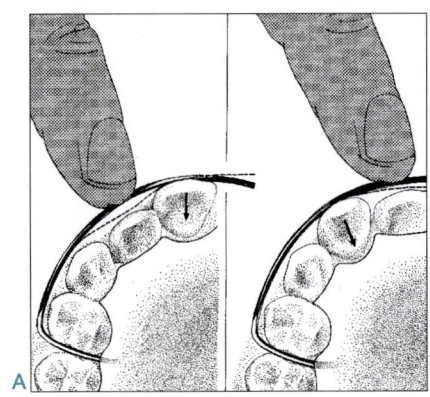

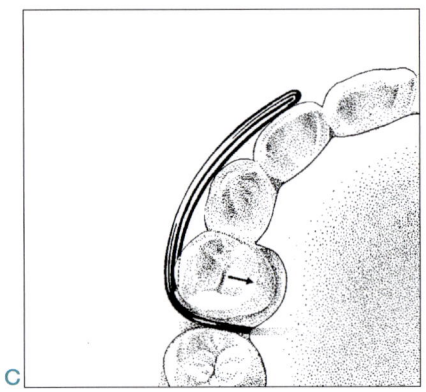

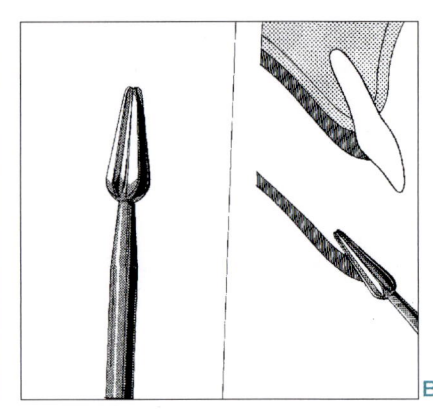

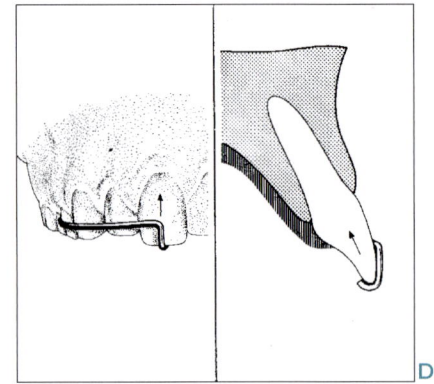

　プレートの効果的な使用は，主としてその固定状態次第である. この点に関しては，正しい適合だけでなく固定源も重要である. メタルパーツを噛むのは，不快感があるだけではなく，プレートを外れさせ，破損と変形の機会を増やす.

　クラスプ以外に，唇側線にも何らかの維持力をもたせるが，そのためには唇側線を活性化させなければならない. もちろん，クラスプが有効に機能するためには，アクリリックレジンは歯牙の口蓋側に密着していなければならない.

　切歯の後方移動では，犬歯と小臼歯にアクリリックレジンがよくフィットしていると大きな維持力を与え，このことは特に犬歯近心部に当てはまる.

　唇側線を選択的に働かさなければならない場合には，唇側線が触れるポイントへのしっかりとしたコントロールが不可欠である(図5-10A). プレート辺縁の戦略的トリミングもまた，成功の秘訣である(図5-10B). 切歯を後方移動する場合には，歯冠口蓋側にあるアクリリックレジンだけでなく，歯槽突起のずっと頭蓋側に位置するアクリリックレジンも削合することにより，歯根を自由に口蓋に移動させ，その上に乗っている歯槽突起を自由にリモデリングさせるべきである.

　また，例えば口蓋側へ小臼歯を動かしたり切歯を圧下したりする必要に応じて，唇側線を調整する(図5-10C, D). 切歯の唇側面にコンポジットレジンのストップを設置し，その上に唇側線を置くことによって切歯を挺出することができる一方で，同じような方法で切歯を圧下することもできるが，これは口蓋からプレートを引きはがす傾向の反作用力を生じさせることにもなる. したがって，プレートは効果的な維持が必要であり，前歯領域ではなおさらのことである. さらに，バイトプレーン付きのプレートには，後方歯の移動が咬合によって妨げられないという付加的な利点もある.

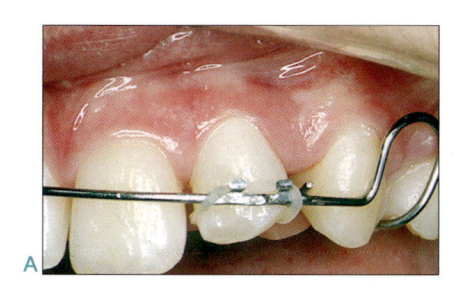

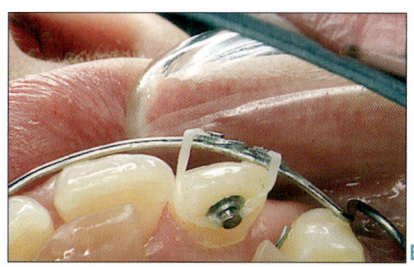

第5章 ヘッドギアとプレートの併用

図5-11
連続した唇側線とバイトプレーンで，過蓋咬合の減少と上顎切歯の前方移動を同時に行うことができる(A,B)．その後，装置を分割された唇側線に変えることができる．

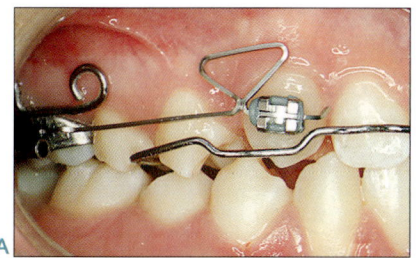

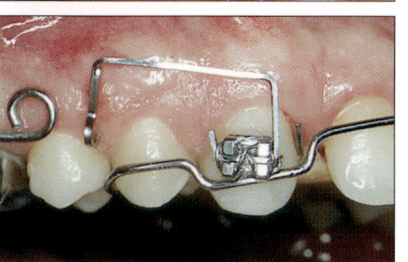

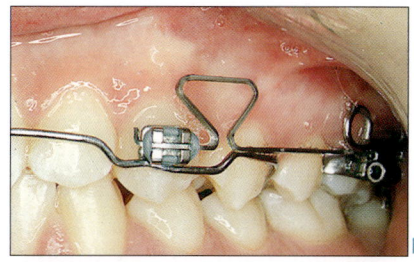

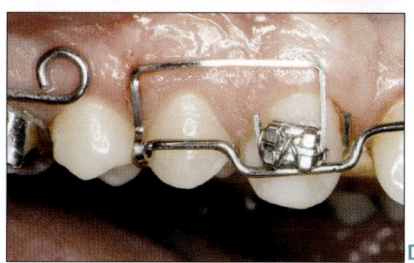

図5-12
ブラケットとセクショナルワイヤーで犬歯を直立させることができる(A)．挺出を防がなければならない場合には，唇側線はブラケットに当てておく(B)．唇側線の下に掛けたレクタンギュラーアップライトスプリングも使用できる．これは，相反する矯正力を犬歯に伝え，スプリングを装着する前に唇側線がブラケットに接触することで挺出を防げる構造である(C)．スプリングはブラケットのスロットに挿入し，十分に結紮する(D)．この方法で歯牙の回転修正もできる．

第3章で説明したとおり，いくつかの歯牙移動は，スプリングよりもエラスティックを使ったほうが，ずっと効果的に行うことができる(図5-11)．

遠心傾斜した犬歯のアップライトには特殊な問題が関係するが，小臼歯は咬合によってアップライトする傾向があるため，そのような調整は小臼歯にはあまり必要ではない．さらに通常，小臼歯は犬歯よりも短い距離の移動しか必要とされないので，犬歯ほど遠心には傾斜しない．特に，はじめから大きなオーバージェットと歯列に十分なスペースのある不正咬合では，犬歯は長い距離にわたる遠心移動が必要とされ，傾斜することになる．不正なアンギュレーションは，犬歯にブラケットを装着し，ブラケットから大臼歯チューブにレクタンギュラーワイヤーを渡すことで改善できるが，柔軟性を高めるためのループは，つけたりつけなかったりである．この装置を使うと，犬歯をさらに遠心に動かすこともできる(図5-12A, B)．アップライトスプリングも，唇側線の下にその端を掛けることによって利用できる(図5-12C, D)．この構造は特に長軸方向のコントロールに効果を発揮するが，患者はいくらかの器用さを要求される．それは，患者が清掃のためにプレートを取り外す際に装置を変形させないようにフックをはずし，後でそれを再び掛けなければならないからである．しかし，経験上，ほとんどの患者がそれをうまくできることは明らかである．プレート辺縁と唇側線は望ましくない唇側・口蓋側への移動を防ぎ，アクリリックレジンに埋め込まれたピグテイルスプリングの先端によって，近心への移動を防ぐことができる．

プレートをヘッドギアに加える際は，唇側線が干渉しないようにインナーボウを伸ばさなければならない．また，既述したように，プレート装置を後方部で使用する時には，インナーボウは広げなければならない．もちろん，来院のつど，ヘッドギアや他の装置が互いに妨害したり，拮抗したりしていないように確認しなければならない．

可能性は限られているが，ヘッドギアと可撤式上顎用プレートの併用で，良好な結果を得ることができる(図5-13～5-18)．

第 5 章　ヘッドギアとプレートの併用

図5-13

　10歳7か月の男子はClass II division 1 不正咬合であり，十分な口唇閉鎖と，その年齢にしては正常なプロファイルを有していた．遠心咬合は小臼歯歯冠幅の半分で，上下顎関係の逸脱というよりは歯牙の位置異常によるものであった．上顎切歯は唇側に傾斜していたが，オーバージェットは4mmだけであった．利用可能なスペースは，両顎歯列弓に十分あった（A,B）．10歳9か月の時，サービカルヘッドギアを装着し，7か月後に上顎のプレートを追加した．11歳3か月時には咬合が大きく改善したので，ヘッドギアを中止することができた．咬合はプレートで挙上し，前歯は後方移動した．12歳4か月の時，満足な結果が得られた（C,D）．治療終了5年後の17歳3か月時の記録（E,F）は，10年後の22歳2か月時の記録（G,H）と同様に安定した状態を示している．

　この治療における実質的な改善は，プレートで実現された．ヘッドギアが必要であったのはほんの短期間で，それは，遠心咬合の改善にとって好ましい成長パターンであったからである．上顎切歯を後退させるための十分なスペースがあり，初期の唇側傾斜であったために，結果として良好な歯軸を得た．また，上顎切歯は不規則な排列がなく，垂直的にも問題がなかったので，余分な装置を付けない簡単な上顎プレートで済んだ．

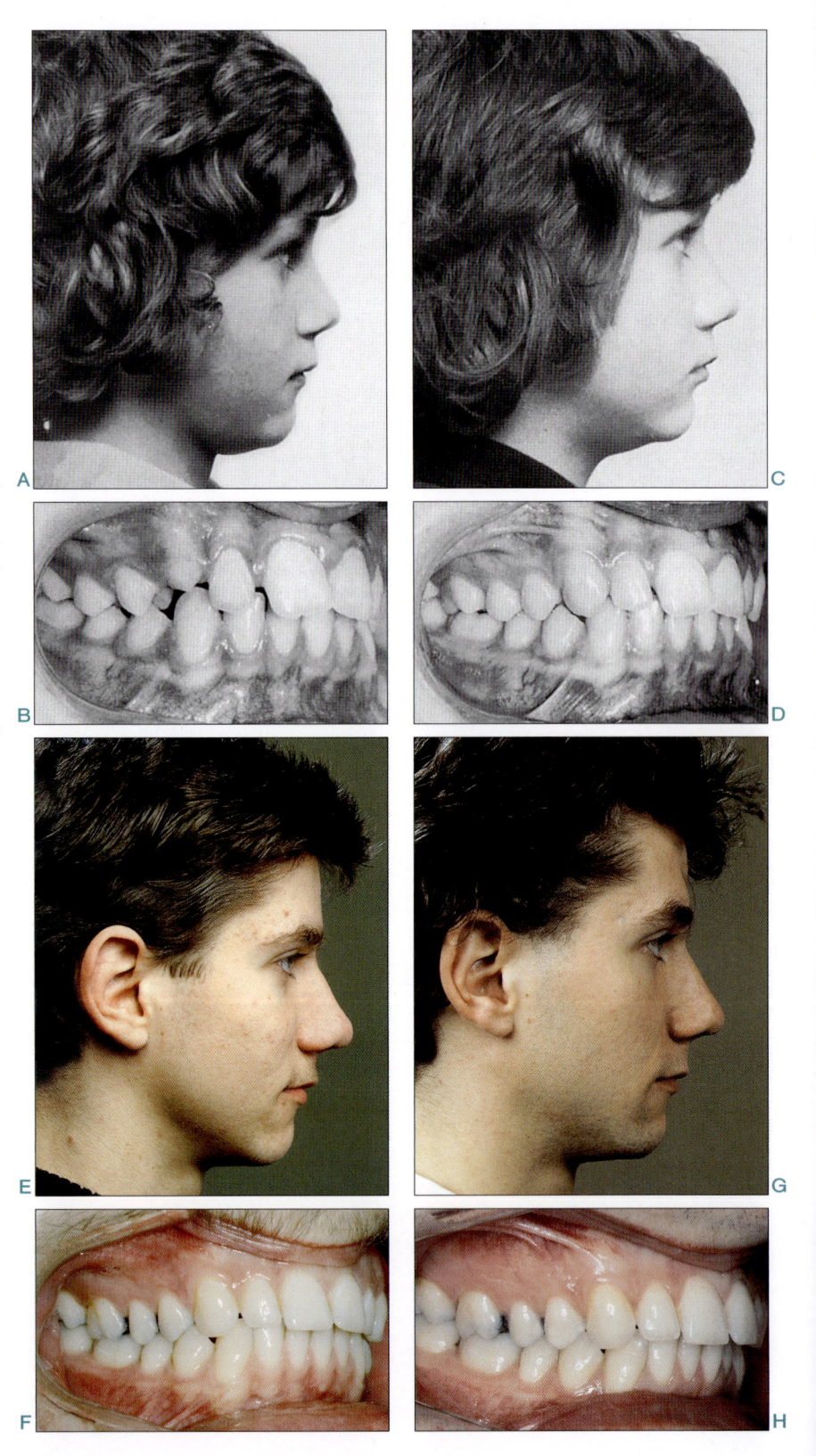

第5章　ヘッドギアとプレートの併用

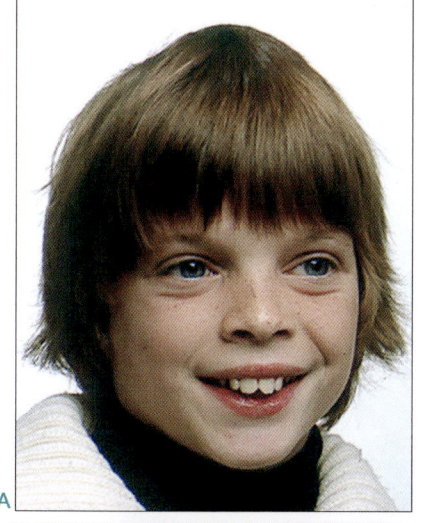

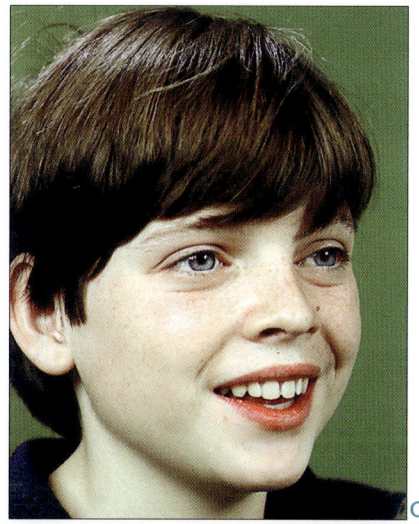

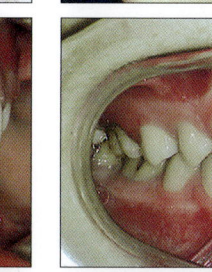

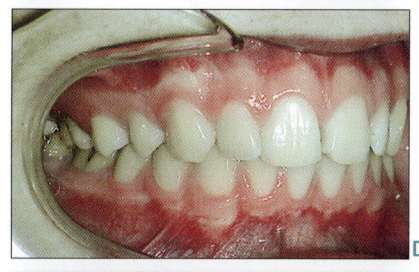

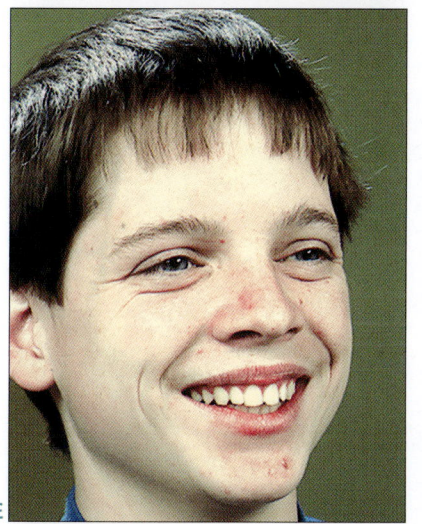

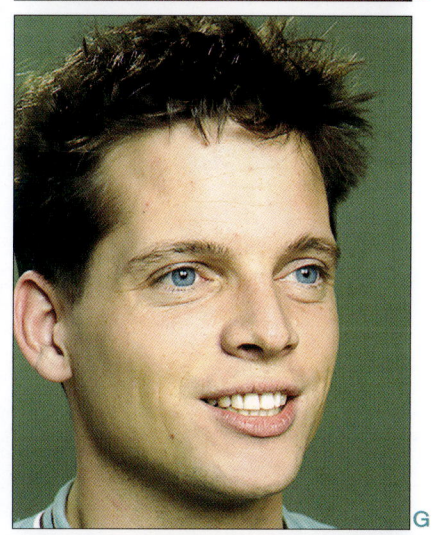

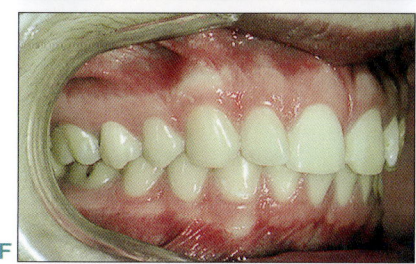

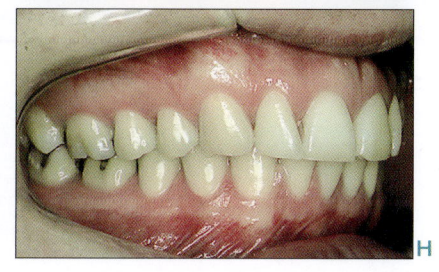

図5-14

　11歳1か月の男子は，10mmのオーバージェットをともなうClass II division 1不正咬合を有していた．十分なスペースが上下の歯列弓にあり，わずかな不揃いを示していた．上顎第二乳臼歯はまだ存在していた(A,B)．11歳3か月時にサービカルヘッドギアを装着した．かなり後の14歳6か月時に上顎のプレートを追加した．上顎歯列弓に過剰なスペースが生じず，バイトは深くなかったので，早期にプレートを追加する必要はなかった．プレートを使うと，初めに犬歯が遠心移動し，次に切歯が後方移動して回転した．15歳4か月時に治療は完了し，良好な結果が得られた(C,D)．後の数年間で，下顎歯列弓は上顎歯列弓に対してわずかに前進したので，咬頭嵌合が改善された．この変化は，2年後の17歳5か月時(E,F)，8年後の25歳5か月時の記録からも明らかであった．

　この患者においては，サービカルヘッドギアと上顎のプレートだけで最適の結果が得られた．当初，小臼歯歯冠幅半分の遠心咬合があり，上顎歯列弓にはいくらかのスペースが見られ，下顎歯列弓には異常がなく，上顎切歯は過剰萌出せず，垂直的な問題は見られなかった．そのうえ，装置は指示どおりに使用され，顔面の成長も良好であった．

オルソドンティック コンセプト & ストラテジー　75

第5章　ヘッドギアとプレートの併用

図5-15
　9歳11か月の男子はClass II division 1 不正咬合を有し，早期に上顎右側乳犬歯を失っていた．上顎切歯は転位してはいなかったが，右側にずれて右側犬歯のためのスペースは残っていなかった．オーバージェットは3mm，オーバーバイトは2mmであった(A,B)．10歳5か月の時，さらに多くのスペースをつくるためにサービカルヘッドギアを上顎歯列弓に装着した．11歳0か月の時にCrefcoeurプレートを追加し，セパレーションを上顎右側犬歯の位置に置いた．その後，犬歯のボタンから大臼歯の周囲にあるクラスプに掛けたエラスティックで，犬歯を遠心に移動させた．12歳11か月で十分なスペースが獲得された後，Crefcoeurプレートを分割した唇側線付きの上顎用プレートに取り替え，切歯を後方移動させ，犬歯の位置を改善した．治療は13歳6か月の時に終了したが，小臼歯は両側ともしっかりとした咬合に到達していなかった(C,D)．2年後の15歳8か月時(E,F)，および5年後の18歳8か月時(G,H)，咬合面間の距離はわずかに減少したが，どちらの小臼歯にもしっかりとした咬頭嵌合は達成されていなかった．前述のように，Crefcoeurプレートは，過蓋咬合を減少させると同時に，歯列弓内にスペースを局所的に増加させ，正中線の偏位を修正するのによく適している．

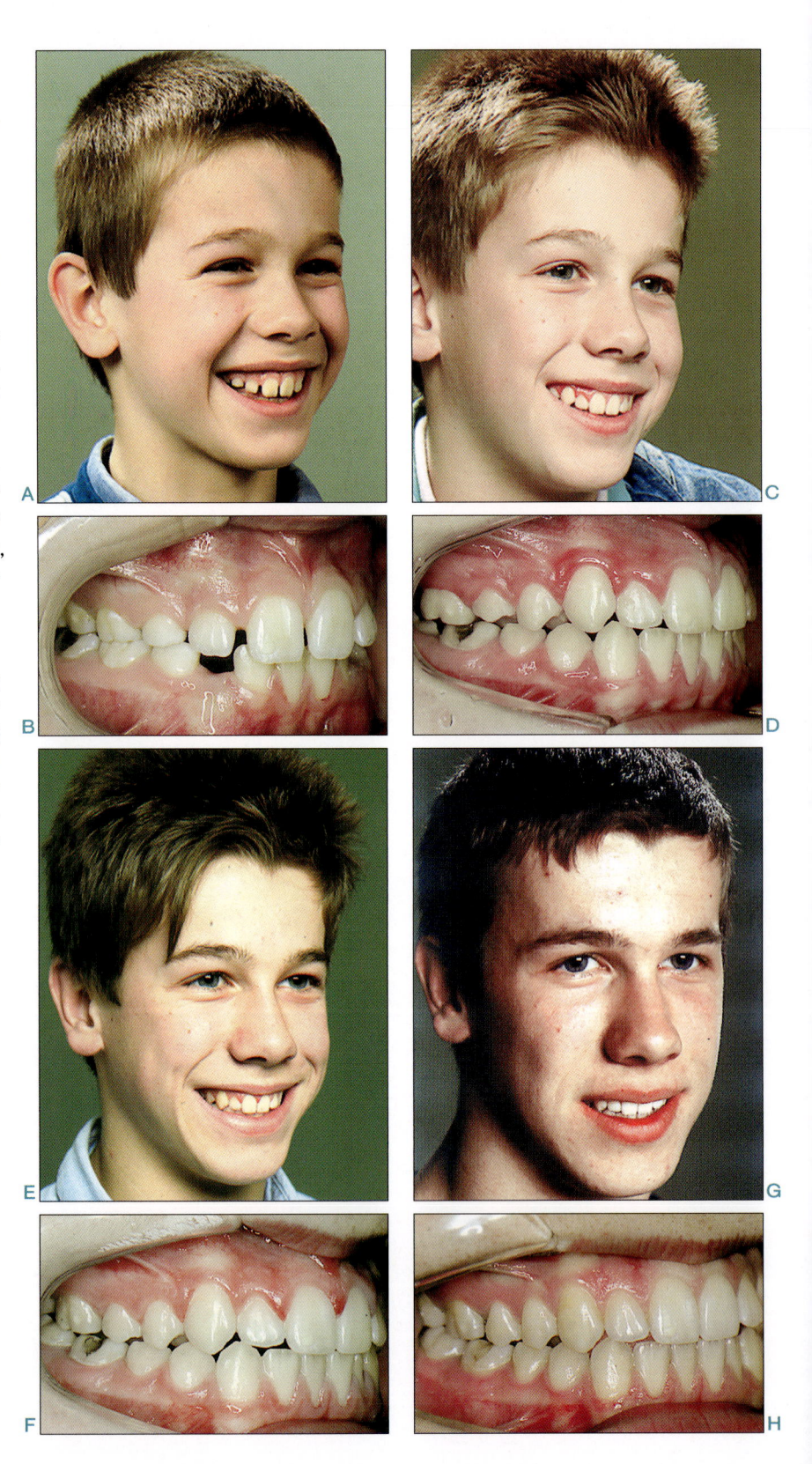

76　オルソドンティック コンセプト & ストラテジー

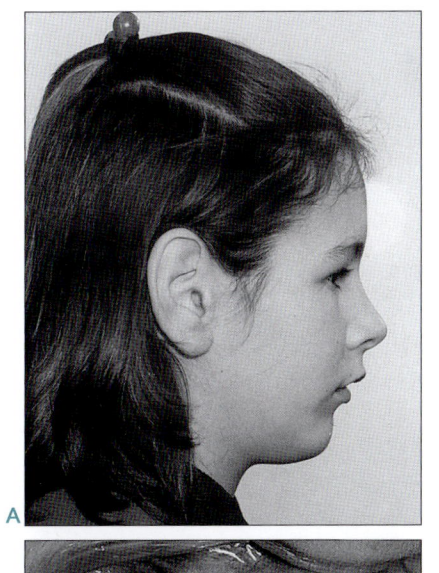

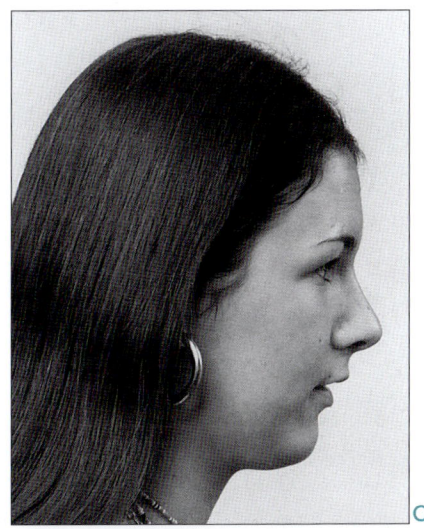

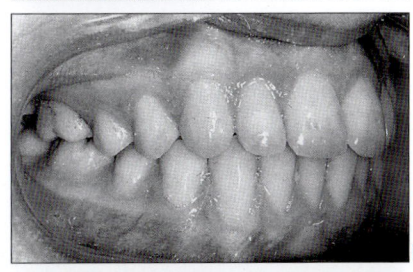

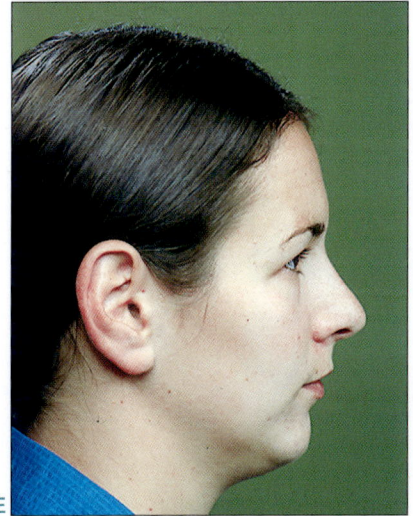

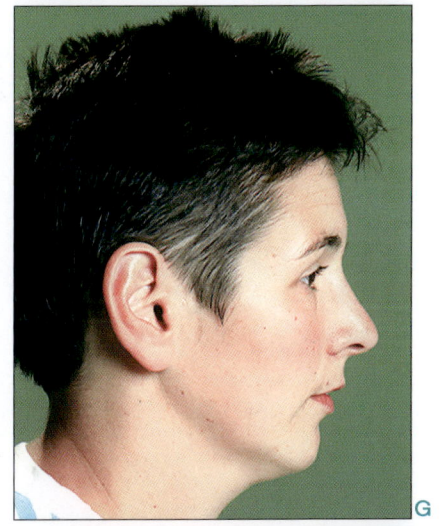

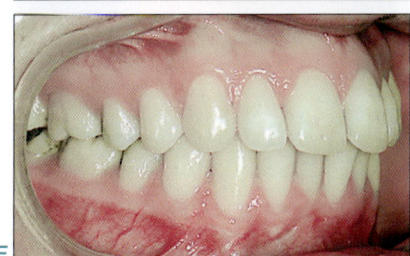

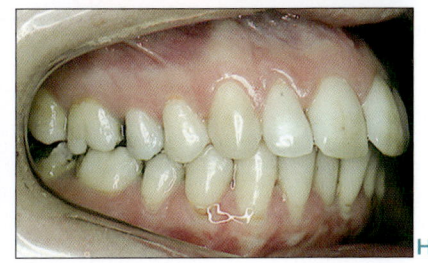

第 5 章　ヘッドギアとプレートの併用

図5-16

12歳6か月の女子は，きれいに整った歯列弓をともなったClass II division 1 不正咬合であった．永久歯の萌出移動は終了し，小臼歯と犬歯は小臼歯歯冠幅半分の遠心咬合で，第一大臼歯は完全な遠心咬合であった．第二大臼歯もすでに萌出していた(A,B)．残念なことに治療が5か月延期されたので，まずサービカルヘッドギアを装着し，12か月後の14歳1か月時に上顎プレートを追加した．バイトプレーンの高さを定期的に増加し，第一小臼歯と犬歯をピグテイルスプリングで遠心移動した．切歯は唇側線で適切な位置に導かれた．15歳6か月からは，プレートはリテンションを目的として睡眠中のみ使用した．治療終了の16歳8か月時に採った記録は，よい結果を示した(C,D)．7年後の24歳1か月時，成し遂げられた改善は，まったく失われていなかった(E, F)．治療後15年経た34歳1か月時にも同様であった(G,H)．この治療は開始が遅すぎた．萌出移動は終了し，小臼歯が乳臼歯に置き換わる時に利用できるスペースを遠心咬合の改善に利用できなかった．それにもかかわらず，わずかな遠心咬合（小臼歯歯冠幅の半分）や，上顎歯列弓で余分なスペースがあったり，上顎切歯の唇側傾斜があったりしたお陰で，この患者ではよい結果が得られた．

オルソドンティック コンセプト & ストラテジー　77

第5章 ヘッドギアとプレートの併用

図5-17

　10歳6か月の男子は，11mmのオーバージェットと2mmばかりのオーバーバイトを有するClass II division 1 不正咬合であった．上顎第二乳臼歯はまだあり，上下歯列弓には利用可能なスペースが十分にあった(A,B)．10歳9か月時にサービカルヘッドギアを装着し，6か月後に上顎プレートを装着した．小臼歯と犬歯は，ピグテイルスプリングで遠心移動した．その後，切歯は分割した唇側線で後方移動した．治療の最後の6か月間は，睡眠中のみプレートを装着した．13歳6か月の時の記録は，後方部では良好な咬合に達したことを示したが，上顎切歯は直立しすぎていた．そのうえ，歯間空隙が上顎側切歯の遠心に残っていた(C,D)．続く数年間で上顎切歯はより口蓋側に傾斜し，歯間空隙は閉じた．治療終了から2年後の15歳5か月時の記録(E,F)，およびその3年後の18歳7か月時の記録(G,H)で明らかなとおりである．

　この患者を紹介するのは，本章ですでに提示したアプローチの2つの重要な限界を実証するためである．プレートでは上顎切歯にトルクをかけることができず，十分に圧下することができない．これら両方の移動が，この患者には必要であった．下顎が前方向にもっと成長していたならば，上顎切歯は前後的に接触するまで後方移動させる必要はなく，このような直立した状態にはならなかったであろう．しかしながら，下口唇が上顎切歯をカバーしすぎると，過蓋咬合は進展する可能性がある．

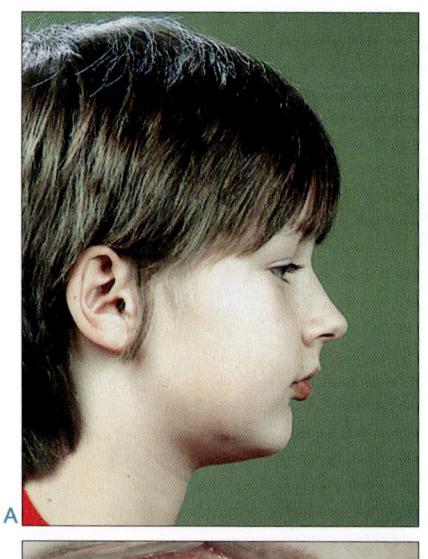

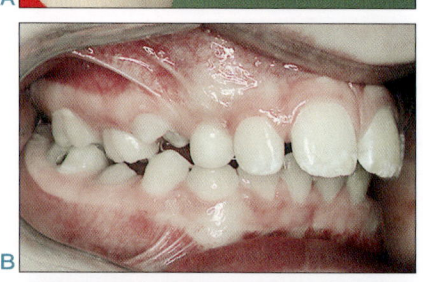

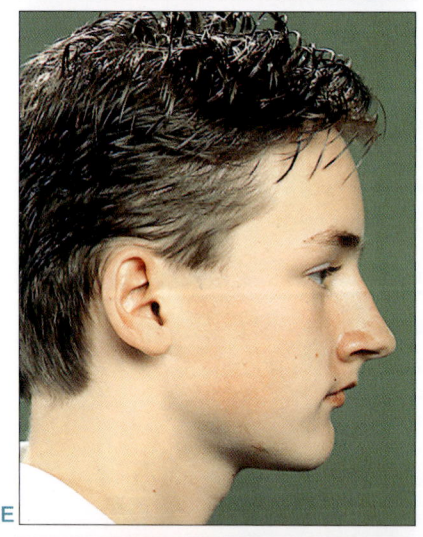

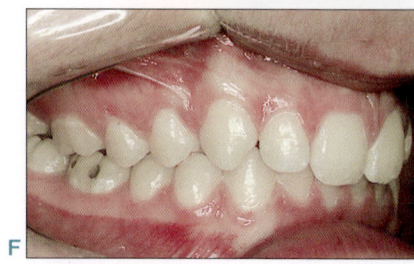

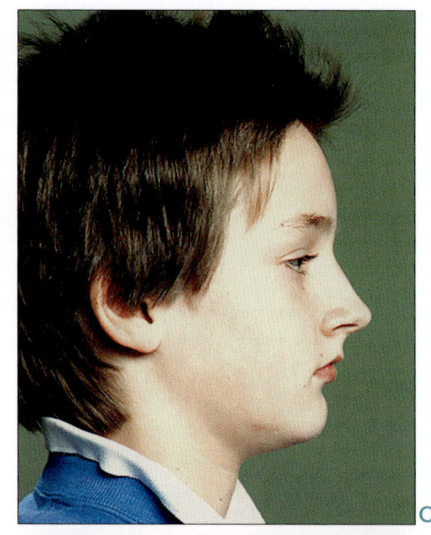

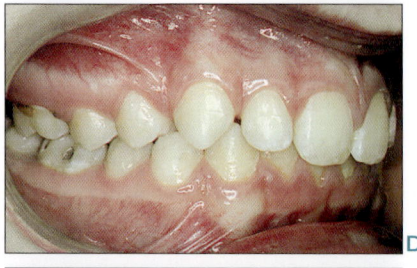

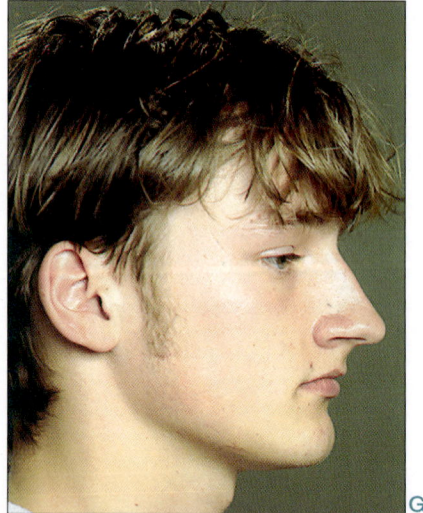

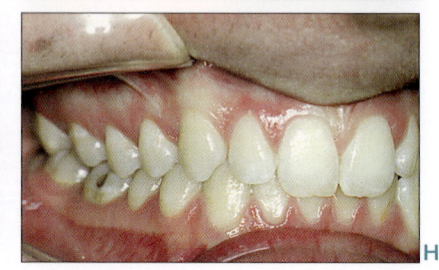

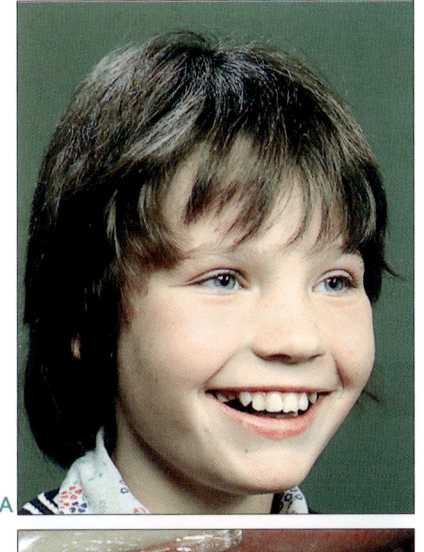

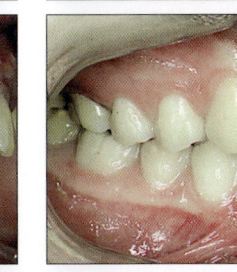

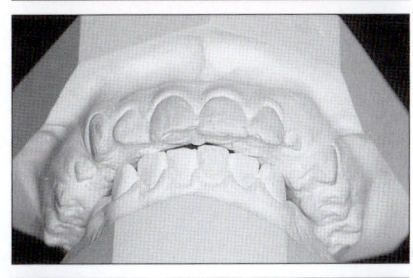

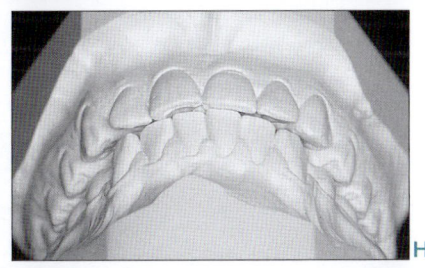

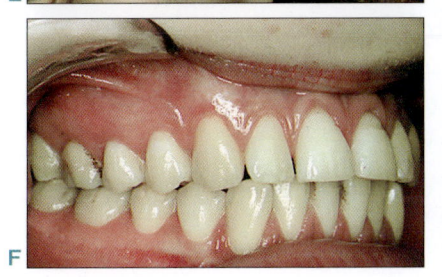

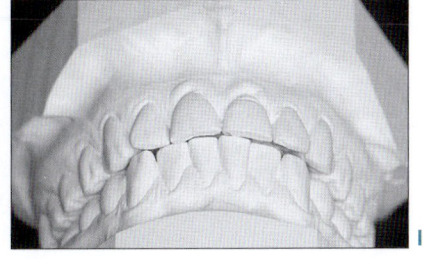

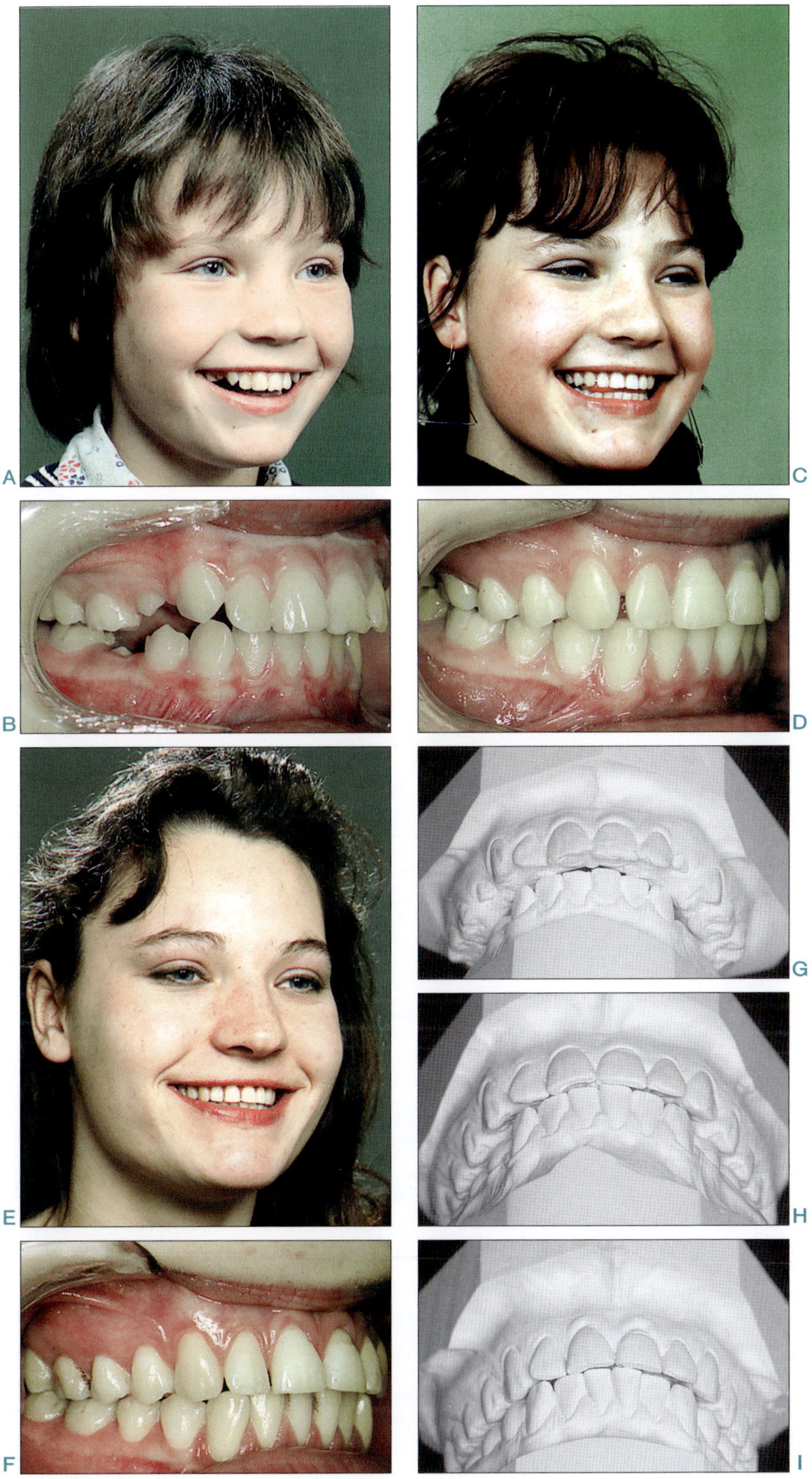

第5章 ヘッドギアとプレートの併用

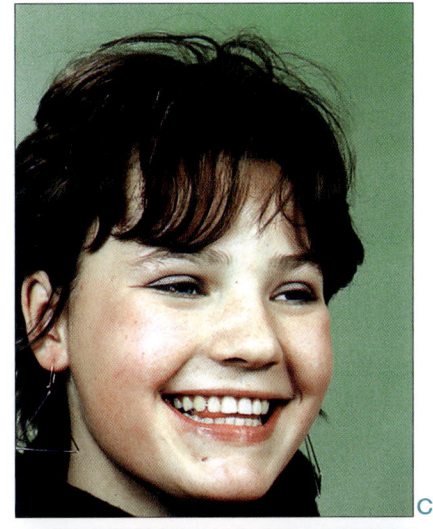

図5-18

10歳5か月の女子は，幅広の顔と軽い遠心咬合をともなうClass II division 1 不正咬合であった．上顎第二乳臼歯と下顎左側第二乳臼歯はまだ残っていた．オーバージェットは8mm，オーバーバイトは3mmで，上下歯列弓には十分なスペースがあった．しかしながら，完全な鋏状咬合が両側にあった(A,B,G)．サービカルヘッドギアのインナーボウを，上顎歯列弓の幅を減少させるために狭くした．下顎の前方への成長があったために，追加装置を使用せずに遠心咬合を改善できた．ヘッドギアの装着後6か月で，第一大臼歯のバンドの周りには改良型3/4クラスプ，第一小臼歯と犬歯の近心にはピグテイルスプリング，そして，分割された唇側線の付いた可撤式の上顎プレートを装着した．オーバーバイトが小さく，切歯が互いに接触していなかったので，バイトプレーンは必要なかった．クリアランスは十分であり，咬合を上げる必要はなかった．小臼歯と犬歯を遠心移動した後で，切歯を後方移動した．14歳1か月の時に治療は完了した．後方部でしっかりと咬頭嵌合した，よい結果が確立された．しかしながら，右側上顎側切歯はまだローテーションしていた(C,D,H)．5年後の19歳3か月の時の記録は，結果が維持されていたことを示し，上顎右側側切歯遠心の歯間空隙は閉じていた(E,F,I)．

オルソドンティック コンセプト & ストラテジー　79

第5章 ヘッドギアとプレートの併用

図5-19

Bass[11]によると，上顎切歯を圧下し，トルクを加えるためには，上顎プレートとパライアタルヘッドギアが併用できる．切縁をしっかりとアクリリックレジンに嵌め込みながら，Jフックの先端をトルキングスプリングのコイルに掛ける．

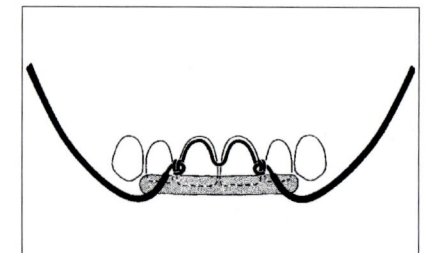

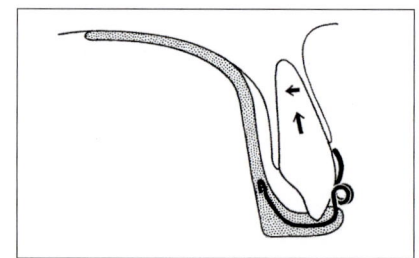

　過蓋咬合をともなう不正咬合では，サービカルヘッドギアはパライアタルヘッドギアよりも明らかに有利である．サービカルヘッドギアはゆるやかな挺出力を上顎第一大臼歯に加え，根尖を頬側に動かし，近遠心のアンギュレーションをコントロールすることができる．前方部での開咬もしくは無咬合をともなう場合でさえ，サービカルヘッドギアのほうがよいと思われる．しかしながら，下顎面高が大きい患者では，パライアタルヘッドギアにはいくつかの利点がある．

　Bass[11]は特別なデザインのヘッドギアと可撤式プレートの併用を提唱したが，その目的は上顎切歯の圧下と根尖の口蓋側への移動であった（図5-19）．このデザインでは，切歯の切縁をカバーするアクリリックレジンが，垂直な圧下力を支持している．

　ヘッドギアを使用することにより，大臼歯をその位置で回転させることができるが，ある程度遠心に動かすこともできる．大抵の場合，遠心移動は隣接している第二大臼歯によって妨げられるが，その大臼歯を抜歯すると，第一大臼歯の遠心移動用に使うことのできるスペースが生じる．非対称性の咬合を有する患者では，上顎第二大臼歯の片側抜歯がよい解決法であるかもしれない．しかしながら，これは第三大臼歯が存在している時だけにしか適用できない．

　十分なスペースが上顎歯列弓にある場合は，第一大臼歯の遠心移動は避けるべきである．改良型3/4クラスプは，このような動きに対して十分な抵抗力を発揮しないが，遠心面に位置するように0.9mmのストレートワイヤーを追加することは，適切な処置である．

　Class II division 1 不正咬合でよい排列の歯列弓を有する患者，特に若年者では，アクチベーターかそれと同様の装置の使用は，ヘッドギアよりもよいと思われる．

　生物学的要因による反応はさまざまであり，矯正治療結果の予測を非常に難しくさせる．治療期間の予測がその好例であり，また治療効果が期待から外れることもある．例えば，左右対称のヘッドギアは非対称の結果につながるかもしれず，また，上顎歯列弓の自発的な拡大は，必ずしもすべての場合に起こらない．小臼歯，または犬歯を積極的に遠心に動かす必要がない時もある．したがって，再診のつど，前の状況からの変化を注意深く観察すべきである．

　ヘッドギアの連続的使用，および過度の力での使用は，第二・第三大臼歯の大きな歯牙移動と叢生を生む結果となることがある．さらに，第一大臼歯の歯根吸収が観察されてもいる．[112] 小臼歯と犬歯が余計に遠心傾斜することもある．重度のClass II division 1 不正咬合では，アクチベーターとヘッドギアの併用は，よりよい方策であるかもしれない．

アクチベーター等の機能的矯正装置の応用

　アクチベーターは，1924年にノルウェー人，Viggo Andresen[7] によって紹介され，主としてドイツ語圏で改良が重ねられた．HäuplおよびPetrik著の本『Funktionskieferorthopädie』[8] は，長年の間，一般的な治療に寄与してきた．

　多くの改良型アクチベーターが開発され，[84,88] 堅固なものよりも柔軟性のあるデザインの同様な装置も開発された．[21,189] そして，Fränkell[69,70] は，ファンクションリギュレーターを提唱した．

　アクチベーター等の機能的矯正装置は，若年患者において成長に影響を与え，機能的な障害を排除し，歯の位置を修正することにより，不正咬合を改善するのに使用される．それらは，特に問題のある併発症のないClass II division 1 不正咬合を治療するのに適している．

　アクチベーター等の機能的矯正装置では，上下顎前歯の前方または後方移動に加え，遠心咬合や過蓋咬合の改善はできるが，歯牙を直立させたり，トルクをかけたりすることはできず，また，ローテーションの改善では限界がある．さらに，これらの装置は，永久歯がすでに抜歯されているケースでの治療を完成させるには，十分なコントロールが効かない．

　アクチベーター等の機能的矯正装置は，下前顔面高が大きくなく，下顎骨の前方成長が期待される患者に最善の結果をもたらす．これらの装置は，鼻腔に問題があったり，口腔内のスペースに制限があったりする患者に使用すべきではない．これらの患者は，口腔内に装置を維持することができない．

　可撤式装置の使用期間中，特に口腔内でゆるやかに装着している場合には，患者の動機づけおよび協力は欠かせない．また，治療開始時の問題は予想しておくべきである．

　アクチベーターのさまざまなバリエーションが導入されているが，作用機序の基本は同じである．下顎骨の成長は，特に前方および垂直方向に誘導されるが，上顎骨複合体の成長も影響を受ける．そして，改善の約半分は，歯牙の移動によって実現される．

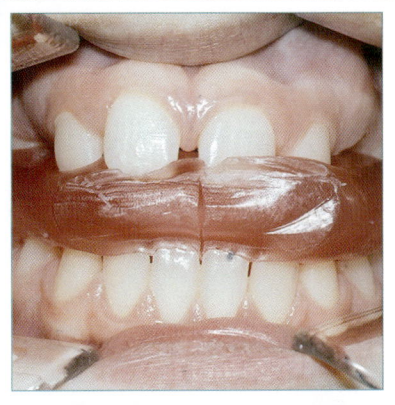

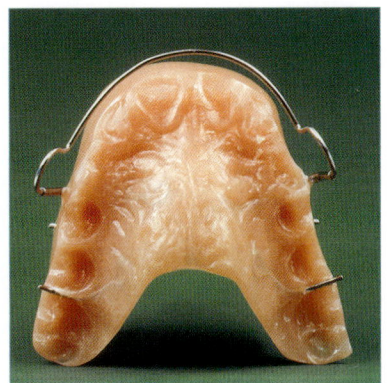

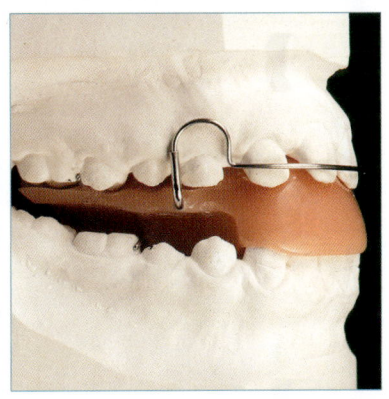

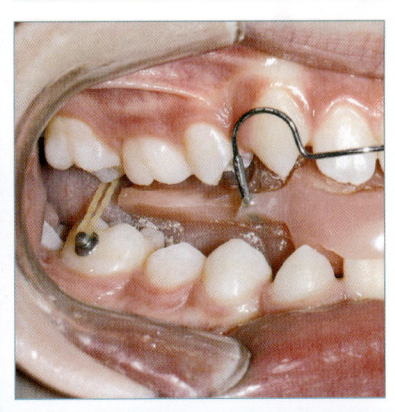

6

オルソドンティック コンセプト ＆ ストラテジー

第6章　アクチベーター等の機能的矯正装置の応用

図6-1

上顎切歯の歯間空隙と唇側傾斜および正常な下顎の歯列弓を有するClass II division 1不正咬合を，アクチベーターを使って良好に治療した(A-D)．装置については図6-2に示す．上顎切歯は，唇側線を使って後方移動した．アクチベーターを装着していない日中の咬頭嵌合("レール"メカニズム)により前方位化した下顎歯列弓に合わせて，上顎歯列弓は幅を調整することができた．しっかりとした咬頭嵌合により獲得されたI級咬合は，堅固なものになる(E,F)．

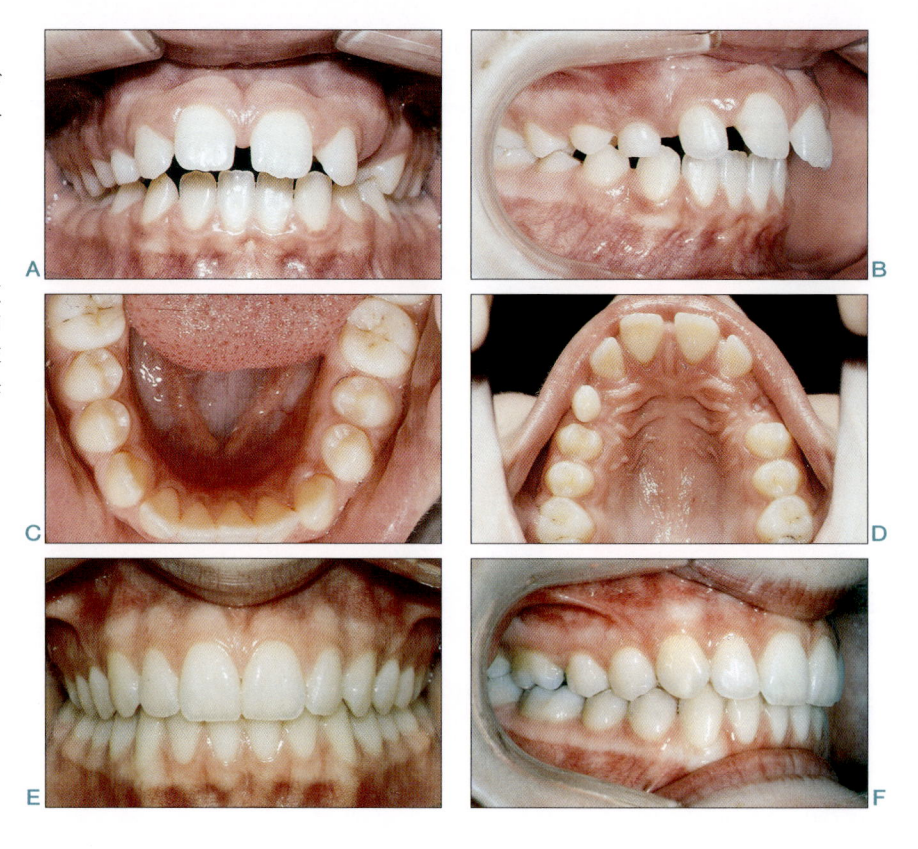

　アクチベーターによる治療は，第二乳臼歯の脱落の前にはじめるのが望ましく，乳臼歯とその後継歯間の近遠心の歯冠幅径の違いを遠心咬合の改善に利用できる．しかしながら，図6-1に示した患者のように，治療をいくらか遅くはじめても，顔面成長が好ましく，かつまだ完了していなければ，満足できる結果を得ることができる．

　アクチベーターの製作には，構成咬合と最新の歯列模型が1セット必要で，模型の咬合面の石膏の気泡は取り除く．

　構成咬合は歯列模型を参考にしながら，チェアサイドで採得する(図6-3, 6-4)．ワックスは，歯肉の圧痕も含むので，粘膜に触れる部分は切り取る．さもないと，構成咬合は，歯列模型上の歯肉の部分で適合しなくなってしまう．

　アクチベーターは，医師がトリミングして試適し

なければならない(図6-2)．通常，歯科技工士によって納入された装置は，上顎では時々，下顎では頻繁にアンダーカット部に食い込んでおり，口腔内でゆるやかに装着するのを妨害するような干渉を引き起こしている．これらの干渉は取り去るべきであり，下顎後方歯の萌出を防ぐ部分，すなわち，咬合面領域および歯槽突起がリモデリングする舌側部も取り除くべきである．アクリリックレジンが下顎において，切歯切縁および最遠心大臼歯の遠心咬頭のみと接触する場合には，Speeの湾曲を平坦化することができるアクチベーターのリンガルウイングは，アクチベーターが簡単に外れるのを防ぐだけの高さがなければならないが，局所を刺激するような面があってはならない．アクリリックレジンは，下顎前歯の舌側から離しておく．

第6章　アクチベーター等の機能的矯正装置の応用

図6-2
アクチベーターは適時トリミングしなければならない(A)．下顎切歯と犬歯の辺縁部と歯間隔壁部のアクリリックレジンは取り除く(B)．アクチベーターは下顎前歯の切端と唇側を取り囲む(C,D)．舌側では，アクリリックレジンは下顎前歯の歯冠に接触してもかまわないが，歯肉には接触させない．下顎後方歯は，萌出させるために自由にしておかなければならないが(E)，上顎後方歯は違う(F)．

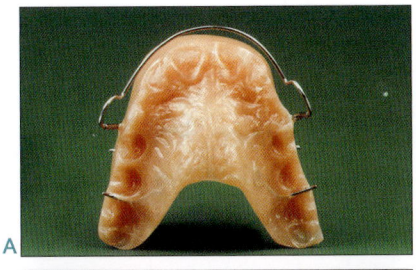

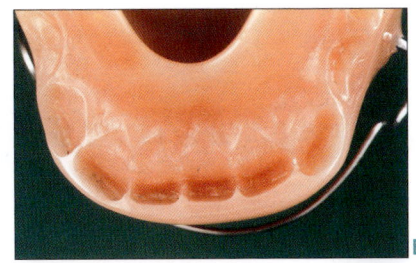

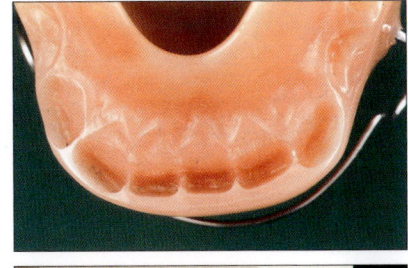

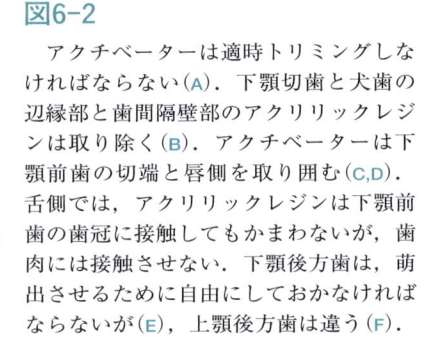

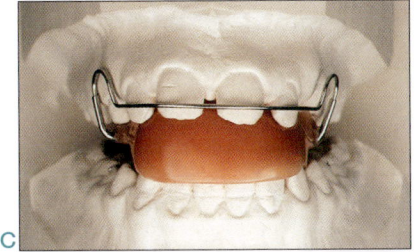

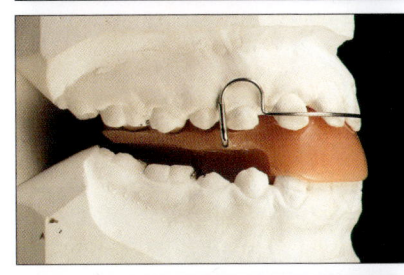

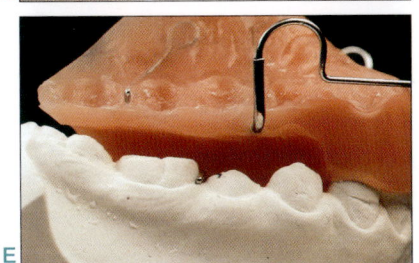

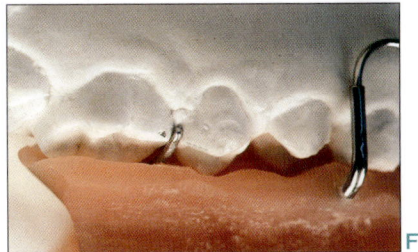

　上顎では，切歯を後方移動させない限り，切歯口蓋側のアクリリックレジンは削除しない．後方部では，咬頭頂だけが接触する平らなアクリリックレジンの表面を残すように咬合面形態を整えると，後方歯の頬側移動を妨げることはない．
　第一大臼歯近心のサポートバーの位置は，来院ごとにチェックする．このバーは，アクチベーターを正しく位置させ，垂直的な支持を与え，第一大臼歯の近心移動を防ぐために使うことができる．連続した唇側線は上顎切歯に接触させ，ごく小さな力を働かせるべきであるが，Ｕループは犬歯には触れさせない．アクチベーターを所定の位置に装着した状態で患者が咬合し，唇側線が歯頸部に移動する前は，ワイヤーは上顎切歯の切端部に接触させる．切歯を後方移動させる時は，歯槽突起がリモデリングできるように，アクチベーターの歯槽領域のアクリリックレジンは削除する．上顎後方歯は下顎後方歯と異なり，平らな咬合面プレートによってその萌出を防ぐ．これらの手順は，大きい咬合面間距離のあるアクチベーターの使用により，下顎では後方歯の近心傾斜をともなう萌出を促進し，上顎では後方歯の咬合平面への垂直的な萌出を防ぐという仮説のもとに，Woodside[239]によって提唱されたもので，遠心咬合の改善をもたらすことになる．この仮説に賛同しない他の人たちは，上顎後方歯の咬合面からもアクリリックレジンを取り除くが，サポートバーは装置の適切な位置づけを保証する．
　アクチベーターは睡眠中のみ使用すべきであるが，患者が装置に慣れるために，寝る前に数時間ほど装着させるべきである．朝，アクチベーターがまだ口腔内にある状態で目を覚ますようになったら，すぐに睡眠前の装着を止める．

オルソドンティック コンセプト & ストラテジー　83

第6章　アクチベーター等の機能的矯正装置の応用

図6-3

構成咬合は慎重に採得する(A,B)．赤いワックスシートの2/3を，火や熱いお湯の入った容器の中，または熱湯の蛇口の下で温める(C,D)．次に，軟らかくなったワックスに空気を入れないようにして巻く(E,F)．ワックスロールを馬蹄形にして，舌側の歯槽突起を含む，十分な深さまで再現された直近の下顎歯列模型に据える．ワックスロールの形をさらに整え，適切な幅を与えて正しい長さで切る．その次に，ワックスロールを再び下顎の模型に乗せ，全歯牙の咬合面側歯冠半分を覆う所まで押し下げる．こうすると，ワックスロールが下顎歯牙によく適合するようになる(G,H)．患者にはあらかじめワックスバイトを作る方法を知らせておき，鏡を持たせながら，手順にそって実行する．

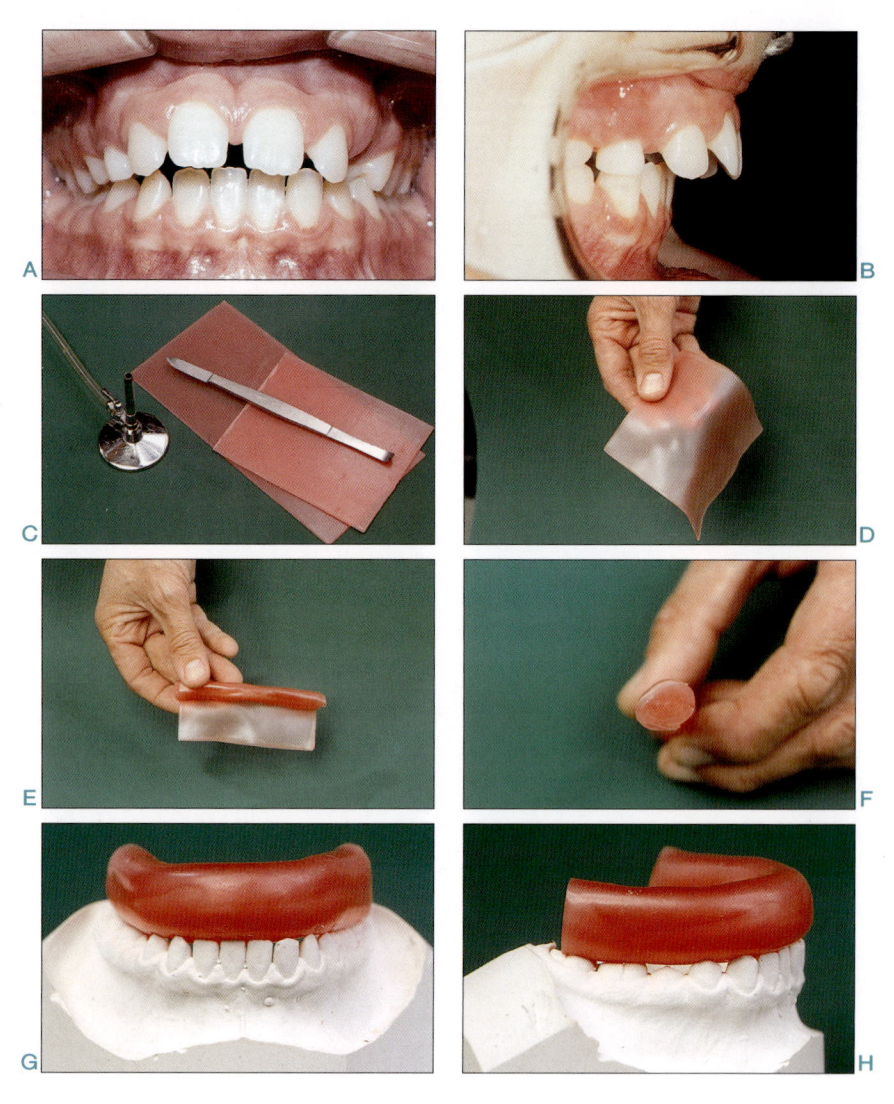

　医師は十分に説明し，両親の関心，ならびに患者の気持ちと不安感への理解について意思表示することが不可欠である．アクチベーターは，できるだけ使いやすく，傷つけず，炎症を引き起こすべきではない．患者が咬合した時に，上下歯列の数歯が接触しなければならない．これは個々の歯に荷重がかかりすぎるのを避け，アクチベーターが動くのを防ぐためである．
　オリジナルのデザインのアクチベーターは，メタルパーツがわずかしかない丈夫な構造をしており，簡単には変形せず，たとえ変形しても，容易に正しい形に戻すことができる．来院日が8週間，またはそれ以上間隔が空いても，ほとんど問題がなく，チェアタイムもあまりかからない．来院時には，装置が不快であるか，指示どおりに装着しているかを患者に尋ねる．必要があれば，メタルパーツを調べて適合させる．粘膜，特に下顎切歯の舌側面を点検し，痛い場所や歯肉の損傷を探る．歯牙が萌出すべき場所や，アクチベーターの自発的な機能を妨げる部位のアクリリックレジンは削除する．

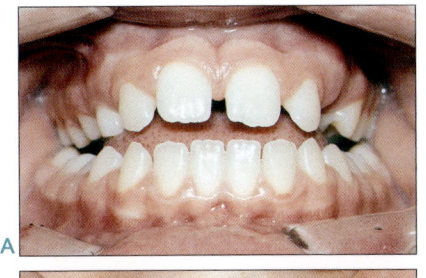

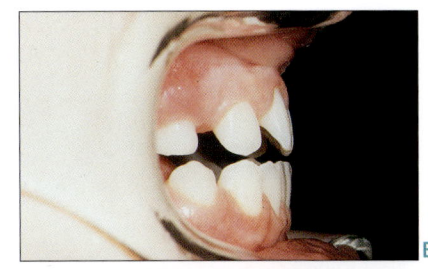

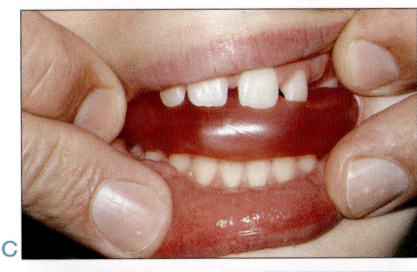

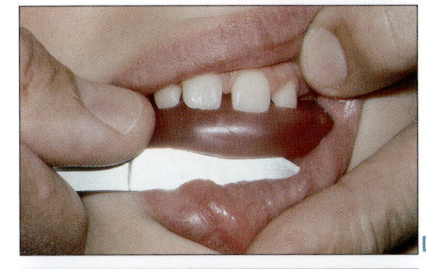

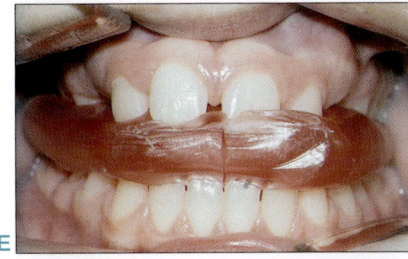

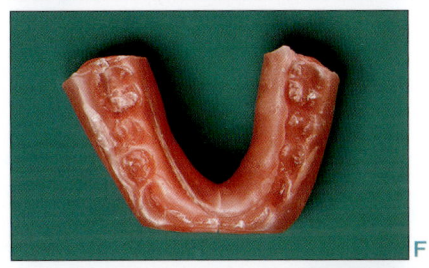

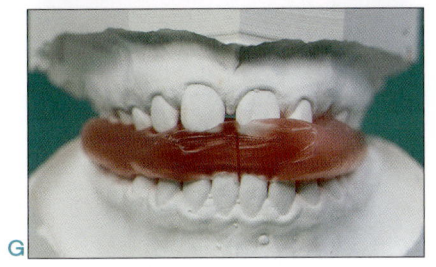

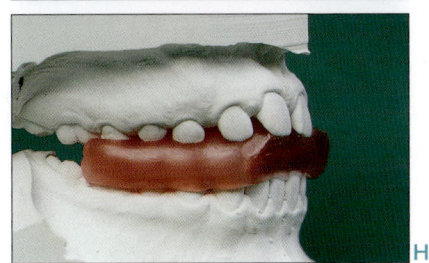

第6章 アクチベーター等の機能的矯正装置の応用

図6-4
　原則として，構成咬合は，中切歯が切端咬合位で3～4mmの距離を空けるように採得する(A,B). 誘導時，下顎が後方に逃げるのを防ぎながら，下顎前歯で位置決めをして，ワックスロールを噛ませる(C). したがって，予定位置よりも前方位ではじめることを薦める．上下歯列弓の正中線を合わせることに注意を払わねばならないが，それには，前方部のワックスを切り取り(D)，さらに深く咬合させる時に指標としての役割を果たす垂直な溝(E)をつけると簡単になる．構成咬合のワックスバイトを取り外して冷やした後(F)，歯列模型に乗せてから手の中でぐるりと回して点検する(G,H). 原則として，上下歯列弓の正中線は，構成咬合では一致しなければならない．ここに示した患者では，上顎切歯が右側転位していたので，正中線は合わせなかった．

　アクチベーターの治療による好ましい反応により，上顎後方歯は口蓋側のアクリリックレジンから離れていくことになるが，問題ではない．これらの歯牙の側方位は，主として下顎後方歯との咬頭嵌合によって決められているからである．

　上顎歯列弓を拡大するためのエクスパンションスクリュー付きで設計されているアクチベーターもあるが，アクチベーターを就寝中のみ装着し，日中は"レール"メカニズムが働くことができるように，後方歯がうまく咬頭嵌合するならば，そのようなスクリューの必要はない．

　機能的矯正装置を日中も装着する場合には，上顎歯列弓は積極的に拡大しなければならず，スクリューの使用は適切である．しかしながら，標準的アクチベーターは，ボリュームがあって話しづらいので，日中の装着は実行できそうにない．

　筆者は，患者に1日当たり12時間以上の装着は指示しない．"レール"メカニズムのように，歯列の発達を誘導する正常な生理学的プロセスが得られないからである．

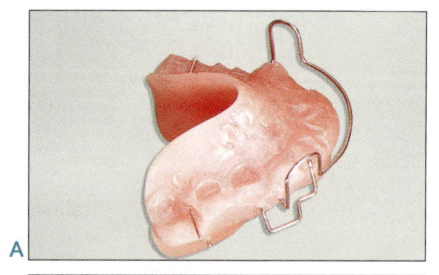

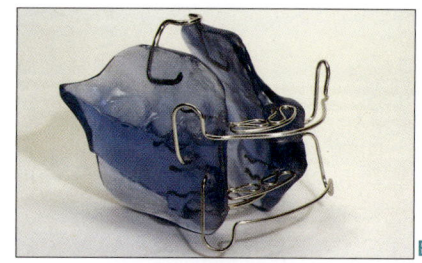

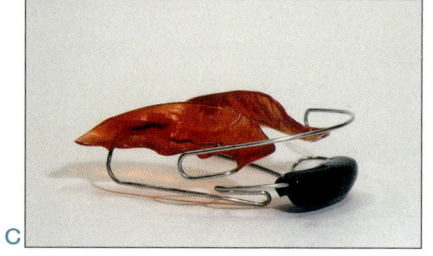

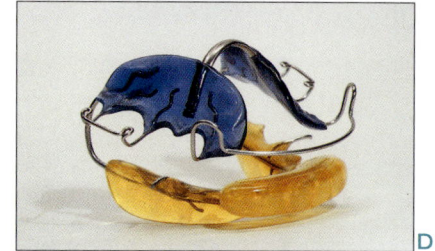

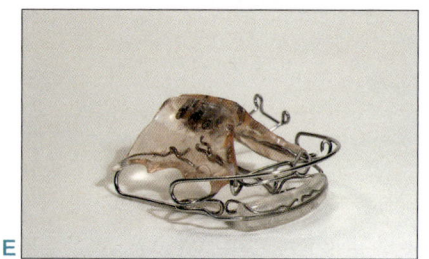

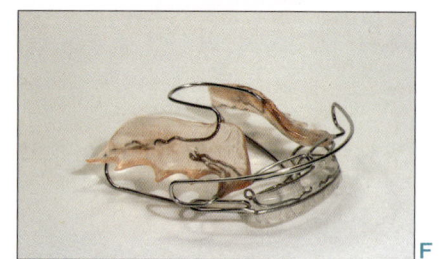

第6章　アクチベーター等の機能的矯正装置の応用

図6-5
　Petrik[158]によって改良されたアクチベーターは，サポートバーと，場合によっては歯牙移動用のワイヤー構造が1つ，もしくは，それ以上付いていて，上顎犬歯を移動させたりする(A)．Klammt[102]は，太いワイヤーで接続した2つのアクリリックレジンパーツから構成される，オープンアクチベーターを紹介した(B)．Bimler[21]，Stockfisch[189]ほかは，下顎切歯をカバーするフレキシブルな構造を設計した(C)．それらのなかにはクラスプの付いている装置もある(D)．スクリュー(E)，あるいはCoffinスプリング(F)を含んだデザインもある．[107]

図6-6
　上顎骨に対する下顎骨のゆるやかな前進は，2つに切り離した間に取り付けたスクリュー(A)，もしくは，太いスプリング(B)の使用により実現できる．[99,235]

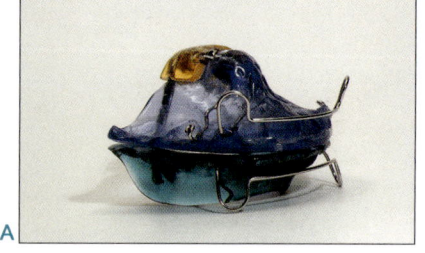

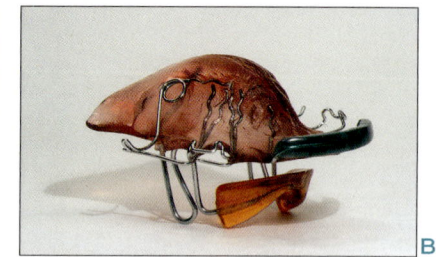

　実際に，Andresen[8]によって紹介されたアクチベーターは，上顎前歯にUループを組み込む唇側線を有するしっかりとした強固な装置である．Petrik[158]は，第一大臼歯の近心にある単純な硬いワイヤーのセクションは，アクチベーター(サポートバー)の矢状面および垂直的な位置を安定させることができると報告している．さらに，彼は，ほかにも装置を噛んでいる間に，特定の歯を動かすような力を伝達する硬いワイヤー構造を紹介した(図6-5A)．[158]
　機能的な装置の日中の使用を容易にするために，Baltersは会話の邪魔にならない実用的なデザインを開発した．上顎切歯部の口蓋側にアクリリックレジンがないバイオネーターである．[9] Klammtのオープンアクチベーターにも，下顎前歯の舌側にアクリリックレジンがない(図6-5B)．[102]
　患者がアクチベーターを噛んでいる間，歯牙はアクリリックレジンに接触する．患者にとって，これは突然固い物にぶつかったように感じられ，さらに，一連の歯牙が接触せずに単一の歯牙だけが接触した時には，不快な経験として感じられる．その後開発されたフレキシブルな機能的装置のデザインは，その点でより快適である(図6-5C-F)．
　ワンステップで前方位に下顎骨を押し出す装置に加えて，ゆるやかに前進させる他のデザインが紹介された(図6-6)．

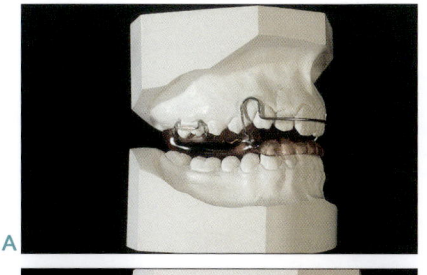

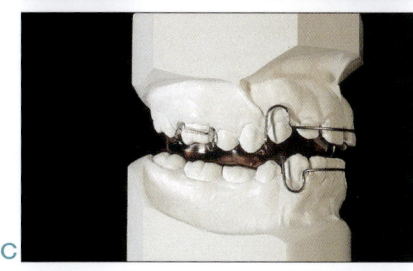

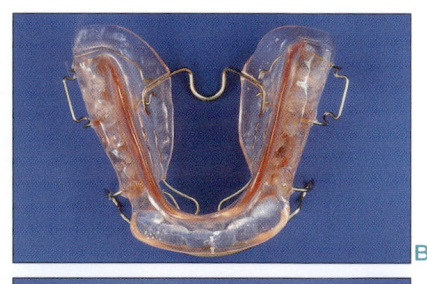

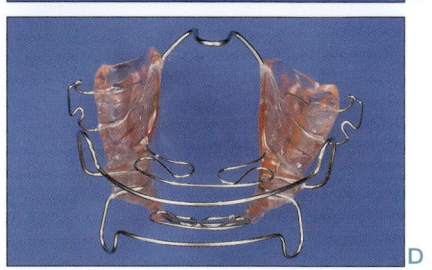

第6章　アクチベーター等の機能的矯正装置の応用

図6-7
オープンアクチベーターでは，下顎の前歯は垂直的に支えられ，両歯列弓の間にクリアランスが存在する(A,B)．上下顎前歯を後方移動させるためには，2本の唇側線が必要である(C)．切歯舌側にあるスプリングにより，切歯の位置をうまくコントロールできる．口蓋を横切る太いワイヤーにより，装置の幅が変更できる(D)．

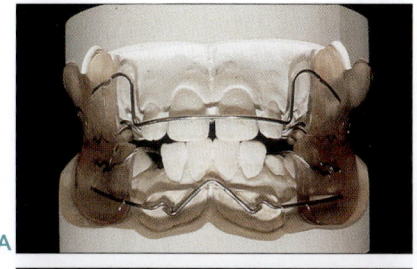

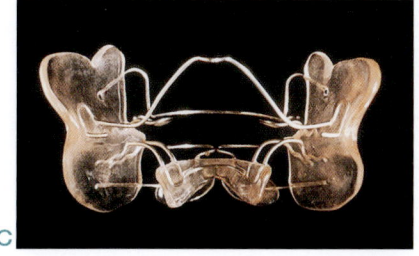

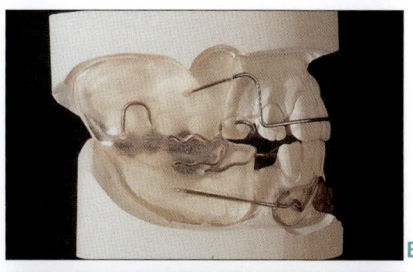

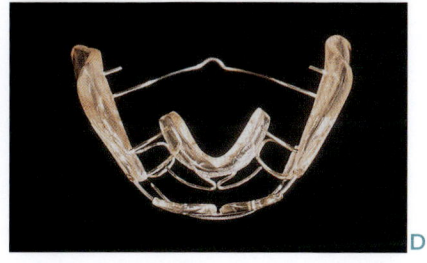

図6-8
Fränkelのファンクションリギュレーターには，後方歯と歯槽突起から頬を遠ざけるバッカルシールドが付いている．さらに，この装置は下顎前方部の舌側にパッドがあり，下顎前歯部を前方化させることができる(A,B)．上顎では，クロッシングワイヤーのみ咬合面に接触するが，下顎では装置と歯の接触はまったくない(C,D)．[70]

　たくさんのメタルパーツのついたオープンアクチベーター等の機能的矯正装置は，患者が夜中に装置の上に寝転がった時や，不注意な取り扱いで壊れやすく簡単に変形をする（図6-7）．経験豊富な医師にとっても，そのような変形を修正するのは困難であり，時間の浪費である．
　Fränkelのファンクションリギュレーターは，歯牙と歯槽突起から筋肉を離すように維持し，下顎をゆるやかにより前方位にもっていくシールドとパッドのついた壊れやすい装置である（図6-8）．Fränkelは，のファンクションリギュレーターを1日中装着することも要求した．
　乳歯の早期喪失後の望ましくない歯牙の移動を防ぐためにも，アクチベーターが利用できる（図6-9）．
　すべてのアクチベーターによる治療が，図6-10に示したケースと同様に順調にいくというわけではない．それは，特に解決できない舌の介入によって生じる開咬と無咬合を有する患者へもいえる．さらに，しっかりとした咬頭嵌合が治療終了時に実現されていないと，何年か後になって後戻りすることがある（図6-11, 6-14）．しかしながら，それは頻繁に起こるわけではない（図6-15）．
　第一大臼歯に対して時々行うのと同様に，ボタンやエラスティックなどの補助物で，個々の歯を動かしたり回転させたりすることができ（図6-12），反対咬合も防止または修正できる（図6-13, 6-14）．

オルソドンティック コンセプト & ストラテジー　87

第6章　アクチベーター等の機能的矯正装置の応用

図6-9

　小臼歯歯冠幅半分の遠心咬合をともなうClass II division 1 不正咬合を有する9歳9か月の女子は，3本の乳臼歯が早期喪失し，他の乳臼歯が重度のう蝕であった．過剰萌出している上顎第二乳臼歯がその移動を妨げる所まで，右側下顎臼歯は近心に移動していた．下顎のアーチレングスディスクレパンシーは－2mm，上顎では＋3mmであった．上顎左側の乳犬歯と第一乳臼歯，および残存している他の3本の乳臼歯は抜歯しなければならなかった．その後，第一大臼歯は近心に移動し，回転する可能性があった．下顎切歯は，口唇の介在が幾分か影響して舌側傾斜していた（A-D）．抜歯の数週間後に，下顎右側第一大臼歯を遠心移動するために，単純なクローズドスプリング付きのアクチベーターを装着した．残り3本の第一大臼歯は，近心面のアクリリックレジンによって近心移動を防いだ．6か月後には口唇の介在はなくなり，すべての小臼歯と犬歯はスペースの問題なしに萌出し，I級咬合は達成され，治療は完了した．しかしながら，小臼歯と犬歯は十分な咬頭嵌合にはなく，4か月後には，軽い遠心咬合が再発していたので，アクチベーターによる治療が再開された（E-H）．

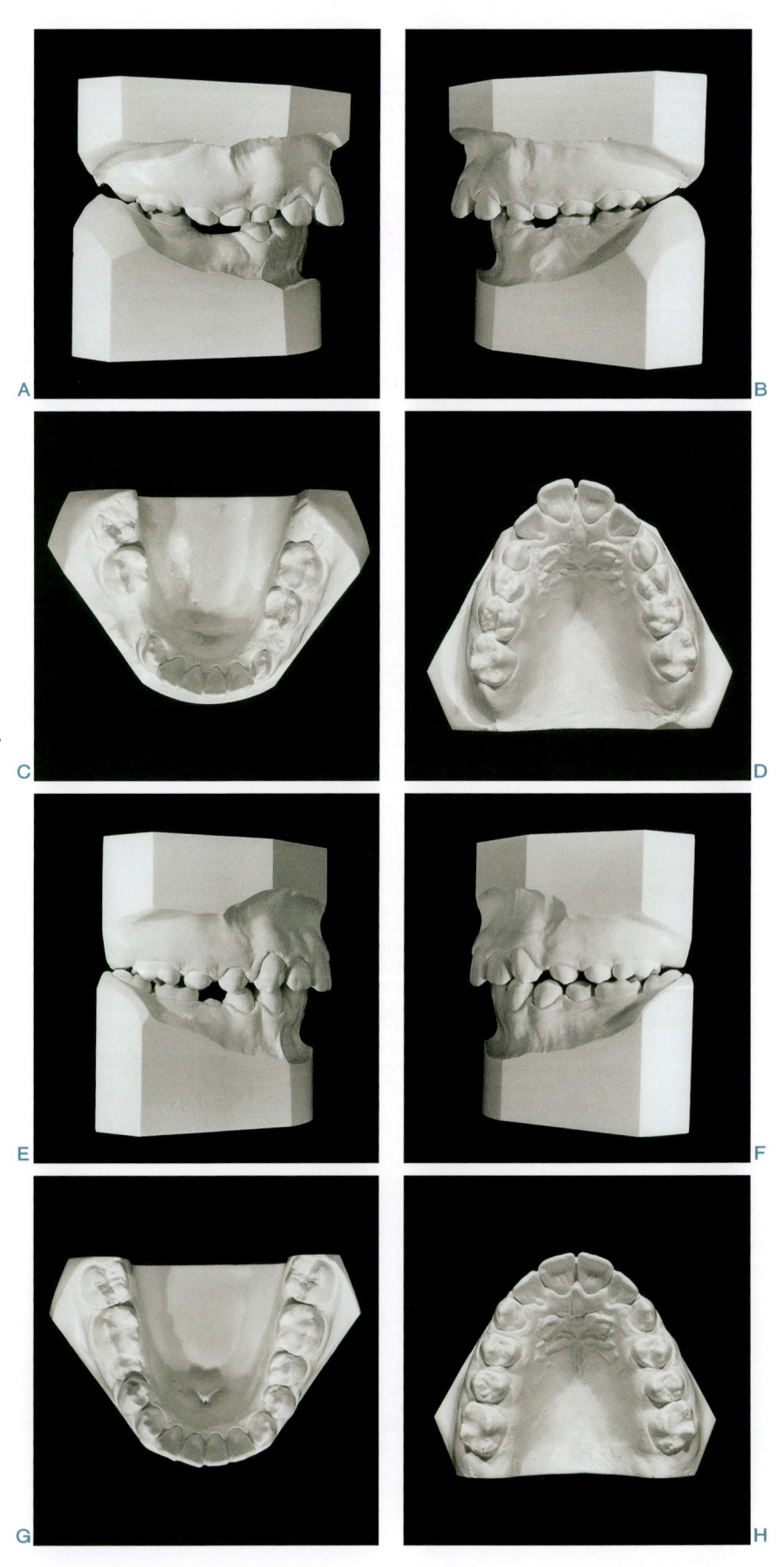

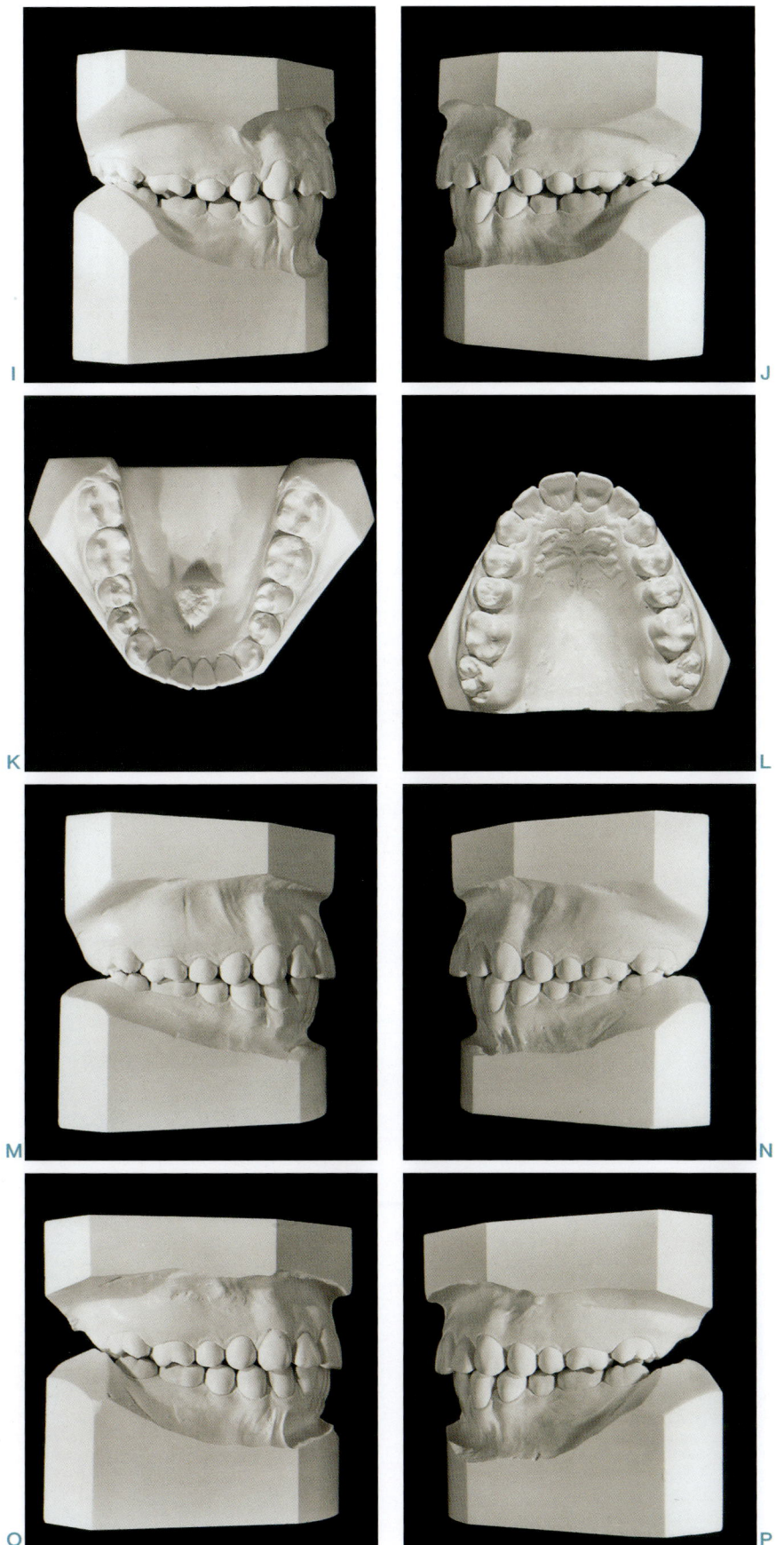

第6章　アクチベーター等の機能的矯正装置の応用

図6-9（続き）

　3か月間のアクチベーターによる治療を追加した後にⅠ級咬合が確立され，小臼歯と犬歯に十分な咬頭嵌合が得られた．続いて，6か月間装着したポジショナーによって，いくつかのわずかな歯牙移動が見られた．11歳7か月時，望ましい結果が得られた(I-L)．14歳2か月時，下顎歯列弓は上顎歯列弓に対し，2年7か月前の時よりもわずかに前方位に達していた(M,N)．3年後の17歳3か月時には，ほとんど変化していなかった．歯牙の排列と咬合は良好であった(O,P)．

　遠心咬合を改善する方法とは関係なく，小臼歯と犬歯のしっかりとした咬頭嵌合が欠如している場合には，一度達成されたⅠ級咬合の安定性は確実性がなく，大抵の場合，改善した咬合の一部が損なわれることになる．一方，治療終了時の小臼歯と犬歯のしっかりとした咬頭嵌合は，将来も確実な咬合が維持されることになる．通常，治療後に生じる下顎のわずかな前方成長は，改善された咬合位の安定に寄与する．

第6章 アクチベーター等の機能的矯正装置の応用

図6-10

　10歳0か月の女子は，Class II division 1不正咬合を有していたが，それにともなう顔貌ではなかった．彼女は良好な鼻呼吸をしており，安静時には口を閉じていた．第一大臼歯は小臼歯歯冠幅1本分の遠心咬合で，オーバージェットは8mm，オーバーバイトは5mmであった．下顎切歯は口蓋に接触していた．歯列弓は正常な形であり，全歯牙に対するスペースは十分にあった（上顎のアーチレングスディスクレパンシー：＋5mm，下顎のアーチレングスディスクレパンシー：＋3mm）．上顎第二乳臼歯は少し前に喪失していた．下顎では，右側第二乳臼歯だけがまだ存在していた（A,B）．アクチベーターを10歳3か月時に装着した．2年間に12回の来院後の12歳3か月時，I級咬合でしっかりとした咬頭嵌合を有するすばらしい結果が得られた（C,D）．5年および17年後の，17歳11か月時（E,F）と29歳11か月時（G,H）の記録は，改善の安定性を示している．

　この患者は，アクチベーターによる治療の理想的な適応症の一例である．彼女にはClass II division 1不正咬合があったが，叢生，ローテーション，または欠損歯などの他の合併症はなく，すべての二次的所見が示されている典型的なClass II division 1不正咬合（大きなオーバージェット，過蓋咬合，著しいSpeeの彎曲，および比較的狭い上顎歯列弓）であった．アクチベーターで，主要因である遠心咬合およびすべての二次的所見は，自然に修正された．アクチベーターは就寝時のみ使用し，再診の予約は2か月間隔で行った．

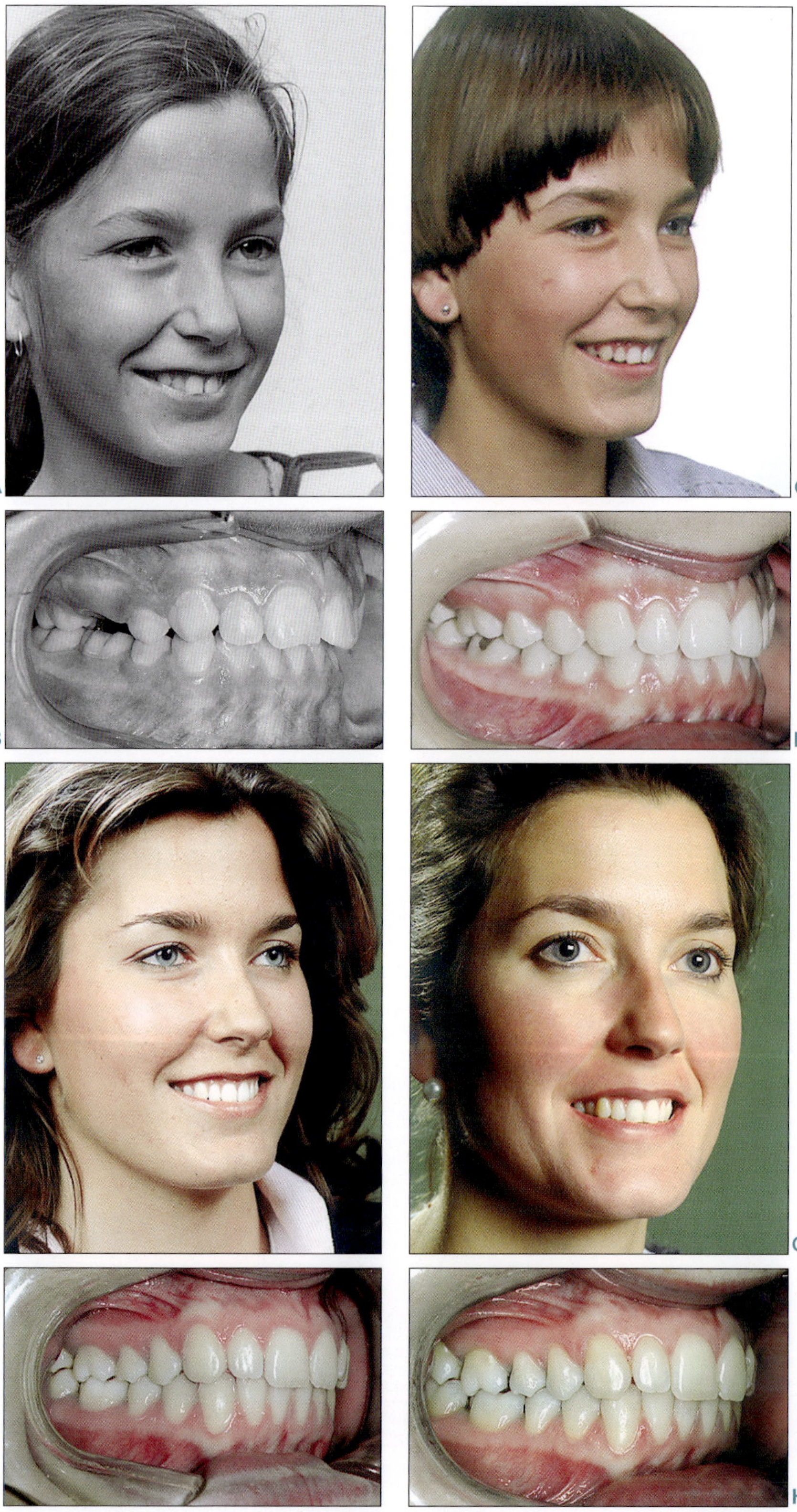

90　オルソドンティック コンセプト ＆ ストラテジー

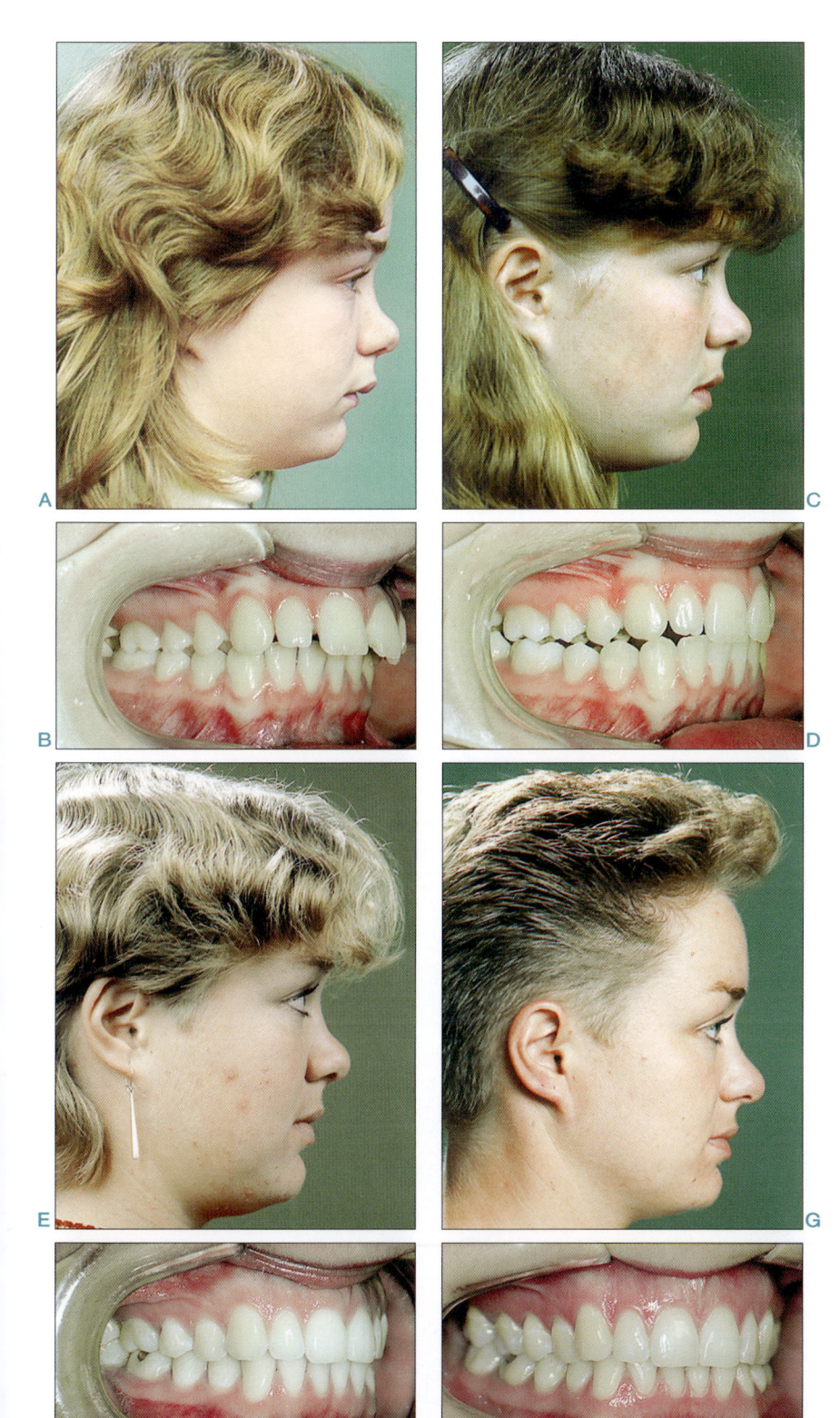

第6章　アクチベーター等の機能的矯正装置の応用

図6-11

　11歳5か月の女子は，ClassⅡdivision 1不正咬合と後退した頤を呈していた．オーバージェットは11mm，オーバーバイトは2mmだけであり，前歯部は無咬合の状態であった．後方歯部の萌出は完了しており，犬歯と第一大臼歯は，小臼歯歯冠幅1本分の遠心咬合であった．下顎歯列弓には小さい歯間空隙があった（アーチレングスディスクレパンシー：＋2mm）．上顎では，正中離開と唇側傾斜した切歯があり，下顎よりも多くのスペースが利用できた（アーチレングスディスクレパンシー：＋5mm）(A,B)．11歳9か月時にアクチベーターを装着した．2年後には，上顎切歯は後退し，歯間空隙は閉じて，切歯切端の接触が獲得された．しかしながら，後方歯部には無咬合があった．遠心咬合は修正されたが，十分な咬頭嵌合は確立していなかった(C,D)．2年後の16歳1か月時，強固な咬頭嵌合のある完璧な咬合が両側に獲得された(E,F)．23歳10か月時，機能的にも審美的にも歯列は最良の必要条件を満たした(G,H)．治療終了後と同様に，治療中に起きた顔面の変化は劇的で，上下顎の関係は著しく改善されていた．

　この症例は，治療中の開咬または無咬合の変化に関する一般的な現象の一例である．それは改善が前方部から後方部に移動したことであり，さらに，加齢にともない開咬と無咬合が消失することの実例である．このような現象は，このタイプの患者のおよそ1/3で起こるものである．

オルソドンティック コンセプト ＆ ストラテジー　91

第6章　アクチベーター等の機能的矯正装置の応用

図6-12

　11歳0か月の女子は，小臼歯歯冠幅3/4の遠心咬合をともなうClass II division 1の不正咬合を有していた．彼女は良好な鼻呼吸により口唇を閉じていた．下口唇はやや直立した上顎中切歯の歯冠長の約1/3を覆っていた．オーバージェットは6mm，オーバーバイトは6mmであった．アーチレングスディスクレパンシーは，下顎は＋2mmで上顎は0mmであった．上顎第一大臼歯は近心回転をしていた(A,B,G)．11歳3か月時にアクチベーターを装着した．2か月後に，ボタンを上顎第一大臼歯の遠心口蓋咬頭に接着し，これらのボタンから，第一小臼歯部でアクチベーターの口蓋面に固定したフックにエラスティックを取り付けた．アクリリックレジンが上顎第一大臼歯の近心頬側咬頭の近心移動を防ぎ，第一大臼歯をうまく咬合させるために必要な回転を得ることができた．2年間のアクチベーターの治療の後，いくつかの歯牙の位置を改善するために，6か月間ポジショナーを装着した．13歳9か月時には機能的で審美的な結果が得られた．上顎第一大臼歯は正しい位置にあり，よく咬合していた(C,D,H)．治療終了後5年の18歳9か月時には，上顎切歯がわずかに前より直立していたが，結果はほぼ満足できるものであり，下口唇は上顎中切歯の歯冠の約半分の高さを覆っていた(E,F,I)．上顎前歯を圧下できたならば，これらの口蓋傾斜を防ぐことができたであろうが，アクチベーターでは圧下を達成できない．

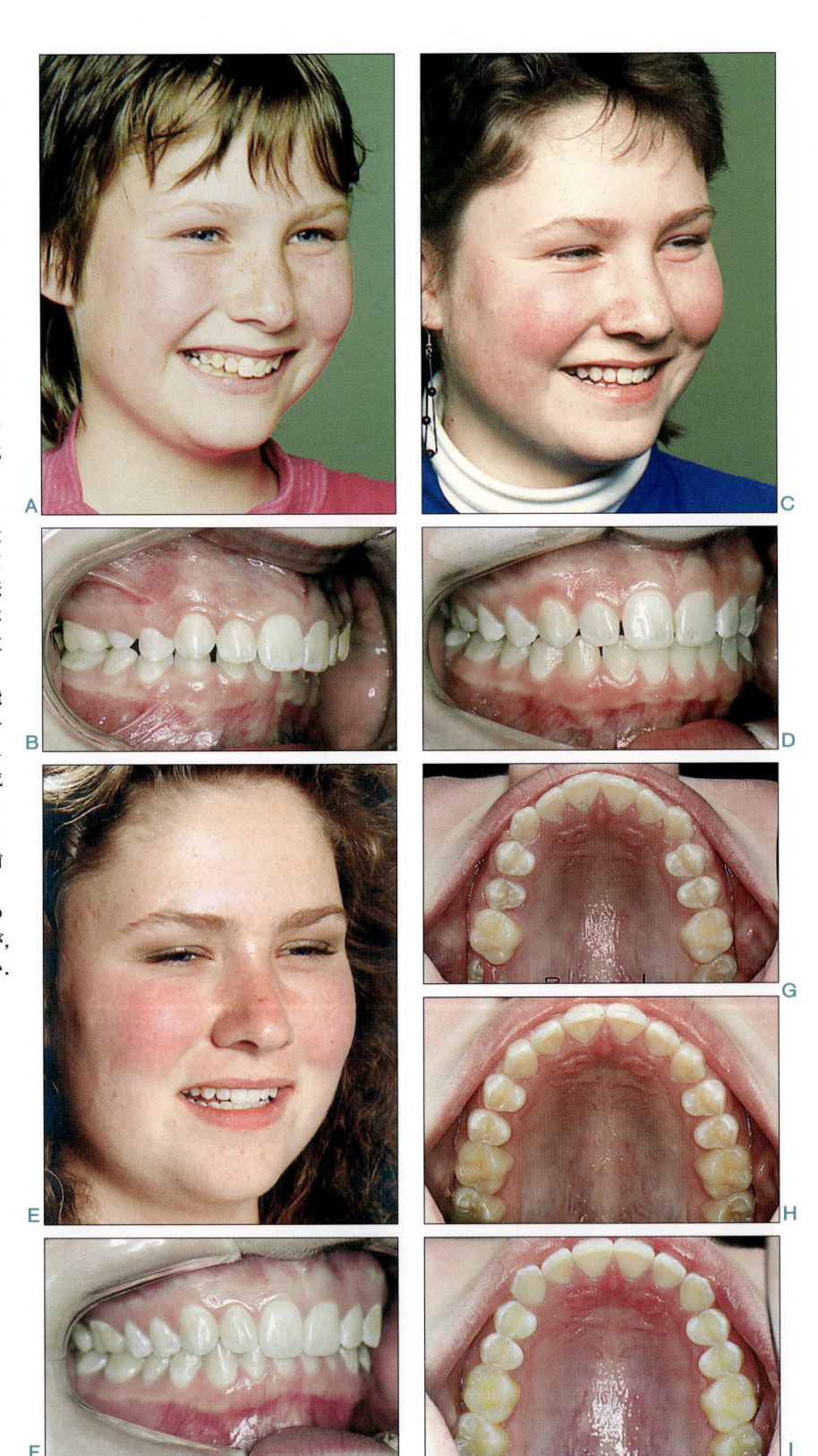

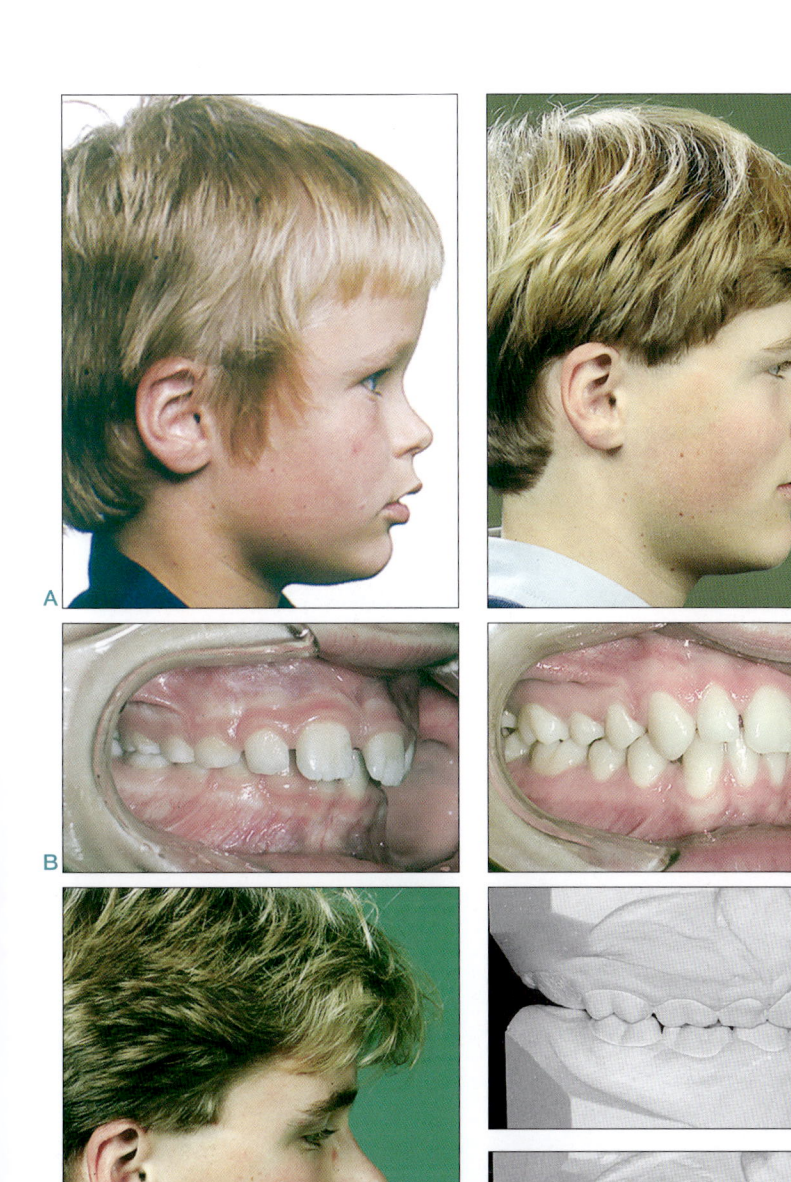

第 6 章　アクチベーター等の機能的矯正装置の応用

図6-13

　9歳3か月の男子は，小臼歯歯冠幅1本分の遠心咬合をともなうClass II division 1 不正咬合であった．上下顎切歯は唇側傾斜しており，歯間空隙があった．下顎のアーチレングスディスクレパンシーは＋6 mm，上顎のアーチレングスディスクレパンシーは＋4 mmであった．上下顎の関係に骨格的な近遠心的偏位はなく，遠心咬合は主として歯牙に起因するものであった(A,B)．9歳4か月時に，Uループを有する2本の唇側線付きのアクチベーターを，上下の切歯を後方移動するために装着した．12か月後にI級咬合を獲得し，アクチベーターの使用を終了した(G)．しかしながら，12か月後には遠心咬合が再発したので，新しいアクチベーターを作成した(H)．このアクチベーターは1年以上装着し，クロスバイトエラスティックを数か月間使って，右側第二大臼歯の交叉咬合の発生を予防した．15歳5か月時，後方歯のしっかりとした咬頭嵌合をともなう十分な結果が得られた(C,D,I)．次の2年間に見られた上顎犬歯のさらなる挺出は，17歳5か月時の記録で明らかなように，I級咬合の前後的安定性を強固なものにした(E,F)．

　ほかにも理由はあるが，当症例は堅固な咬頭嵌合の欠如が原因で，前後的に改善した咬合が部分的に損失されることを実証するために提示した．咬合面が摩耗し，平坦化している乳臼歯がまだ存在している場合には，十分な咬頭嵌合は確立できない．この段階での治療の終了は，通常，前後的に改善を得た咬合の約半分を失う結果となる．アクチベーターでの治療を続けるか，あるいはこのケースのように，しばらくの間治療を控えるかの選択をしなければならない．

オルソドンティック コンセプト ＆ ストラテジー　93

第6章 アクチベーター等の機能的矯正装置の応用

図6-14

　10歳8か月の女子は，小臼歯歯冠幅1本分の遠心咬合と前進部の無咬合をともなうClass II division 1 不正咬合を有していた．下顎切歯は舌側に傾斜し，上顎切歯は唇側に傾斜していた．オーバージェットは10mm，オーバーバイトは1mmであった．交換中の小臼歯部は，どこにも垂直的な接触がなかった．右側第一大臼歯は交叉咬合であった．下顎のアーチレングスディスクレパンシーは0mm，上顎は＋2mm（A,B）であった．10歳10か月時にアクチベーターを装着した．2か月後に交叉咬合を改善するために，相対する右側第一大臼歯のボタンにエラスティックを取り付けた．3か月後には，交叉咬合の予防のために同様のことを左側でも行った．11歳10か月時，第一大臼歯はよい咬合で，切歯は互いに接触していた．唇側線を上顎切歯の後方移動のために使用した．アクリリックレジンを歯冠の舌側で維持し，唇側をトリミングした結果，下顎切歯が前方に移動し，一方，切端はアクリリックレジン面に接触することで挺出が免れた．しかしながら，開咬が小臼歯周辺に見られた．アクチベーターの治療を止めて，しばらくは何が起こるかを見るために待つことを決断した．小臼歯周辺の開咬はなくなり，小臼歯と犬歯はよい咬合に到達した．14歳4か月時（C,D），その5年と10年後の19歳時（E,F）と24歳時（G,H）においても，後方歯のしっかりとした咬頭嵌合がある審美的で好感がもたれる歯列であった．治療をしばらく中止し，装置をまったく使用しない場合には，突発的な症状を避けるためにも，定期観察は，例えば4か月ごとに行うことを提案する．

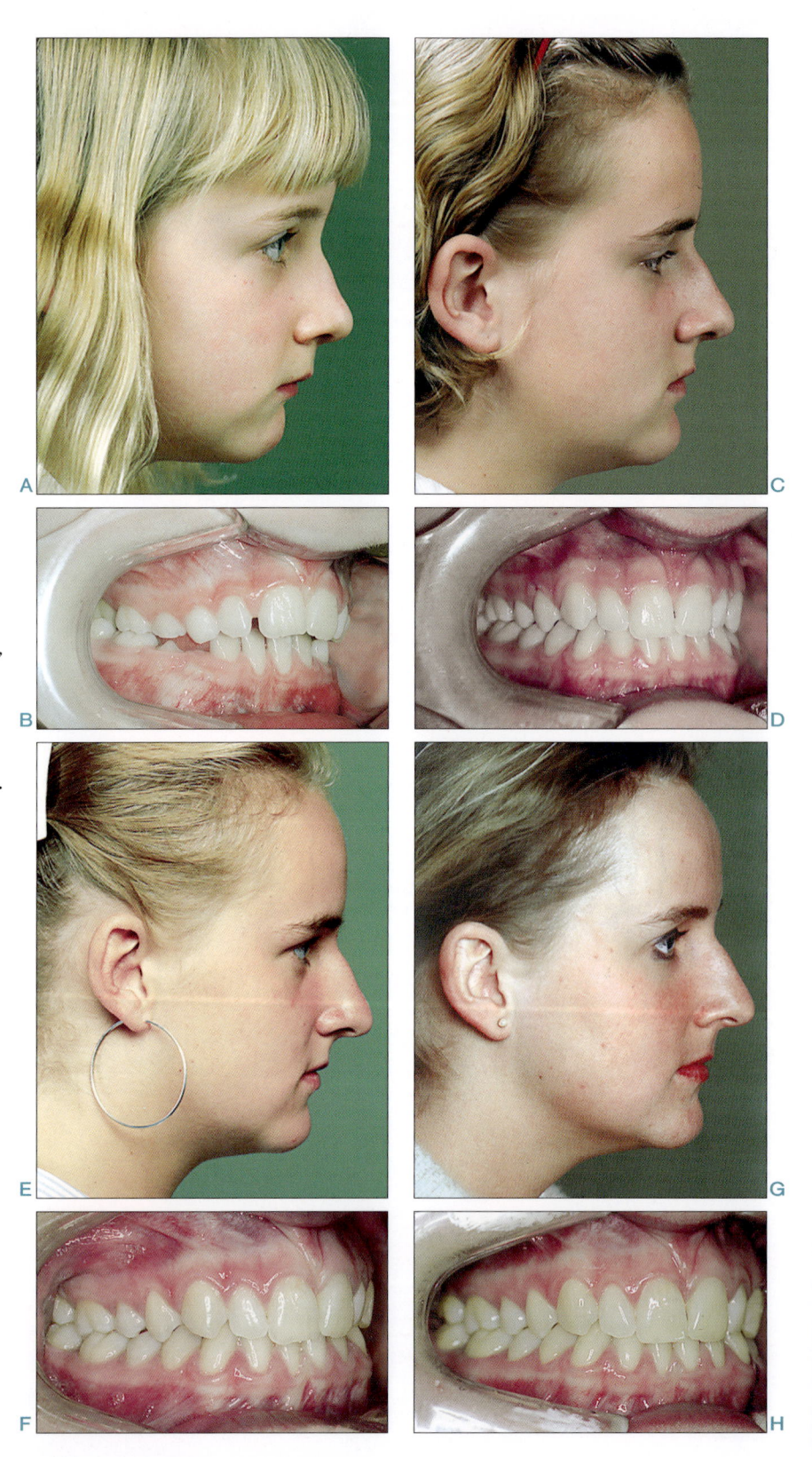

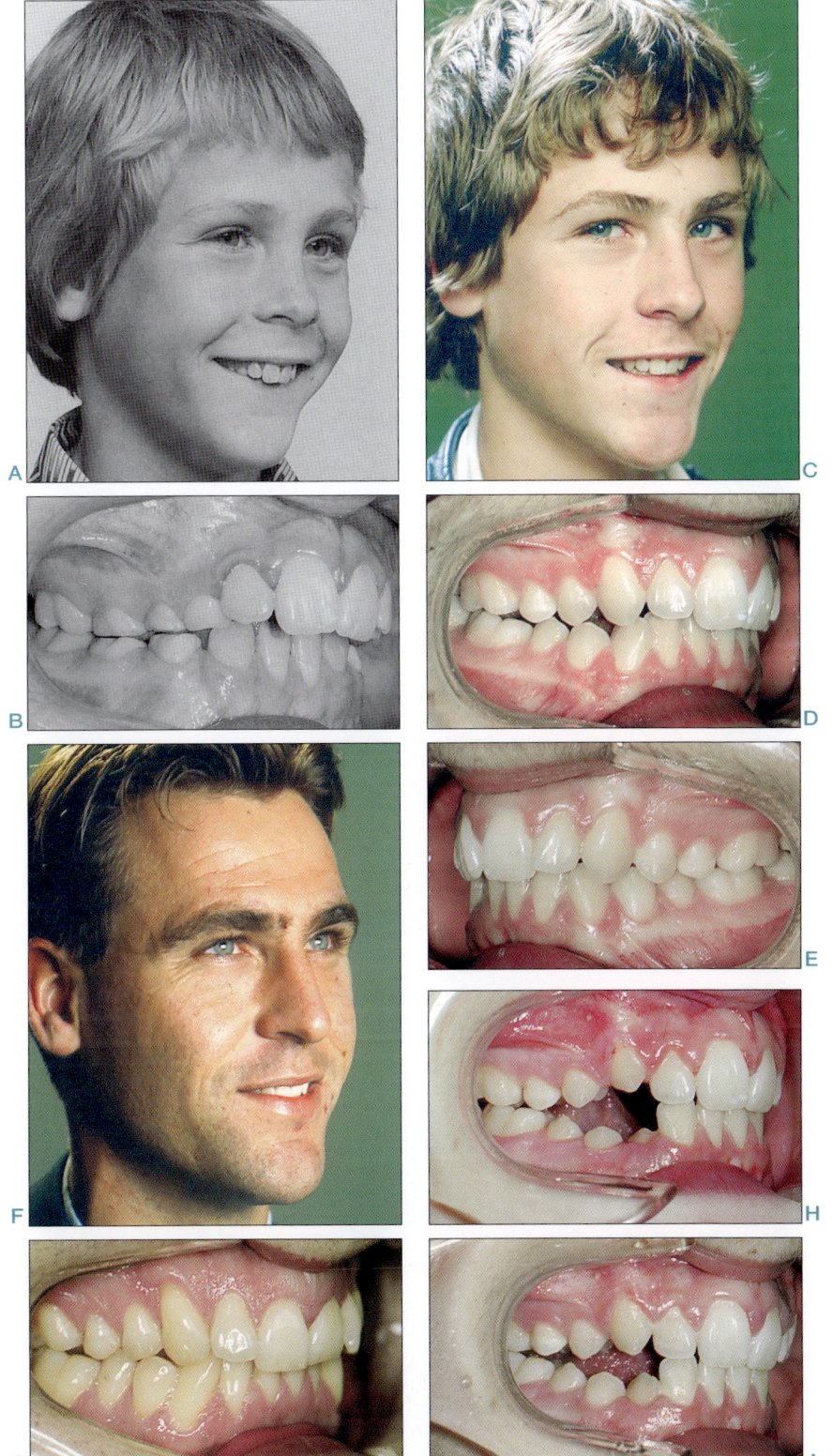

第6章 アクチベーター等の機能的矯正装置の応用

図6-15

　9歳6か月の男子は，小臼歯歯冠幅1本分の遠心咬合，大きい下前顔面高を有するClass II division 1 不正咬合であった．下顎では，乳犬歯は早期に失われ，切歯は舌側に傾斜していた．上顎切歯は正常に位置していたが，オーバージェットは12mmで，オーバーバイトは1mmであった．無咬合は前歯部だけでなく，右側乳臼歯部にも見られた．下顎のアーチレングスディスクレパンシーは−6mmであり，上顎では0mmであった(A,B)．9歳9か月時，アクチベーターを装着した．前後的咬合は改善し，唇側をアクリックレジンがカバーしていなかった下顎切歯は前方へ移動し，犬歯にスペースを提供した．下顎第一大臼歯近心側のサポートバーは，近心への移動を防ぎ，それによって歯列弓周長の減少を防いだ．11歳9か月時，22か月間の治療の後に，アクチベーターによる治療は完了した．良好な臼歯咬合および前歯部での接触は確立されたが，開咬がまだ小臼歯部に見られ，左側よりも右側のほうが多く，右側第一大臼歯は無咬合であった．開咬は12か月で減少，11歳4か月時(H)と11歳7か月時(I)の記録が示すとおりである．12歳10か月時，左側では満足できる咬合に到達したが，右側では到達しなかった(C,D,E)．14年後の26歳10か月時，無咬合は右側にまだ残っていた(F,G)．

オルソドンティック コンセプト ＆ ストラテジー　95

第6章　アクチベーター等の機能的矯正装置の応用

図6-16
アクチベーターによる治療と一緒に，交叉咬合を改善または防ぐために，クロスバイトエラスティックを利用できる(A)．個々の歯牙の改善のために，アクチベーターにエラスティックを掛けることもできる(B)．

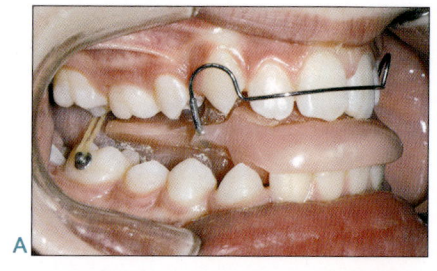

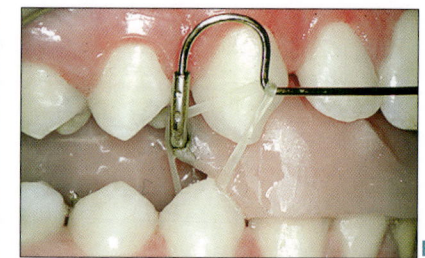

図6-17
Akkermanによって開発された固定式アクチベーターによって，アクチベーターによる治療と固定式矯正治療を組み合わせることができる(A)．装置は上顎第一大臼歯のヘッドギアチューブに挿入する(B)．[229]

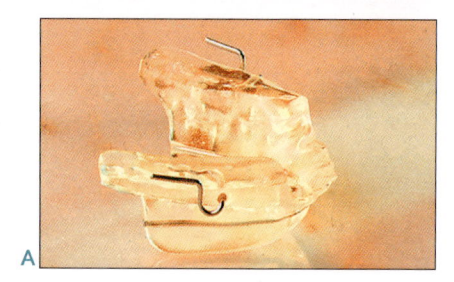

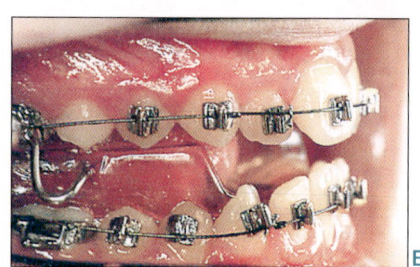

　アクチベーターによる治療法でも，エラスティクの助けを借りることができる(図6-16)．この方法で，歯牙はさまざまな方向へ，特に近心あるいは遠心に動かすことができる．このアプローチの好例は，第二小臼歯の先天的欠損を有する患者での4本の第一大臼歯の近心移動であり，遠心咬合の改善とオーバージェットおよびオーバーバイトの減少が同時にともなうものである．そのうえ，欠除している小臼歯の近心歯牙の遠心移動，もしくは舌側移動を防ぐこともできる．
　アクチベーターは，年齢が若く，特に下口唇が上顎切歯の口蓋側に位置し，歯牙破折の危険性が高い，重度のClass II division 1不正咬合の治療に一番適している．正常な口唇の位置と十分な口唇閉鎖の早期の確立は，歯列の好ましい発達の一助となる．すでに述べたように，小臼歯と犬歯がしっかりとした咬頭嵌合に達する前に治療が終了すると，達成された改善のいくつかが失われる．その後，包括的な矯正歯科治療が他の理由で必要である場合には，II期治療は明らかにもっともよいアプローチである．実際に，さらなる併発症状をともなう多くの重度のClass II division 1不正咬合を治療するには，ヘッドギアやアクチベーターのような顎顔面矯正装置を初期に使用し，続いて固定式矯正装置によって，残っている問題の改善を行うのが最善の治療である．
　さらに，アクチベーターは治療用の改良型として，固定式装置による治療の後にリテーナーとして使うことができる(図6-17)．
　終わりに，顎顔面成長と歯牙移動への効果を増大させるために，1つのシステムのなかに機能的療法と顎外力療法の能力を組み合わせることができるが，それについては，次の章で解説する．

ヘッドギアとアクチベーターの併用
Herman van BeekとFrans P.G.M. van der Lindenの共著

PfeifferとGrobéty[159,160]がヘッドギアとアクチベーターを同時使用するアイデアを提案した1972年以来，機能的装置に顎外力を加える装置を併用するアプローチがいくつか紹介されてきた．

パライアタルヘッドギア（頭頂型）のインナーボウを挿入できるチューブが，アクチベーターの構成要素に組み込まれた構造のものもある．[194] これらの装置の多くは，エキスパンションスクリュー，クラスプ，スプリング，バッカルシールドやパッドなどの補助装置が付き，上顎歯列弓の拡大，適所への装置維持，個々の歯牙移動や，歯牙と歯槽突起から頬と口唇を遠ざけたり，下顎骨を前方に位置づけたりする．[12]

本章では，主にVan Beek装置について述べる．[203] 彼のヘッドギア-アクチベーターには，この種のなかで唯一，補助的部品がついていない．アウターボウはアクチベーター部に埋め込まれているが，アクチベーター自体には調整することのできる部分はまったくない．調整は，アクリックレジンのトリミングか，盛り足しだけである．

この装置は，歯列弓に他の症状をともなわない重度のClass II division 1不正咬合の治療によく適している．Van Beek装置を装着する前に，叢生，もしくは，口蓋に傾斜した上顎切歯を，バイトプレーンか部分的な固定式装置で改善しなければない．Van Beek装置を使用した後に，上顎第一大臼歯を回転させるためにサービカルヘッドギアを使用したり，バイトプレーンを加えたりすることができる．最後に，固定式装置を使うと，比較的短い期間で理想的な咬合を得ることができる．

永久歯の抜歯が治療計画にある場合には，前後および垂直的偏位を改善するための最初の装置として，ヘッドギア-アクチベーターを使うことができる．しかしながら，抜歯症例では，固定式装置を追加しなければ，満足な結果には達しない．

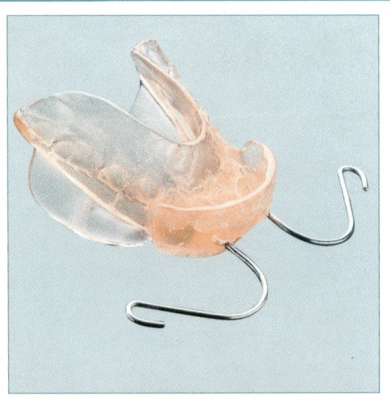

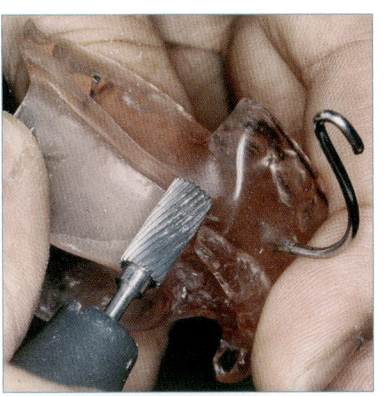

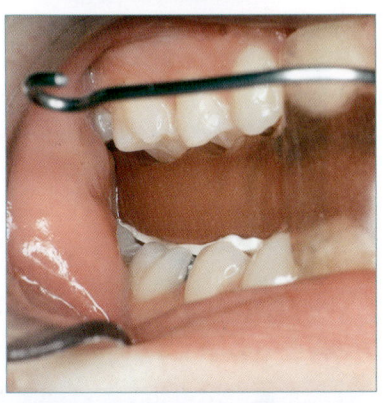

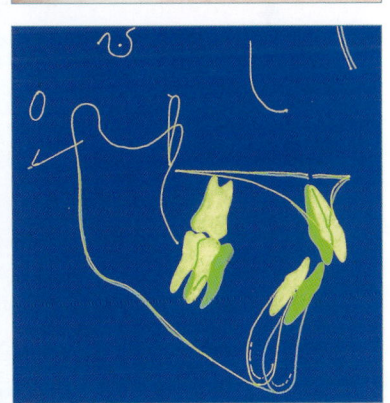

オルソドンティック コンセプト ＆ ストラテジー

7

第7章　ヘッドギアとアクチベーターの併用

図7-1
Van Beekヘッドギアーアクチベーターは，口蓋側では低く，下顎舌側には高いウイングがある（A）．短くて幅のあるヘッドギアボウが，パライアタルヘッドギア（頭頂型）の延長部が頬部を圧迫するのを防ぐ（B）．

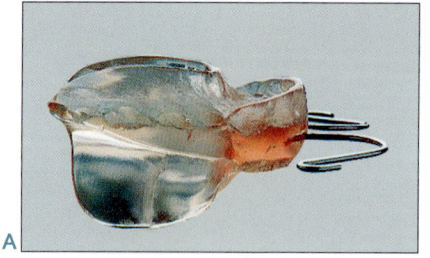

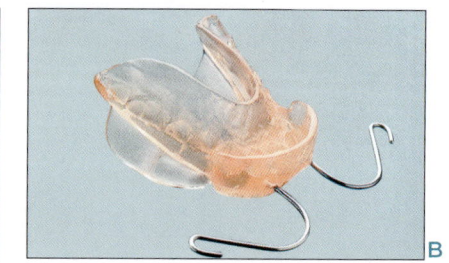

　Van Beekヘッドギアーアクチベーターは簡単には壊れない強固な装置で，太いヘッドギアのボウは変形することがない（図7-1）．よい協力が得られれば，オーバージェットは1か月当たり1mm減少するので，来院の予約を3か月間隔で設定できる．
　まず装置に関する技術面および取り扱い方を説明し，Van Beek装置の可能性については，治療した患者の記録で解説する．
　Van Beekヘッドギアーアクチベーターは，正常な形をした歯列弓で大きなオーバージェットと過蓋咬合を有する症例の治療に効果的である．しかしながら，Ⅰ級関係にオーバーコレクトした咬合位で下顎切歯が干渉している場合には，第1段階の治療まで，この装置は使用できない．喘息と発作は繰り返し問題を生じるが，一時的な問題であり，ヘッドギアーアクチベーターの使用の禁忌ではない．また，あらゆる顎顔面矯正装置のように，好ましい発育パターンをともなって最善に作用する．過蓋咬合はSpeeの湾曲の平坦化，上顎前歯の圧下，またはその両方によって改善される．改良型では，開咬患者にも（下顔面高が大きいか否かには関係なく）ヘッドギアーアクチベーターが使用できる．
　Van Beek装置の主たる構成部分はアクチベーターであり，そのアクチベーターの回避反射により，下顎骨を前方へ押し出す．[83,85] この反射は，患者が下顎骨を十分に前方へ位置づけられない時に，下顎小臼歯周辺の粘膜に大きいウイングが接触することによって引き起こされる．下顎前歯の舌側はアクリリックレジンからフリーにしておくが，切端と唇側は2mmは覆っておく．上顎切歯歯冠はアクリリックレジンで唇側を覆い，口蓋傾斜を防ぐ．上顎後方歯の口蓋咬頭はアクリリックレジンをかぶせるが，頬側咬頭はかぶせない．アクリリックレジンは歯槽突起を越えて伸ばすべきではなく，口蓋部は自由にしておく．ヘッドギアボウは上顎中・側切歯間のコンタクトポイントのすぐ下のアクリリックレジンに埋め込む．ヘッドギアボウは少なくとも直径1.3mmはあるべきで，また上顎犬歯より後方には伸ばさない．ボウは十分に側方へ広げて，パライアタルヘッドギア（頭頂型）のキャップにまで伸ばしたエラスティックが，頬を刺激するのを防ぐ．
　スクリュー，クラスプ，アクティブなワイヤー部分，シールドおよびパッドは必要ではなく，これらのメタルパーツは，アクリリックレジンを意図的にトリミングする時に面倒である．呼吸を容易にさせるための中央の穴は付与しない．患者が装置を吸うことで，今やっている口呼吸の習慣を止めるようにするべきである．
　アクリリックレジンは，上顎切歯を意図的に口蓋側へ歯体移動させることによって，上顎後方歯が頬側および遠心に移動するようにトリミングする（図7-2,7-3）．後方歯の遠心移動量は，切歯の口蓋側移動量よりも小さくなる．すなわち，14mmのオーバージェットをともなう重度のClassⅡdivision 1不正咬合では，第一大臼歯の遠心咬合は小臼歯歯冠幅1歯分（7mmに該当）になるので，必然的なことである．テーパー型でゴシック形の上顎歯列弓は，もっと丸くてローマ形の歯列弓形に変えなければならない（図7-4）．
　装置は第二大臼歯部，もしくは，第二大臼歯が萌出した時の領域を含む上下1組の歯列模型上で作製する．高いウイングを作ることができるように，下顎の印象は舌側を深く採取する．構成咬合を採るために使用するワックスロールは堅くして，暖めすぎない．相対する切縁間の距離はおよそ10mmで保ち，開咬と無咬合の場合はもっと大きくする．可能なら ば，切歯の位置は切端同士が合う位置にするべきである．構成咬合を準備する時に顎関節頭を降ろすために，患者の頤を少し上向きに押し上げる．まずは，患者と一緒にワックスロールなしで手順を練習することを提案する．
　ワックス段階で装置を合わせる利点は，アンダーカットが排除され，後で装着する際の患者の受け入れが楽になり，痛い箇所があまり頻繁に出なくなるからである．そのうえ，ワックス段階では，構成咬合位に正しく誘導されたか否かを調整することができ，ヘッドギアボウを正しい位置に戻すこともできる．

第7章 ヘッドギアとアクチベーターの併用

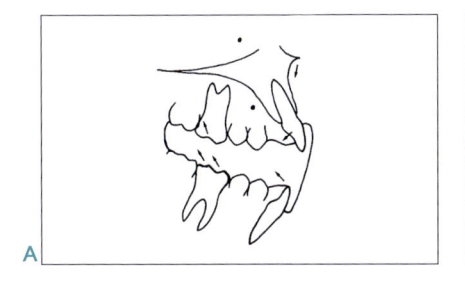

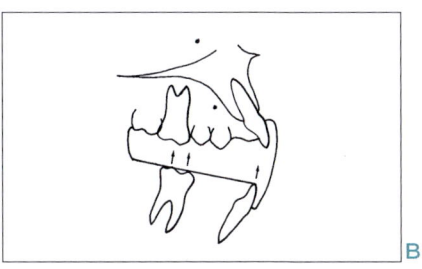

図7-2
咬合面痕を下顎の後方部から除去しないと，上顎切歯は挺出して口蓋へ傾斜する力にさらされ，咬合面間距離が大きい場合には，特に影響を受ける(A)．この作用は，咬合面痕を除去すると解消される(B)．

　装着する前に，装置を患者と両親に見せて取り扱い方法を説明する．不快感および習慣づけに関連する初期段階の問題について話し合いをし，協力がよい場合と不十分な場合に予想される結果を具体的に説明する．

　装置を口腔内に試適する際には，最初に下顎歯列弓に乗せて，患者に前方で噛むように指示する．前もって装置をワックス内で合わせていない場合には，挿入するために上側をトリミングしたり，完全に適合させて痛みをなくすために，他の所をトリミングしたりすることが必要となるかもしれない．

　鼻腔をチェックして，必要であれば点鼻薬投与についての情報を提供する．患者にとって装置を装着した状態で嚥下の練習をすることは重要である．まず初めに噛み合わせ，それから吸引して，次に嚥下運動の間，噛み続ける．特に，ゆがんだ嚥下パターンをもつ小児は，嚥下の練習に苦労する．しかしながら，咀嚼筋の活動的な関与をともなって行われる嚥下運動は，ヘッドギア-アクチベーターを効果的に使用するためには，絶対に必要なことである．

　バライアタルヘッドギアが加える力は，それぞれの側で150ｇを超えてはならない．顎外牽引は適切な位置に装置を維持して，上顎切歯の萌出を防ぐ．アウターボウを上向きに曲げると，切歯を圧下することができる．

　この小さい顎外力と，推奨される1日当たり12時間という標準的な時間の装着だけでも，上顎骨の前方への発達は抑制される．しかしながら，前後的な改善に最大に貢献するのは，アクチベーター部分を通じて与えられる下顎骨の成長という刺激である．特にロングフェイスの患者では，歯槽骨の成長を妨げることによる下顎骨の前方回転も，メカニズムとして適用されるかもしれない．さらに，装置は下口唇が上顎切歯の口蓋側に位置するのを防ぎ，口唇閉鎖を促す．

　習慣づけの期間の間，患者は眠ったり，鼻を通して呼吸したり，嚥下したりすることに苦労するかもしれない．夜中に無意識に装置が取り外されることがある．歯が痛み，痛い箇所が広がることもある．低い構成咬合は高い構成咬合よりも多くの問題を引き起こす．痛い箇所は，鋭端な部分が原因となるだけでなく，不適切な嚥下やアクチベーターを誤って噛んでも引き起こされる場合がある．アクリリックレジンの部分的な除去とともに，繰り返し指導することが大切である．意識的および無意識的に装置を外してしまうことは，痛い箇所，通りのよくない鼻腔，嚥下困難，過敏な歯牙，またはヘッドキャップによる刺激と関係する．できるだけ原因を取り除き，必要ならばヘアピンでヘッドキャップを固定する．抗アレルギー性の紙テープを軽く口唇に貼りつけると，効果的なこともよくある．

　前方に決めた下顎の位置に患者が慣れるまで，下顎後方歯の咬合面痕を維持する．通常は，4週間後の次の来院時には慣れるので，咬合面痕および下顎犬歯遠心部のアクリリックレジンを取り除くことができる．その後，ウイングだけが下顎を前方位に維持する．患者がこの位置に慣れる前に咬合面痕を取り除くと，ウイングは発痛箇所をつくる原因となる．初期の誘導のための咬合面痕は，患者の慣れや，下顎が要求された位置を習得するために不可欠である．咬合面痕を取り除くのと同時に，上顎後方歯の遠心頬側移動のために，アクリリックレジンの上側をトリミングする(図7-4B)．

第7章　ヘッドギアとアクチベーターの併用

　過蓋咬合，無咬合または開咬の存在，上顎歯列弓を広げる必要性によって，ヘッドギア－アクチベーターの使用方法は異なる．

　過蓋咬合はSpeeの湾曲を平坦化することによって減少できる．これは，下顎歯牙の接触を前方ではアクチベーターと切歯の間に，後方では第二大臼歯の咬合面との間に維持し，その間のアクリリックレジンをトリミングして，他の歯牙が萌出できるようにすることで得られる．さらに，このアプローチは大臼歯の過挺出と下顎の後方移動を予防することになり，そのためにも深いウイングはとても重要であり，軽い遠心咬合を有する歯列でも有効である．上顎後方歯の萌出を防ぎ，それらの萌出経路の近心ベクトルが遠心咬合の改善を打ち消すのを避ける必要がある．

　上顎前歯の圧下または萌出の予防により，過蓋咬合を修正することもできる．歯牙の長軸方向の圧下は，同時にオーバージェットを減少させるという付加的な利点がある．アクチベーターが傾斜しはじめる直前の点へ向けて，短いヘッドギアボウを上向きに曲げることによって，この効果を得ることができる．

　上顎前歯の圧下がもっとも効果的なのは，下顎の後方歯の咬合面が滑らかかつ平坦であり，切歯が唇側傾斜している場合である．咬合面痕を削合しないと，その圧痕は，下顎を前方位に置くことにより引き起こされた力を，上顎切歯に口蓋傾斜する成分と組み合わせた後方への反作用力として伝えることになる．アクチベーターの前方部に特に大きい咬合面間距離が存在すると，アクチベーターの遠方部は外れやすくなり，上顎切歯が圧下することはない．

　咬合面痕による維持には，ほかにも下顎歯に近心方向の力をかけるという好ましくない副作用があり，それが望ましくない傾斜を生むことがある(図7-2)．

　上顎切歯をどれくらい圧下しなければならないかはオーバージェットとオーバーバイトの大きさと，どの高さにスマイルラインを望むかによる．

　以下のガイドラインは，ヘッドギア－アクチベーターをトリミングする際に適用される．上顎前歯の唇側と舌側を完全に覆うアクリリックレジンは，歯頸部歯肉に当ててはならず，歯牙間の隔壁にはどんな障害も引き起こしてはならない．下顎前歯とアクリリックレジンの接触は，切縁および唇側面では2mm以上の高さにする．舌側面ではアクリリックレジンを離す．下顎犬歯の遠心側はアクリリックレジンで十分に覆わなくてはならない．シリンドリカルアクリリックレジンバーは，咬合面に対して垂直に保持して使用すると，後方部をトリミングするうえで役に立つ道具である．上顎後方部のトリミングは特に重要で，格別な注意を払って行う．咬頭頂だけがアクリリックレジンに接触するように，咬合面痕を削合する．この結果できた平面は，上顎後方歯の萌出を防ぐはずである(図7-3)．さらに，上顎側方歯近心側面に接触したアクリリックレジンは，上顎切歯の口蓋への移動にともなう遠心頬側方向の力が後方歯に加わるようにトリミングする．アクチベーターによってしっかりと把持された上顎前歯は，アクチベーターを通して伝えられた顎外牽引力によって，わずかに後方へ歯体移動する(図7-4)．

　上顎の後方歯に接触する平坦で平滑な面を，正中矢状面に対して斜め向きにつけると，遠心頬側方向の力が要求どおりに発揮されることになる．このきめ細かなトリミングには，先端が平らで細いシリンドリカルアクリリックレジンバーのほうが適している．

図7-3

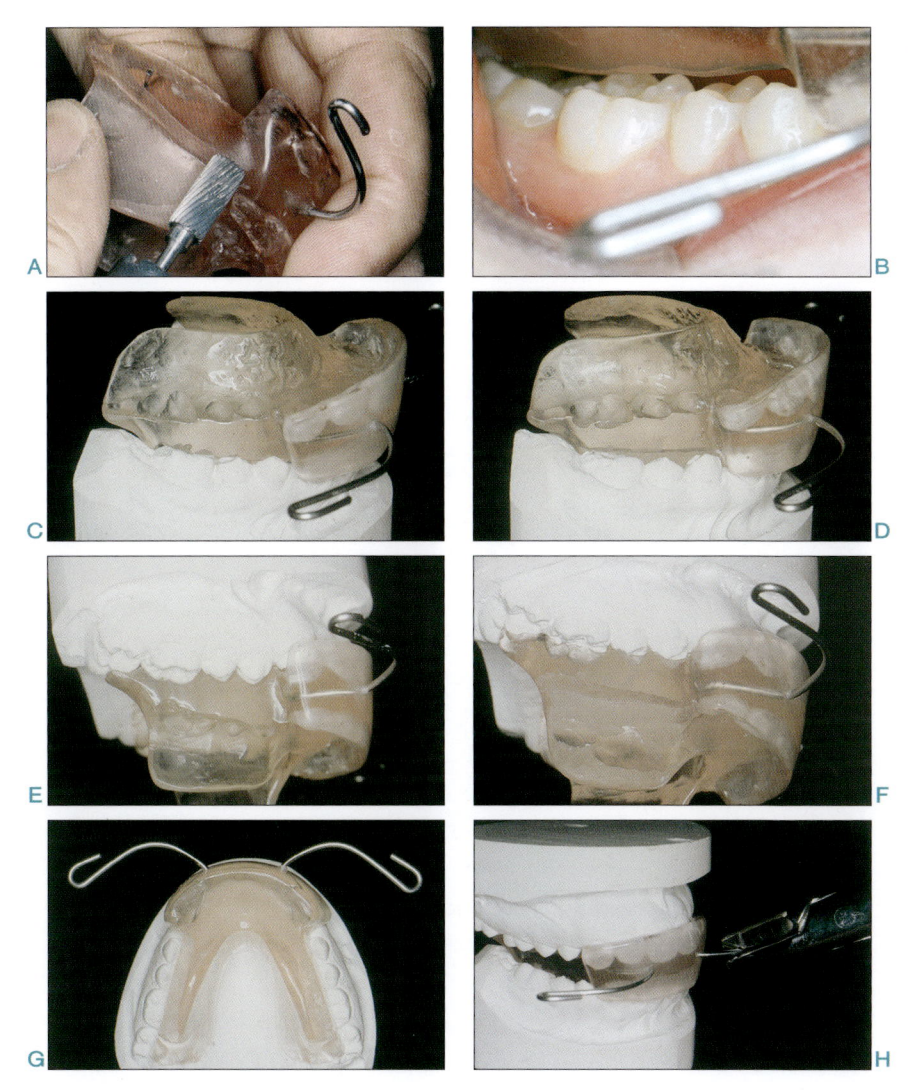

シリンドリカルアクリリックレジンバーは，下顎後方部の平らな咬合面およびまっすぐな舌側に簡単に届く(A)．アクリリックレジンは，もっとも遠心で咬合する下顎大臼歯の遠心咬頭のみと接触する(B)．下顎の第二大臼歯がまだ萌出していない場合には，後で垂直的支持を提供することができるように，アクリリックレジンを萌出する予定の領域まで伸ばしておく．トリミングする前に，装置を歯列模型に合わせ(C,E)，模型上で作用を正確に再検討する(D,F)．上顎では，アクリリックレジンは最遠心に位置する大臼歯にまで達するが，犬歯頬側面の遠心半分は覆わない．ヘッドギアボウは，上顎犬歯のレベルよりも遠心にはもっていかず，犬歯はアクリリックレジンによって部分的に覆われているだけであり，遠心側はまったく覆われていない(G)．ヘッドギアボウは，圧下効果を得るために上向きに曲げる(H)．

トリミングの手順で重要なことは，表面が平坦で滑らかな上を歯が動けなければならないことである．このことは，近心側面と同様に，上顎後方歯の口蓋側咬頭に接触する面にも当てはまる．上顎歯列弓幅の増大も咬合によって促進される．それは，下顎の後方歯が上顎後方歯に対して以前よりも近心位に徐々に移動するからである（"レール"メカニズム）．

下前顔面高が大きく，前歯部の開咬または無咬合，および大きなオーバージェットを有する患者では，後方歯牙の挺出を防ぐためにあらゆる努力をしなければならない．この目的は，アクチベーターを通して伝えられる顎外牽引力によって実現できる．下顎後方歯の挺出は，高さのある装置と大きいクリアランスをともなう咬合接触により抑える．しかしながら，挺出抑制効果は，すぐに下顎骨の成長と咬筋の順応により減少する．3か月ごとのリベースや，下顎骨の咬合面部にラバーストリップスを徐々に厚くして接着することによって，バイトブロック効果は再活性される（図7-8E, F）．

第7章　ヘッドギアとアクチベーターの併用

　歯槽突起が高くなるのを止めると，下顎骨の成長は頤の前方移動をもたらし，また，オーバージェットと開咬の減少をもたらすことになる．上顎前歯の圧下を意図しない場合には，短いヘッドギアボウは上向きに曲げない．上顎切歯を挺出させて"ガミー"スマイルを生む傾向があるので，長いヘッドギアボウは使用すべきではない．また，長いヘッドギアボウは，咬合平面を傾かせることにより，下顎骨の前方回転成長を打ち消すことになる．

　実際，下前顔面高の大きい患者において下顎大臼歯の挺出を避ける別の理由は，歯槽突起の高さが増大すると，頤部の後方移動を導くことになるからである．このような症例では，Speeの湾曲は平坦にせず，単に咬合面痕を削合し，アクチベーターの下顎後方歯が接触する領域を平らにし，アクチベーターの中で下顎が"吊り下がる"のを防ぐのが，よりよい方法である．高いウイングは回避反射を引き起こすことになる．めったにないことであるが，これらの患者に過蓋咬合があれば，それは上顎の切歯の圧下でもって修正すべきである．

　ほとんどのClass II division 1不正咬合では，上顎歯列弓はもっと広くならなければならない．これは，ヘッドギア－アクチベーターの使用によって，上顎後方歯を装置に対してもっと前側方の位置へ移動させることによって実現される．近心口蓋側に接触する斜めの誘導面とともに，顎外牽引力は後方歯の遠心頬側移動をもたらす（図7-4）．上顎の口蓋方向の交叉咬合では，その移動量が不十分であるので，事前の動的な拡大が必要である．これに反して，上顎の頬側方向の交叉咬合では，上顎歯列弓を広げるべきでなく，上顎後方歯の咬頭のカバーは維持すべきである（図7-5）．時には下顎歯列弓の拡大が必要である（図7-5E, F）．部分的な鋏状咬合では，アプローチを修正しなければならない（図7-5I-L）．

　成長中の患者のヘッドギア－アクチベーターでは，通常，年齢とは無関係にオーバージェットは1か月に1mm減少する．これは，上顎切歯の圧下と後方移動，歯槽骨の高さの増大を防いだこと，そして，下顎が成長した結果である．1か月当たり1mm未満の減少は，協力が不十分であることの確かなサインであり，議論の余地はない．あまりにも少ない進展が説明できるのは，上顎切歯のアンキーロシスだけである．

　150g以上の顎外力が，より速いとか，よりよい結果をもたらすということはない．そのうえ，特に圧下が目標である場合には，必要以上に大きい力は上顎切歯を失活させる危険性を含んでいる．1日当たり12時間以上の装置装着は，より速く結果を導き出すが，その効果は骨格よりも歯牙に生じ，治療目標には到達しない．本来の治療目的は，遠心咬合，オーバージェット，およびオーバーバイトのオーバーコレクションだけではなく，顔面の骨格的前突の減少でもある．治療をはじめる最適時期の選択には，唇側傾斜した切歯に対する精神的負担のリスクを主要素とする．それが混合歯列期で開始する理由であるならば，犬歯が萌出する時には，顎外力は小さくしておかなければならない．さもないと，犬歯は頬側に萌出することになる．一方，下口唇の介入がない場合には，上顎犬歯が萌出し，下顎の第二大臼歯が萌出してしまうまで待つほうがよい．

　顔面の垂直的発育パターンを有する患者では，習癖を止めるため，初期治療と動的治療が必要である．垂直的な発育は進行するかもしれず，結果として口唇不全が生じる可能性がある．十分な口唇封鎖は，特にこのタイプの治療においては，満足のいく結果を得るために不可欠な条件である．

　ヘッドギア－アクチベーターの大きな利点は，この装置が上顎切歯の垂直的コントロールを与えることである．口唇の介入を有する患者の前歯の過剰挺出を避けることができ，上顎切歯を圧下することさえできる．

　その結果として，その装置はClass II division 2不正咬合の治療に適していることになる．しかしながら，ヘッドギア－アクチベーターの装着の前に，口蓋側に傾斜している上顎切歯を少し強めに唇側傾斜するように移動させなければならない．上顎切歯は，後方移動中に若干直立化するからである．

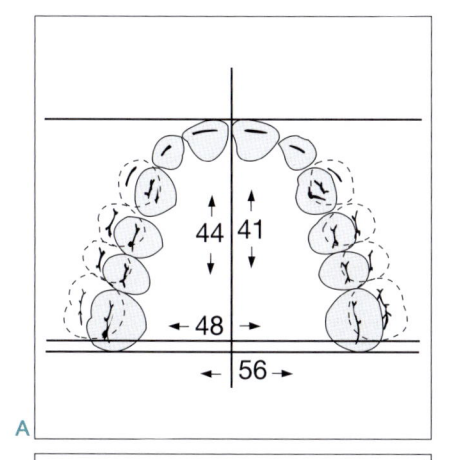

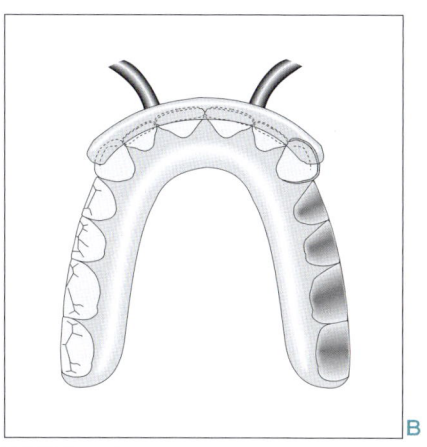

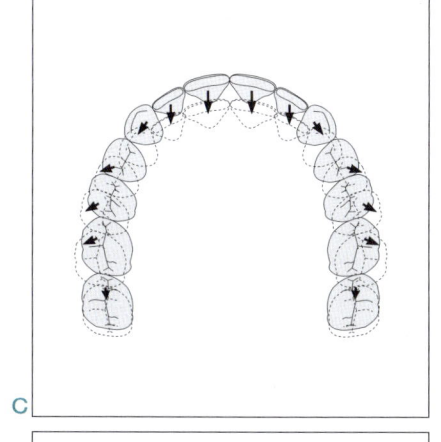

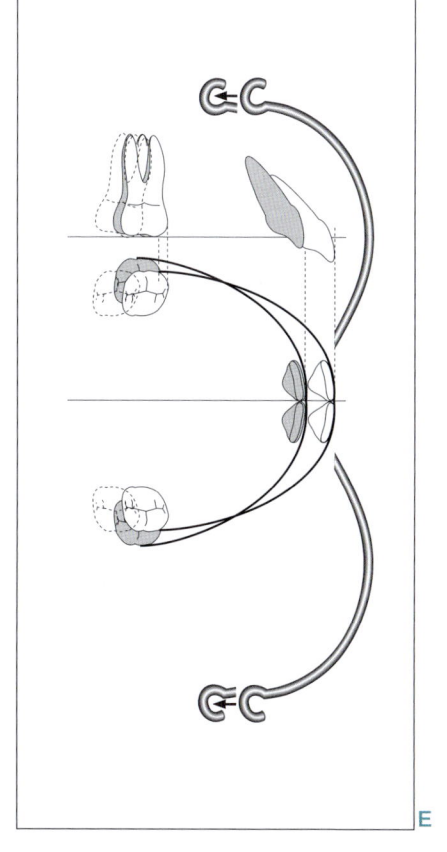

第7章 ヘッドギアとアクチベーターの併用

図7-4

ヘッドギアーアクチベーター療法の結果生じた上顎歯牙の位置変化を，咬合平面観の重ね合わせで説明する．歯列弓幅径は徐々に増大するが，それは犬歯よりも臼歯領域のほうが大きく，歯列弓の長径は減少した（A）．これらの変化を得るためには，上顎後方歯が近心口蓋側および咬合面側の平坦な面にのみ触れるように，アクリリックレジンをトリミングしなければならない（B：**右側はトリミングしたが，左側はしていない**）．上顎切歯は口蓋側へ動く一方で，他の歯牙は最遠心で咬合する大臼歯を除いて，遠心頬側に移動する．最遠心の大臼歯は，頬側ではなく遠心側へのみ移動する．側切歯を中切歯ほど口蓋側へ移動させないように，側切歯の唇側面からアクリリックレジンをいくらか取り除くことができる（C）．上顎歯牙の動きにともなって，犬歯，小臼歯，および第一大臼歯の位置が装置と関連して変化する．これらの歯牙は，装置の中で以前よりも比較的前方および側方の位置を得るからである（D：**左側は移動前，右側は移動後**）．中切歯はその動きのなかでわずかに直立化し，第一大臼歯の移動よりも大きく後方に移動する（E：**暗い陰影が移動後**）．アクリリックレジンが後方部でトリミングされなかった場合の臼歯の位置は，点線で示している．

臼歯咬合をオーバーコレクションし，切歯が切端位（オーバーバイトが改善されて，わずかなオーバーバイトがある状態）に達したら，保定段階に移ることができる．そのためには，装置は睡眠中のみ装着し，顎外の牽引を中止する．この牽引なしの状態で，アクチベーターが夜中に脱落することがなくなったらヘッドギアボウを取り外すことができる．保定段階では，下顎が上顎よりも前方に成長するので，遠心傾斜していた上顎後方歯は直立することになる．歯冠は近心に動き，根尖は動かないか，わずかだけ動くことになる（図7-12）．経験則として，前方の顔面高が大きい患者の保定期間は，動的治療期間と同じくらいかそれより長くするべきであり，成長が止まるまで続けるのが望ましい．

大臼歯と小臼歯のアンギュレーションが改善する前に，固定式装置を使った付加治療をはじめるべきではない．さもないと，遠心咬合が再発する可能性がある．固定式装置による治療に続いて，上顎用プレートおよび下顎前歯舌側に接着したワイヤーを使って保定を行う．

第7章　ヘッドギアとアクチベーターの併用

あらゆる治療法と同様に，ヘッドギア－アクチベーター療法には好ましくない面と望ましくない副作用がある．これらのうちの1つが下顎の叢生の発生である．しかしながら，叢生の発生と既存の叢生の増大は，この療法を行わなくても青年期と成人期初期の間に生じる一般的な現象である．[133,185] ヘッドギア－アクチベーターによる治療の最中および治療後には叢生が増大する傾向が大きく，下顎切歯が唇側傾斜している場合は特にそうである．上顎骨の骨格性前突の低減とオーバージェットの減少で，下口唇は下顎切歯に以前よりも多くの圧力を加えることになる．また，動的治療中には通常の咬合が失われているので，思わしくない移動が簡単に起こることになる．適当な時期にアクリックレジンの上顎犬歯の頬側を取り除かないと，下顎犬歯は大きく舌側に移動する可能性がある．

そのうえ，患者が頭を横にして眠ると，下顎骨は下方に落ち，下顎の歯はウイングに引っかかる形になる．これが生じる危険性は，口呼吸者や顎間距離が小さい患者，または装置のウイングが短い場合に増大する．下顎の咬合面痕を除去しなかったり，下顎前歯のアクリックレジン被服範囲が下顎犬歯の遠心面にまで広がったりする時には，下顎前歯部の叢生が発生する可能性がある．下顎前歯の舌側にリテンションワイヤーを装着するか，可撤式のEssixリテーナーを日中に使用することによって，叢生の発生を打ち消すことができる．

顎外力が大きすぎたり，ヘッドギアボウが長すぎたり，ボウが上向きに曲がっていなかったりすると，側方の開咬が発生することも時にはあり，上顎切歯が直立した患者にも起こることがある．また，舌の介在が続くと，側方開咬と無咬合は消えない．

前歯部の開咬または無咬合は，圧下しすぎた結果として生じるだけではなく，口唇を噛んだり，吸唇癖によっても発生し，下前顔面高が急速に増加する可能性がある．これらの患者は，口腔内に装置を装着して嚥下することに問題があることが多く，時折ウイングに咬耗によるファセットを見ることができる．これらの患者では後戻りを防ぐことができない（図7-11）．

下顎骨の前方への回転成長は他の点では好ましいが，これらの場合には上顎切歯を圧下しすぎて，話したりほほ笑んだりする時の歯の見え具合を不十分なものにする．このような患者では，長いヘッドギアボウを使っても構わず，過蓋咬合は下顎の小臼歯と大臼歯の咬合面のアクリックレジンを削除することによって修正すべきである．また，上顎プレートもしくは従来のアクチベーター付きのサービカルヘッドギアはよい代替手段である．コンケイブ型のプロファイルの発生や増大を予防すべきである．

ヘッドギア－アクチベーターで治療した患者の90％は，Ⅰ級咬合を獲得することになる．10人の患者のうちの1人は，何らかの理由のために装置がうまく作用することができない．しかしながら，他の治療方法もこれらの患者では成功しないことが多い．長い時間かけた結果が，必ずしも最初に計画したような状態になるとは限らない．治療の5年後に，アンテリアガイダンスを有するのはヘッドギア－アクチベーター患者の50％のみで，25％には最大4 mmのオーバージェットがあるが，それは目立つものではなく，本人も問題があるものとして感じていない．しかしながら，治療前にあったオーバージェットよりもつねに小さいのではあるが，25％には明らかなオーバージェットが見られる．[204] 後戻りはすべての顔面タイプで起こり，主として顔面口腔領域のゆがんだ機能的要因によって引き起こされる．開口症状と赤味がかった口唇は，その状況を暗示している．治療を開始する前に，患者およびその両親と再発の可能性について話し合いをすることを提案する．

ヘッドギア－アクチベーター療法に関連する多くの局面を，この装置で治療した患者の記録が明示している（図7-6〜7-11）．

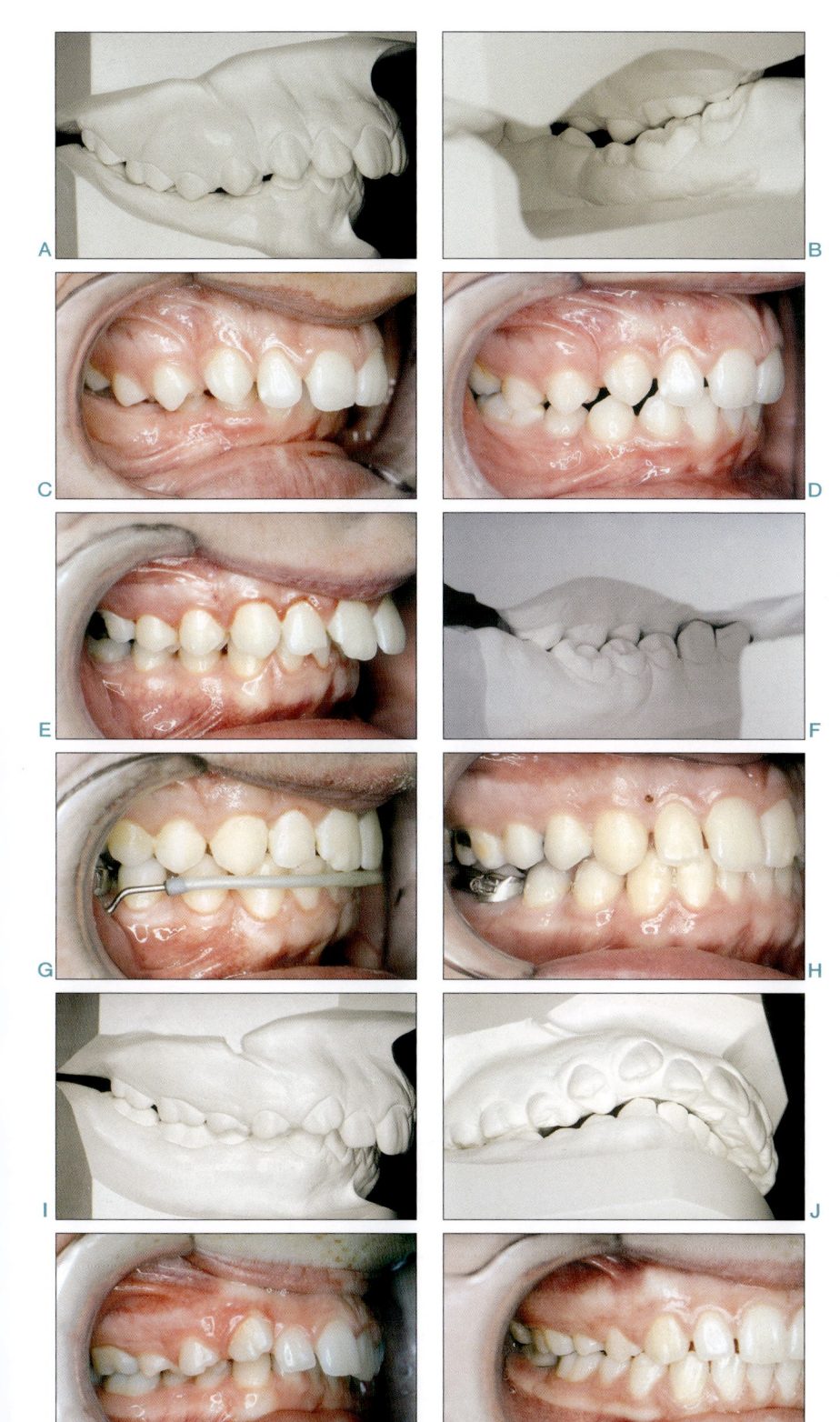

第7章 ヘッドギアとアクチベーターの併用

図7-5

　交叉咬合では，上顎後方歯の頬側に接触する咬合面は取り除くべきではない．交叉咬合の改善は，上顎歯列弓と関連させて下顎歯列弓をうまく前進させられるか否かによる．もしその前進が小さすぎるのならば，交叉咬合が適切に改善することはない．適切な側方向きの関係が得られた後に咬合面痕をトリミングする．極端な過蓋咬合および後方歯牙の過度の萌出は，時には完全な鋏状咬合をともなう(A-C)．この症例では，完全な鋏状咬合と過蓋咬合は，上顎後方部のトリミングをしていないヘッドギア－アクチベーターを18か月間使用して改善させた．大臼歯の咬合はオーバーコレクションし，小臼歯と大臼歯は遠心に傾斜させた(D)．特に下顎に欠損歯がある時，下顎歯列弓の拡大は鋏状咬合の改善に貢献する．このアプローチを，極端な過蓋咬合をともない，完全な両側の鋏状咬合を有する患者で続けた．この患者では，下顎の第一大臼歯が数年前に抜去されていた(E,F)．第二大臼歯に付けた0.045インチのステンレススチールのリップバンパーおよびヘッドギア－アクチベーターで，かなりの改善を得た(G,H)．上顎小臼歯だけが無咬合の局所的な交叉咬合では，大臼歯上のアクリリックレジンはトリミングするが，小臼歯のカバーは残さなければならない(I,J,K)．交叉咬合の改善に付随して，遠心咬合の改善や上顎切歯の圧下，Speeの湾曲の平坦化などの症状の改善を獲得することができた(L)．交叉咬合の改善に関連した歯牙を後戻りさせる咬合干渉を防ぐためには，ヘッドギア－アクチベーターを，標準的な1日12時間よりも，もっと長く装着しなければならない．

オルソドンティック コンセプト ＆ ストラテジー　105

第7章　ヘッドギアとアクチベーターの併用

図7-6

　11歳10か月の男子は，小臼歯歯冠幅1本分の遠心咬合と8mmのオーバージェットをともなうClass II division 1 不正咬合を呈していた．十分なスペースが歯列弓にあり，その他の点では歯列弓は正常であった．彼には鼻腔の異常はなかったが，開口者特有の容姿をしていた(A,B)．12歳1か月時，Van Beekヘッドギアーアクチベーターを装着した．後方部の咬合が改善する一方で，オーバージェットは1か月当たり1mm減少し，上顎歯列弓は徐々に広くなった．6か月間の治療後の12歳7か月時には，前後的な接触が前歯部で得られたが，後方歯の緊密な咬頭嵌合はまだ確立されていなかった．顎外牽引を中止してヘッドギアボウを除去し，装置をアクチベーターとしてのみ利用することにした(C,D)．2年6か月の保定期間中，顎顔面の成長は続き，後方歯の緊密な咬頭嵌合が確立された．15歳1か月時の記録は良好な治療結果を示し(E,F)，20歳2か月時に得た記録も同様であった(G,H)．

　初めに見られた不正咬合の状態は，ヘッドギアーアクチベーター療法に非常に適していた．大きいオーバージェットやオーバーバイト，深いSpeeの湾曲および比較的狭い上顎歯列弓といった，遠心咬合の二次的局面に関連するものを除いて，歯列弓の位置異常はまったく見られなかった．全体的な装置によるさらなる治療は，まったく必要としなかった．典型的な初期の状況，患者の十分な協力および治療前後の好ましい顎顔面成長の結果から，この患者はヘッドギアーアクチベーター療法が成功した好例であるとみなすことができる．

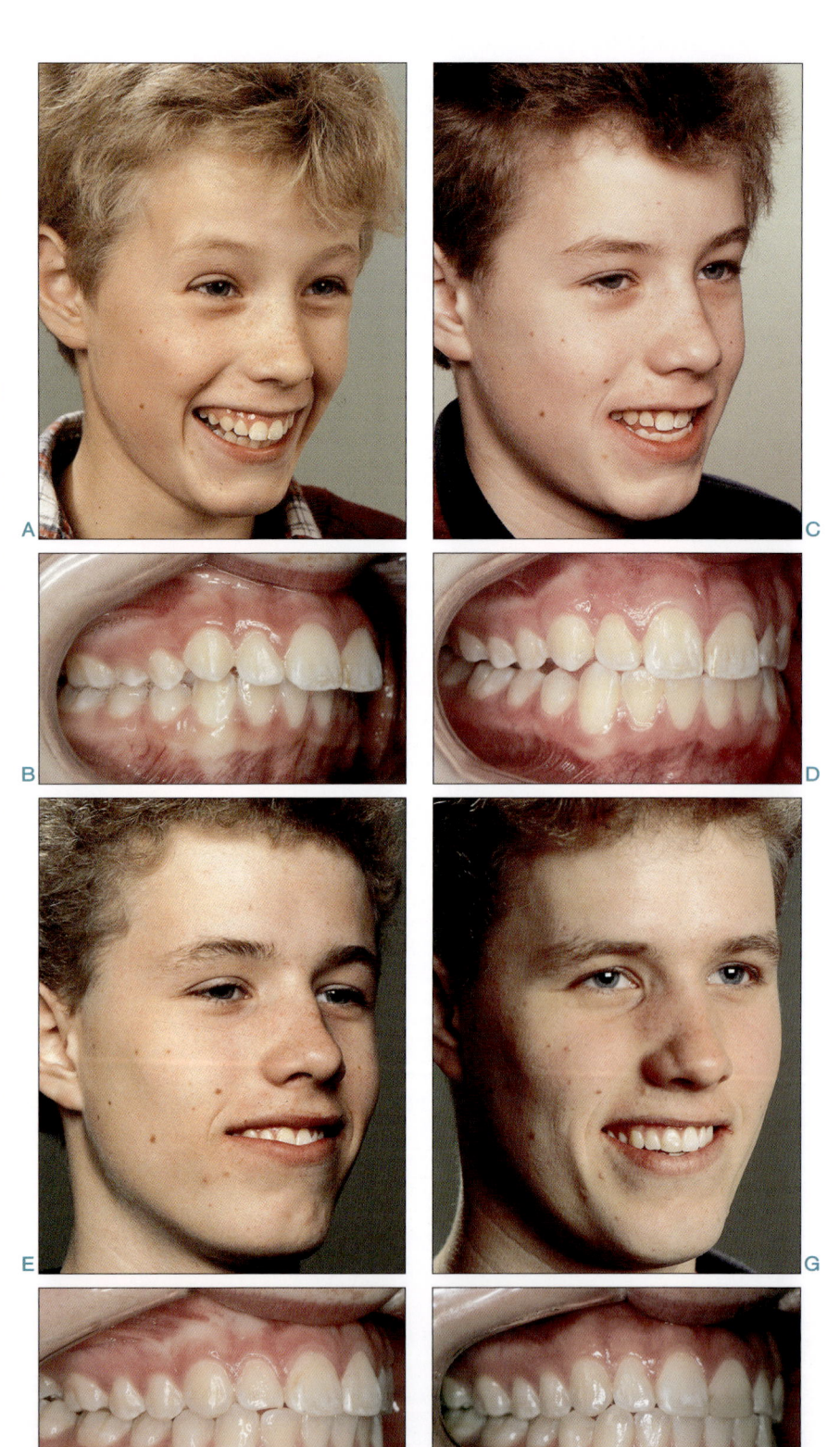

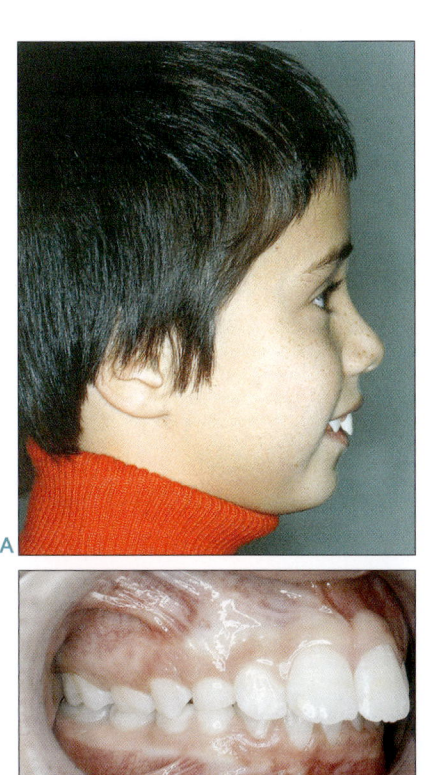

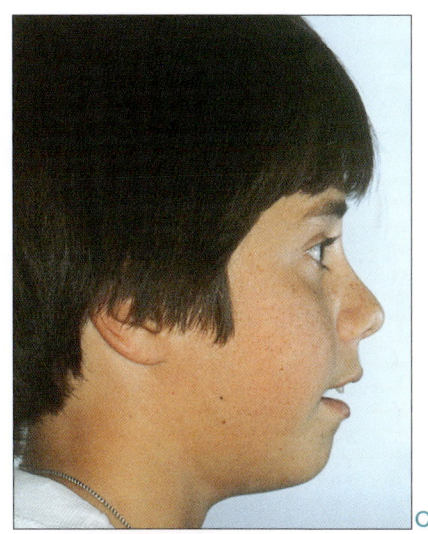

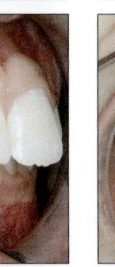

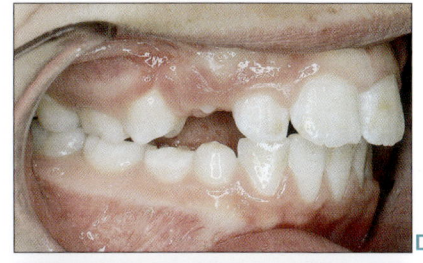

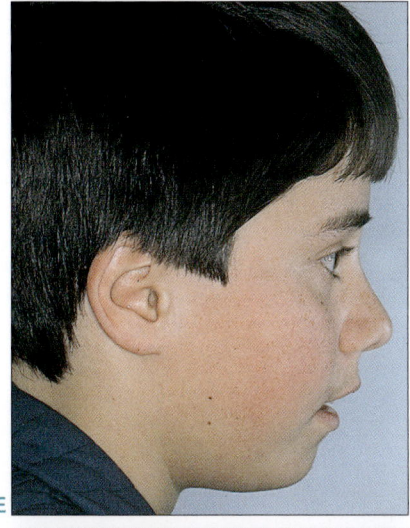

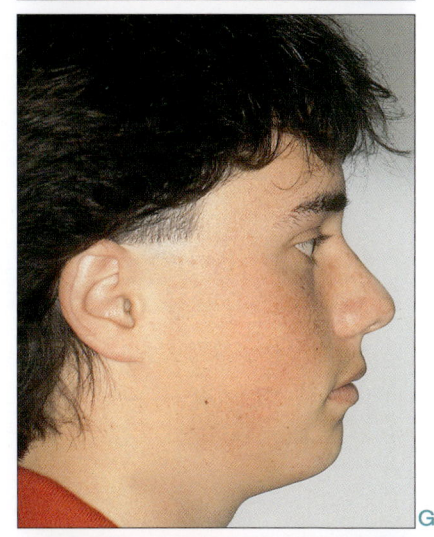

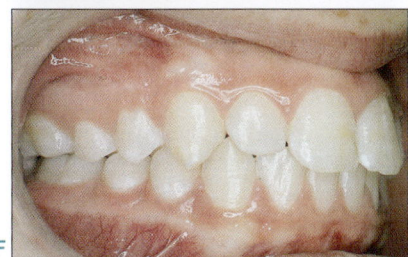

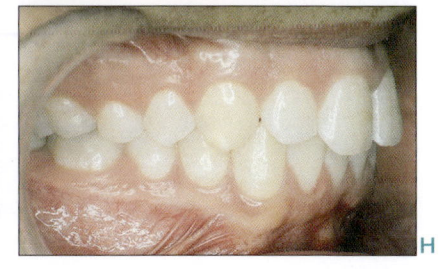

第7章 ヘッドギアとアクチベーターの併用

図7-7

　10歳6か月の男子は，小臼歯歯冠幅1本分の遠心咬合と9mmのオーバージェットをともなうClass II division 1 不正咬合であった．下顎切歯は過剰萌出して口蓋に接触していた．歯列が顔面のなかで目立っていたが，顎顔面はまだ成長の余地を多く残していた．彼は口を閉じておくことができず，安静時の下口唇は上顎切歯の口蓋側に位置していた(A,B)．10か月間のヘッドギア－アクチベーター療法後の11歳6か月時には，状況はかなり改善していた．右側上顎第一小臼歯が萌出し，かなり遠心に傾斜していた(C,D：図7-12も参照)．1年後の12歳6か月時，動的治療の目標に達したので，ヘッドギアボウを取り除き，患者には保定のために就寝中は装置を装着するように指示した．顎顔面の成長はまだ終了しておらず，安静時の口唇は閉じていなかった(E,F)．保定段階は長期間続き，十分な口唇閉鎖が確立されるまで終わらなかった．保定終了2年後の19歳6か月時，成長はほとんど完了し，軟組織が増加して成熟した結果，適切な口唇閉鎖が得られた(G,H)．

　この患者は，男子における顔面骨格の遅い成長および軟組織の晩熟の好例である．女子では顎顔面の成長および成熟化は男子に比べて早く，一般的に15歳までに終了している．男子では，この段階は20歳もしくはそれ以降にまでならないと到達しない．したがって，特に十分な口唇閉鎖が得られていない場合には，男子は女子よりも長い保定期間を要するのが通常である．

オルソドンティック コンセプト ＆ ストラテジー

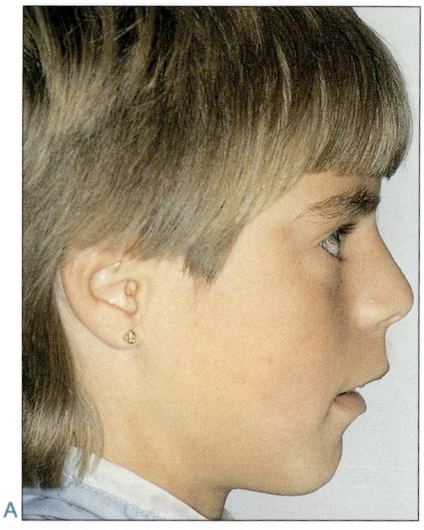

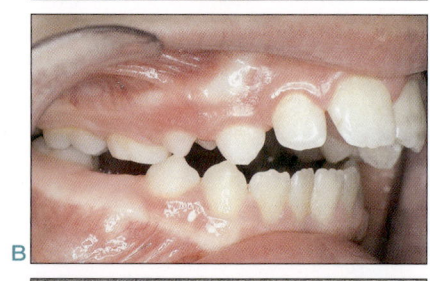

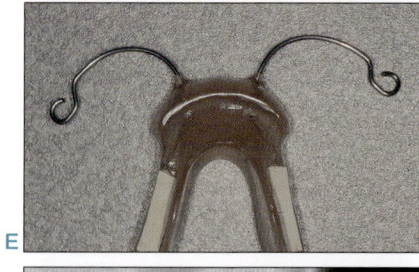

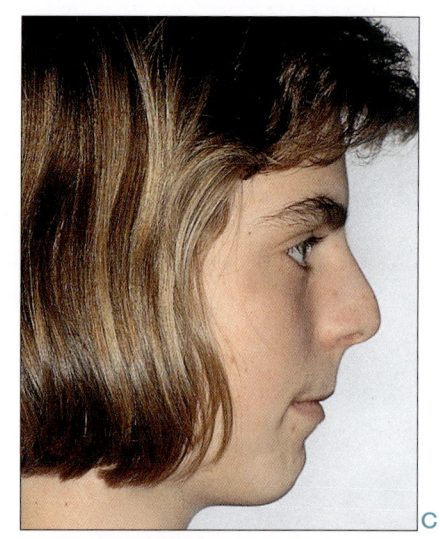

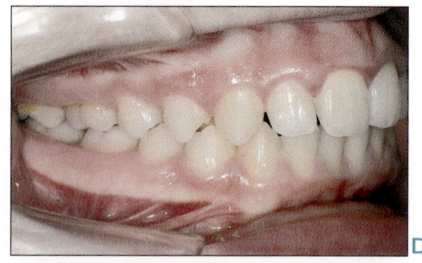

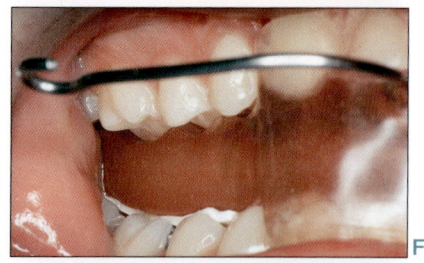

第 7 章　ヘッドギアとアクチベーターの併用

図7-8

11歳6か月の女子は，かなり大きい前方部の開咬および大きい下前顔面高をともなうClass II division 1 不正咬合を呈し，口唇が開いた特有の症状を示していたが，鼻腔は閉塞していなかった(A,B)．ヘッドギアーアクチベーター療法は良好に進み，2年間続いた．16歳0か月時，保定は終了し，すばらしい結果を得た．開咬は消失し，後方歯はよく咬合し，顔面のプロファイルと垂直高径は十分満足のいくものであった(C,D)．

開咬および大きい下前顔面高をともなう患者では，下顎関節顆頭の成長を前方へ誘導するために，後方歯の萌出を防ぐべきであり，その結果として頤部の前方移動が生じる．大きい咬合面間クリアランスおよび後方歯に接触する平坦な面のついたヘッドギアーアクチベーターは，下顔面の発達に対して適切なコントロールを与える．このコントロールは，下顎後方歯に接触する咬合面にラバーストリップスを取り付け，3か月ごとにストリップスの厚さを増加することによって調整される(E,F)．この手順で，下顎関節顆頭と関節窩の間の空隙が拡大された(G)．治療の間，下顔面高はほとんど増加しなかった(H)．

下前顔面高が大きく，前方部の開咬が大きな患者を治療するのは困難であり，満足する結果に到達するのは決して簡単ではない．たとえ目指した目標に達しても，保定が終了した後に顔面部の成長が続くと，達成されたことの多くが失われる場合がある．したがって，得られた改善を維持するためには，成長が終了するまで保定を続けなければならない．

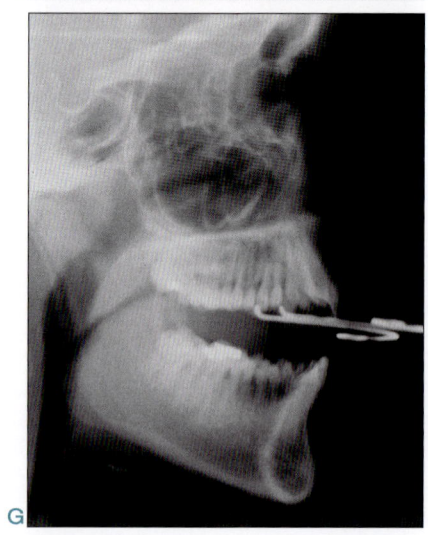

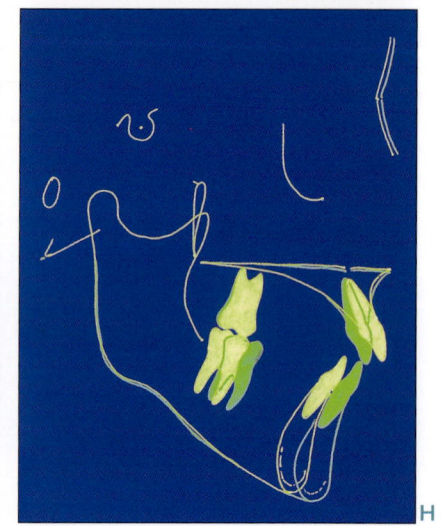

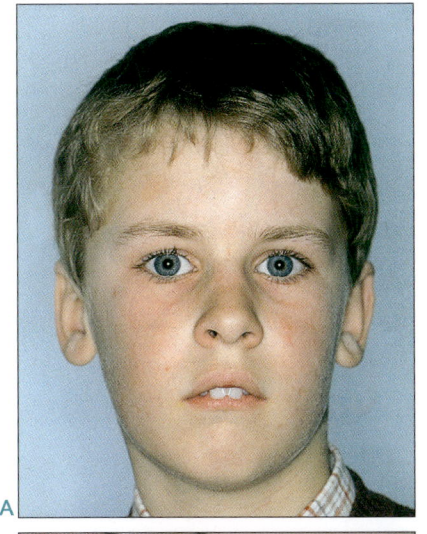

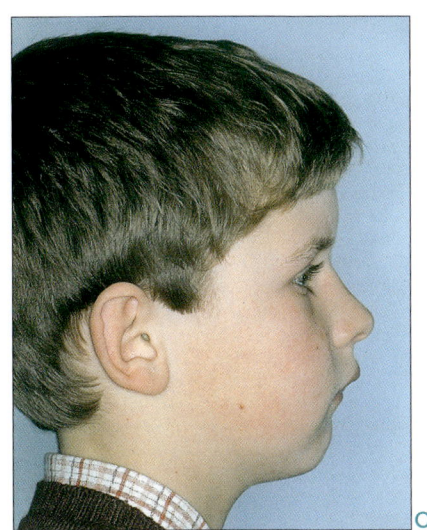

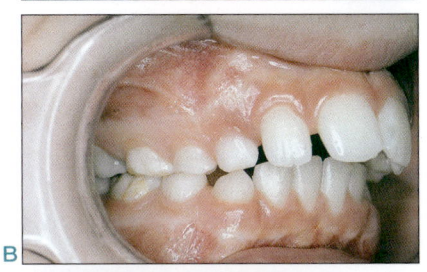

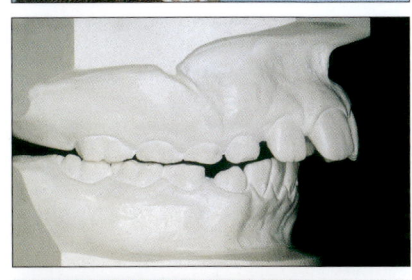

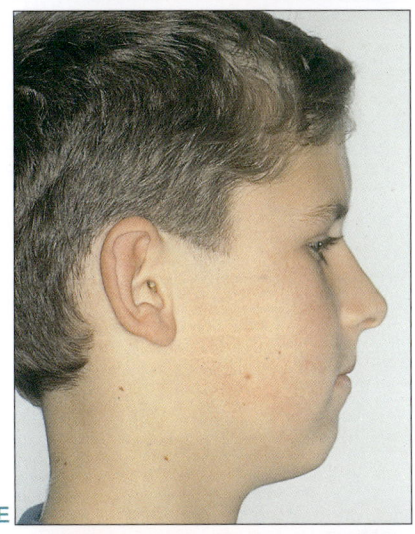

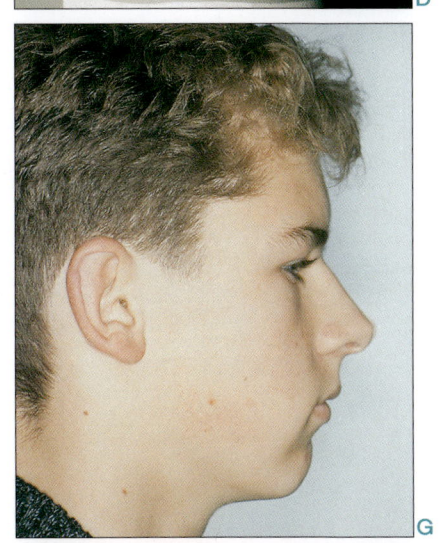

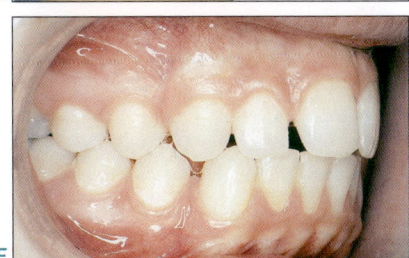

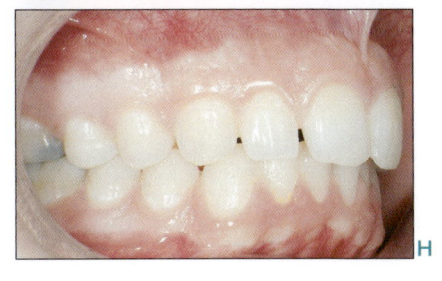

第7章　ヘッドギアとアクチベーターの併用

図7-9

　11歳4か月の男子は，小臼歯歯冠幅1本分の遠心咬合，10mmのオーバージェット，前方部の開咬および大きい下顔面高をともなうClass II division 1 不正咬合を呈していた．安静時に，下口唇は上顎切歯の口蓋側に位置していた（A-D）．図7-8で示したようにラバーストリップスを，下顔面の垂直な発達をコントロールするために下顎歯牙に接する咬合面に接着した．2年6か月の動的治療後の13歳10か月時に，満足のいく結果を得た．しかしながら，十分な口唇閉鎖には達しておらず，顎顔面の成長は終了していなかった（E,F）．保定のために，ヘッドギアボウを取り除き，下顔面高のコントロールを得るために，アクチベーターを就寝時に装着させた．17歳6か月で保定は終了した．下顔面高はごくわずかに増加した．顔面の成長は好ましく，十分な口唇閉鎖をともなう満足のいくプロファイルが結果として得られた（G,H）．
　動的治療は後方歯の交換が遅かったために長期間かかった．上顎切歯は圧下しなかった．上顎前方部歯間部のアクリリックレジンを取り除いていなかったため，それらの歯間空隙は閉じていなかった．保定期間中に歯間空隙は下顎で消失し，オーバーバイトはわずかに増加した．その後，上顎切歯は口蓋に移動し，歯間空隙も閉じた．

第7章　ヘッドギアとアクチベーターの併用

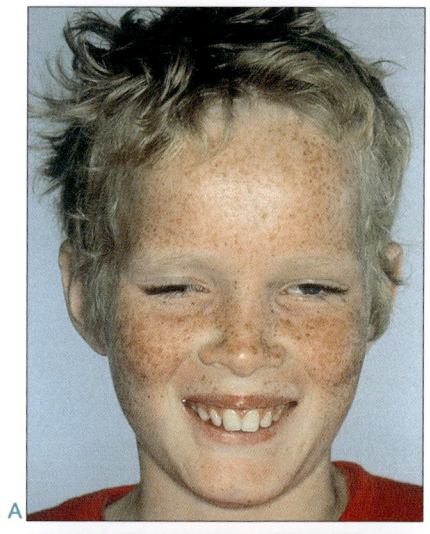

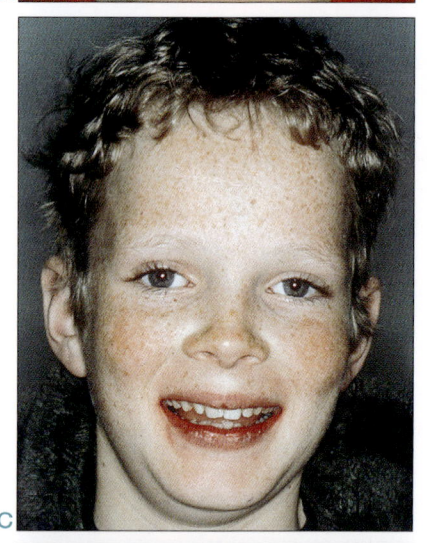

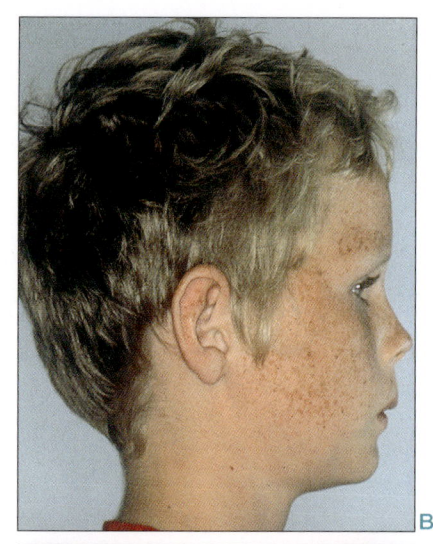

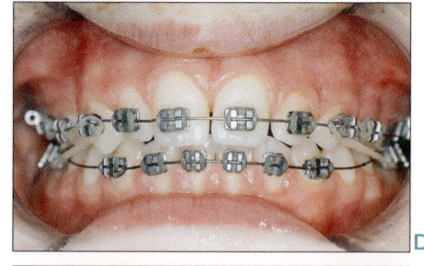

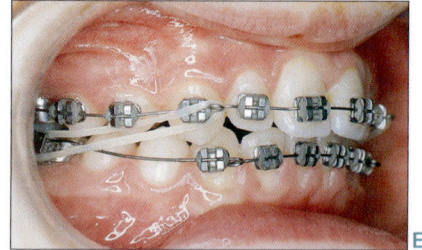

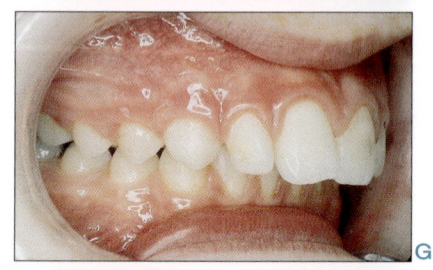

図7-10

　12歳4か月の男子は，小臼歯歯冠幅1本分の遠心咬合，および矢状面で10mmのオーバーバイトをともなうClass II division 1不正咬合を呈していた．上顎切歯は過剰萌出し，下顎切歯は口蓋に接触していた(A,B,G)．12歳6か月時，ヘッドギア－アクチベーターを装着し，装置には，上顎切歯を圧下するために上向きに曲げた特に短いヘッドギアボウを取り付けた．患者の協力はすばらしく，18か月後には，上顎前歯は必要以上に圧下されたため，彼がほほ笑んだ時，上顎の切歯は十分に見えなかった(C)．固定式装置を使って歯牙の位置をさらに改善しつつ，Class IIエラスティックで目的のレベルまで上顎切歯を挺出させた(D,E)．14歳4か月の時に，6か月間使用した固定式装置を取り外した．上顎切歯の垂直的な位置は修正され，後方歯はよく咬合していた．オーバージェットとオーバーバイトはオーバーコレクションされた(F, H)．

　上顎切歯の圧下は，オーバーバイトとオーバージェットの減少を導く．そのうえ，下口唇が上顎切歯の口蓋側に位置する傾向が少なくなる．著しく過剰萌出した上顎切歯を有する患者では，装置が受け入れられたらすぐにアウターボウを上方へ曲げ，圧下力をできるだけ早く適用する．ヘッドギア－アクチベーターの後に，Class IIエラスティックを付けて固定式装置を使うならば，第1期治療段階において，上顎の切歯を予定より圧下させておくことが必要である．

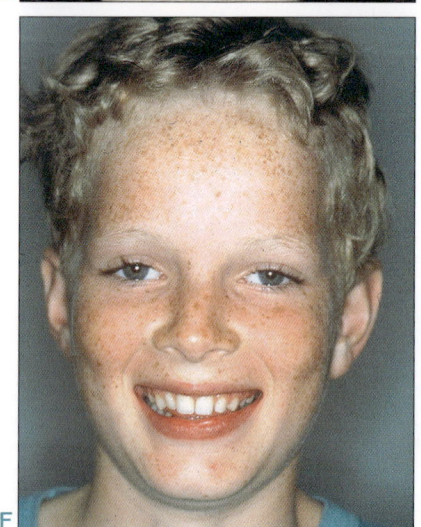

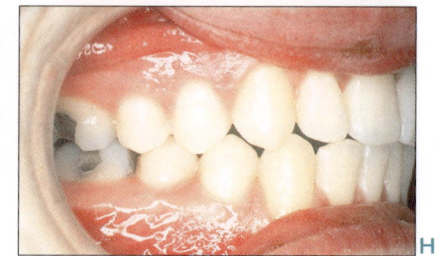

110　オルソドンティック コンセプト ＆ ストラテジー

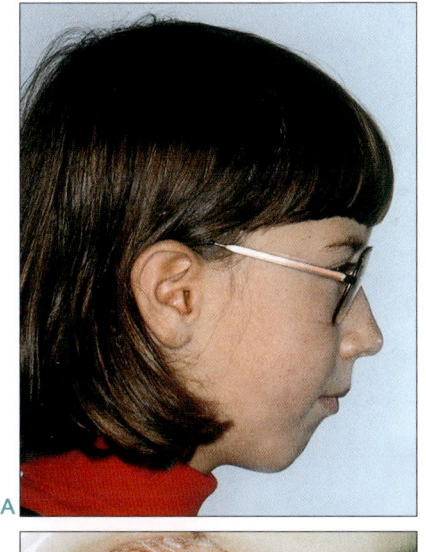

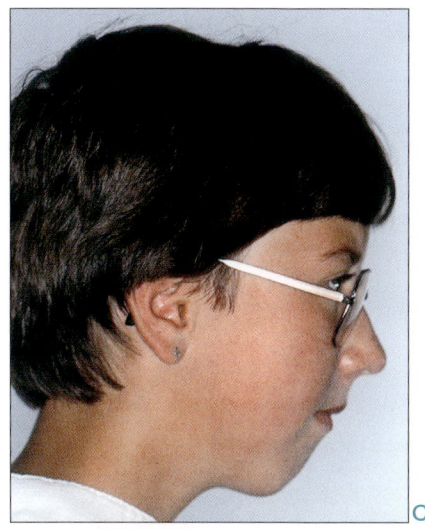

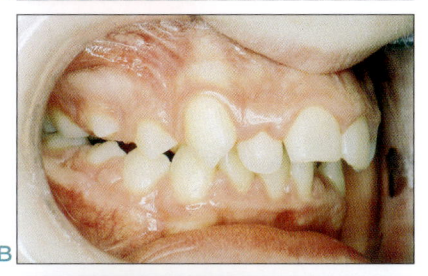

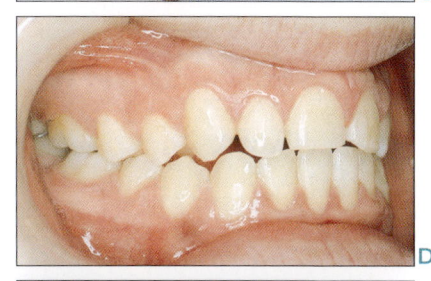

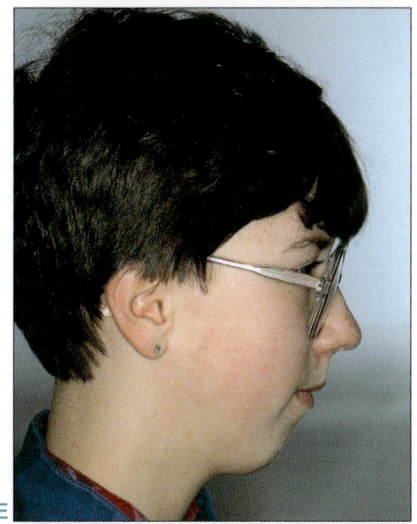

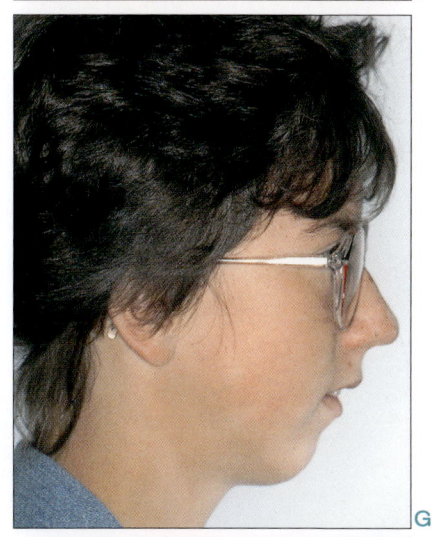

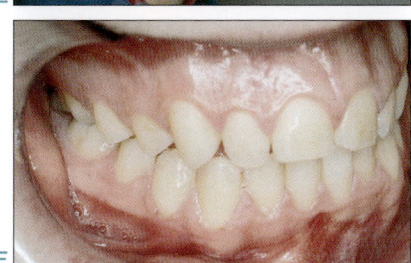

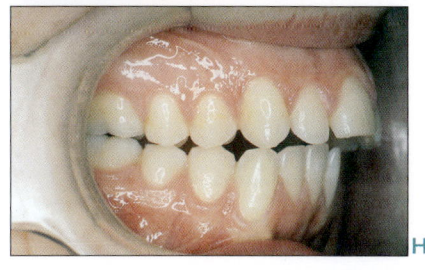

第7章 ヘッドギアとアクチベーターの併用

図7-11

　12歳2か月の女子は，小臼歯歯冠幅3/4分の遠心咬合，上顎前歯の叢生および前方部の無咬合という特徴のあるClass Ⅱ division 1 不正咬合を呈していた．さらに，彼女は大きい下前顔面高をもち，口は開き，口唇を噛む癖があった(A,B)．まず最初に，上顎前歯を整列させるためにプレートを使用した．続いて，下顎後方部の咬合面にラバーストリップスを付けたヘッドギア－アクチベーターを装着した．このアプローチでⅠ級咬合に達したが，前歯部での歯牙の接触も十分な口唇閉鎖も得られなかった．そのうえ，動的治療が終了した後の13歳8か月時の記録が示すように，下前顔面高が増加した(C,D)．ヘッドギアボウを取り除いた後は，保定装置としてアクチベーターを就寝中に3年間装着した．その期間中に，咬合は改善し，顔面の垂直的増加はほぼ同じ状態に留まっていた．16歳8か月時，歯牙の位置および咬合位はかなり良好であった．しかしながら，十分な口唇閉鎖は確立されていなかった(E,F)．7年後の23歳8か月時には，治療によって改善された多くが失われていた．上顎前歯の叢生をともなった前歯部開咬があり，側方咬頭咬合が後方部で見られた．しかし，患者は結果に大満足しており，頤部を外科矯正してプロファイルを改善する提案は受け入れられなかった(G,H)．前述したように，下前顔面高の大きい患者で満足できる結果を得ることは困難である．さらに，治療によって獲得された改善は，その後何年かのうちに失われ，状態は悪化することもありうる．ゆがんだ機能的条件を有する患者では，このタイプの望ましくない発達を予想すべきである．

オルソドンティック コンセプト & ストラテジー

第7章 ヘッドギアとアクチベーターの併用

図7-12

適切にトリミングしたヘッドギア－アクチベーターを使うと，動的治療中に上顎後方歯は遠心に傾斜するが，保定期間中には直立化することになる．これらのアンギュレーションの変化を，図7-7に示した患者の頭部エックス線写真とトレースを使って図説する．治療開始前には，上顎犬歯，小臼歯および第一大臼歯は近心に傾斜していた(A,B)．ヘッドギア－アクチベーターを使った動的治療の終わりでは，アンギュレーションは遠心傾斜に変わっていた(C,D)．保定段階中では，上顎後方歯の歯冠部は前方に動き，アンギュレーションが改善した(E,F)．これらのイラストは，ヘッドギア－アクチベーターが上顎切歯を圧下する可能性をも示している．

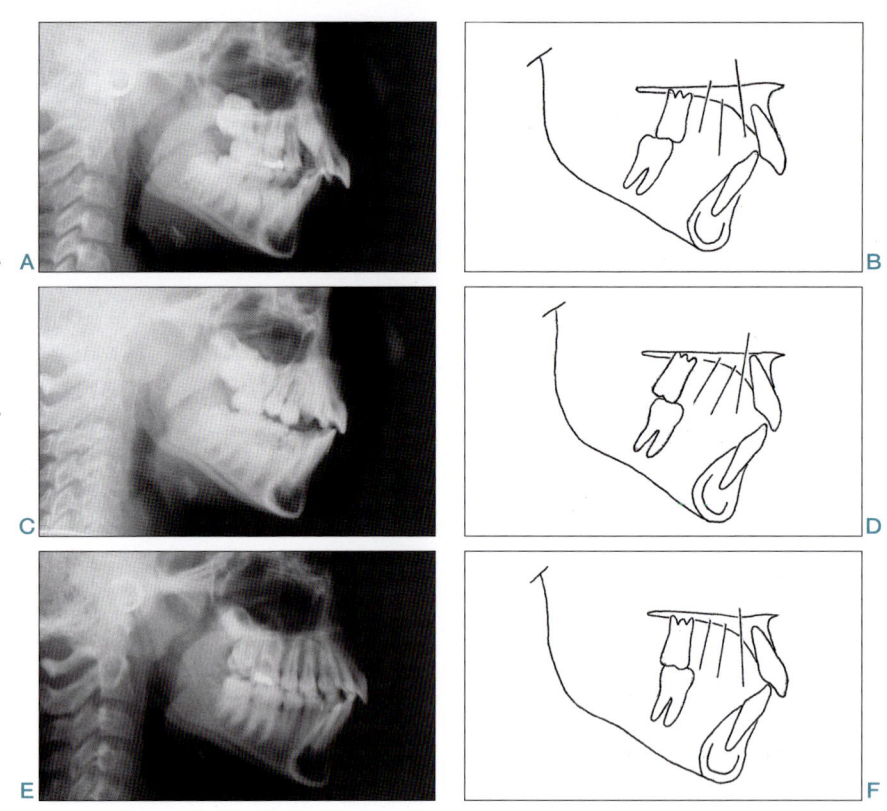

　　ヘッドギア－アクチベーター療法では，上顎後方歯は遠心へ傾斜する．それは乳臼歯でも起こり，未萌出の小臼歯を乳臼歯と一緒に遠心へ移動させる．遠心傾斜の程度は，顎外牽引力の大きさや，アクリルレジンのトリミングのしかた，装置装着時間による．交叉咬合の時に提案したように，咬合面をトリミングしない場合には，上顎後方歯はトリミングした場合よりもずっと遠心に傾斜することになる．治療中の下顎の成長が大量である場合には，遠心傾斜は少なくなる．保定段階では，下顎骨が上顎骨よりも前方に成長し，前に遠心傾斜した上顎後方歯は直立化させられることになる．歯冠は近心に動くことになり，根尖はわずかに動くかまったく動かない(図7-12)．保定段階で成長がない場合には，直立化は起こらない．保定期間中に，下顎骨が前方ではなく下方へ成長しても，同じことがいえる．

　　結論としては，Van Beekヘッドギア－アクチベーターは，大きなオーバージェット，過蓋咬合，および開咬の矯正に対して役に立つ装置である．その作用のしかたの基盤となるものは，主として下顎骨の前方回転成長を促進する後方部での歯槽突起の垂直的発達の抑制および上顎前歯の後退と圧下である．

112　オルソドンティック コンセプト ＆ ストラテジー

顎顔面整形学の正当性

　前の4つの章では，顎顔面整形的治療のさまざまな点を解説してきた．しかしながら，治療後に起こる変化に関しては折にふれて議論されてきたにすぎない．

　確かに，顔面骨格の成長方向は変えることができると，多くの研究が論証してきた．そこで発生する成長量に関しても同じことがいえる．しかしながら，その効果は，成長の方向においては数度の変化，量においては3～4mmの変化に限定されることも明らかになった．後者は歯牙の移動に対しても同様である．[4, 56, 94, 127, 129, 151, 154, 199, 202] さらに，顎顔面整形治療における成長パターンと反応には，かなりの多様性があることがわかった．子どもはClass II 不正咬合の改善に対して好ましい成長パターン，もしくは好ましくない成長パターンを示す．概して，前後的な上下顎の関係は，子どもでは特に思春期がはじまる前にはほとんど変わらないか，まったく変わらない．しかしながら，なかには上下顎の関係が自然に改善する子どももいれば，悪化する子どももいる．同様の多様性は，顎顔面整形治療に対する反応でも見られる．ほとんどの子どもが好ましい反応を示し，なかにはとても好ましい反応を示す子どももいるが，懸命に装置を使用したにもかかわらず，何の改善も示さない子どももいる．[201]

　初めに，上下顎成長の多様性および矯正治療に対するその成長の重要性について，詳しく論じる．次に，平均的な成長パターンを示し，その後，これらの成長パターンから個々の患者の予測推定値の限界について説明をする．サービカルヘッドギア治療の結果を，長期間にわたる研究調査所見で例証する．臨床例として，治療開始の2年前に採った女子の記録を提示する．パライアタルヘッドギア治療の短期・長期の効果についても1人の患者の記録を通して例証する．

　顎顔面整形治療を適用している間，比較的短期間の顔面全体の成長には特別な注意を払っている．本章では長期にわたる結果に重点を置き，さまざまな局面を解明するために，長期にわたり追跡した6人の治療記録を提示する．これに関連して，本来の成長パターンへの回帰，およびこれを防ぐ可能性について論じる．

　最後に，治療中の顔面成長と歯列発達の間の相互作用について詳しく説明することにする．そしてよい咬合位を維持し，結果を安定させるための，堅固な咬頭嵌合の重要性について力説する．

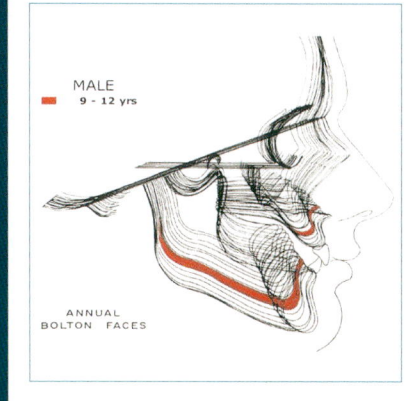

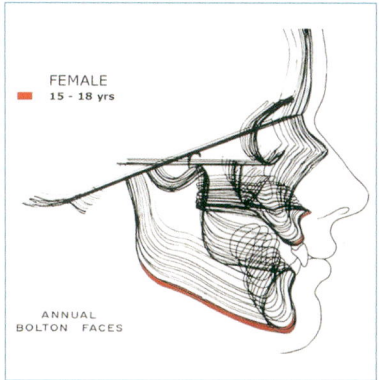

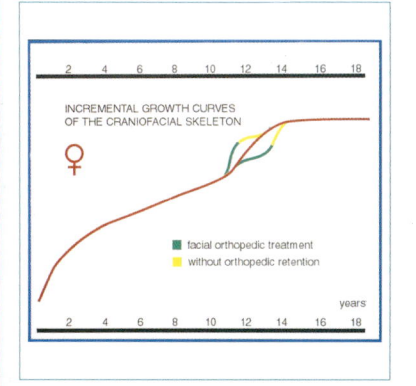

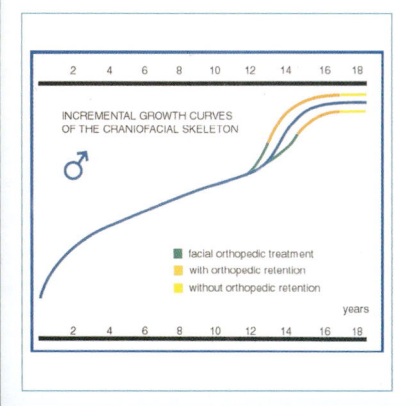

8
オルソドンティック コンセプト ＆ ストラテジー

第8章　顎顔面整形学の正当性

図8-1

　メタルインプラントを埋めた矯正治療を受けていない2人のセファログラムのトレースである．AとCは，前頭蓋底で重ね合わせをして変化を矢印で示している．BとDではインプラントで重ね合わせをしている．

　左側の個体は下顔面高が小さく，ClassⅡdivision 2不正咬合で軟組織にボリュームがあった．下顎骨は成長とともに前方へ回転し，シンフィシスは前方へほぼ水平に変化した(A)．顆頭における成長は大量かつ前方向であり，下顎歯は近心に移動した(B)．

　右側の個体は下前顔面高が大きく，開咬をともなうClassⅡdivision 1不正咬合および軟組織の不足があった．下顎骨は成長とともに後方へ回転し，下方へ変化し，頤は垂直に下方へ変化した(C)．顆頭における成長は後方向であり，下顎歯は咬合平面に対して垂直に萌出した(D)．[27]

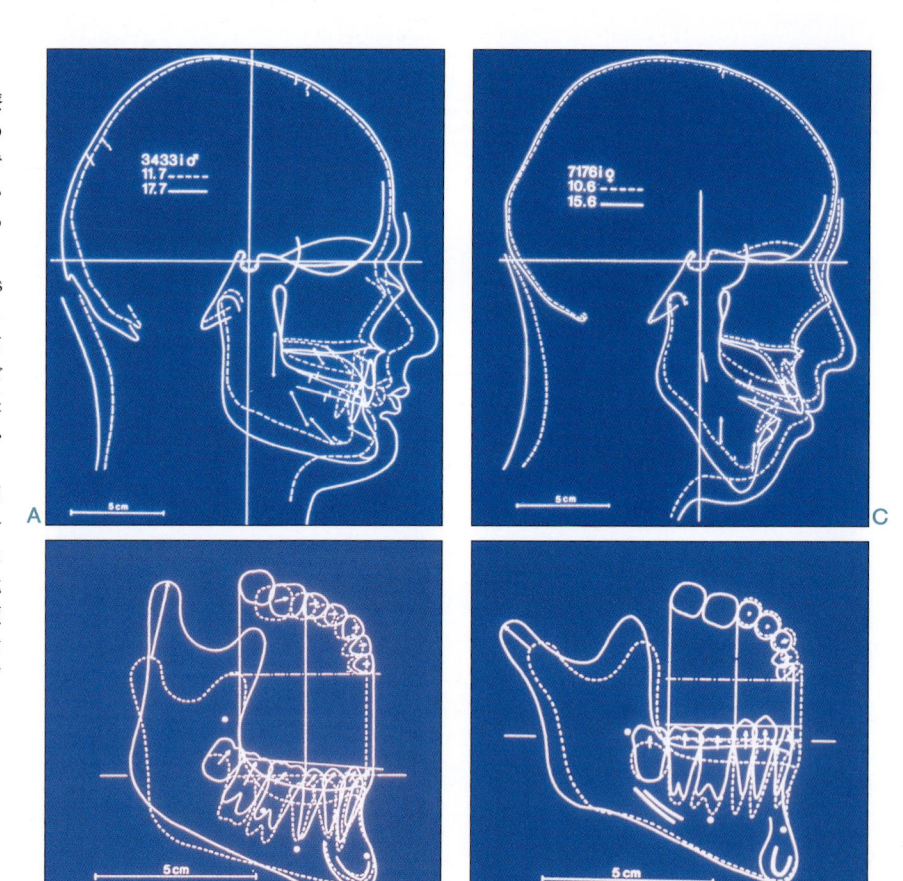

　顔面成長に関する知識に対するもっとも貴重な貢献の1つはBjörk[24]によってなされた．彼は臨床歯科にインプラントが紹介されるずっと以前に，頭蓋顔面骨に小さな金属インプラントを埋めて，標準規格の側方セファログラムを撮影した．これらの研究の前に，彼は論文"The Face in Profile（側貌における顔面）"を発表したが，この論文は20世紀後半になされた多くのセファログラム研究の基礎を築いた．

　インプラントの使用は，どこに成長が生じたか，どの表面に骨が添加し吸収したかを明らかにした．また，この方法は，成長パターンの広範な多様性を明らかにした．さらに，頭蓋顔面骨格の大きくなる様態が一律でないことが明確になった．[25,26,28] 縫合部での成長が中顔面の増大にもっとも貢献する個体もあれば，表面の骨の添加が中顔面の成長の要因となる個体もある．図8-1のAとCは，骨格の形態，顔貌，および歯列において著しく異なる2人のセファログラムのトレースを示している．彼らの成長パターンと成長様式も大きく異なる．顆頭における成長の方向は2個体間でかなり異なり，下顎下縁および下顎枝後面における骨の添加および吸収のパターンでも同様である．そのうえ，歯列内での歯牙の動きが異なっている（図8-1B, D）．

　初めてのセファログラムの長期研究は，平均的な成長パターンに関する情報をもたらした．Broadbent[37,39]は"Bolton standards（ボルトンスタンダード）"を導入したが，それには3歳から18歳までの期間が含まれていた（図8-2）．Brodie[40]は3か月から8歳までの子どもの顔面の成長を研究し，顔面のパターンは初期段階に決定し，変わらずに残るという結論を下した．

図8-2

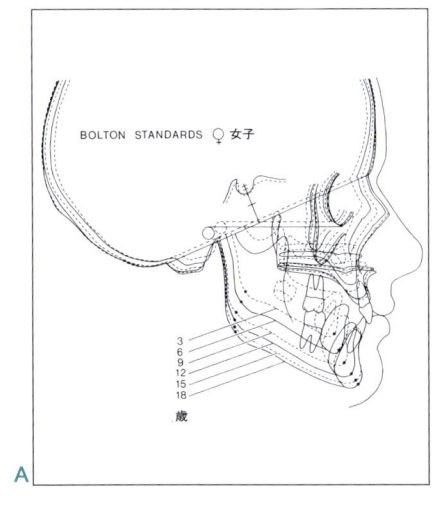

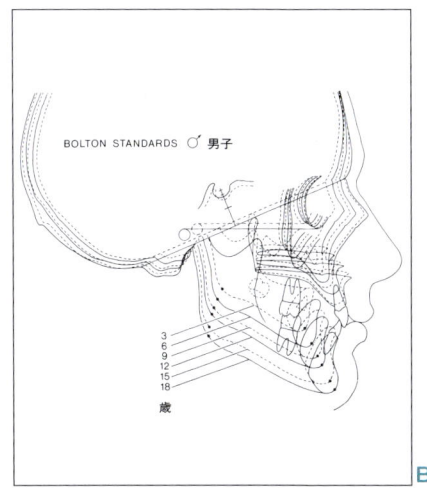

これらの顔面頭蓋骨の発達に関するイラストは，Broadbent[39]からのもので，顔面形態が似通って見える16人の男子と16人の女子たちの平均に基づいている．女子は男子よりも成長が少なく，青年期のグローススパートも男子より小さく，青年期の成長は男子よりも約2年早く起こる．そのうえ，男子とは対照的に女子は15歳以降わずか，またはまったく成長を示さず，成熟したプロファイルも男子ほどストレートではない．これらのイラストの基本データは60年以上前に集められたものである．現在では，青年期のグローススパートは1～2年早く起こり，女子での成長はこのデータよりも早く終了する．

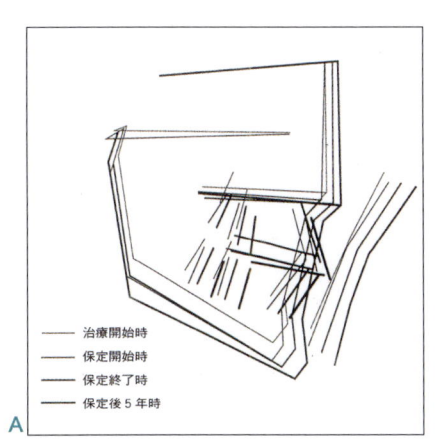

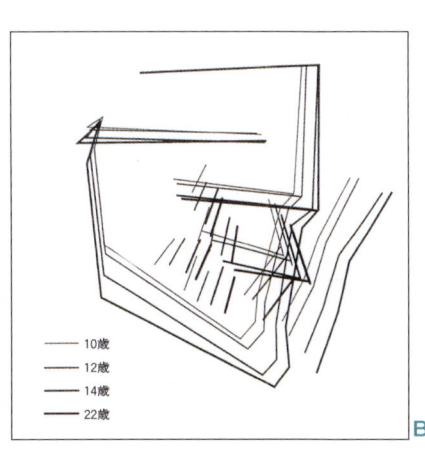

図8-3

Class II division 1 不正咬合を有し，多くは上顎プレートを併用してサービカルヘッドギア治療を受けた26人の男子における変化（A），および治療されてない18人の男子における変化である（B）．記録は治療開始時，保定開始時，保定終了時および，保定後5年時に採ったものである．コントロール群の記録は同じ年齢である．

3か月の子どもの顔面パターンには広範な多様性がある．[40]

しかしながら，このことが妊娠6か月ですでに見られることは，30人の胎児のセファログラムの研究で見るとおりである．[128] 20世紀の最後の60年間で発表された多くの研究から，バリエーションは初期の顔面パターンだけではなく，さらなる成長による顔貌の変化にも存在することが明確になった．両バリエーションは，主として機能的要素が優位な役割を果たすもので，顔面骨格の外側からの要素によって引き起こされる．[219]

顎顔面整形装置によって引き起こされた成長方向と成長量の変化を，サービカルヘッドギア治療に関する長期的研究のデータを使って例証する（図8-3）．[89]

"Nijimegen Growth Study（ネイメーヘンの成長研究）"の子どもたちは対照群としての役目を果たした．[164] 治療を終了した年齢時には，両群間に有意差が見られた．5年後にも，本来のClass II division 1 群において，以前よりも後方に位置する口唇・両歯列弓の前面，および上顎第一大臼歯に関しても同様の有意差があった．この研究は，治療中のサービカルヘッドギア群では，下顎は下顎枝の長さのかなりの増加をともなって，主として下方へ成長することも明らかにした．後者は，1981年に発行されたBaumrindほか[16]の所見を正式に認めるものであった．研究結果のなかでも特に重要なことは，治療後の2年間で下顎骨が主として前方へ成長し，下方への成長はわずかであったということである．対照群では，成長を垂直的方向と前後的方向へ二分するような差異は観察されなかった．サービカルヘッドギアを使った治療中に顔面成長の方向が変わったが，その後の数年間に生じた成長で以前の顔貌に戻った．上記で述べ，図8-3でも示した変化は，24人の被験者と17人の対照群の女性の例にも見られた．しかしながら，女子では，その変化と差異は男子ほど目立たなかった．[89]

第 8 章　顎顔面整形学の正当性

図8-4

　7歳2か月の女子は重度のClass II division 1 不正咬合で，中顔面は前方に位置し，下顎は後方に位置していた．彼女は2か月前までしきりに親指をしゃぶっていた(A,B)．2年6か月後の9歳8か月時に，顔貌は自然発生的に改善しており，ヘッドギアを装着した(C,D)．10か月後に固定式装置を追加した．2年6か月の動的治療後，12歳2か月時に保定を開始した(E,F)．ここでは上顎のリテンションプレート，下顎には犬歯間バーを使い，15歳6か月まで続けた(G,H)．あらゆる点ですばらしい結果が得られた．顔面写真は治療前に顔貌が自然発生的に改善したことを明らかにしているが，これには吸指癖の中止が寄与していた(A,C)．治療中の顔面の変化はどちらかというとわずかである．中顔面は突出が減少し，下顎骨は前方へ位置を変えたが，わずかであった(C,E)．しかしながら，動的治療後3年間におけるプロファイルの改善は劇的であった(E,G)．その間の最初の18か月には，上顎のリテンションプレートを使用した．このプレートあるいは下顎の犬歯間バーが顔面の成長に影響したと仮定するのは，実際的ではない．この患者は，偶然にも非常に好ましい顔面の発育パターンをもっており，実際に治療中に変えられ，その結果として主として治療の後に起こった成長によって，美しい顔面を得たのである．

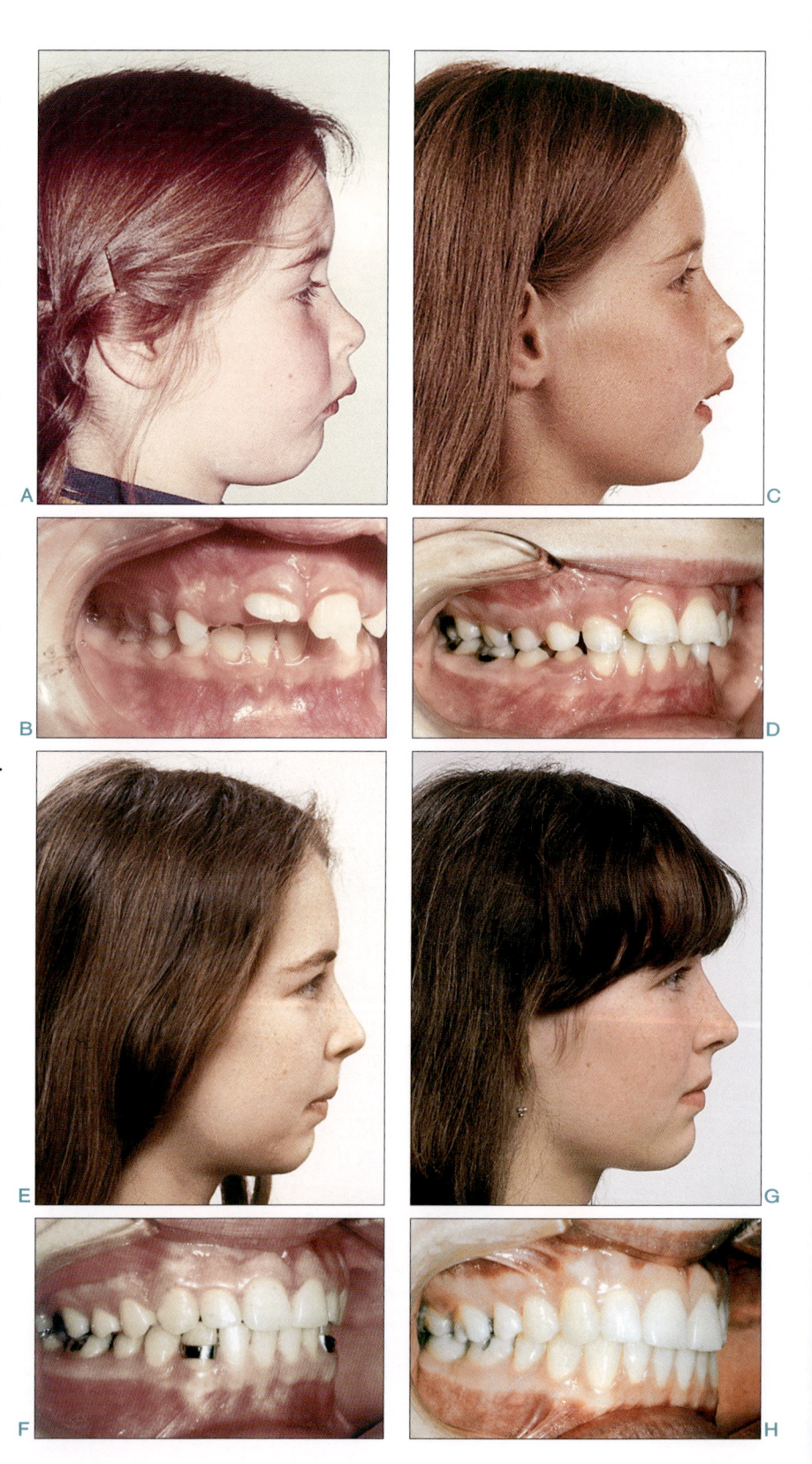

　図8-4はサービカルヘッドギアと固定式装置で治療した好ましい成長パターンを示した女子である．彼女の成熟した美しい顔面が，非常に好ましい成長パターンの結果であったことは明確である．

第 8 章　顎顔面整形学の正当性

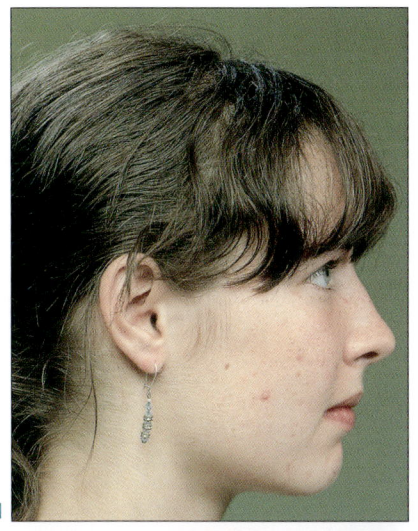

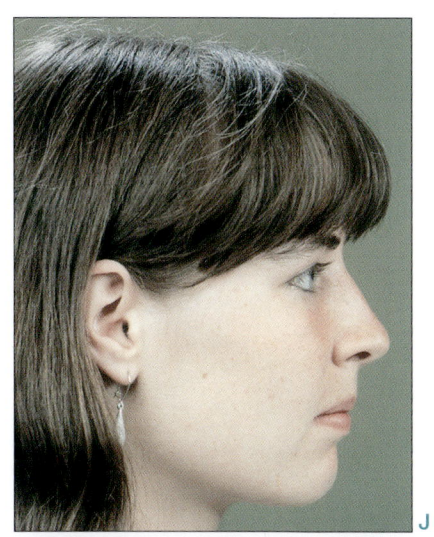

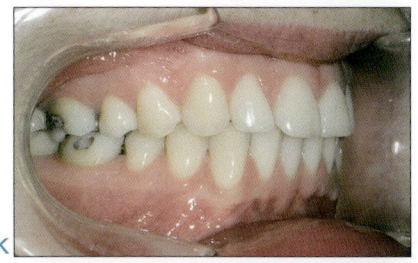

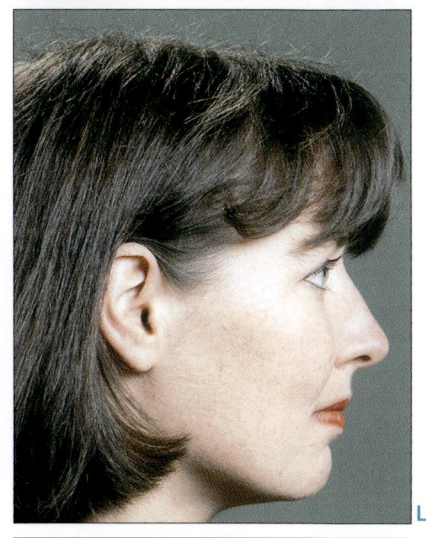

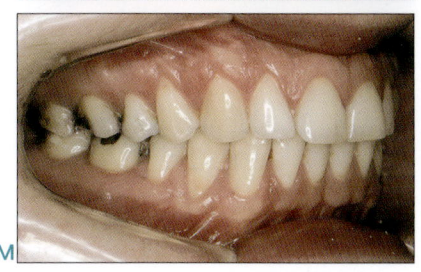

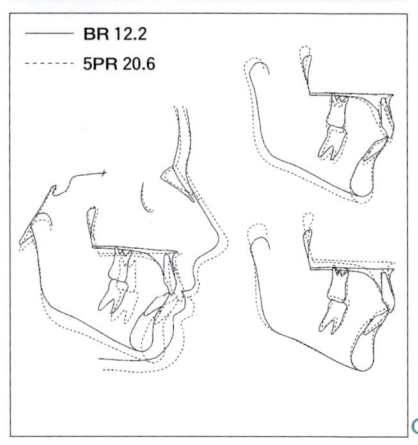

図8-4（続き）

　20歳6か月時に撮った写真は，プロファイルと歯列が5年経ってもまったくあるいはわずかしか変化していないことを示している(I,K)．数年経って顔面が成熟したことは25歳時(J,M)と30歳時(L)に撮った写真が示すとおりだが，これらの写真は，年を経ても，美しい顔貌は損なわれていないことを確実に示している．

　長い間，筆者は，ここに例証したすばらしい発達は，主として矯正治療およびそれに付随する顔面成長への影響により達成されたと信じていたが，約8年前に，筆者はこの仮定が正しくないことを実感しはじめた．確かに，理想的な咬合位は治療によって実現され，顔面の成長は影響を受けた．しかしながら，彼女が到達した美しい顔貌を治療の成果であるとすることはできない．もちろん，治療がなければ，遠心咬合や大きいオーバージェットおよびオーバーバイトは改善されていなかったか，またはわずかな改善に留まったであろう．不正咬合はそのままであったであろうが，好ましい顔面成長によって大部分はカモフラージュされたであろう．トレースの重ね合わせは，サービカルヘッドギアの使用により，上顎前歯部は動的治療段階で前方に動かず，下顎骨がわずかな前方向きへの変化を示しているが，主として下方へ動いたことを明らかにしている(N)．その逆のことが，数年後に起こった(O)．これらの記録は，治療開始時(BT)，保定開始時(BR)および，保定後5年時(5 PR)に採得したものである．これらの変化は図8-3Bと同様であり，そこには治療中および治療後のサービカルヘッドギアの効果が示されている．

オルソドンティック コンセプト ＆ ストラテジー　117

第8章　顎顔面整形学の正当性

図8-5

　9歳9か月の女子は，小臼歯歯冠幅半分の遠心咬合，前歯の無咬合および，上下顎歯列の広範な叢生をともなうClass II division 1 不正咬合を呈していた(A,C)．4本の第一小臼歯を抜去し，パライアタルヘッドギアと固定式装置を使用し，下前顔面高が大きいため，パライアタルヘッドギアを意図的に適用した．動的治療は1年4か月に及び，その後ポジショナーを使った6か月の保定段階に入った．ポジショナーの使用を終了した12歳2か月時には，理想的な咬合および調和のとれた顔面に達した(B)．しかしながら，1年後には，上下切歯の被蓋はあったが，接触は失われていた．15年後の27歳11か月時には，下顔面は著しく長くなり，前歯の無咬合が残った(D,E)．トレースの重ね合わせでは，総顔面高と下前顔面高が，治療中はほとんど増加しなかったことを示した．上顎骨の成長は抑制され，頤は前方へ移動していた(F)．治療後の垂直方向への発達は著しいものであった．上顎第一大臼歯は大きく挺出し，顆頭も大きく垂直方向に成長し，下顔面高は実質的に増加した(G)．これらの記録は治療開始時(BT)，保定終了時(RC)，および保定後10年目(10PR)に採ったものである．明らかに，顔面成長の方向および量は，治療によって事実上影響を受けた．その後，成長がまだ終了していなかったために，治療以前の発育パターンが再現した．12歳2か月時の後，鼻がかなり大きくなり，上下顎はさらに前方に成長したが，下前顔面高の増大がもっとも顕著であった．

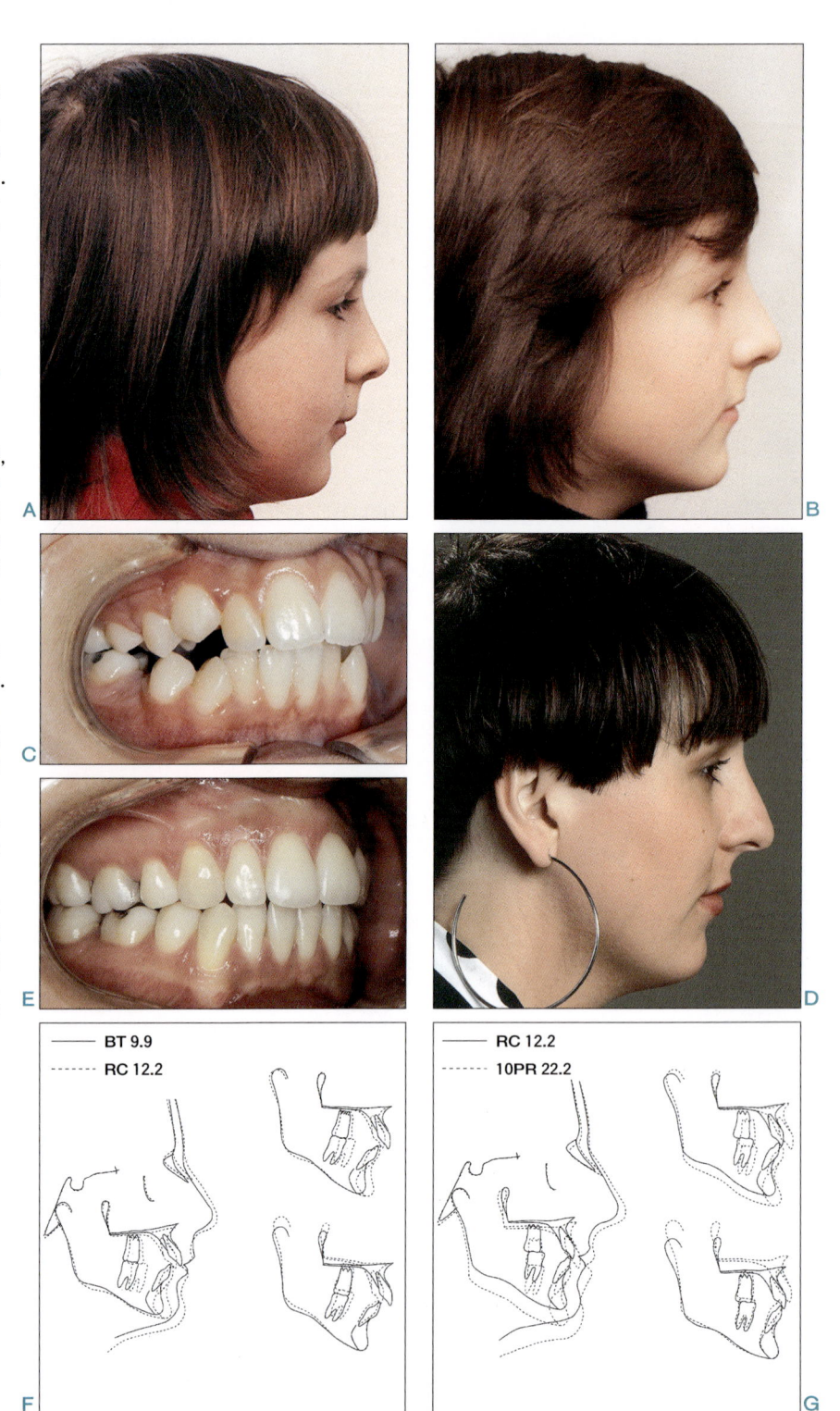

　図8-5は，大きい下顔面高を有し，パライアタルヘッドギアが下方への成長を抑制したが，治療後に著しい垂直方向への成長が起こった女子である．

118　オルソドンティック コンセプト ＆ ストラテジー

第8章 顎顔面整形学の正当性

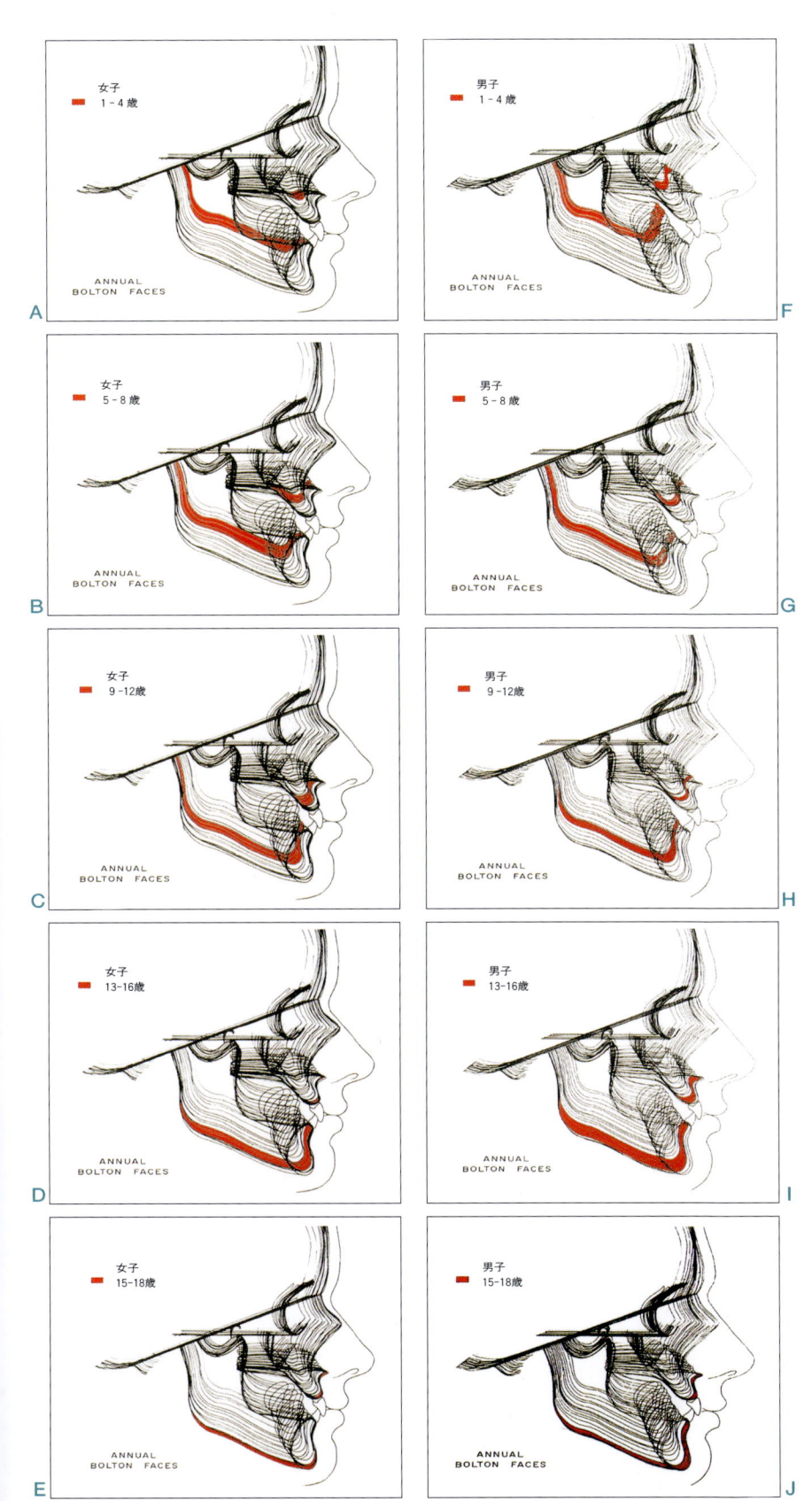

図8-6

図8-2に示したBolton standardsは，上下顎の3年ごとの成長を色や領域で表して再現したもので，さまざまな年齢間隔における女子(左)と男子(右)間の成長量ならびに，相違を示すために図式化したものである．多くの治療が9歳から12歳の間に行われ，女子はその間に青年期のグローススパートを経験する(C,H)．しかしながら，大多数の女子がそのようなスパートを本当に顔面部にも受けるかどうかはまだ疑わしい．[30] また，実際には，ほとんどの男子が顔面成長のスパートを経験するが，それはもっと遅い年齢で起きる(I)．治療後に残る成長量も重要であり，それは女子よりも男子のほうがずっと大きい．

これらのイラストを再検討すると，顎顔面整形治療は，長年にわたる顔面成長全体のうちのほんの少しの部分にしか影響を与えていないことが明らかである．かなりの成長が，治療前そして治療後にも頻繁に発生する．成長が続いている時に，顎顔面整形治療の永久的効果を想定するのは現実的ではない．そのうえ，Bolton standardsは男女それぞれの理想的な咬合，およびバランスのとれた顔面を有し，似たような顔つきの選ばれた16人の個体に基づいており[18]，急速な成長期および，特に青年期のグローススパートは発生する年齢がさまざまである．思春期のはじまりのように，グローススパートのはじまりには，平均年齢の前後±2年のノーマルレンジがある．この違いが，複数の個体に基づいて描かれる成長曲線のピークをゆるやかにさせる結果となる．平均値による成長曲線は，個体が経験するよりも，より小さく，より長く続くグローススパートを描いている．[134] さらに，このスタンダードは1年ごとの調査に基づいているので，このこともグローススパートについての調査結果が，調査対象の個体で実際に生じるものよりも，より小さく，より長く継続的であるという結果につながっている．[208]

図8-6は3年間に起きた平均的成長量を図示しているが，治療の影響による成長量が比較的少ないことを明らかにしている．

第 8 章　顎顔面整形学の正当性

図8-7

　この女子の治療は10歳1か月時にはじめたが，彼女はClass II division 1 不正咬合，小臼歯歯冠幅半分の遠心咬合および，8mmのオーバージェットを呈していた（A,C）．アクチベーターを遠心咬合の改善および上顎切歯の後方化に使用した．限られた歯牙の移動がまだ必要であったのでポジショナーで改善し，11歳7か月時に治療の目標に到達した（B）．審美的に好ましい歯列と完璧な咬合だけでなく，十分な口唇閉鎖とよりよい側貌も得られた．20年後の31歳7か月時には，顔面は前よりも大きくなり，プロファイルは前よりもストレートであった．歯牙の排列と咬合はよい状態であった（D,E）．治療開始時と治療終了時のセファログラムのトレースの重ね合わせは，治療中の骨格の構造とプロファイルの変化を示している．上顎骨の前方への発達は制限され，その一方で下顎骨は下方向へ成長した（F）．多くの成長がその後の数年間に起こった．頤は大きく前方へ変位し，上顎骨の前方部も同様の方向へ移動したが，その度合いは少しであった．これらの変化が下顔面を前方向へ移動させ，プロファイルをまっすぐにさせることになった（G）．これらの記録は，治療開始時（BT），保定終了時（RC）および，保定後10年時（10PR）に採ったものである．11歳7か月時の後に起こった成長量の大きさは劇的であった．成長は治療後の1年目に起こり，15歳の時に終了した．

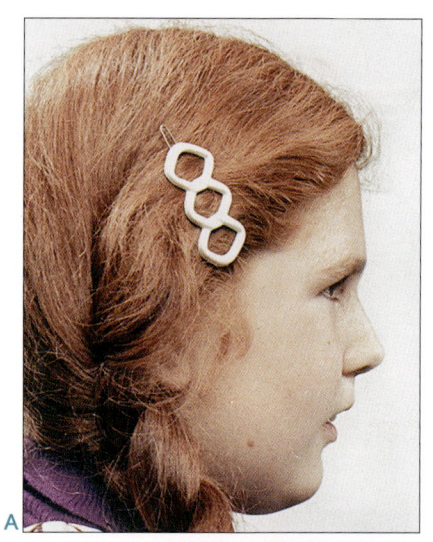

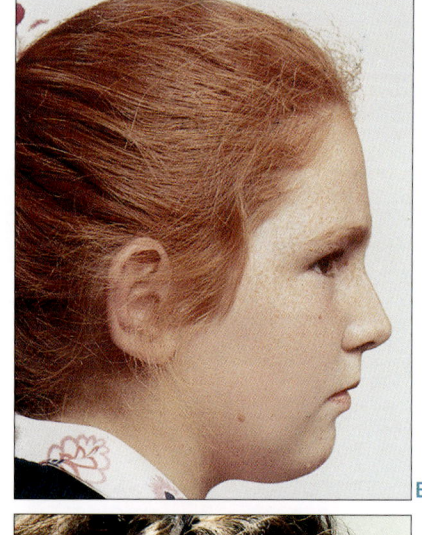

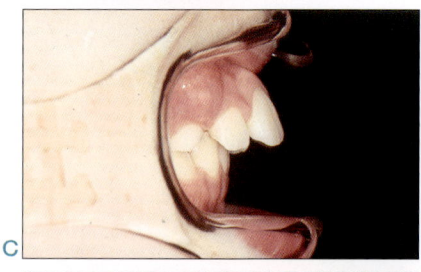

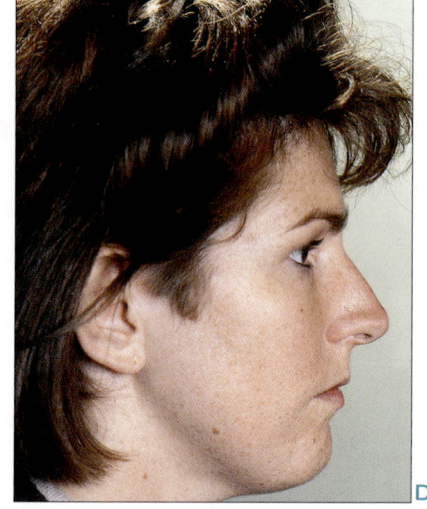

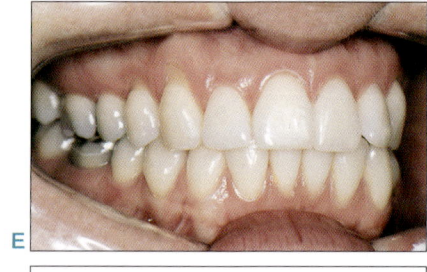

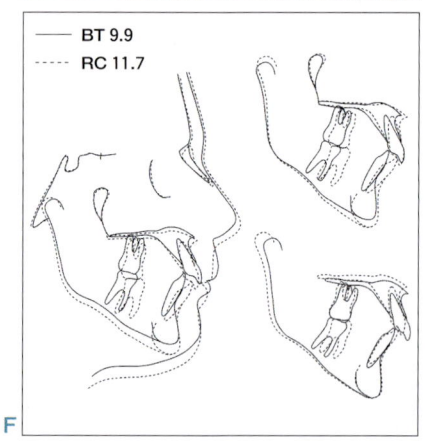

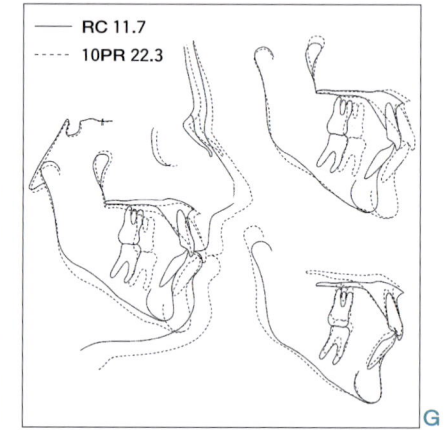

　長期にわたる変化を実証するために，6人の患者の側貌写真とセファログラムのトレースの重ね合わせを図8-7～8-12に示す．最初の3人が女子である．女子を早期の段階で治療すると，その後にかなりの成長が生じる可能性がある．しかしながら，大抵の女子の顔面成長はおよそ15歳かそれ以前に終了する．治療をそれよりも遅い年齢で行ったり，成長が止まっている時期に治療を終えたりすると，その後ほとんど変化がなく，得られた結果はほぼ永久的である．

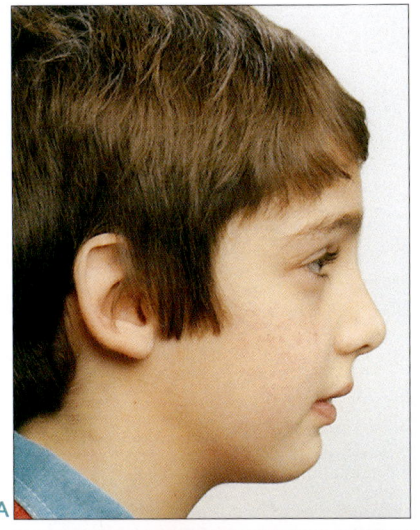

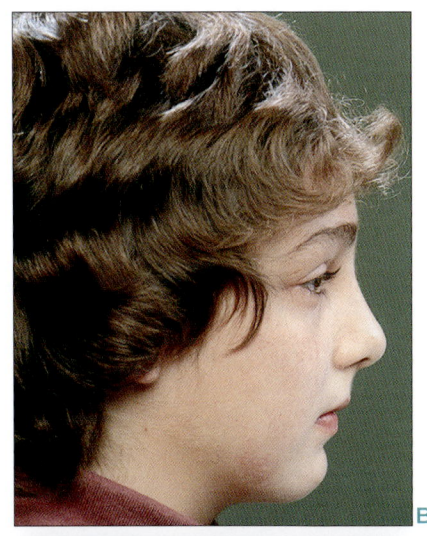

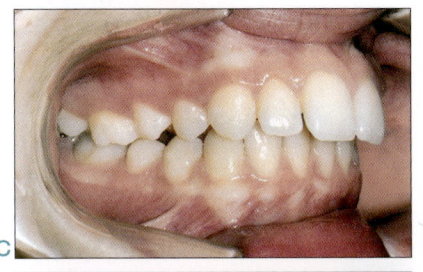

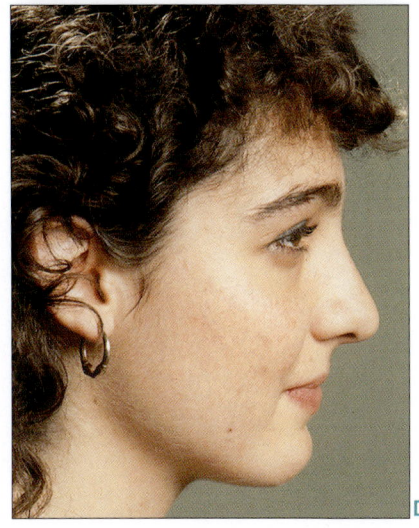

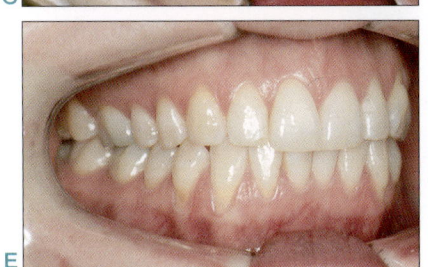

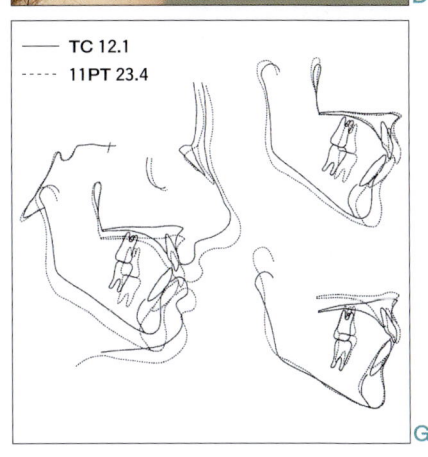

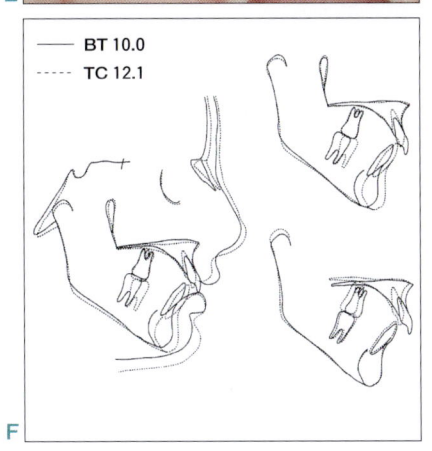

第8章 顎顔面整形学の正当性

図8-8

10歳0か月の女子は，小臼歯歯冠幅1本分の遠心咬合と頤の後退をともなうClass II division 1 不正咬合を呈していた．第三大臼歯を除く全永久歯がすでに萌出していた．上口唇は短く，笑うと2 mmの歯肉が露出した(A,C)．彼女はパライアタルヘッドギア，上顎プレートおよび上顎切歯への固定式装置で治療した．24か月の治療後，12歳1か月時にはよい結果が得られた(B)．その後数年間は，歯列は小さな変化を示すだけであったが，顔面の成長は十分にあった．治療終了後11年以上経った23歳4か月時，患者にはよいプロファイルおよび，審美的に良好で十分に機能している歯列があった(D, E)．重ね合わせでは，治療中には上顎の前方成長が抑制され，上顎第一大臼歯はそれ以上萌出しなかったことを示した．顔面高および特に下顔面高は増加しなかったか，あるいはわずかしか増加しなかった(F)．治療後の大規模な成長は主に12歳と14歳の間に起こった．その期間に顔面高と下顎の長さが著しく増加した(G)．これらの記録は，治療開始時(BT)，治療終了時(TC)，および保定後11年時(11 PT)に採ったものである．治療中および治療後の発達の相違は顕著であった．パライアタルヘッドギアを使うことにより下方への顔面の成長は抑制され，上顎骨に対して下顎骨が前方に位置するようになり，咬合が改善した．治療終了後に下顎骨はさらに前方に成長したが，顔面高は特に中央顔面部で過度に増加した．

　男子では状況が異なる(図8-10〜8-12)．彼らの青年期のグローススパートは女子よりも大きく，2年近く遅く生じ，しかももっと長く続く．[150,192] 歯列発達中の第2交換期に関しては，男子と女子の違いはもっと小さく，乳臼歯と乳犬歯の交換は女子よりも男子のほうが6か月遅く起こる．[213] 第2交換期の終わりに治療をはじめると，一般的には女子はすでに思春期に突入しているが，男子はまだである．

オルソドンティック コンセプト & ストラテジー 121

第 8 章 顎顔面整形学の正当性

図8-9
　10歳 8 か月の女子は，頤の後退，短い上口唇，"ガミー"スマイルをともなう Class II division 1 不正咬合を呈していた（A,C）．遠心咬合を 9 か月以上のアクチベーターにより改善した後，治療を終了した．18か月後に遠心咬合がいくらか再発したので，上顎切歯を圧下するためにパライアタルヘッドギアをBassプレートに取り付けて装着した（図5-19参照）．12か月後にはI級咬合位に達し，上顎骨の切歯は十分に圧下されていた．保定目的と同様に数歯の位置を改善するためにポジショナーを 1 か月間集中的に使用し，後の 5 か月間は睡眠中に使用した．15歳 1 か月時に採った記録で明らかなように，よく整っている歯列と良好な顔貌が得られた（B）．治療終了15年後の30歳時，ほとんど変化していない（D,E）．
　治療前後のセファログラムのトレースの重ね合わせは，主に中顔面部の垂直的発達による下顎下縁の降下と，上顎切歯が圧下したことを示している．頤は前方へ移動したが，上顎骨前方部はわずかに前進しただけであった（F）．治療後，14歳10か月の後に起こった変化を実証する重ね合わせは，顔面成長はほとんど起こらず，顔貌がわずかに変化していることを明らかにしている．鼻はいくらか大きくなり，頤と下顎骨はわずかに前方に変化している（G）．これらの記録は，治療開始時（BT），保定終了時（RC），および保定後10年時（10PR）に採ったものである．

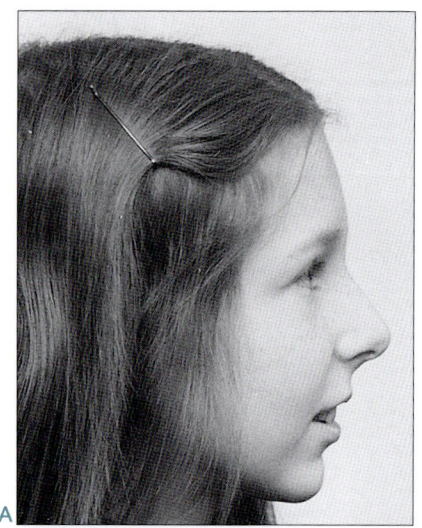

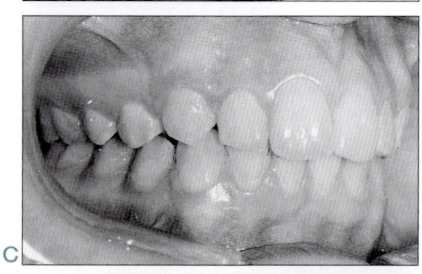

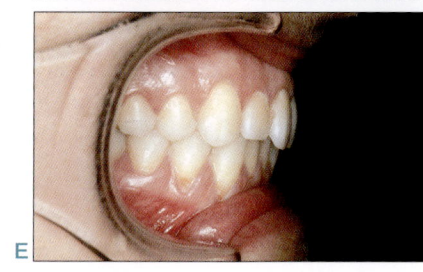

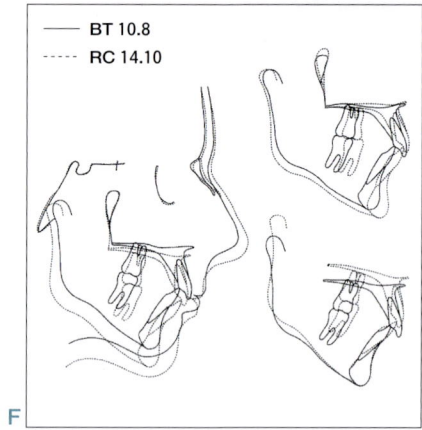

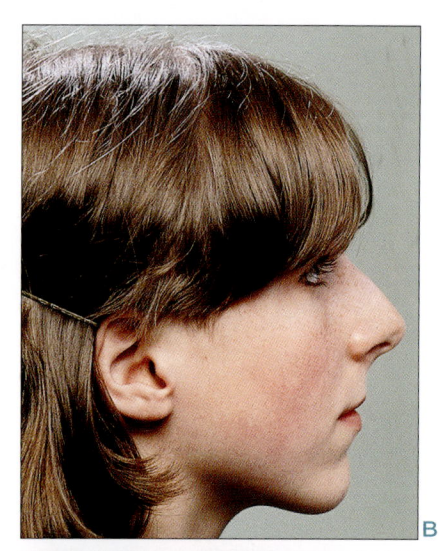

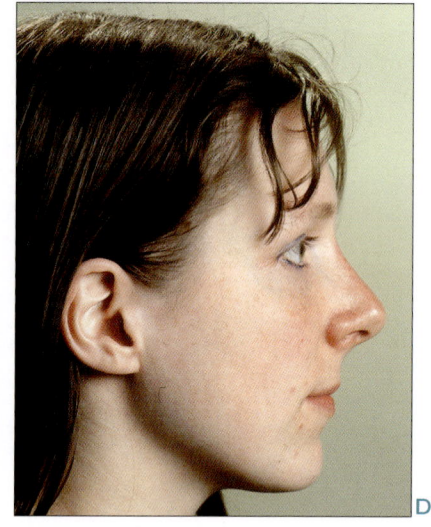

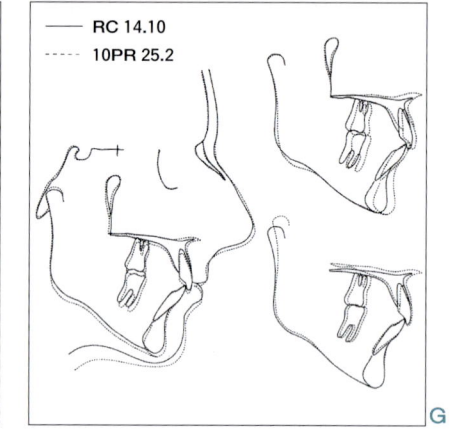

　男子では顔面の成長も誘導することができる．心理学的な理由で思春期前の治療が好まれているが，歯列の発達を誘導できるという利点もある．しかしながら，その結果として，治療は顔面における青年期のグローススパートの恩恵に預かることなく，動的治療終了後にかなりの成長が起こることがよくある．[161]

122　オルソドンティック コンセプト & ストラテジー

第8章　顎顔面整形学の正当性

図8-10

　8歳2か月の男子は，上下歯列弓の叢生をともなう中等度のClass II division 1不正咬合を呈し，叢生が乳歯前歯の早期喪失を引き起こしていた(A,C)．切歯の非対称な排列を修正して位置を改善するために，残存した乳犬歯を連続的に抜歯した．11歳2か月時に，下顎歯列弓のスペースを増加させるためにリンガルアーチを装着した．スペース増加の目的のためと，遠心咬合を改善するためにサービカルヘッドギアを上顎に装着した．その後，上顎用プレートを追加した．2年3か月の動的治療後，すべての装置を除去してポジショナーを装着し，1年8か月間使用した．15歳2か月時に撮った写真は，その年齢にふさわしい調和のとれたプロファイルを示している(B)．25歳1か月時，顔面は成熟したが，歯列は10年前の状態とほとんど変わっていない(D, E)．セファログラムの重ね合わせは保定期間を含み，治療中に起こった顔面骨格の変化を示している．顔面高がかなり増加したが，その一方で下顎骨は上顎骨よりもさらに前方へ移動した(F)．続く数年間に，顔面は下方よりも前方へ成長し，結果として下顎骨および頤がさらに前方へ位置することになった．上顎骨もわずかに前方に位置した(G)．これらの記録は，治療開始時(BT)，保定終了時(RC)，および保定後10年時(10PR)に採ったものである．この患者の記録は，男子では15歳以降に生じる可能性のある大きな成長量が，結果として調和のとれた顔面と，まっすぐなプロファイルをもたらすことを明確に示している．

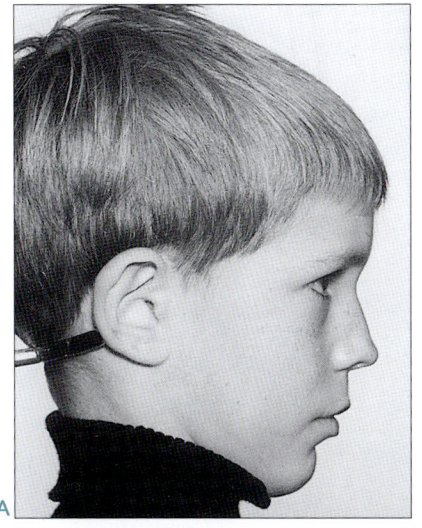

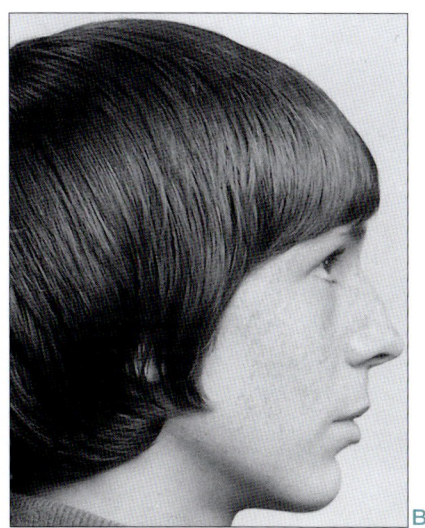

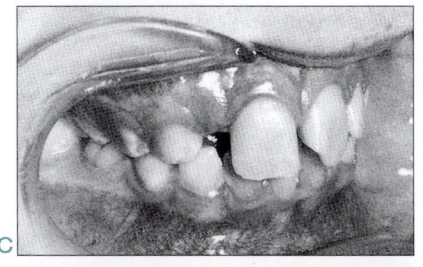

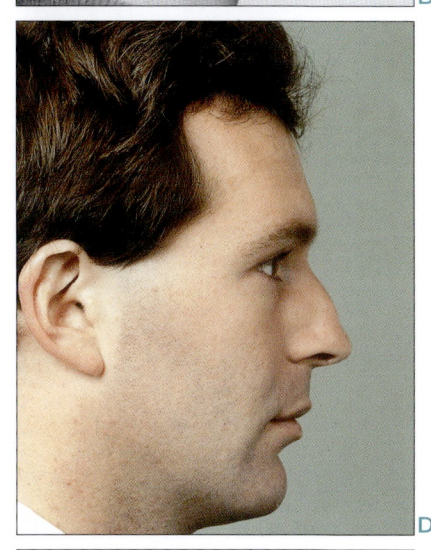

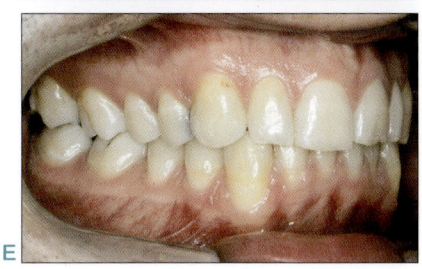

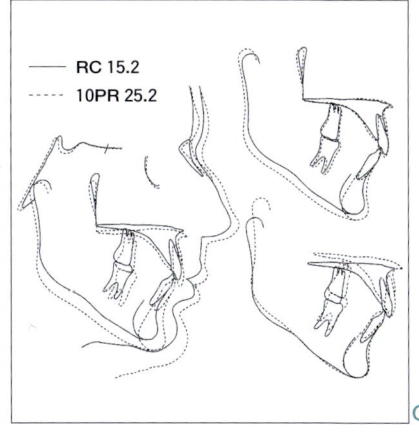

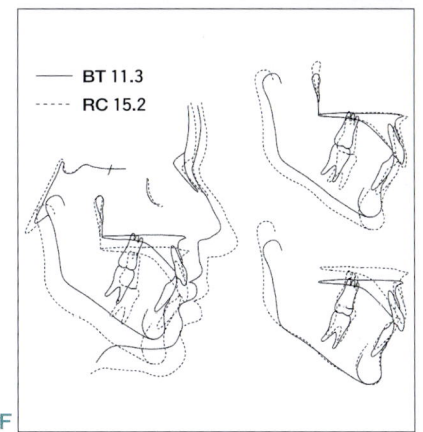

　男子では顎顔面整形的治療後に以前のグロースパターンに戻ることも事実である．[131] このような可能性が女子よりも男子に高いのは，男子は治療後により大きい成長を示すからである．顔面成長が正常範囲である場合は，この現象はあまり重要ではない．しかしながら，大きい下顔面高を有する患者では問題が発生することがあり，前方の開咬をともなうことが多い．小さい下顔面高を有する患者にも同様のことがいえるが，こちらは過蓋咬合をともなうことがよくある．

オルソドンティック コンセプト & ストラテジー　123

第 8 章　顎顔面整形学の正当性

図8-11
　11歳7か月の男子は前歯部開咬をともなうClass II division 1 不正咬合であった．顔面は長くて狭く，鼻は小さく，下前顔面高は大きく，下顎下縁は急傾斜をしていた．彼は鼻腔を通して上手に呼吸できず，口が開いている姿勢をしていた(A,C)．彼の大きい顔面高と口唇機能不全を考慮し，遠心咬合はパラアイタルヘッドギアにより改善した．その後，上顎用プレートを付け加えて小臼歯と犬歯を遠心移動し，切歯を後退させた．動的治療は1年5か月続いた．遠心咬合は改善し，上顎切歯は後退したが，下顎前歯との接触までには至らなかった(B)．動的治療後に保定を続けなかったが，それは判断の失敗，臨床上の誤りであった．口唇閉鎖が不十分で，鼻腔が制限されて余儀なく口呼吸をしてしまう患者では，上顎切歯が再び唇側に移動するものと予測しなければならない．この患者では，6本の上顎前歯と第一小臼歯に細いデッドソフトブレイディッドワイヤーをスプリントとして固定すべきであった．後方部のI級咬合は維持されたが，開口および上顎切歯の唇側傾斜が戻り，そのうえ，顔面高は著しく増加した(D,E)．
　セファログラムのトレースの重ね合わせは，治療中に中顔面の高さがわずかに増加し，下顔面の高さがわずかに変化したことを示している．上顎第一大臼歯の萌出は抑制されていた(F)．続く数年間で顔面は過度の垂直的な発達を示した．上顎大臼歯が挺出し，下顎枝の長さと中顔面の高さは著しく増加したが，もっとも著しいのは下前顔面高の増大であった(G)．これらの記録は，治療開始時(BT)，治療終了後(TC)，および，保定後8.5年時(8.5PT)に採ったものである．

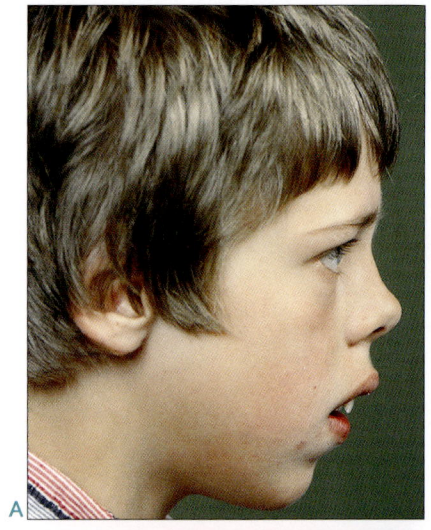

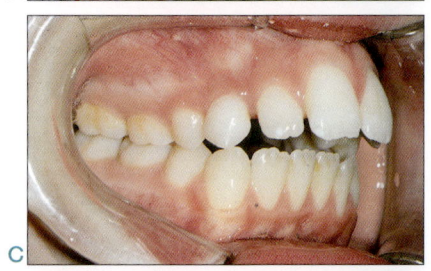

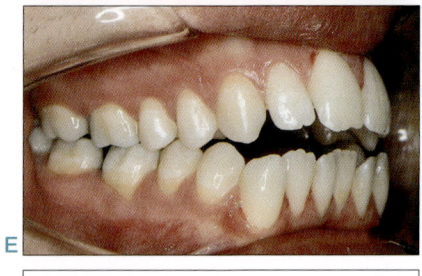

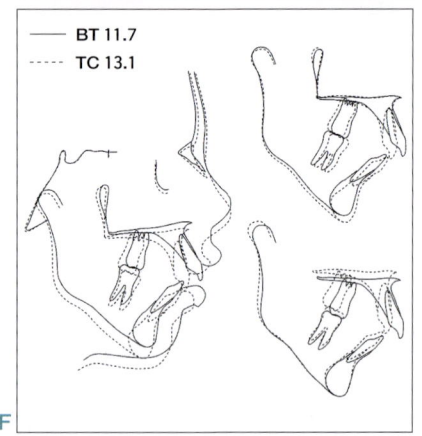

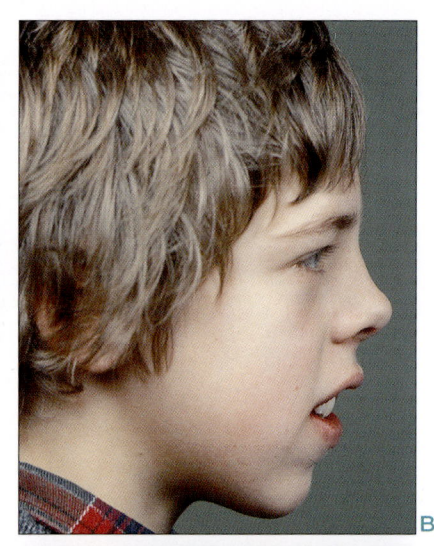

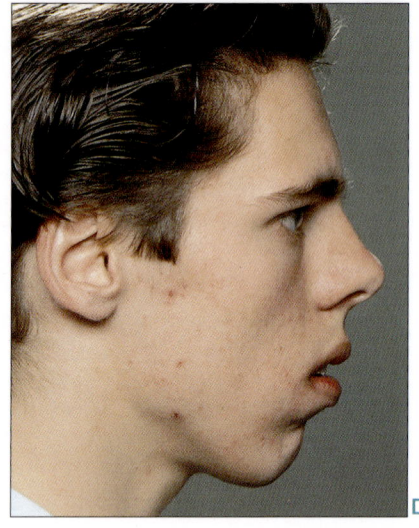

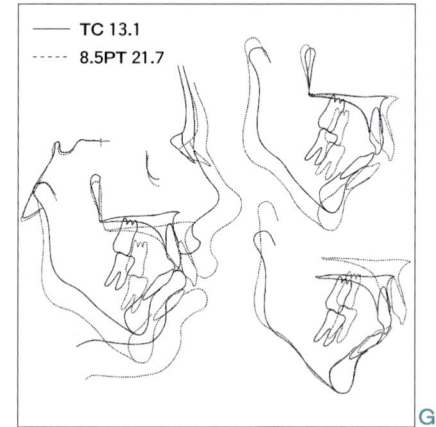

　何年も前に実施された成長研究からのデータを解釈する時には，成長における長期的傾向を考慮に入れなければならない．思春期のはじまりおよび青年期のグローススパートが徐々に早年齢化している．[191] さらに，西欧世界の住民は，オランダ人を筆頭に徐々に背が高くなっている．[73] そして，オランダは世界中のどの国よりも多くの成長データを，ここ60年間で集めている国でもある．[54,74,169,231]

　また，成長曲線は大抵が平均値に基づいており，結果として，ピークはなだらかになり，グローススパートは実際よりも長い間続くと評価される(図8-6)．

第8章 顎顔面整形学の正当性

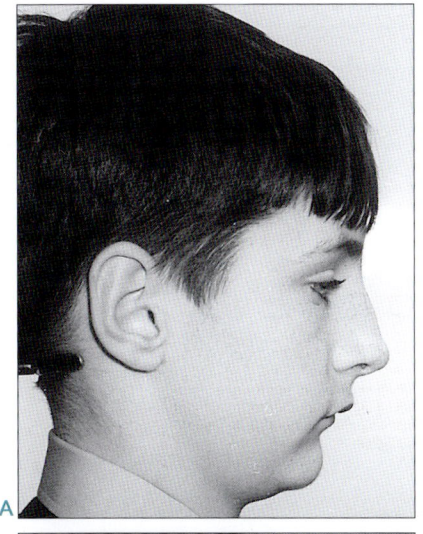

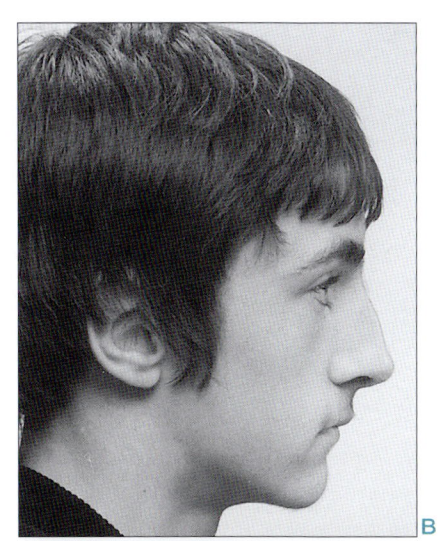

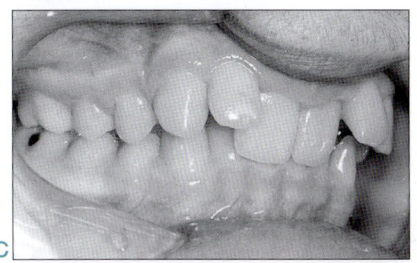

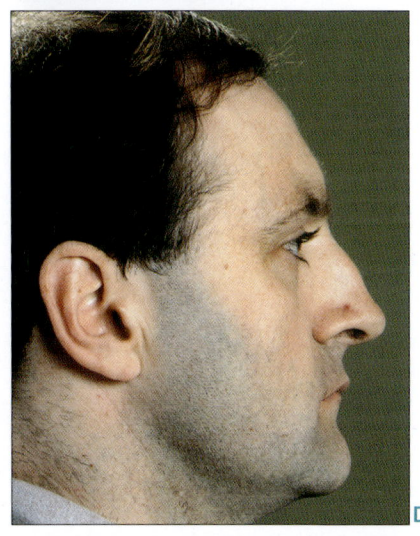

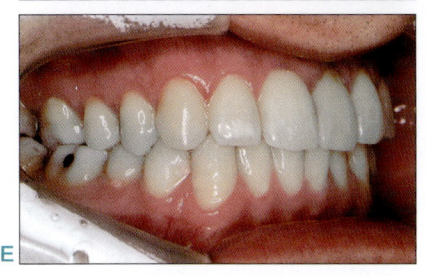

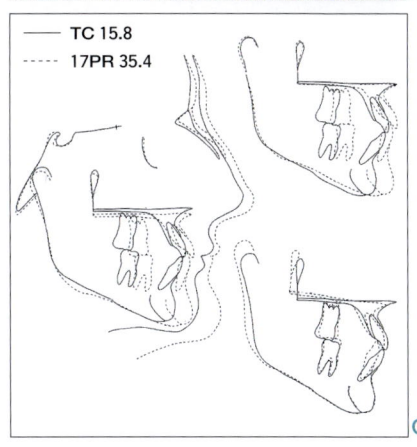

図8-12

13歳6か月の年齢でClass II division 2不正咬合の男子は，後方位の下顎と短い上口唇を有していた．下口唇は上顎両中切歯を完全に覆い，両側切歯の口蓋側に位置していた(A,B)．遠心咬合の改善と下前顔面高の増大のためにサービカルヘッドギアを装着し，下顎ではリンガルアーチを使用した．治療は合計で2年1か月続き，固定式装置で終了させた．15歳8か月時，よい結果が得られ，下口唇は上顎切歯を大きく覆っていない(C)．下顎には犬歯間バーを保定のために装着し，2年6か月後に除去した．上顎のリテンションプレートを6か月間は昼夜装着し，その後は睡眠時のみ1年間装着した．保定が終わって17年後の35歳4か月時，歯列はほとんど変化していなかった(D,E)．トレースの重ね合わせは，治療中に下顎骨は前下方に大きな成長を見せたが，その一方で上顎骨は前方に移動しなかったことを示している(F)．動的治療後に下顎の成長は前方回転をともない，その結果下前顔面高が減少した(G)．これらの記録は，治療開始時(BT)，保定終了時(TC)，および保定後17年時(17PR)に採ったものである．

男子は15歳になった後でも，まだかなりの顔面成長を見せるが，その成長は好ましい，あるいは好ましくないものにもなる可能性がある．この患者では，バイトプレーン付きのリテンションプレートを顔面成長が終わるまで夜間装着させるべきであった．男子の顔面成長は，20歳前にはめったに終わらないからである．

青年期のグローススパートが身体のさまざまな部分で同時に起こることはない．まず初めに，四肢が急激に成長し，次に胴，続いて肩の周辺の広がりが急速に生じる．さらに，次のように四肢を細分できる．まず初めに，足の先，次に下肢，そして最終的に上肢がグローススパートする．単一の解剖学的構造にとって加速度的成長の期間はどちらかというと短く，それはおそらく下顎にもいえることであり，しかも下顎は一番後に加速度的成長を遂げる身体構造の1つである．

第8章　顎顔面整形学の正当性

図8-13

オランダ人における身長の増大に関して最近集められたデータは，男子と女子の違いを示している(A)．顔面のグローススパートは，男子よりも女子のほうがはるかに早くはじまって，はるかに早く終わる(B)．

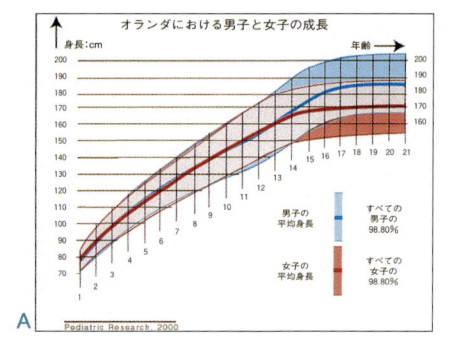

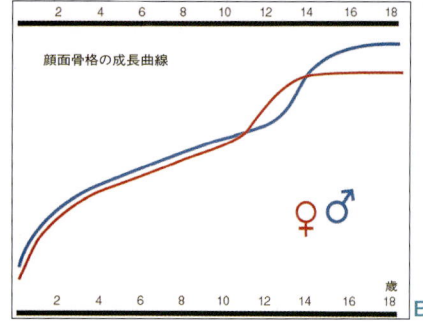

図8-14

顎顔面整形治療が特定の骨格構造の成長を増加もしくは減少させ，その結果，成長曲線よりも上方あるいは下方のコースをとらせると推定される(緑色)．治療後，減少あるいは増加の補填的成長が起こり(黄色)，元の成長曲線へ戻る(A,B)．動的治療の後に顎顔面整形の保定期間(オレンジ)が続き，成長が終了するまで行われると，治療の効果はおそらくほぼ維持されることになる(C,D)．顎顔面整形治療が成長段階の終末で行われる場合にも同じことがいえる(E,F)．この"キャッチアップ"現象は，ヒトおよび動物における長期にわたる成長研究で観察されている．持続的な病気を有しているか，または重度の栄養不良である子どもは成長しなくなる．健康および生活水準が標準に戻ると，子どもが標準に追いつくまで，加速度的成長がそれまでの不足分を補うことになる．しかしながら，骨端のディスクが閉鎖されるまで劣悪な条件が続くと，潜在的な身長にまで到達しないことになる．[192]

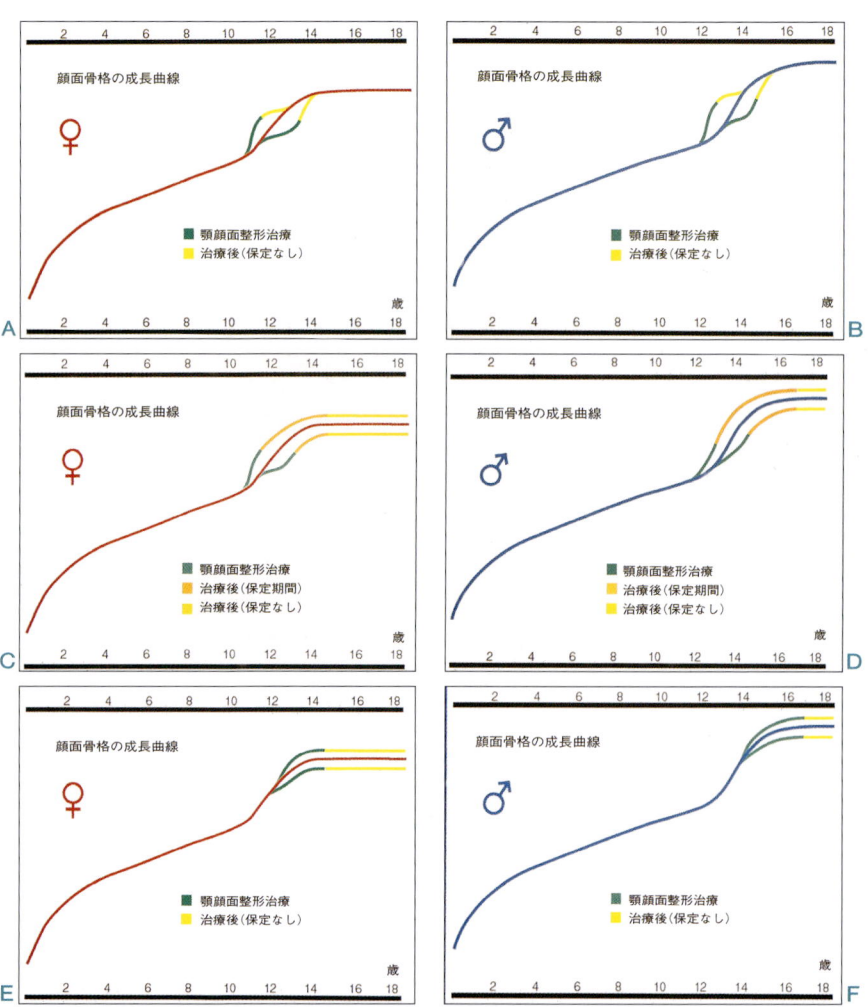

男子と女子間の成長過程における違いは，ごく最近オランダで集められたデータでかなり明らかになった(図8-13A)．顔面成長に関する仮定の平均値を同様にして図8-13Bに示す．これらの値は，治療中および治療後の顎顔面整形治療の推定的効果を表すために使われてきた(図8-14)．

顎顔面整形治療の最終結果は，治療の後に起こる成長量，および顎顔面整形的保定の適用いかんによる．[52,98,153,237] 一般に，顎顔面整形治療の効果は永久不変ではないといわれているが，そのような治療に利点がないという訳ではない．

第8章 顎顔面整形学の正当性

図8-15

混合歯列では，正常咬合もClass II division 1 不正咬合のどちらにもしっかりとした咬頭嵌合は存在しない．乳臼歯の咬合面は咬耗で平坦になり，第一大臼歯はきちんと咬頭嵌合しない(B)．効果的な顎顔面整形治療では下顎枝の長さが増加し，下顎が上顎に対してより前方に到達して，前後的な咬合が改善する(C)．下顔面高の増大により，萌出中の後方歯牙は長い距離にわたって誘導され，正しい近遠心位への誘導が容易になる．先行乳歯が脱落した時に歯列弓内で余ったスペースを利用すると，萌出中の小臼歯の向きを変えるのはずっと簡単である(D)．治療後に小臼歯および犬歯がしっかりとした咬頭嵌合で咬合すれば，後方歯で得られた咬合改善は維持されることになる(E,F)．上下顎間の前後関係におけるその後の変化が咬合に影響を与えることはない．なぜならば，元の顔面パターンへの部分的または完全な回帰には，上下歯列内で歯牙の代償的移動がともなうことになるからである．

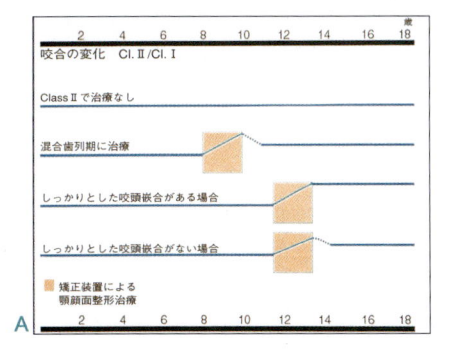

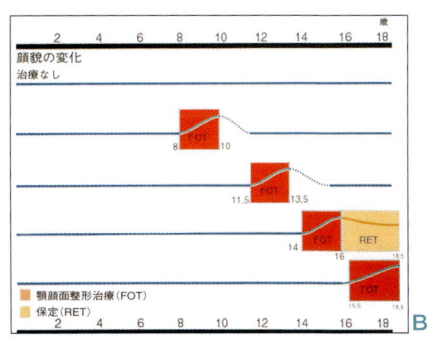

図8-16

後方歯の咬合における変化は，しっかりとした咬頭嵌合がある場合にのみ，維持されることになる．しかしながら，乳臼歯の咬合面が平坦であったり，開咬とか後方歯部に無咬合があったりする患者においては維持されない(A)．治療が終了した後に成長が続く場合には，顔貌における変化は固定化されない(B)．

　実際には，一時的ではあるが，本来の利点は上下顎間関係の前後的な改善と下顔面高の増加であり，これにより生物学的な方法で正常な咬合位に容易に到達することができるようになる(図8-15)．Class II division 1 治療をしっかりとした咬頭嵌合をともなって終了すれば，正常咬合は維持されることになる(図8-16)．しかしながら，それはClass III 不正咬合には当てはまらない．なぜならば，下顎が前方へ成長し続け，再び近心咬合を引き起こすからである．

　治療後に発生する成長では，下顎骨が上顎骨よりも前方に成長し，これが改善された遠心咬合の安定に寄与する．しっかりと咬頭嵌合した上下歯列弓は1つのユニットとして成長中の上下顎の間で移動することになる．第三大臼歯を除いた全永久歯が完全な咬合位に達した後でさえも，関連する歯牙の移動はかなり広範であり，それは特に男子についていえる(図8-17A)．

オルソドンティック コンセプト & ストラテジー　127

第8章 顎顔面整形学の正当性

図8-17
　しっかりとした咬頭嵌合は，後方歯部の前後関係と側方の咬合を維持する．成長中の顔面では，咬合誘導のもとに歯牙は歯列弓の中を移動する．しっかりとした咬頭嵌合が治療後にある場合(**A：黒＝治療前，赤＝治療後**)，相対する後方歯の移動は調和することになる(**B：緑＝成長終了後**)．しかしながら，しっかりとした咬頭嵌合が得られない場合には，対合歯の移動は調和せず，継続する顔面成長により改善された咬合は，部分的に失われることがよくある．そして成長中の顔面では，上顎と下顎の後方歯牙は互いに関係なく独立して移動することになる(**C, D**)．

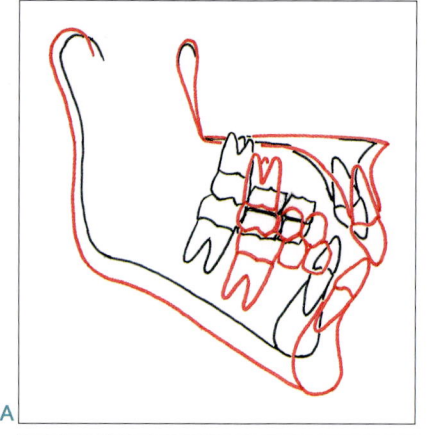

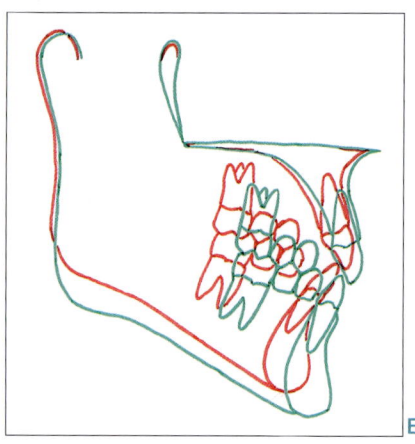

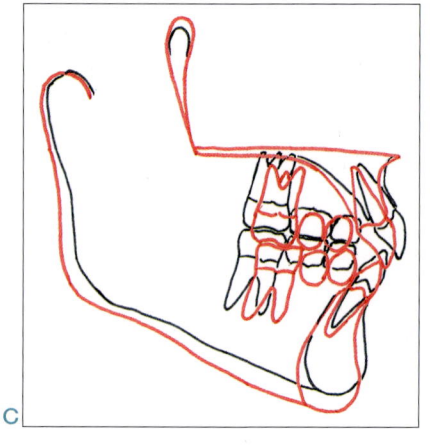

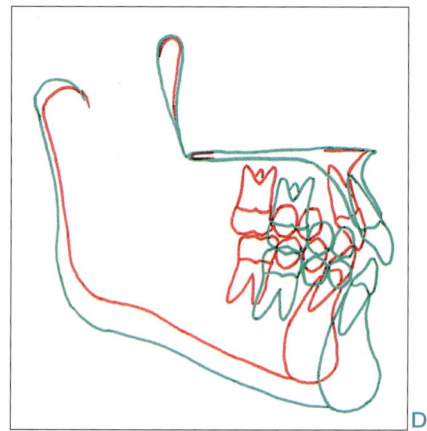

　しかしながら，しっかりとした咬頭嵌合がなければ，下顎歯牙は上顎歯牙に関係なく成長中の顔面のなかで移動してしまい，対合歯の動きは調和しないことになり，遠心咬合または近心咬合の改善は部分的に失われることになる(図8-17B)．
　Proffit[166]は，顔面高の大きな患者は顔面成長が終わるまで，睡眠中の保定装置としてパライアタルヘッドギアあるいは後方部へ高いバイトブロックを装着することを提案した．しかしながら，これは現実的ではなく，少年たちはこの指示を守って20歳くらいの成長が終わる時期まで実行し続けたりはしない．前歯部反対咬合の再発や，不愉快な顔面や口唇の外観に戻ることを防ぐために，前方牽引用フェイシャルマスクを上顎へ使用し続けることには，より多くの協力が必要であるが，このアプローチで顎矯正手術を避けることができるという説明は，協力を得る際に役立つ．しかしながら，顔面高が大きな患者，およびその患者を取り巻く社会環境が，このような状態が外観を損ねるものと判断される場合には，顎矯正手術もその患者のための選択肢の1つとなる．

　仮定に基づく無作為臨床試験では，早い段階の顎顔面整形治療によりフェイシャルパターンが改善した後に固定式装置を使った治療期間のほうが，顔面整形治療を先行しなかった症例よりも短くなることが実証された．[59,77,100,201,236] しかしながら，第2期治療段階終了の数年後には，2期にわたって治療を受けた患者と固定式矯正装置で1期のみの治療だけを受けた患者の間での違いは，まったく見られない．[201]
　結論としていえば，しっかりとした咬頭嵌合に達すれば，どんな方法であろうとも関係ないということである．また上顎第一大臼歯は，例えばペンデュラム装置，あるいはHerbst装置のような効果的な顎顔面矯正装置を使って遠心移動させることができ，最終結果は違わないように思える．
　確かに，顎顔面整形治療には永久的な効果がないかもしれないが，よい咬合の到達を容易にし，また，早い段階で使用することにより，機能的状況が早期に改善でき，口唇閉鎖を促進させ，上顎切歯破折の危険性が減少するといった，ほかにもいくつかの利点をもたらす．

部分的な固定式装置の応用

　全体的な固定式装置は，不正咬合の改善で満足のいく結果を得るために必ずしも必要というわけではない．[215] このことは、特にClass II division 1 不正咬合にいえる．先の章で説明したように，ヘッドギア，アクチベーターおよびそれらの併用により多くを改善でき，可撤式プレートを使ってもかなりの改善が得られる．これはClass I 不正咬合にもいえる．そして，上顎前歯の三次元的なコントロールが必要である場合には，切歯と第一大臼歯上の固定式装置のみで満足のいく結果へと導くことができる．切歯のブラケットに装着した弾力性のあるワイヤーを使って，回転，垂直的偏位，近遠心のアンギュレーション，および唇舌側的傾斜が改善される．

　下顎前歯部における第3の叢生といわれる，後年になってから歯列弓に発生する望ましくない変化は，部分的な固定式装置で効率よく治療することができる．同じことが矯正治療後の後戻り，特に下顎切歯の矯正治療に当てはまる．これらの歯牙の整列は，4本または6本の前歯に付けたブラケットと大臼歯のチューブに弾力性のあるワイヤーを挿入させることで比較的短い期間で行うことができ，特に必要なスペースを隣接面のストリッピングによって得る場合，その効果は著しい．

　不正咬合が上顎側切歯の先天性欠損による場合には，部分的な固定式装置で歯牙の位置を整え，その後，ブリッジまたはインプラントを使って側切歯の代用をさせることができる．下顎切歯を抜歯しなければならない時にも同様である．

　実際，部分的な固定式装置は，上下前歯の歯列不正を改善するために役立つ手段であり，特に付加的に審美的改良をコンポジットレジンによって行う時には役立つ．

　本章では，部分的な固定式装置による治療に不可欠なさまざまな局面を検討し，獲得することができる結果を例証する．紹介する患者のなかには，歯科医学にコンポジットレジンが導入される前に矯正治療を受けた者もいるが，部分的な固定式装置の長期的結果を立証するために，これらの症例も含めた．

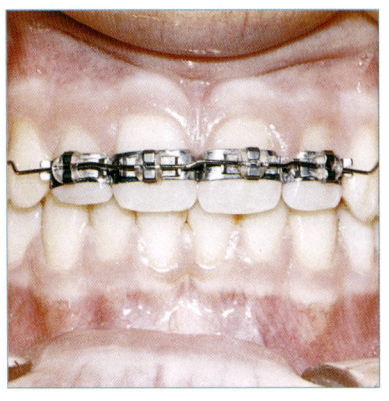

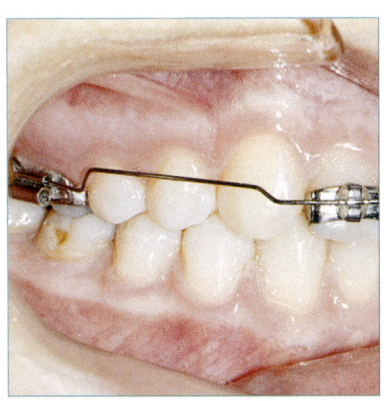

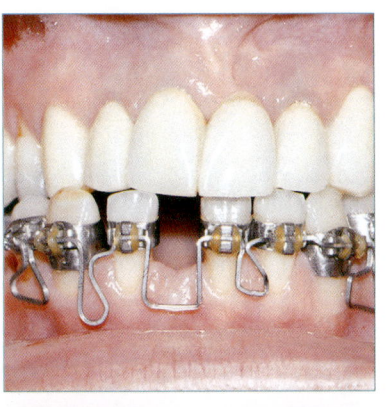

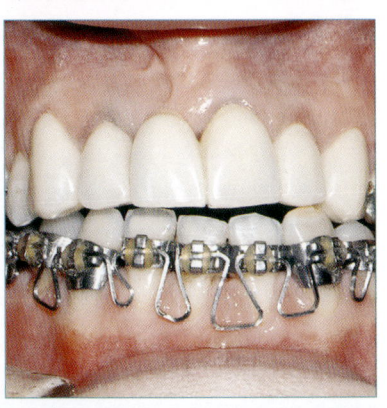

9

オルソドンティック コンセプト ＆ ストラテジー

第9章 部分的な固定式装置の応用

図9-1
上顎前歯の審美的に最適な排列では，側切歯の切縁は中切歯の切縁と犬歯の咬頭頂よりも0.5mm歯頸側に位置するように水平に整える(A)．中切歯と犬歯の歯頸部辺縁は同じレベルにあり，側切歯の辺縁はわずかに咬合側寄りにある(B)．削合またはコンポジットレジンの添加で歯冠の高さの違いを補正することができる(C)．臨床歯冠の高さは歯肉切除術で増加させることができる(D)．

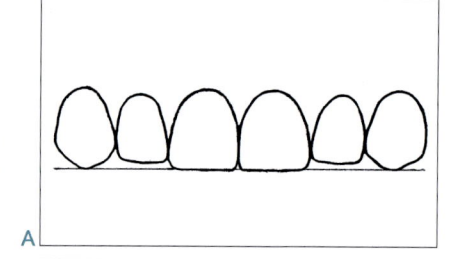

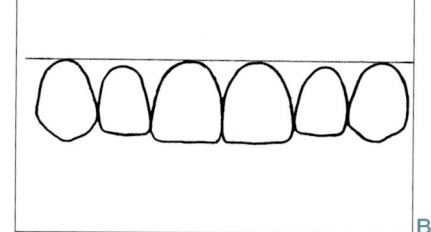

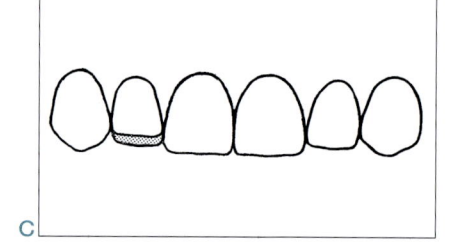

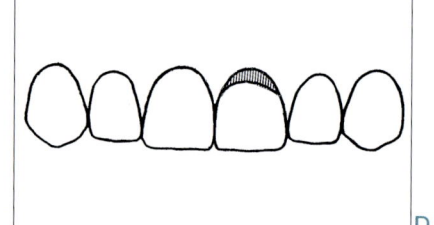

図9-2
笑った時に歯肉が露出せず，上顎前歯が完全に見え，かつインサイザルラインが下口唇の湾曲に沿っているような，よい審美性をもつ上顎前歯は顔に活気を与える(A).[178] 中切歯の歯頸部辺縁の高さの違いは，見た目に気になることがある(B)．それほどではないが，側切歯と中切歯の高さの違いが大きすぎる場合でも，同じことがいえる(C)．まっすぐなインサイザルラインは，活気を減少させる(D)．

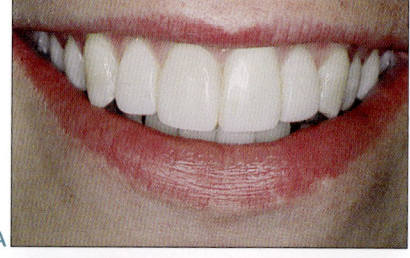

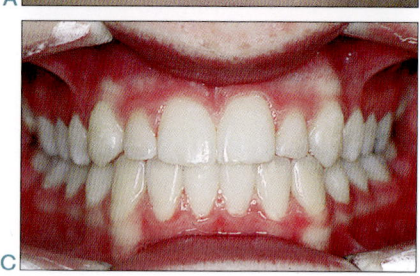

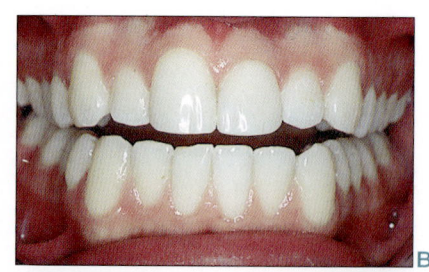

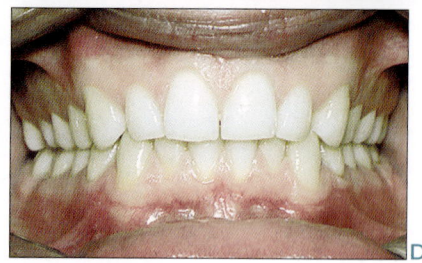

　固定式装置の使用は，ボンディングの導入により，もはや前歯部のバンドが必要なくなり，容易で簡単になった．現在，ブラケットには，歯牙ごとに異なるあらかじめプログラムされたデザインがあり，ループもトルクもないストレートアーチワイヤーで必要な移動を引き起こすことができる．そのうえ，持続的で，よく制御された小さな力を伝える非常に弾力性のあるプリフォームドアーチワイヤーが利用できる．

　患者と周囲の社会環境において，上顎前歯の位置には，矯正治療の成功を評価するもっとも重要な基準がある．コンポジットレジン導入以前に，固定式装置で治療中の歯牙の位置を評価するのが難しかったのは，バンドが観察をあいまいにし，治療終了時の適切な位置決定に支障があったからである．バンドは広い範囲で歯冠部を囲い，隣接面接触の確立を妨げ，解剖学的な隣接面のコンタクトポイントが適切に設置できたかどうかを決定するのが難しかった．

　エナメル質へ装置を接着することが可能になってからは，歯牙の位置をよりよく判断できるだけではなく，理想的な位置で互いに歯牙接触をさせることができる．そして，その理想的な位置を決定するために，切歯切縁の高さと歯頸辺縁の高さに関する特定の基準が適用される．

　矯正治療に加えて，切縁および隣接面のエナメル質の除去を審美歯科的手法および歯肉切除術で補足しながら行うと，理想的かつ審美的な前歯部を得ることができる(図9-1, 9-2).[170,214]

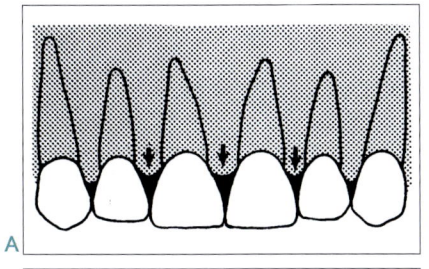

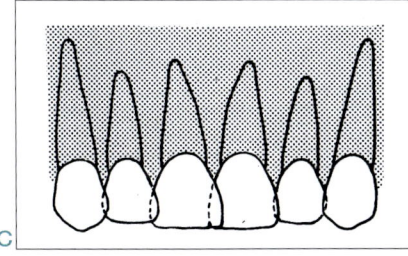

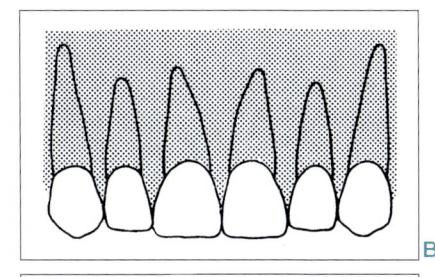

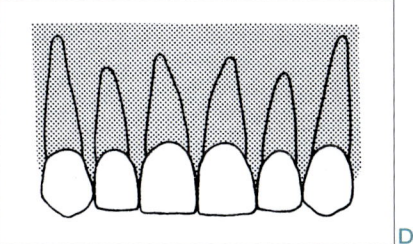

第9章 部分的な固定式装置の応用

図9-3
　隣接面間の接触が歯冠長の半分に達していないと，上顎切歯の歯間乳頭は加齢とともに減退する(A)．接触領域は歯槽骨頂から5.0mm以上離すべきではない．[193] 極端に咬合面寄りに位置するコンタクトは，上顎切歯の過度の近心傾斜および歯牙の形態によって引き起こされることがある(B)．幅が広く三角形の歯冠は，隣接面を形態修正することによって形を変えることができ，それにより接触領域を前よりも歯頸側に広げることができる(C,D)．

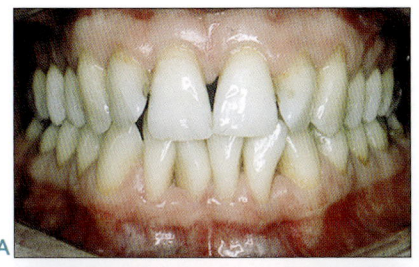

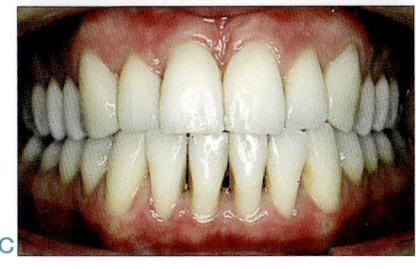

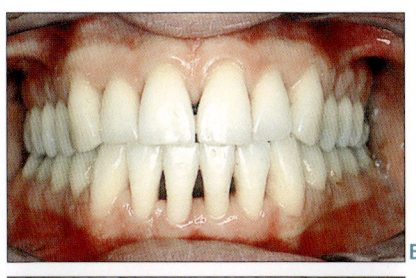

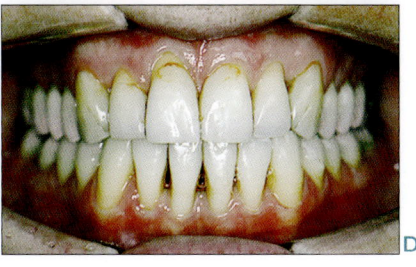

図9-4
　ブラックトライアングルは，歯冠が三角形をしている上顎切歯の叢生を矯正治療している間に発達することがあり，特に成人では多い(A)．この患者では，歯冠幅が狭くなりすぎると思われたため，必要量の隣接面削除を行うことができなかった(B)．歯冠辺縁部をコンポジットレジンで盛り上げ，残っているスペースを満たした(C)．10年後，歯冠乳頭はまだ保存されていた(D)．

　快適な外観という面では，話したり笑ったりする時に，前歯の位置だけではなく，前歯がどれだけ見えるかということも重要である．さらに，切歯の歯冠乳頭の有無が大きい役割を果たす．切歯乳頭が治療終了時にあるか，または後で後退するかは，主に歯冠の形と歯牙のアンギュレーションに依存するが，それに対してもまた特定の基準が適用される(図9-3, 9-4)．[105, 141, 242]

　患者が治療台に横たわったり座ったりしている時に，上顎前歯の位置判定をするのは難しい．患者に立ち上がってもらい，患者と同じ高さでさまざまな異なる角度から歯科医師が観察する．もっとも良好と評価される側を反対側と比べると，どこを改善するのかが明確になる．[243]

　成人患者は，小児よりも要求が強く評価が厳しいが，特に上顎切歯の位置に関しては難しい．加齢により上口唇の長さが増加し，動きが悪くなるため，上顎切歯は以前より目立たなくなる．しかしながら，下顎前歯は以前よりも見えるようになるので，後年になって治療を必要とするかもしれない．そのような要求は，下顎前歯が後戻りをしたり，第3の叢生が生じたりした患者でかなり頻繁に起こる．これらの叢生を治療した後で，改善した結果を接着式のリンガルリテーナーで安定させる．

オルソドンティック コンセプト & ストラテジー　131

第9章 部分的な固定式装置の応用

図9-5

アンギュレーションとトルクが組み込まれ，ベースの厚みが補正されているブラケットを使用する場合には，ブラケットスロットを切縁に対して平行に置き，側切歯よりも切縁から0.5mm上方に位置づけて中切歯に装着する(A)．近遠心方向においては，ブラケットは歯冠の中央に位置させる(B)．標準形態の歯冠では，ブラケットベースの下縁は切縁に平行にする(C)．上顎切歯のブラケットスロットは，長軸に対して垂直ではなく，中切歯で2°，側切歯で5°ずつわずかに傾いている(D)．

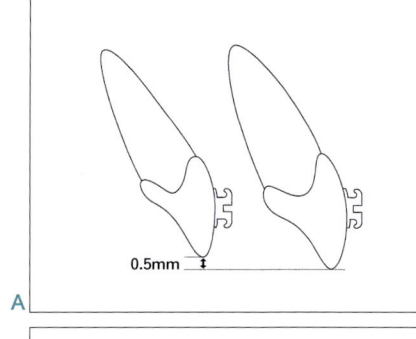

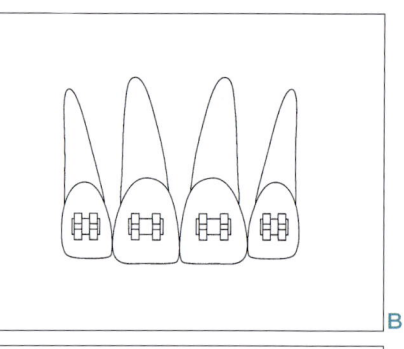

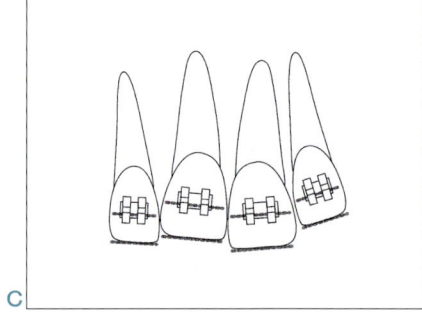

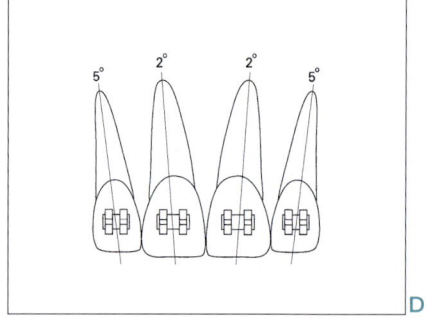

図9-6

しなやかな馬蹄形をしたアーチワイヤーは，歯列弓の形状に適合させ，切歯の前方移動を防ぐために，大臼歯チューブの後ろで曲げる．アーチワイヤーは軟らかい0.010インチのステンレススチールの結紮線またはエラスティックリングを使って，ブラケットスロットの中へ固定する(A)．回転運動を起こすためには，アーチワイヤーの近くにあるブラケットのウイングだけを最初に使用するが，ここでは左側側切歯に使用している(B)．その後の来院時で何らかの動きが生じていたら，アーチワイヤーをブラケット内に完全に結紮する(C)．左側中切歯のような場合は，ローテーションウェッジを使うと，さらに回転させることができる(D)．

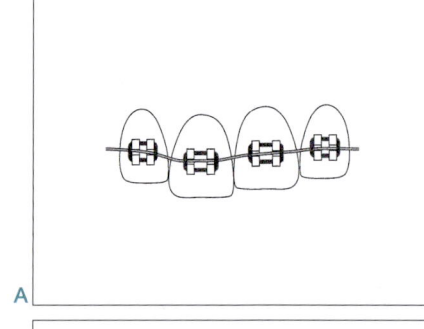

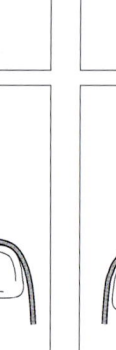

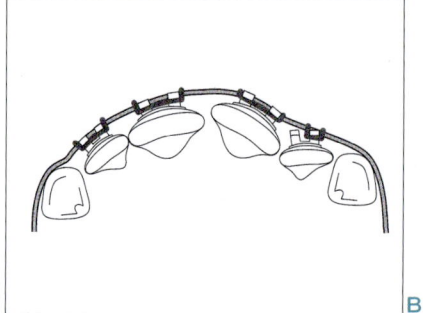

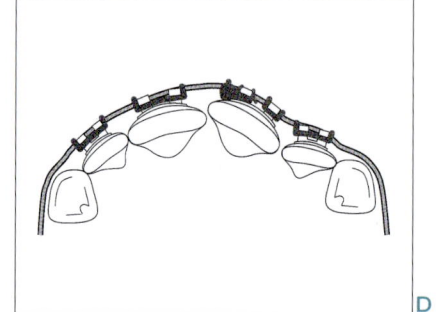

部分的な固定式装置は，上顎前歯を排列するのによく適している．現在市販されているブラケットは，ストレートワイヤーを使って動かすように設計されており，歯牙を自動的に適切な位置に導く．歯牙の理想的な配置に関する特定の規則がブラケットの位置づけに適用される(図9-5)．上顎中切歯間のラインは，顔面の正中矢状面に平行でなければならない．平行になっていれば，顔面の正中矢状面に対してのこのラインのわずかな偏位は，気づかれることはない．[97]

市販されているプリフォームドアーチは，材料組成・形状・断面・寸法および特性においてかなり異なっているが，大方は，適切に適用されれば，小さくて持続的な力を発揮することができる．適切な用法は図(図9-6〜9-10)に示されている．

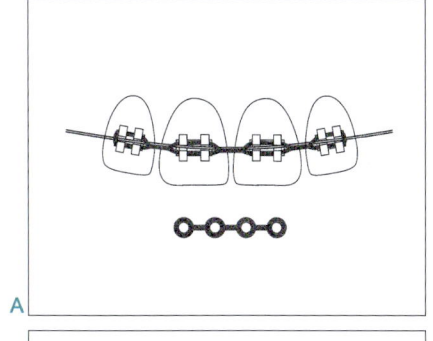

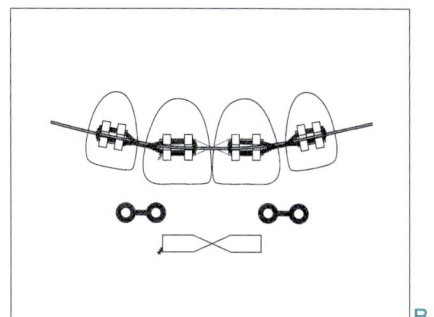

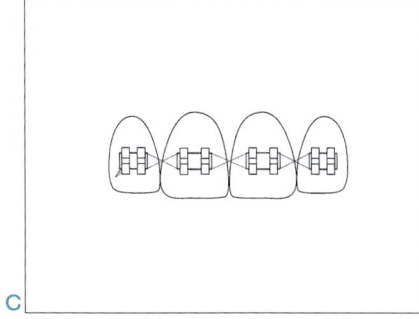

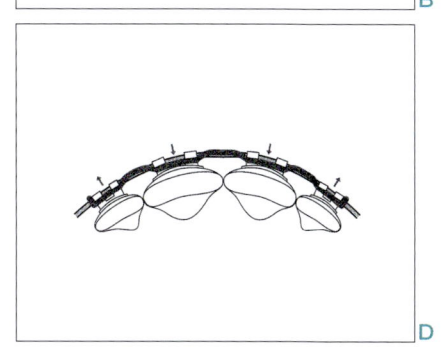

第 9 章　部分的な固定式装置の応用

図9-7
"エラスティックチェーン"は，アーチワイヤーに沿って歯牙を一緒に引っ張るために使用する(A)．隣接歯間の接触が確立したら，ブラケットの周りに軟らかい0.008インチのステンレススチール結紮線を結んで維持する(B)．すべてのスペースが閉じたら，すぐに0.008インチの結紮線で4歯の間を十文字に編むように維持する(C)．エラスティックチェーンを歯列弓の湾曲したアーチ部に使用する場合には，その湾曲の平坦化を予測すべきである．上顎前歯の望ましくない平坦化を防ぐためには，すべてのスペースが閉じたらすぐにエラスティックチェーンの使用を中止する(D)．

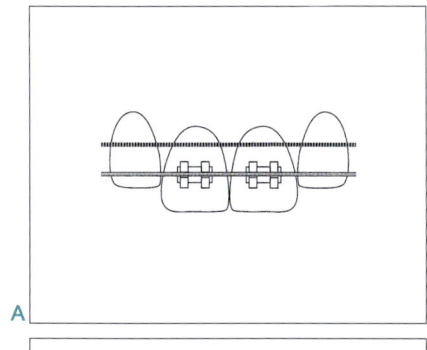

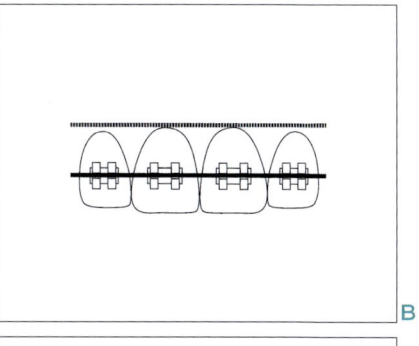

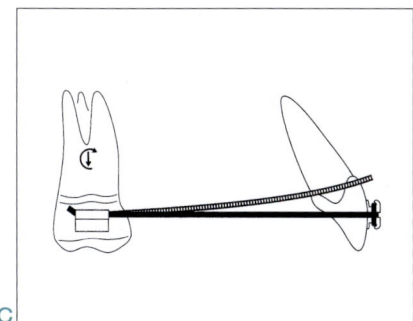

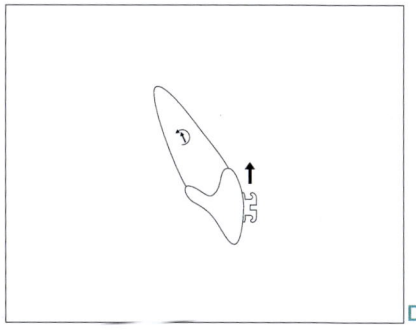

図9-8
ブレイディッドアーチワイヤーで上顎切歯を圧下することができる(破線はパッシブな位置を表す)(A)．上顎4前歯を同時に圧下させるためにも，ステンレスの硬いアーチワイヤーを使うことができる(B)．大臼歯にかかる反作用力の影響は，それらを挺出させたり，遠心傾斜させたりする．力が非常に大きくて大臼歯が傾斜すると，アーチワイヤーにはもはや切歯を圧下させる効果がない(C)．切歯への圧下力が抵抗中心の前方に垂直的にかかると，偶力が生じて矢状面で切歯を回転させる傾向がある．切縁は唇側に，同時に歯根は口蓋側に動くことになる(D)．

　部分的な固定式装置の使用によって，未萌出の上顎犬歯が埋伏させられることがあるのは，上顎側切歯の歯根が犬歯を他の位置に動かすことがあるからであり，また，側切歯の歯根が吸収されることもある．[19] 固定式装置により上顎切歯の重度の回転を改善しようとする早期治療の間は，これらの可能性に注意を向けるべきである．しかしながら，セメントエナメルジャンクションが歯槽突起に達する前に，重度の回転を早めに改善することは，上歯槽歯根膜繊維が改善された位置に形成されるという利点がある．[110]

　十分なスペースが利用可能であり，咬合が改善を妨げない場合にのみ，部分的な固定式装置を使って歯牙の回転と位置の不正を改善できる．実際，これらの制約は，全タイプの装置の使用に適用される．

第9章 部分的な固定式装置の応用

図9-9

0.022×0.028インチのブラケットとモーラーチューブの近心にストップがついた0.019×0.026インチのアーチワイヤーとオープンコイルスプリング(0.010～0.030インチ)を使って，上顎切歯を後退させることができる．コイルスプリングを軟らかい0.010インチのステンレス結紮線で圧縮し，その後の来院ごとに活性化する(A)．エラスティックチェーンによっても遠心方向への力を発揮させることができる(B)．第一大臼歯の頬側面に加えられた反作用力は，大臼歯を近心に傾斜させ，近心口蓋側に回転させる傾向がある．傾斜と回転を打ち消すためには，モーラーストップ遠心のアーチワイヤー部分を，上方および口蓋側へ曲げる(C)．アーチワイヤーを犬歯の頬側面に当てることができれば，口蓋に動かすことができる(D)．

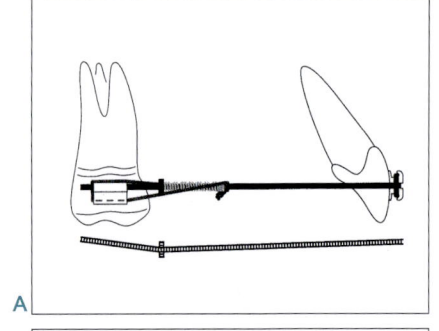

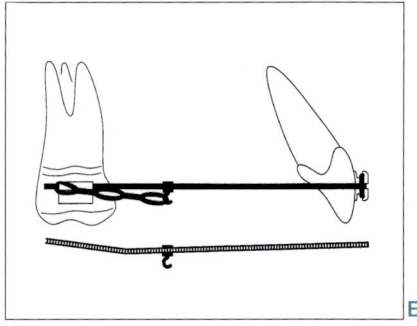

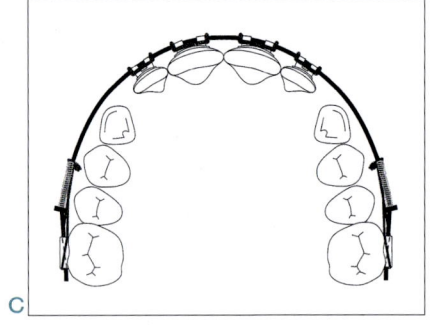

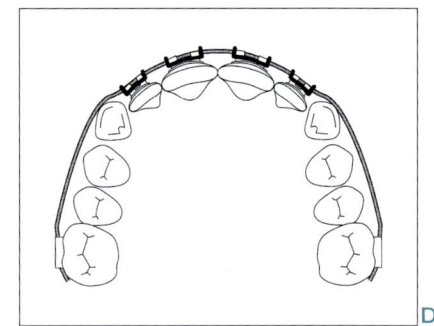

図9-10

上顎切歯が急傾斜している場合には，トルクの入っていないアーチワイヤーは根尖に口蓋側へ向いた力(リンガルルートトルク)を与え，歯冠には唇側へ向いた力(ラビアルクラウントルク)を与えることになる．アーチワイヤーをタイバックすると，根尖は口蓋側に動くことになる(A)．リンガルルートトルクは，切歯に対しては挺出効果を，固定源である大臼歯には圧下と頬側傾斜の効果を与えることになる(B)．Kahnスパー付きサービカルヘッドギアが切歯の挺出を防ぎ，トルクの増加と同じく切歯の圧下さえも引き起こすのは，力が抵抗中心の前方へかかるからである(C)．中切歯ブラケット間の歯頚側へ0.012インチのステンレス結紮線をしっかりとひねることによって，正中離開の発生と切歯の近心傾斜を防ぐことができる(D)．

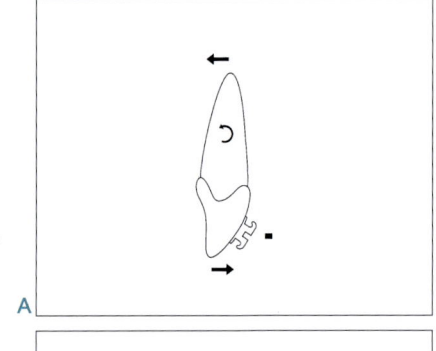

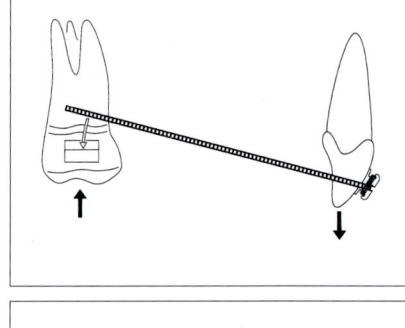

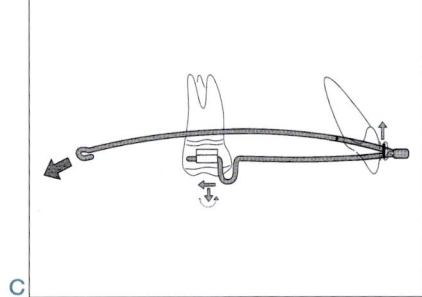

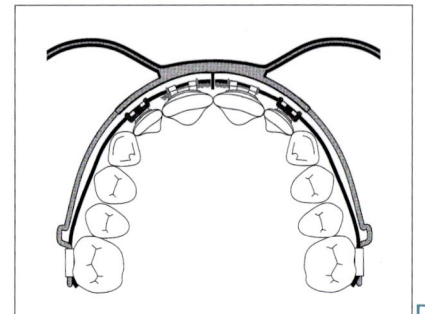

上顎切歯の垂直的な位置は，話したり笑ったりする時の外観だけに重要なのではなく，治療結果の安定性にとっても重要である．治療後に下口唇が上顎切歯を過剰にカバーしていると，これらの歯牙を直立するように傾斜させることになる．治療中に上顎切歯の過萌出を避けたり圧下させたりするためには，Kahnスパー付きサービカルヘッドギアを利用することができ，切歯を挺出させるためにも，これが使用できる(図9-10，9-12)．さらに，上顎切歯を圧下するためには，Jフック付きパライアタルヘッドギアも適用できる(図9-13)．

上顎切歯を部分的な固定式装置だけで圧下する場合には，反作用力が大臼歯の遠心傾斜を引き起こすのを防ぐために，強すぎる力の使用は避けなければならない．

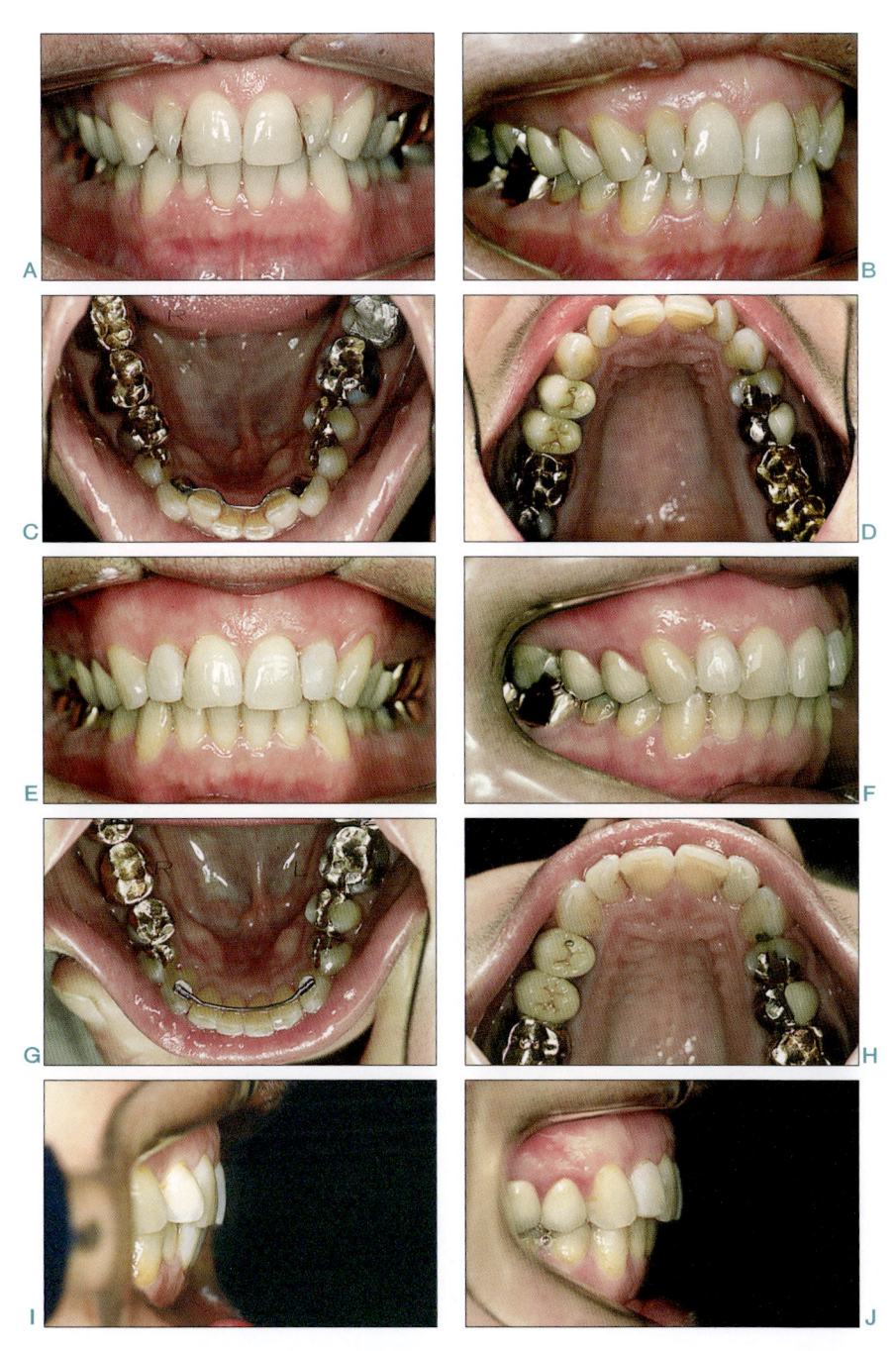

第9章　部分的な固定式装置の応用

図9-11

　46歳9か月の女性はClass I 不正咬合と後方歯のよい咬頭嵌合を有していたが，上顎および下顎前歯には叢生があった．下顎前歯の叢生の悪化を防ぐために，キャストしたクロムコバルトバーが6歯すべてに固定されていた．上顎側切歯は捻転した位置にあった．オーバージェットとオーバーバイトは正常であった（A-D，I）．クロムコバルトバーを取り除き，下顎切歯の歯冠幅を減少させ，犬歯近心側のエナメル質も削除した．これらの歯牙および第二小臼歯に，0.018×0.026インチのエッジワイズブラケットを接着し，0.015インチのデッドソフトブレイディッドワイヤーを挿入した．アーチワイヤーの柔軟性を高めるために，ティアドロップループを犬歯近心に付与した．6か月後，必要な改善が得られたので，適合させたプリフォームリテンションバーを下顎犬歯の舌側に接着した．1週間後，捻転した上顎側切歯を，形態修正とコンポジットレジンの添加でカモフラージュし，満足する結果をもたらした（E-H, J）．上顎側切歯の近心は唇側に位置しすぎていたが，結果は不快なものではなかった．小臼歯がしっかりと咬頭嵌合していたために，大臼歯に部分的固定式装置を取り付けずに済んだ．

　この頁以降では，部分的な固定式装置を用いた治験例が示されている（図9-11～9-19）．
　確かに，後方部で良好な咬合をしている場合に，装置を前歯に限定するのは適格な解決法である．力は弱く維持し，特に歯牙を圧下している場合には弱くし，切歯に適用する力は30～50g以上であってはいけない．成人では，歯槽突起での骨喪失および歯根吸収を防ぐために，特に弱い力を使用すべきである．歯牙の排列を改善するために必要なスペースを，隣接面のストリッピングで歯牙の幅を減少させることにより得ることがよくある．

第9章 部分的な固定式装置の応用

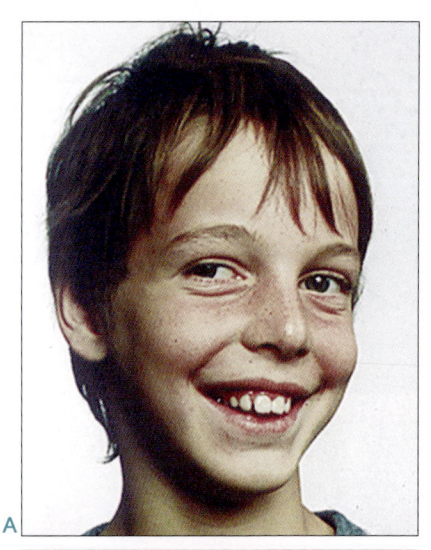

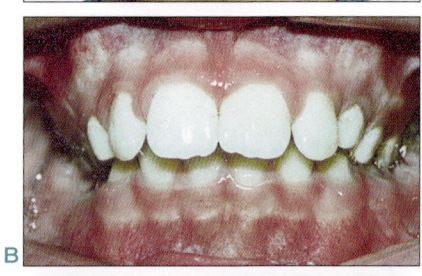

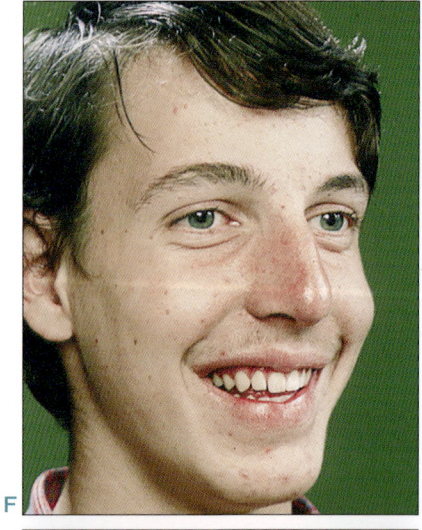

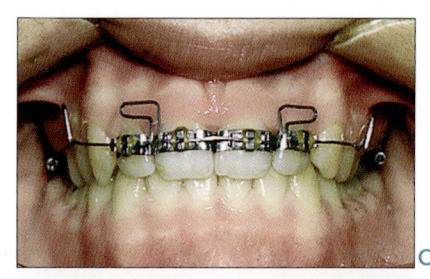

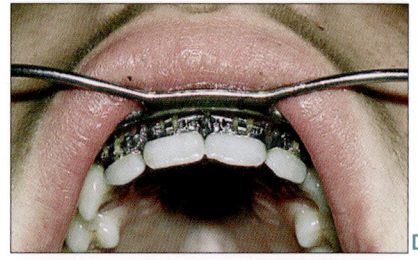

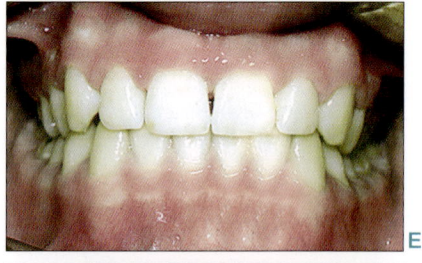

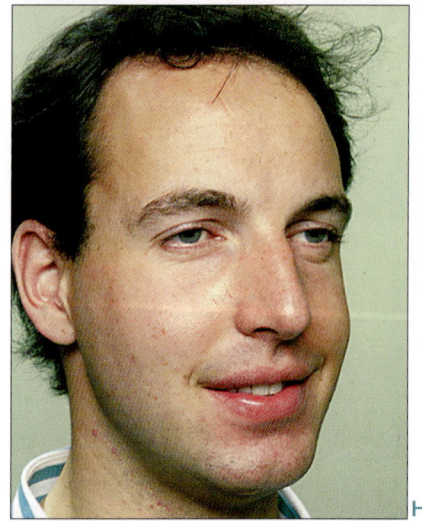

図9-12

　8歳6か月の男子は，小臼歯歯冠幅1本分の遠心咬合と上顎切歯の過剰萌出をともなうClass II division 1 不正咬合を有していた．乳犬歯と乳臼歯は残存し，上下歯列弓には利用可能なスペースが十分にあった．笑うと大きく歯肉が露出した(A,B)．まず初めにアクチベーターを作ったが，きちんと使用されなかった．治療をしばらく中止し，9歳11か月の時にサービカルヘッドギアを使って再開した．そのうちに彼の協力度は向上し，ヘッドギアを指示どおり1日当たり14時間使用した．4か月後に過蓋咬合は改善し，第一小臼歯と犬歯を遠心移動させるために，可撤式上顎プレートを装着した．11歳8か月時，0.022×0.028インチのエッジワイズブラケット付きのバンドを上顎切歯に装着し，0.019×0.026インチのアーチワイヤーを挿入．捻転および垂直的な不整の改善を容易にし，傾斜をコントロールしつつ切歯を後退させるために，中切歯と側切歯間にループを加えた(C)．2か月後に，サービカルヘッドギアをKahnスパー付きのヘッドギアと替えて切歯を圧下し，トルクをかけた(D)．12歳3か月時，すべての装置を除去した(E)．安定性を増すために，上顎切歯周囲の上歯槽部の歯根膜繊維を切断し，下顎前歯の隣接面をストリッピングで平らにした(図9-20参照)．リテーナーは使用しなかった．2年後，ほとんど変化していなかった．Kahnスパーで得られた圧下は失われておらず，患者が笑っても歯肉は見えなかった(F,G)．治療の10年後でも，結果は満足のいくものであった(H,I)．

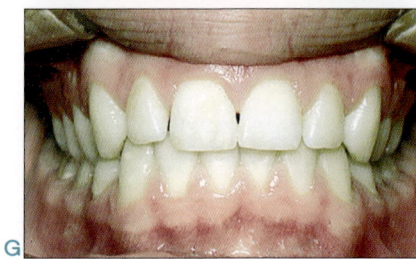

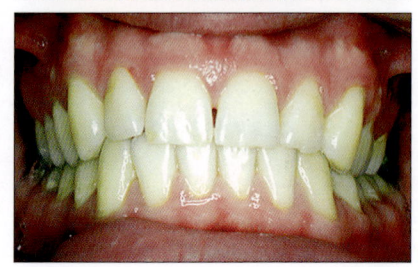

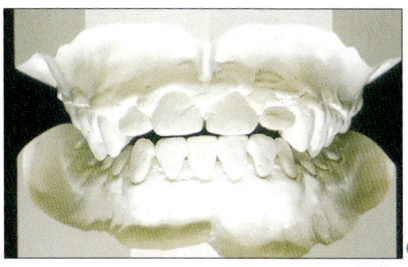

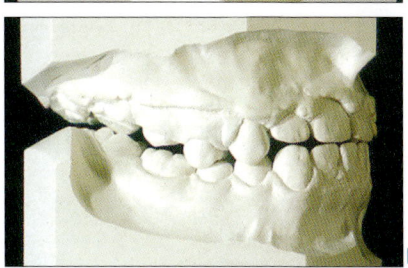

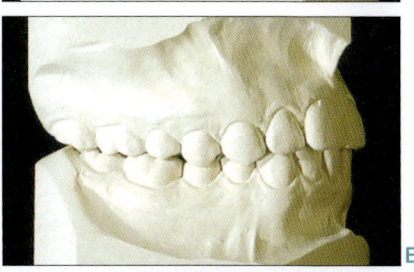

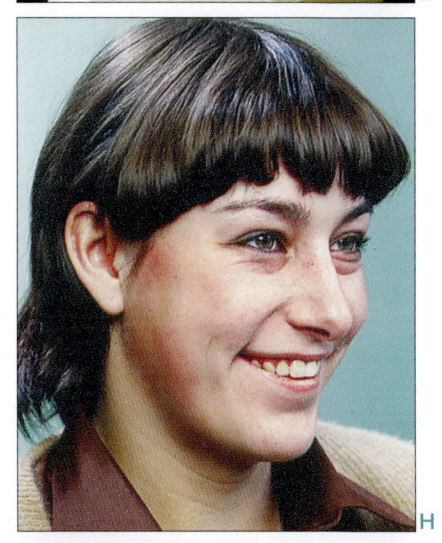

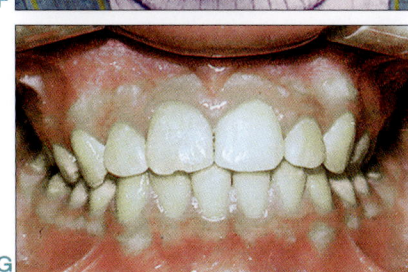

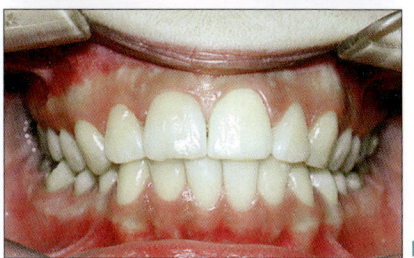

第9章 部分的な固定式装置の応用

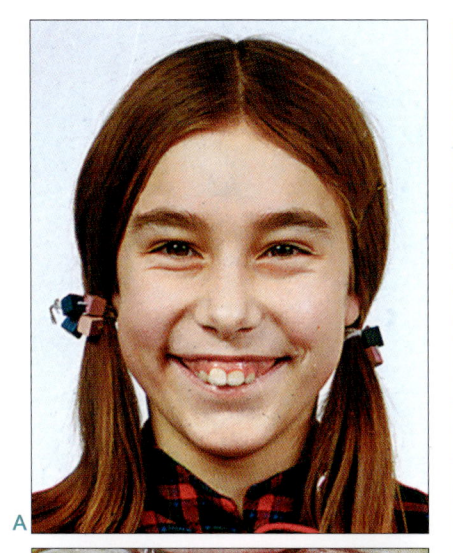

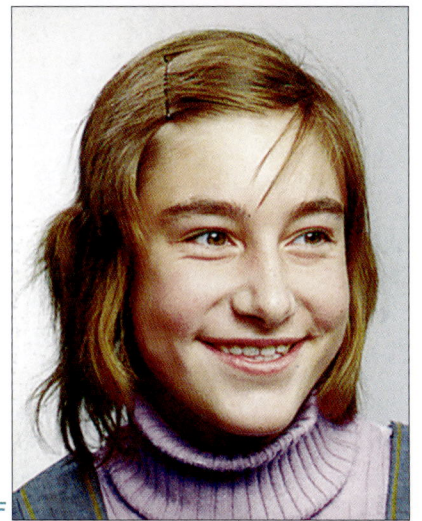

図9-13

　11歳6か月の女子は，小臼歯歯冠幅1本分の遠心咬合と大きいオーバージェットをともなうClass II division 1 不正咬合を有していた．笑うと歯肉が広く露出し，下口唇は上顎切歯の口蓋側に位置していた(A,B)．治療はサービカルヘッドギアを使ってはじめたが，指示どおりに装着してくれた．6か月後に，0.022×0.028インチのエッジワイズブラケット付きのバンドを上顎切歯に装着し，トルクを入れた0.019×0.026インチのアーチワイヤーを挿入した．タイバックしたコイルスプリングをストップに当てて，牽引力を発揮させた．後方部の歯間空隙が閉じた後，ストップをアーチワイヤーに蝋着し，モーラルチューブに接触させた．アーチワイヤーにはわずかな圧下力があり，チューブの中に入れてステンレス結紮線で止め，4本の切歯をエイトタイにより固定した．圧下力を補強するためのパライアタルヘッドギアが付けられるように，Jフックを中切歯と側切歯間のアーチワイヤーに蝋着した．上顎切歯はオーバーに圧下され，トルクもかかった．治療が終了した12歳3か月時，上顎切歯はオーバーコレクションされ，かなり頭蓋側に位置していた(C,D)．保定は適用されなかった．2年後には，上顎切歯が望ましい高さのレベルにあった(E-G)．治療後10年経った22歳2か月時，歯列およびスマイルラインは満足される状態であった(H,I)．

　この患者および図9-12で示した患者では，上顎切歯の垂直的な位置ならびに傾斜のコントロールは不可欠であった．何年も昔にこのコントロールを維持するために適応されたテクニックは，今日ではめったに使われることはない．それにもかかわらず，両患者の記録を載せたのは，圧下の長期的効果を示すためである．

オルソドンティック コンセプト & ストラテジー

第 9 章　部分的な固定式装置の応用

図9-14

　8歳9か月の女子はClass II division 1 不正咬合であったが，右側上顎側切歯に前方で噛むように強いられることでカモフラージュされ，実際にはしっかりとした咬合は得られていなかった（A,B）．右側上顎乳犬歯抜歯の後，タングブレードを使って交叉咬合および咬み込みが修正できた（C,D）．第二乳臼歯がまだ残っていた10歳2か月時，遠心咬合の改善と上顎歯列弓にさらに多くのスペースをつくるために，サービカルヘッドギアを装着した（E,F）．歯列弓長はかなり増大し，犬歯に十分なスペースを提供した．上顎に可撤式プレートを加え，過蓋咬合を修正して歯牙を移動させた．13歳0か月時，主として圧下のためにブラケット付きのバンドを上顎切歯に装着した．エッジワイズアーチワイヤーのフリーな部分を使って，犬歯を口蓋側へ移動させた（G,H）．13歳6か月時，満足のいく結果が得られたので，すべての装置を取り除いた（I,J）．保定は適用しなかった．20年後の33歳0か月時，治療を通して得た改善は，ほとんど失われていなかった（K,L）．前に図4-18で他の目的のために示したこの患者は，簡単な方法を使って何が達成できるかを示している．よい治療計画，部分的な固定式装置を含むさまざまな方法を適時に使用することが，成功には不可欠である．

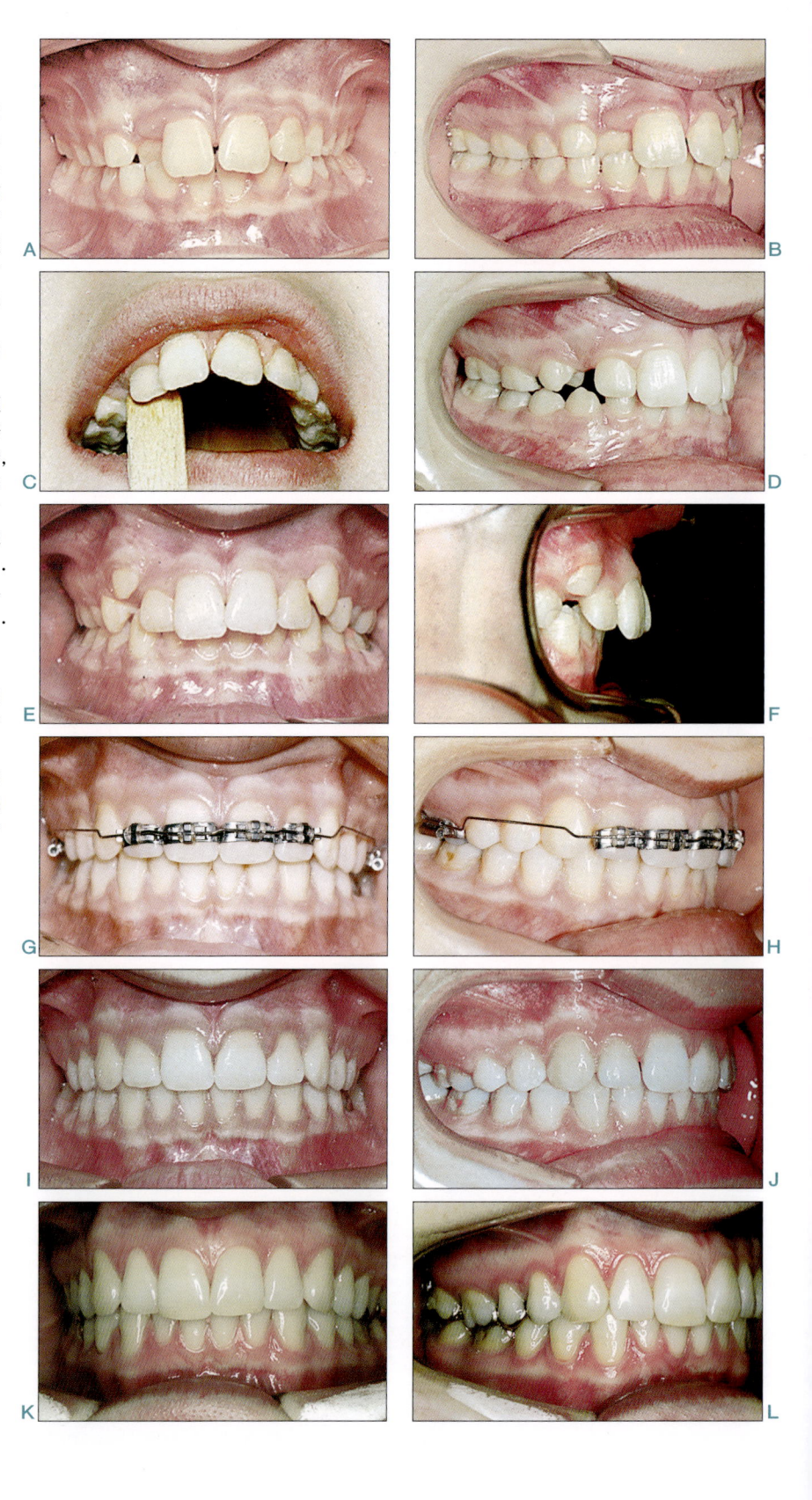

138　オルソドンティック コンセプト ＆ ストラテジー

図9-15

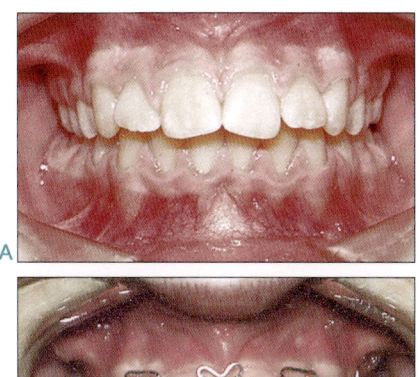

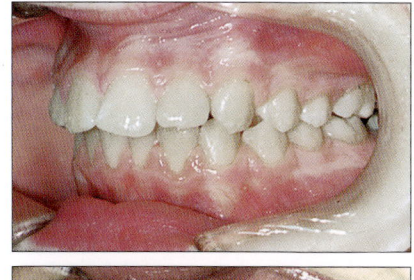

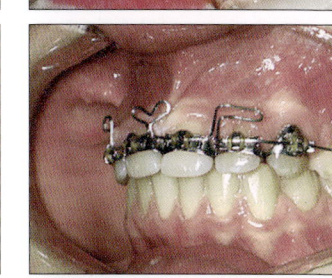

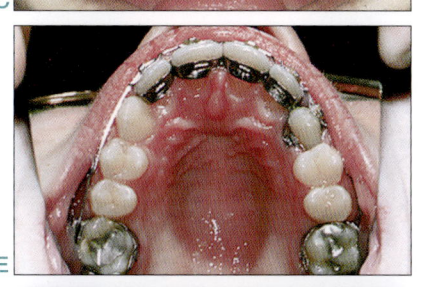

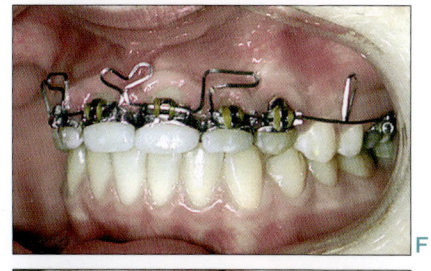

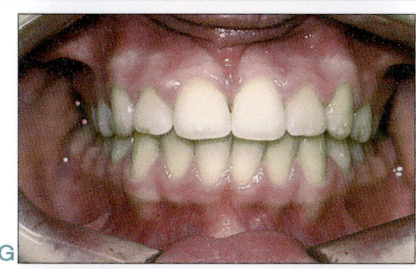

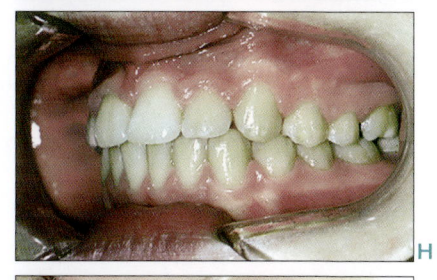

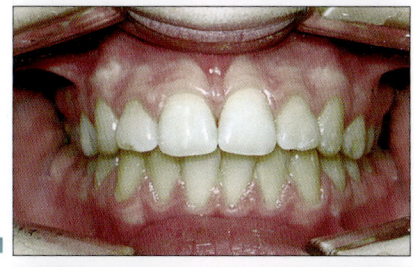

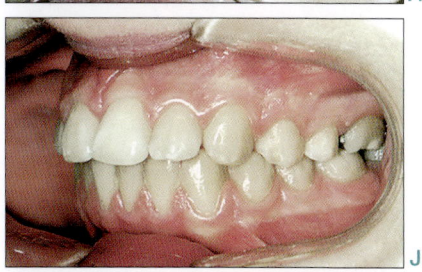

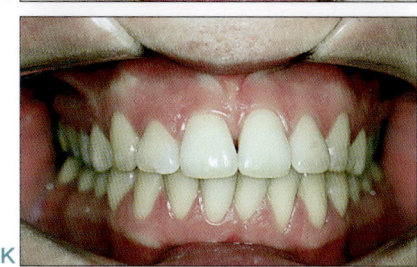

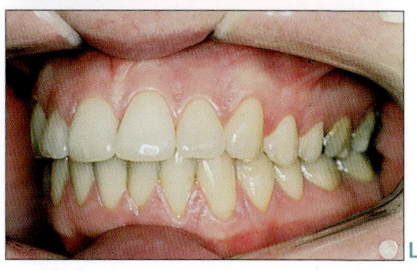

　11歳9か月の女子は，上顎前歯部の叢生と歯列不正のない下顎歯列弓をともなうClass II division 1不正咬合であった(A, B)．遠心咬合を改善して上顎歯列弓にスペースを獲得するために，治療はサービカルヘッドギアを使ってはじめた．8か月後にプレートを装着し，過蓋咬合を減少させ，第一小臼歯および犬歯を遠心移動させた．7か月後の13歳0か月時に，0.022×0.028インチのブラケット付きのバンドを上顎切歯に装着し，いくつかのループをつけた0.016×0.016インチのアーチワイヤーを挿入して，これらの歯牙を所定の位置に移動させた．後方部のループで臼歯部の歯間空隙を閉鎖し，切歯を後退させた．その後，ブラケット付きのバンドを左側犬歯に装着し，犬歯を回転させて適切な位置にした(C-F)．14歳1か月時，すべての装置が外され，満足のいく結果が見られた(G,H)．保定は適用されなかった．1年後も目立った状況の変化はなかった(I,J)．15年後の29歳6か月時にも同様であった(K,L)．
　コンタクトポイントが中切歯歯冠長のまんなかよりも切端寄りにある場合，長期的には中央の歯間乳頭がコンタクトポイントの歯頸側のスペースを満たさないことを示すために，最後の写真を載せた(図9-12で示した患者でも同様である)．この患者では，中切歯が近心傾斜しすぎており，もっとアップライトさせるべきだった．コンタクト領域が歯冠の高さの半分まで上がるように，中切歯歯冠の形を近心側の形態修正で修正していたならば，中央の歯間乳頭は減退していなかったかもしれない．

第 9 章 部分的な固定式装置の応用

図9-16
　10歳10か月の女子は，小臼歯歯冠幅1本分の遠心咬合をともなうClass II division 1 不正咬合で，上下歯列弓には十分なスペースがあった．左側下顎中切歯はわずかに捻転していた(A,B,E)．治療はアクチベーターを使ってはじめ，サービカルヘッドギアを続けて使った．上顎のプレートを加えてバイトを上げ，小臼歯を遠心移動させて前歯の位置を改善した．プレートを8か月間使用した後には，部分的な固定式装置が最終的な細部の矯正に必要なことが明らかであった．0.018×0.026インチのエッジワイズブラケットを上顎切歯に接着し，0.0175インチのブレイディッドワイヤーを挿入し，後に0.016×0.016インチのアーチワイヤーに取り替えた．必要とされた改善は6か月間で得られた．治療から3年3か月後，良好な結果を得た(C,D,F)．リテンションプレートは上顎に6か月間，昼夜装着し，次の1年間は睡眠時だけ装着した．2年後，左側下顎中切歯は舌側に位置していた(G)．8年後の25歳7か月時，下顎前歯部の不正排列は，患者が矯正してほしいと思うほどに増大していた(H)．下顎前歯をストリッピングした後に，0.018×0.026インチのブラケットを接着し，チューブを第一大臼歯に付けた．まず初めに，0.015インチのブレイディッドワイヤーを挿入し，後に0.014×0.014インチのアーチワイヤーに取り替えた．5か月後に装置を外し，下顎6前歯の舌側に0.015インチのブレイディッドワイヤーを接着した(I-L)．

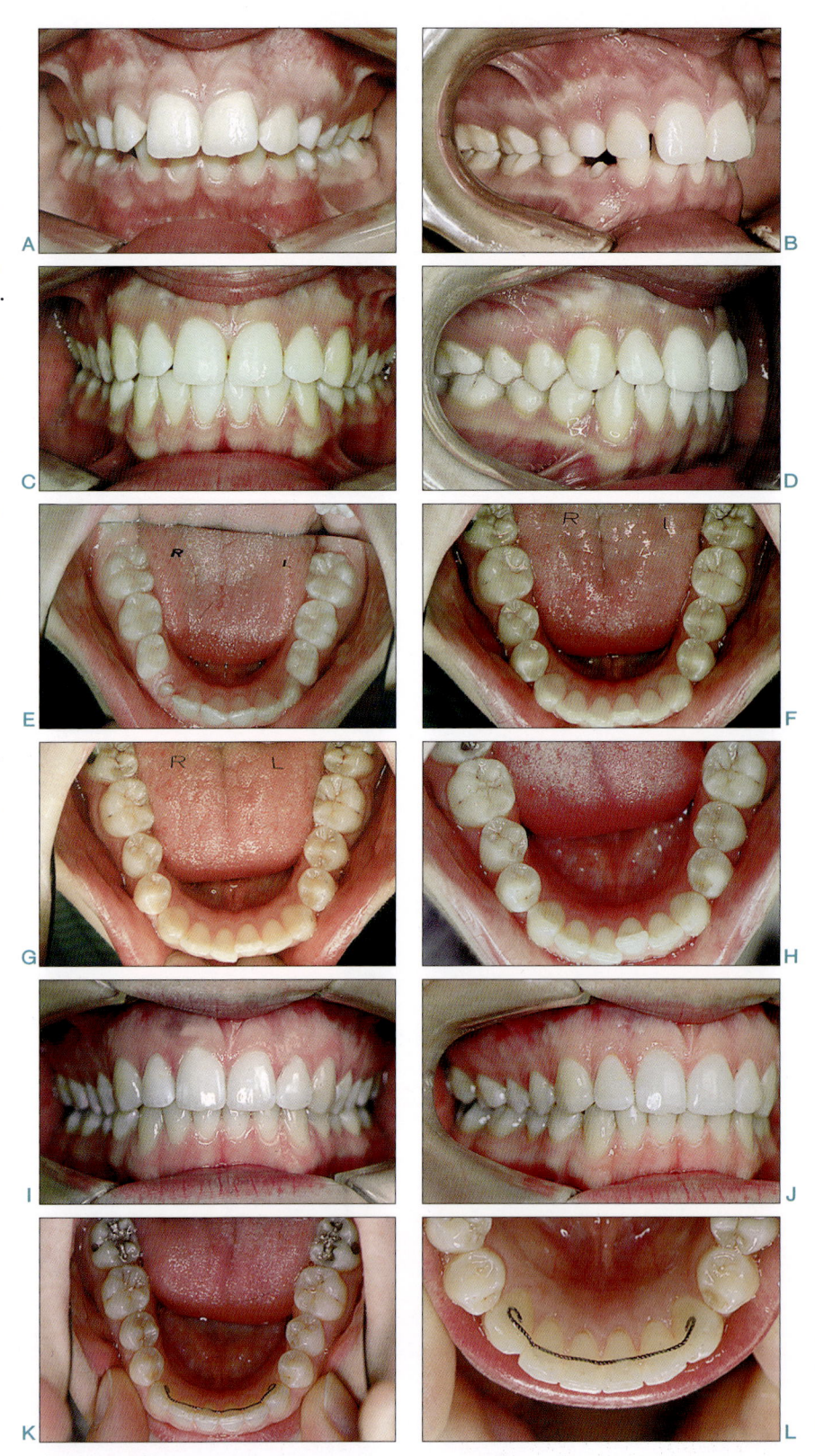

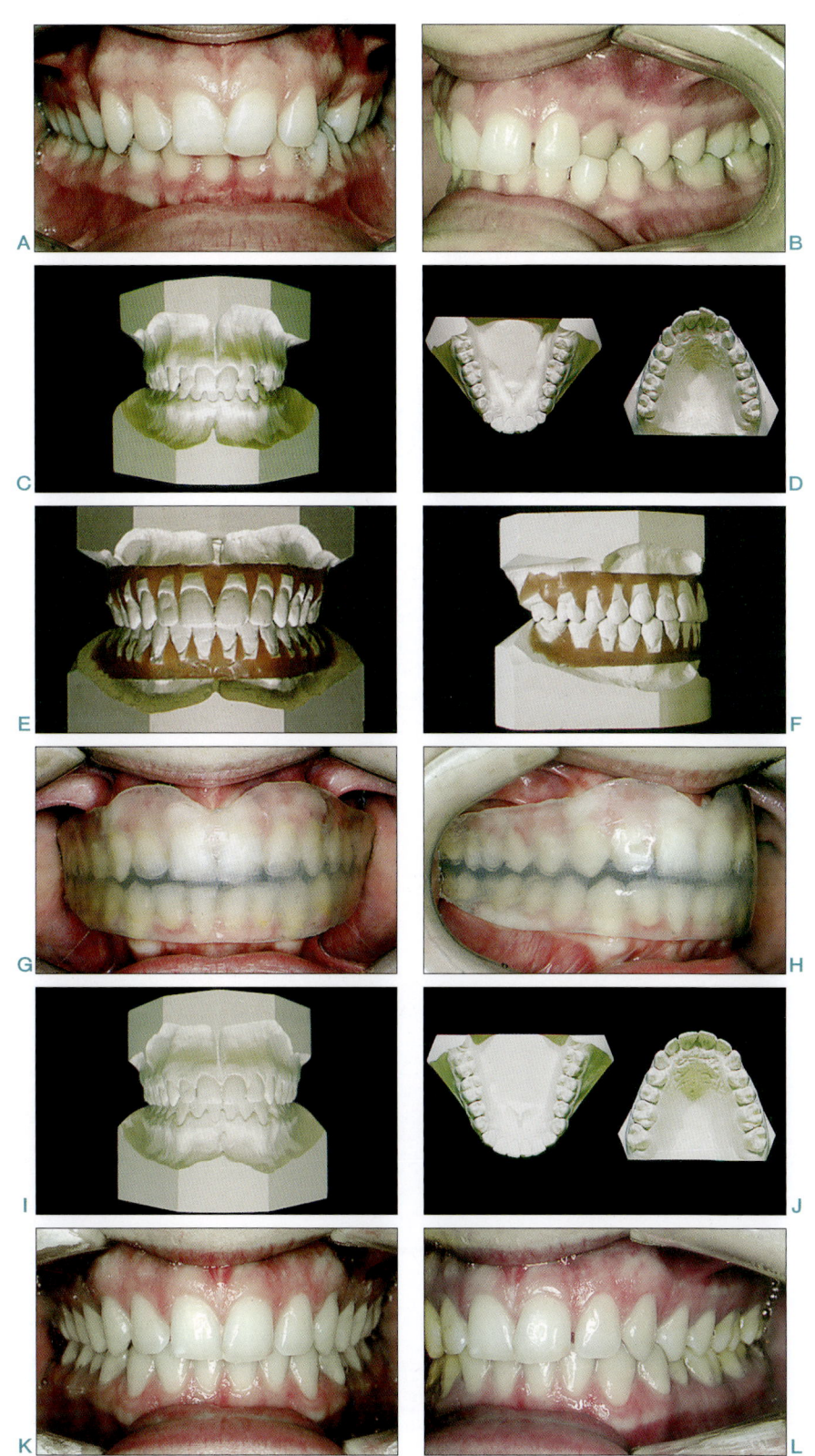

第9章 部分的な固定式装置の応用

図9-17

17歳10か月の男子はClass I 不正咬合を有していた．最近萌出した上顎左側犬歯は口蓋側に位置し，上顎切歯がわずかに重なっていた．乳犬歯はまだ残っていたが，下顎の歯列弓はよい形状をしていた．それらの後継永久歯がスペースの問題に直面するのは明らかであった(A-D)．下顎乳犬歯の抜歯後にプレートを装着し，上顎左側犬歯を頬側に移動させた．上顎切歯の口蓋側のバイトプレーンは十分高くし，咬合に干渉させずに犬歯をコントロールした．さらに，バイトプレーンは過蓋咬合の改善にも役立った．上顎前歯は，分割した唇側線を使って改善した．乳犬歯を抜歯した2か月後に，0.018×0.026インチのブラケットとチューブを下顎歯に装着した．0.075インチのブレイディッドワイヤーを挿入し，1か月後に犬歯が萌出した箇所にプッシュコイルを付けた0.016×0.016インチのアーチワイヤーと入れ替えた．十分なスペースを獲得し，犬歯がさらに萌出した後，ブラケットを装着して正しい位置に移動させた．しかしながら，上顎歯列弓には多少の叢生がまだ残っていた．固定式装置の代わりにポジショナーを使って必要な改善を得ることに決め，理想的な歯牙の位置で診断用セットアップを作った(E,F)．最初の2か月間は，日中4時間と就寝時にポジショナーを装着し，その後の4か月間は，夜間のみの装着とした(G,H)．最終的な結果はすばらしく，18歳9か月時の歯列模型が示すとおりである(I,J)．10年後でも状態は安定していた(K,L)．

オルソドンティック コンセプト & ストラテジー 141

第9章　部分的な固定式装置の応用

図9-18

　16歳0か月の女子はClass I不正咬合であったが，上顎側切歯は先天的に欠損していた．中切歯は遠心に傾斜し，著しく離開していた．犬歯は第一小臼歯に接触していたが，近心口蓋側に回転していた．下顎歯列弓は正常であり，左側中切歯の近心側だけがかなり唇側に位置していた．後方歯は正しく咬合していた．習慣性咬合位において，上顎中切歯は下顎切歯と接触し，オーバージェットとオーバーバイトは小さかった(A,B)．治療は上顎歯列弓に限ることにし，中切歯を近心に移動してアンギュレーションを調整し，犬歯は回転させる必要があった．そのために，これらの歯牙にバンドを装着し，ローテーションアームとアンチティップスパーのついた0.022×0.028インチのLewisブラケットを付け，第一大臼歯にはチューブを付けた．0.018×0.025インチのスウィンギングアーチ（手の込んだアーチ）を挿入し，切歯のブラケット間のワイヤー部にストップを蝋着した．この部分は，相反的なアクチベーションの変更をしなければならなかった．この構造があるために，アーチワイヤーを除去することなく，中央でクロージングループを開いたり，側方でオープニングループを閉じたりするだけで，再活性と固定の調整ができた(C-F)．必要とされた変化は6か月で達成された(G,H)．保定のために2本の人工側切歯を付けたリテンションプレートを使用したが，これはスプーンプレートと交換し22歳0か月まで使用した(I,J)．その後，レジン接着により固定した部分義歯と交換した．

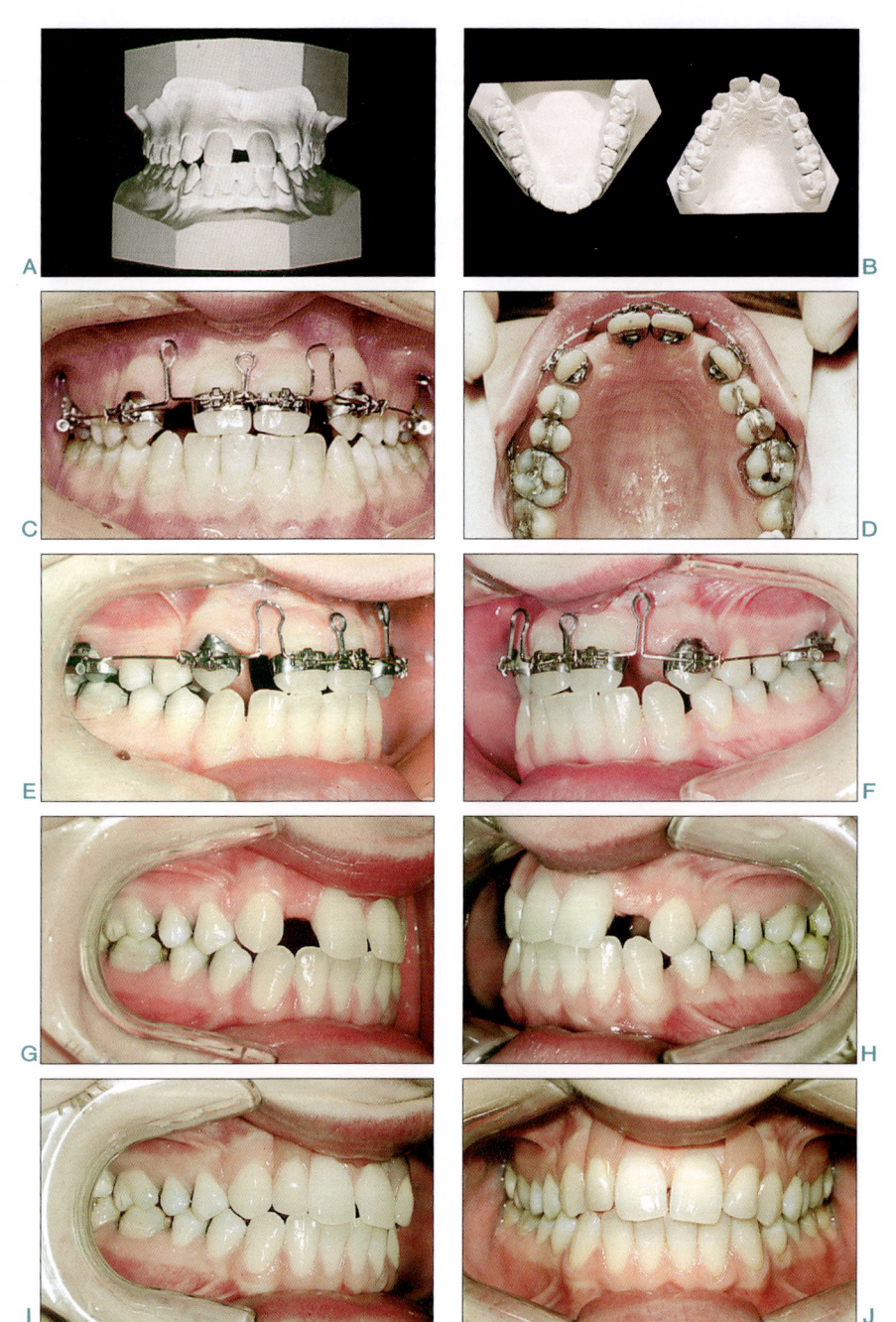

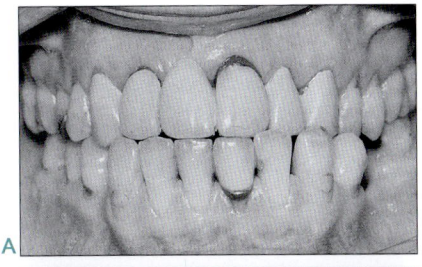

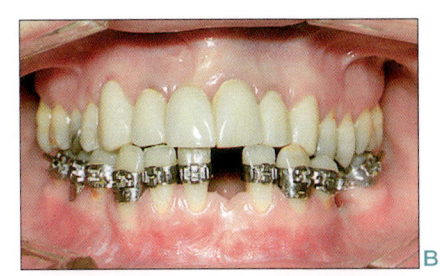

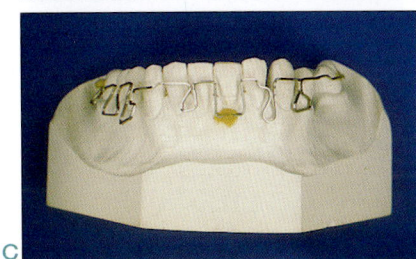

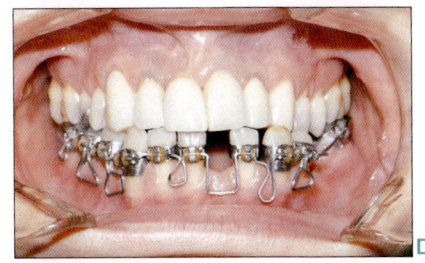

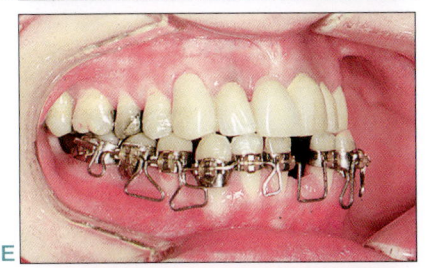

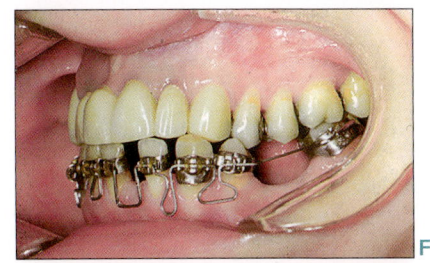

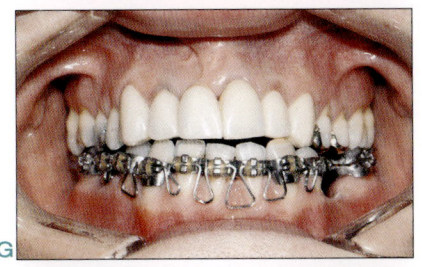

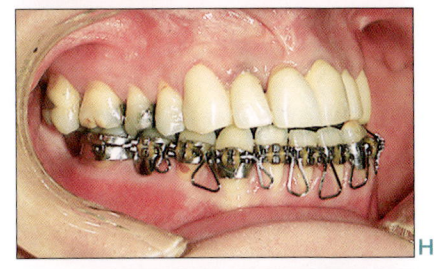

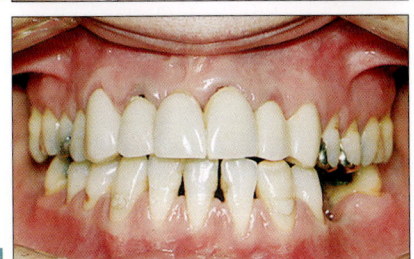

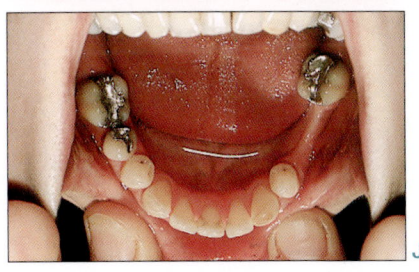

第9章　部分的な固定式装置の応用

図9-19

　24歳6か月の女性は，4年前の事故で上顎右側中切歯を失い，下顎左側中切歯を破折していた．ブリッジで上顎中切歯を補い，下顎中切歯は根管治療を行い，クラウンで補綴してあった．しかしながら，歯根は側方から吸収されていたため，保存することはできなかった．下顎切歯の咬合はかなり前方にありすぎた．右側では，切歯と犬歯が切端と切端で咬合しており，左側では，側切歯，犬歯および小臼歯が交叉咬合であった(A)．下顎左側中切歯は抜歯しなければならなかった．その結果生じた歯間空隙を矯正治療によって閉じることになり，さらに前歯部および左側小臼歯の正常な咬合接触を確立することも計画に追加された(B)．下顎歯には0.022×0.028インチのエッジワイズ装置付きのバンドを装着した．0.016×0.016インチのマルチパーパスアーチワイヤーを挿入して，歯間空隙を閉じ，隣接歯のアンギュレーションをコントロールし，また，歯列弓も狭窄化した(C-F)．顎間エラスティック用のフックをアクリリックレジンに付けた可撤式の上顎プレートを使って，下顎歯の舌側移動を助けた(G,H)．12か月間の治療の後にはほとんど目標に到達し，残っている小さな歯間空隙は，リテンションプレートを使うと即座に閉じた(I,J)．よく固定されている上顎プレートに顎間エラスティックを掛けて使うことにより，下顎歯列の固定式装置の動きをコントロールできることを示すために，この患者を紹介した．

オルソドンティック コンセプト & ストラテジー　143

第9章　部分的な固定式装置の応用

図9-20
　下顎切歯間の接触はしばしば点接触であり，ほとんど安定性がない(A)．近遠心の歯冠幅の縮小は平坦な接触面を与えることができ，ローマ型アーチの概念のとおりに安定性を与える(B).[156,188]

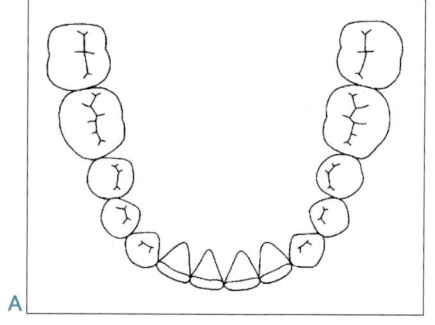

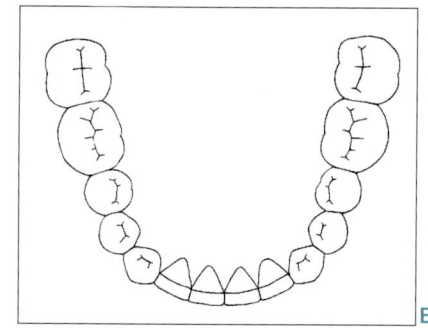

図9-21
　隣接面用のダイヤモンドのストリップスで，手指によるストリッピングを行うことができる．10回上下に短い距離を動かすと，平均0.1mmのエナメル質が削れる．左側から右側へと行うのが実用的である(A)．次に，反対側をストリッピングする(B)．ストリップスを折り重ねると，両隣接面を同時に削ることもできる．ストリップスをもう1回折りたたみ，三重の厚みにすることができる(C)．細くてきめ細かなダイヤモンドストリップスで表面を研磨し，角を丸める．

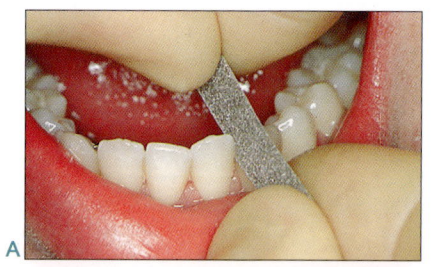

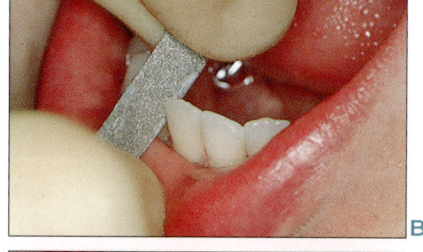

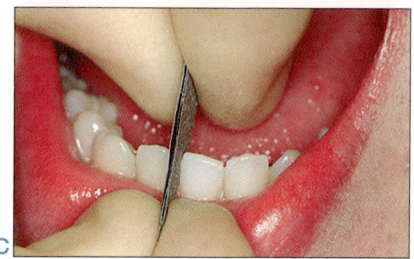

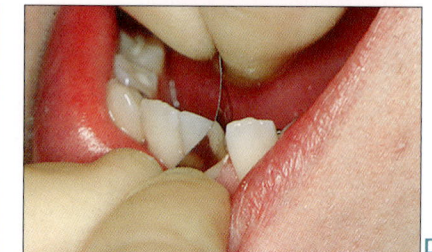

　すでに何度も述べたように，隣接歯間面のストリッピングによる近遠心の歯冠幅の削減は，前歯の歯列不整を改善するのに大変有用である(図9-20)．下顎前歯部では，各隣接面から0.3mmのエナメル質を削除することができる．犬歯近心面を含めると，下顎前歯部で合計3.0mmが獲得できる．ストリッピングは慎重に行わなければならない．手によるストリッピングのほうが回転する器具を使うよりもよくコントロールできる(図9-21)．
　原則として，治療開始時のストリッピングでは，治療終了時に互いに適合する接触面は得られない．その目標に達するためには，接触面は治療の最終段階で調整する必要がある．また，ストリッピングの後は，薄くてきめ細かいストリップスで研磨する．その後，患者は2週の間，1日に2度はフッ素溶液で口をすすぐようにする．[242]
　最後に，固定式装置に可撤式プレートを組み合わせると，プレートによってコントロールされる歯牙移動の可能性を広げることができるが，それについては次の章で述べる．

可撤式装置と固定式装置の併用

　第3章で明らかにしたように，力の大きさと方向は，ブラケットあるいはボタンに掛けたエラスティックを通して完全にコントロールできる．プレートだけではなく，アクチベーター，ヘッドギア，ヘッドギア-アクチベーター，およびフェイシャルマスクを使っても，このアプローチが可能である．

　エラスティックの掛け方が力の方向を決定し，エラスティックの長さと厚さが力の大きさをコントロールする．エラスティックを使う利点は，プレートを所定の位置に保つことにもある．

　エラスティックを追加しても，補助装置がないと可撤式プレートを使った歯牙の平行移動は実現できない．補助装置は，アップライト，トルク，圧下や挺出，および回転という動きに対しても幅広く応用できる．しかしながら，これらの動きを実行するには，適切な歯牙にエクステンション付きブラケットを装着することが必要である．

　プレートへこのタイプの補助装置を追加することによって，全体的な固定式装置を使用する必要性を減少させることができる．全体的な固定式装置を使用する前に，プレートおよび小さな固定式装置を併用して特定の移動を行うことによって，複雑な治療を容易なものにできる．特に，欠損している上顎中切歯に置き換えようとしている上顎側切歯のアンギュレーションの改善や犬歯のアップライトに当てはまる．このアプローチの利点は，反作用力を打ち消すことができるだけではなく，同時に他の動きにも利用でき，例えばブラケットに取り付けたエクステンションで歯牙を回転させることができる．

　可撤式装置と固定式装置を併用する概念は複雑ではなく，さまざまな手順を図示する前の長い説明は不要である．どのようにしたら比較的簡単な方法で，複雑な歯牙移動が行えるかを示すために，効果的なレイアウトを使って，多くの症例を提示する（図10-1〜10-46）．

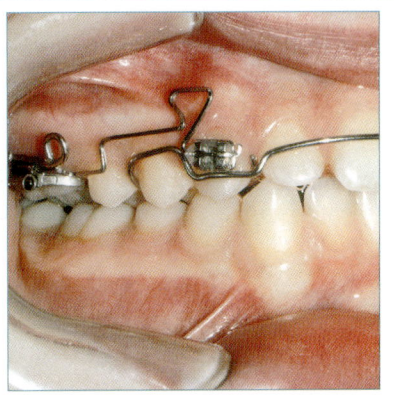

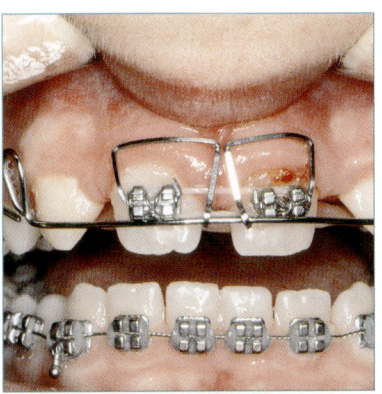

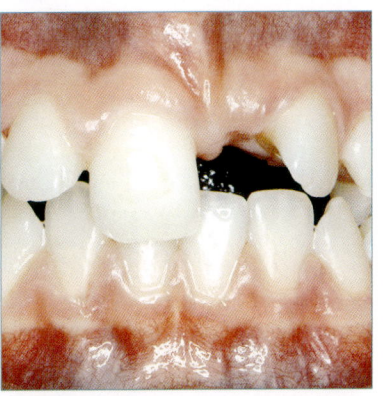

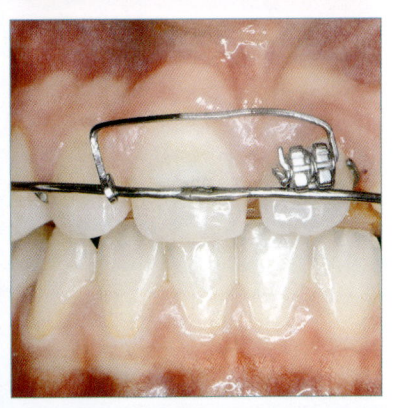

10

オルソドンティック コンセプト & ストラテジー

第10章　可撤式装置と固定式装置の併用

図10-1

上顎切歯に当てたプロトルージョンスプリングは，歯牙からプレートを離す傾向の反作用力を引き起こす．クラスプの使い方が最適でも，プレートがぴったりと適合することは滅多になく，スプリングをカバーして咬合面側に延びるアクリリックレジンを患者が嚙むと，口蓋に外れることになる(A,B)．その代わりにエラスティックを使用すると，プレートをその部分で分厚くする必要はなく，うまく適合させることができて，オーバーバイトを減少させるバイトプレートとしても利用できる(C,D)．

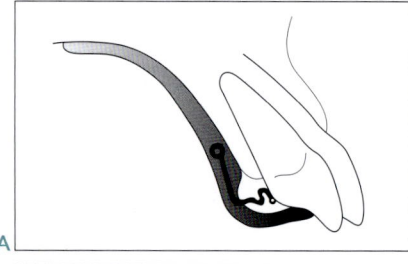

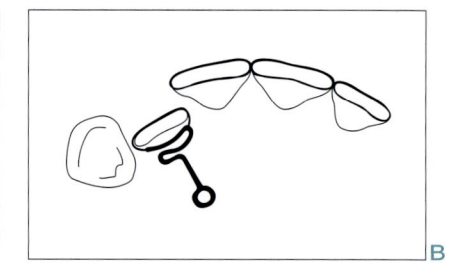

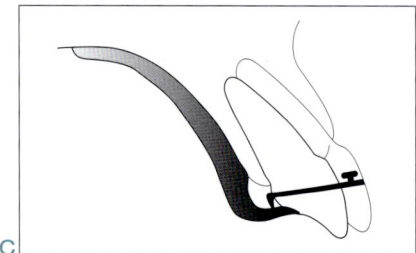

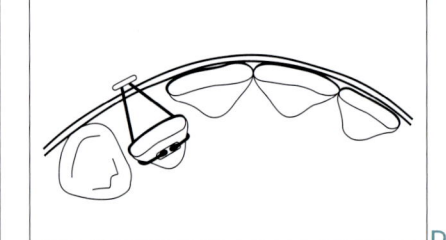

図10-2

エラスティックを口蓋のボタンから唇側線のフックに掛けることで，切歯を唇側に動かすことができる(A,B)．プレートには，プロトルージョンスプリングを使った時のように，口蓋から外れる傾向がなくなる．

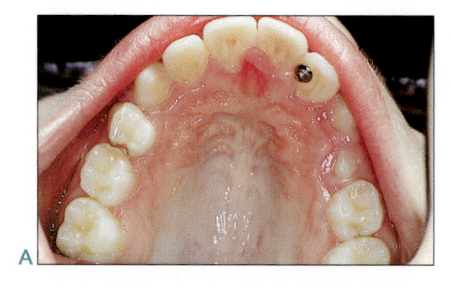

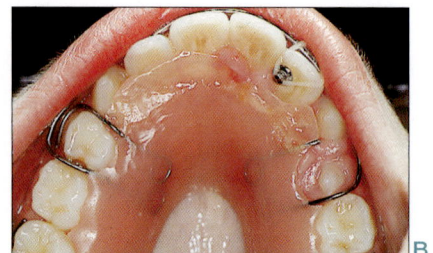

図10-3

コンポジットレジンを盛り足した唇側面からプレートのフックへ掛けたエラスティックにより，切歯を口蓋に動かすことができる．

プレートの辺縁はその他の前歯に完全に接触させる(A,B)．クラスプには十分な維持をもたせる．

3/4クラスプの下にコンポジットレジンを盛り足し，最適な固定を得ることで，歯頸部に位置するクラスプの不利な点を回避する(C,D)．

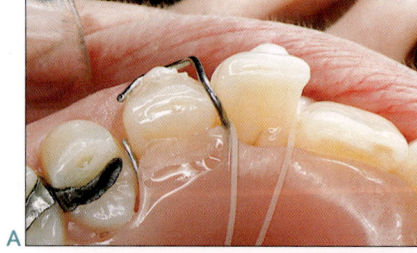

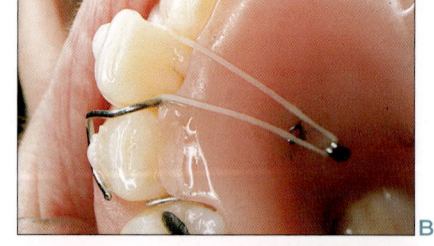

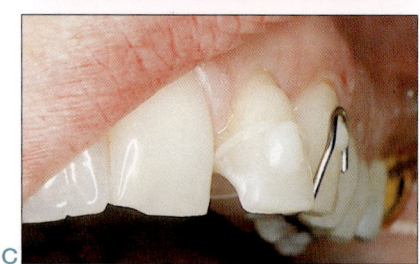

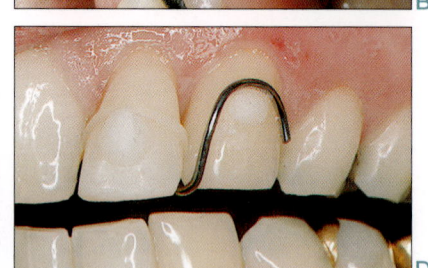

図10-4

唇側面を横切るように張ったエラスティックを使って，切歯を後方牽引することができる(A)．大抵は，後方歯の近心移動を防がなければならないが，それにはこの症例のようによじったスチールの結紮線を使う(B)．

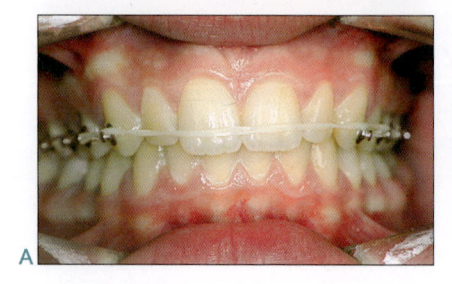

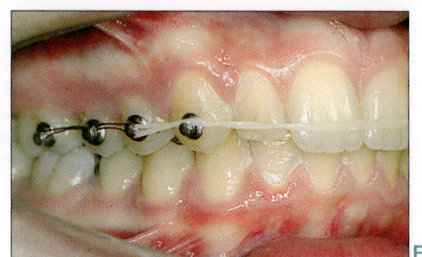

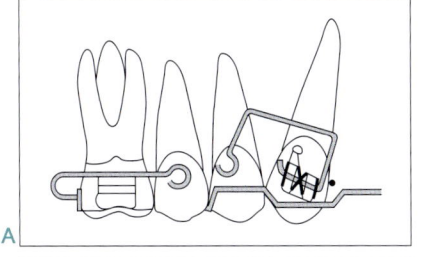

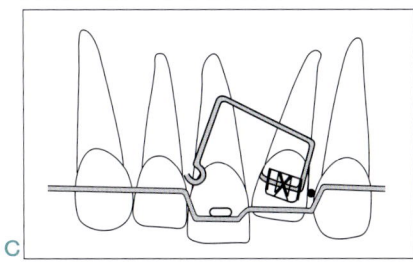

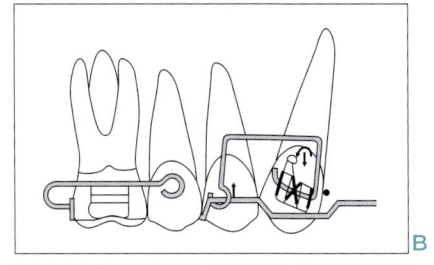

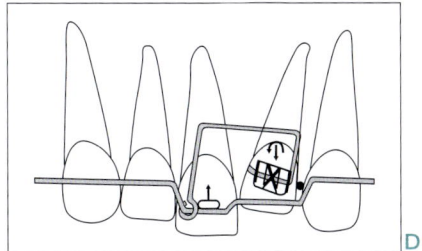

第10章　可撤式装置と固定式装置の併用

図10-5
歯頸側に曲げたエッジワイズワイヤーのセクションをブラケットにしっかりと結紮し，その先を唇側線の下に掛けることにより，歯牙をアップライトさせて挺出させることができる．
　連続した唇側線をブラケットの切端側に配置すると，挺出を防ぐことができる(A,B)．歯牙を挺出させなければならない場合には，同時にアップライトスプリングの反作用力を利用して隣接する歯牙の圧下ができる(C,D)．

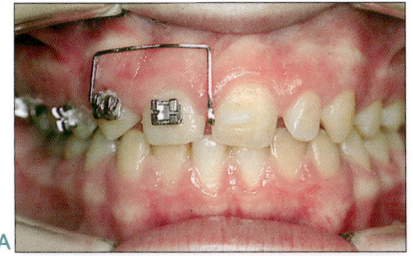

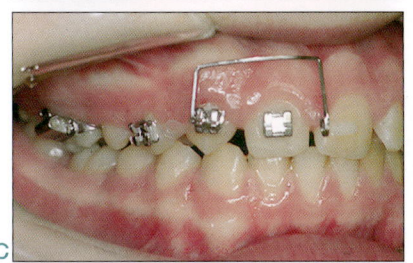

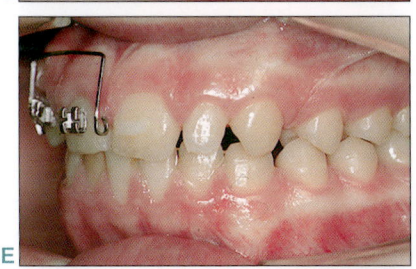

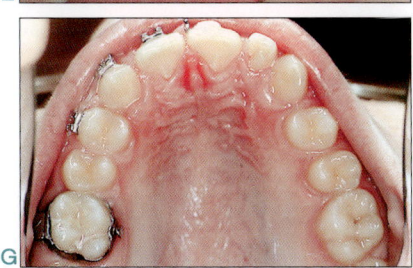

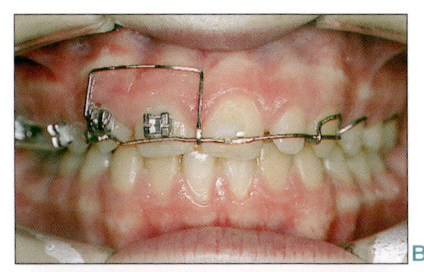

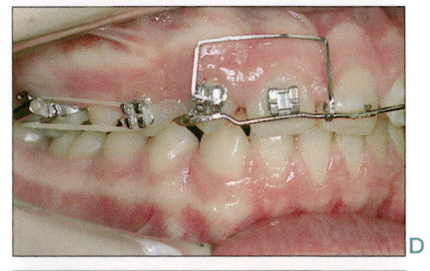

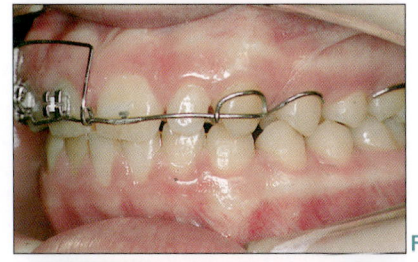

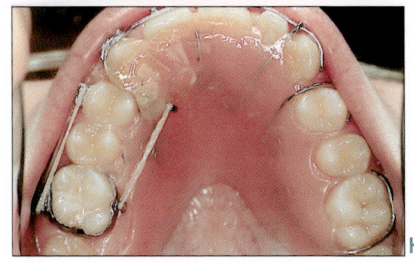

図10-6
ブラケットに入れたセクションのワイヤーを使って，特定の歯牙のアップライトとエラスティックを使った別の歯牙の移動が同時にできる．パッシブなセクションをブラケットに結紮した後活性化して，犬歯をアップライトさせて挺出させる．
　右側中切歯のブラケットと左側中切歯に盛ったコンポジットレジンにかかる連続した唇側線を通して働く反作用力が，両方の中切歯を圧下する．右側第一大臼歯のチューブの端と第一小臼歯のブラケットの間に，スペースを閉じるためのエラスティックを掛けるが，その側ではクラスプはまったく使用しない(A-D)．左側では，唇側線の犬歯での折り返し部と後方歯部の2つのクラスプがプレートを維持している．唇側線にフックを蠟着し，そのフックから右側中切歯のブラケットまでエラスティックを掛けて，近心移動させる(E,F)．
　ボタンは右側第一小臼歯の口蓋側には付けず，この歯牙の頬側側面だけを遠心移動させる．第一大臼歯を近心に動かすためには，アクリリックレジンにフックを埋め込み，その大臼歯の口蓋側へエラスティックが掛けられるようにする．

オルソドンティック コンセプト & ストラテジー　147

第10章　可撤式装置と固定式装置の併用

図10-7
クロスバイトエラスティックを使って頬側に萌出している上顎第二大臼歯を咬合するように誘導することができる(A, B)．同様のことが後方歯の交叉咬合に当てはまるが，1日24時間エラスティックを装着するという条件つきである．

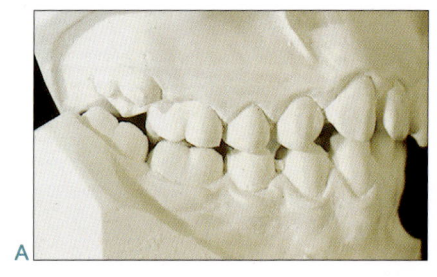

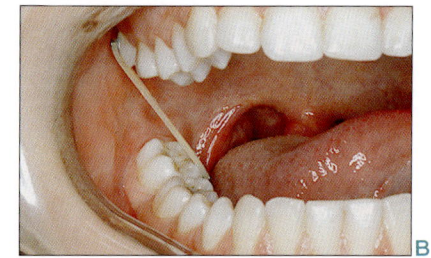

図10-8
エラスティックを使って犬歯を遠心に動かすことができる(A)．モーラーチューブの近遠心端で上方へ曲げたエッジワイズワイヤーの小さな先端がフックの役を務める(B)．しかしながら，エラスティックを単独で使用すると，犬歯は傾斜して回転することになる．

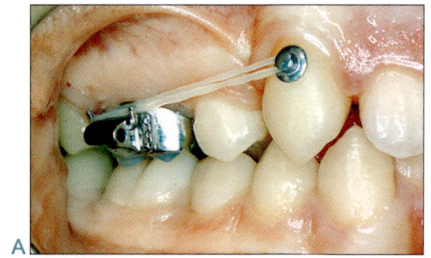

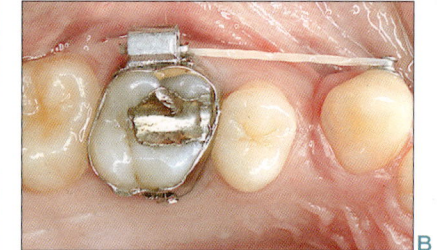

図10-9
歯冠にエラスティックを巻くことで，歯牙を回転させることができる(A,B)．2本の歯の間に空隙があれば，この回転はよりスムーズに起こることになる．

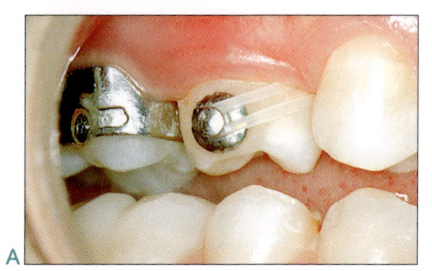

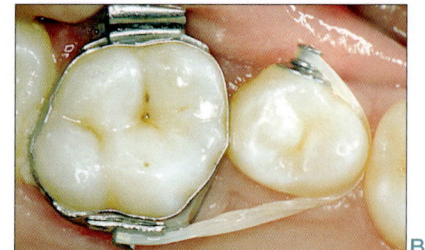

図10-10
エラスティックをボタンに取り付けて切歯を動かす場合には，十分なスペースが利用できなければならない(A)．必要な移動が得られたらボタンを外し，アクリリックレジンの辺縁が歯面に接触するようにレジンを盛り足す(B)．

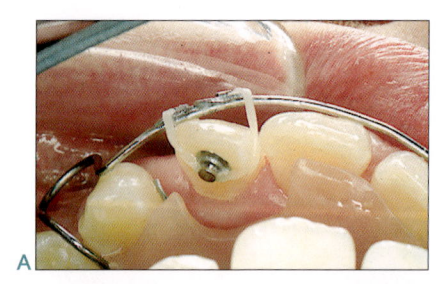

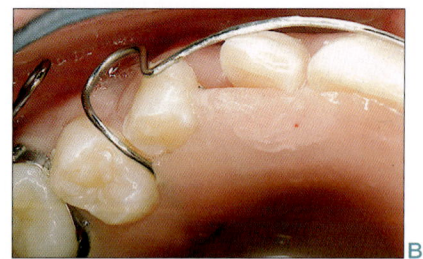

図10-11
乳犬歯は，叢生および左側側切歯の交叉咬合の改善にスペースを提供するために抜歯されている(A,B)．プレートには十分な高さのバイトプレーンを後方へ付けて，左側側切歯の移動中の咬合干渉を避ける(C,D)．交叉咬合が改善したら，すぐに後方のバイトプレーンを取り除く．

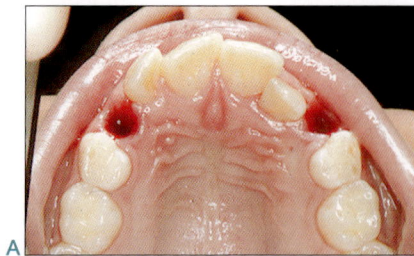

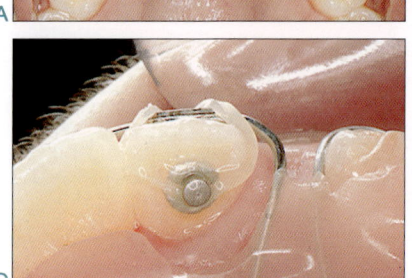

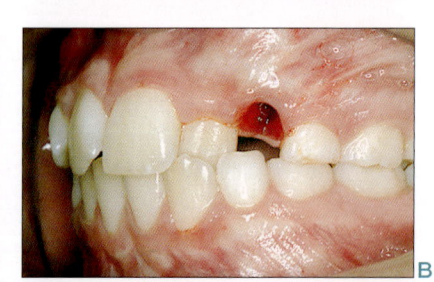

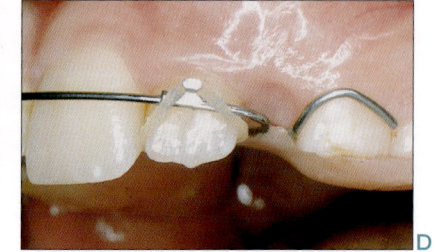

148　オルソドンティック コンセプト & ストラテジー

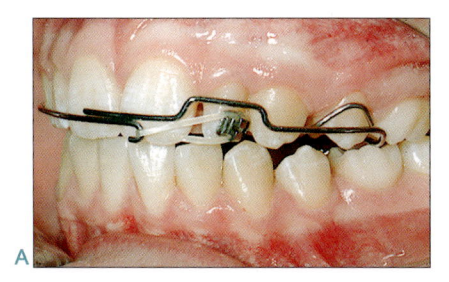

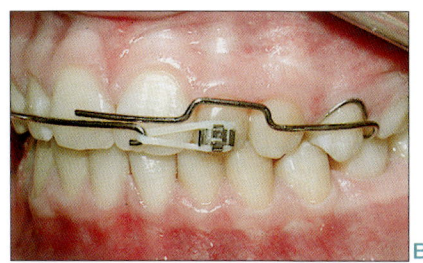

第10章　可撤式装置と固定式装置の併用

図10-12
左側側切歯の回転と近心移動用のエラスティックを掛けるために，右側の唇側線の端を曲げてフックを作る(A)．2か月後，満足できる結果に達している(B)．

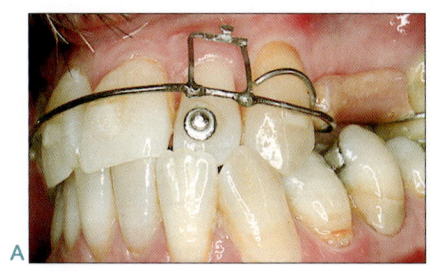

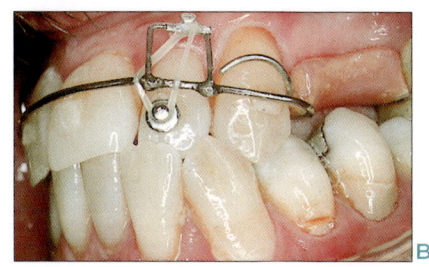

図10-13
エラスティックで圧下している間，唇側線とアクリリックレジンの辺縁がガイドを与える．プレートは，反作用力を打ち消すためにしっかりと固定すべきである．このケースでは，隣接歯にコンポジットレジンを盛り足すことによって，固定が得られている．

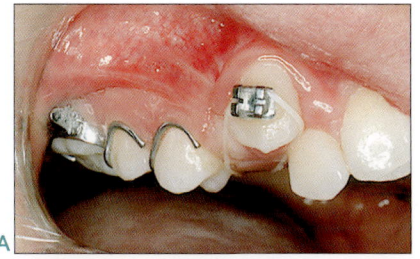

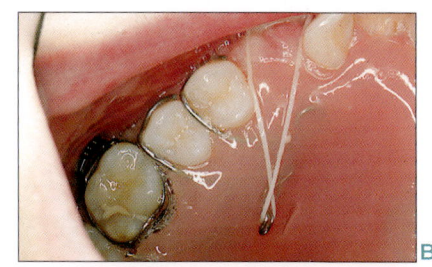

図10-14
まず初めに，ブラケットの上を通して，プレートに埋め込んだフックから歯冠の周りにエラスティックを掛けることによって，右側犬歯を遠心口蓋側に動かす(A, B)．その後，エクステンションワイヤーをブラケットに結紮して，犬歯を回転，アップライト，そして挺出させる(C)．
左側では，犬歯は2本の垂直的なエクステンションワイヤーでアップライトさせ，遠心移動させる．
口蓋側のエクステンションを，0.016×0.016インチのステンレススチールのワイヤーを曲げて作り，歯冠の表面に直に接着する(D)．

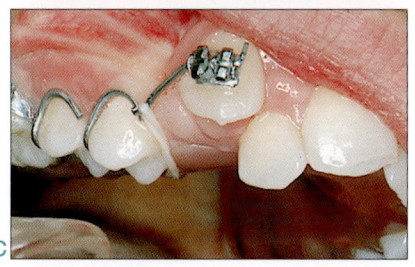

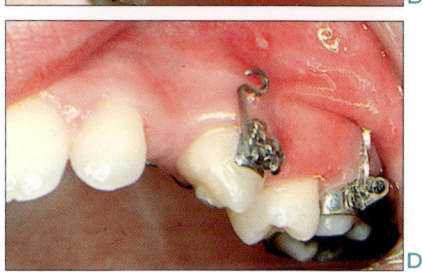

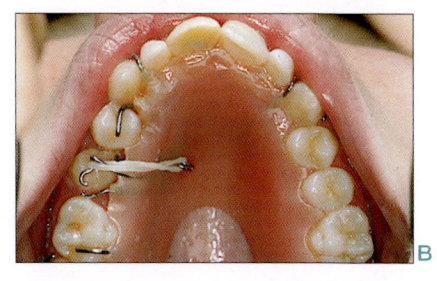

図10-15
アクリリックレジンに埋め込んだフックとガイディングフォークにエラスティックを掛けることにより，右側上顎第二小臼歯を挺出させるとともに，頬側に移動させる(A,B)．
患者はガイディングフォークを噛まないようにする．

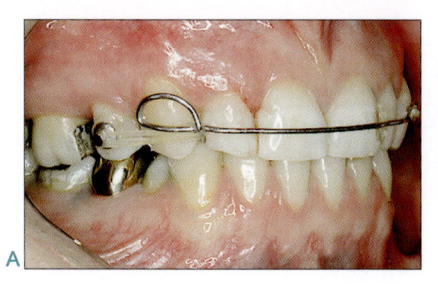

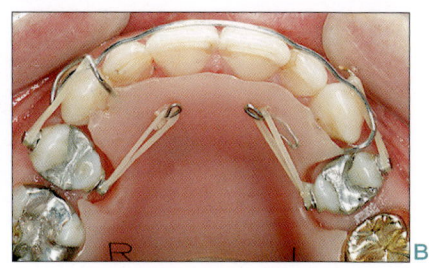

図10-16
口蓋側では，ボタンからプレートのフックへと掛けたエラスティックを使用し，頬側ではボタンから唇側線の犬歯での折り返し部分へと掛けたエラスティックを使用することにより，歯牙をローテーションさせることなく歯間空隙を閉じることができる(A,B)．

オルソドンティック コンセプト & ストラテジー　149

第10章　可撤式装置と固定式装置の併用

図10-17
　エラスティックを使って互いに近づける方法が，上顎右側犬歯と中切歯の間の歯間空隙を簡単かつ急速に閉じるために活用できる(A,B)．Uループ付きの連続した唇側線が歯牙の移動を誘導し，右側中切歯を後退させる(C,D)．エラスティックは歯頸部に接着したボタンに掛けるが，ここで示すように唇側(E)ではなく口蓋側(F)に回して掛ける．歯牙を一緒に動かす時には，歯牙が回転するようにエラスティックを歯冠に巻きつける(G, H)．歯冠の口蓋側にコンポジットレジンを盛ることによって，エラスティックを正しい位置に保つ．このようなエラスティックの使用方法では，切端または歯頸部の方向に滑る傾向があり，歯周組織に損傷を引き起こす可能性がある(I,J)．また，このタイプの治療では，唇側のフレームおよびプレートの縁は，歯牙移動に対して誘導を与えなければならない(D,K,L)．

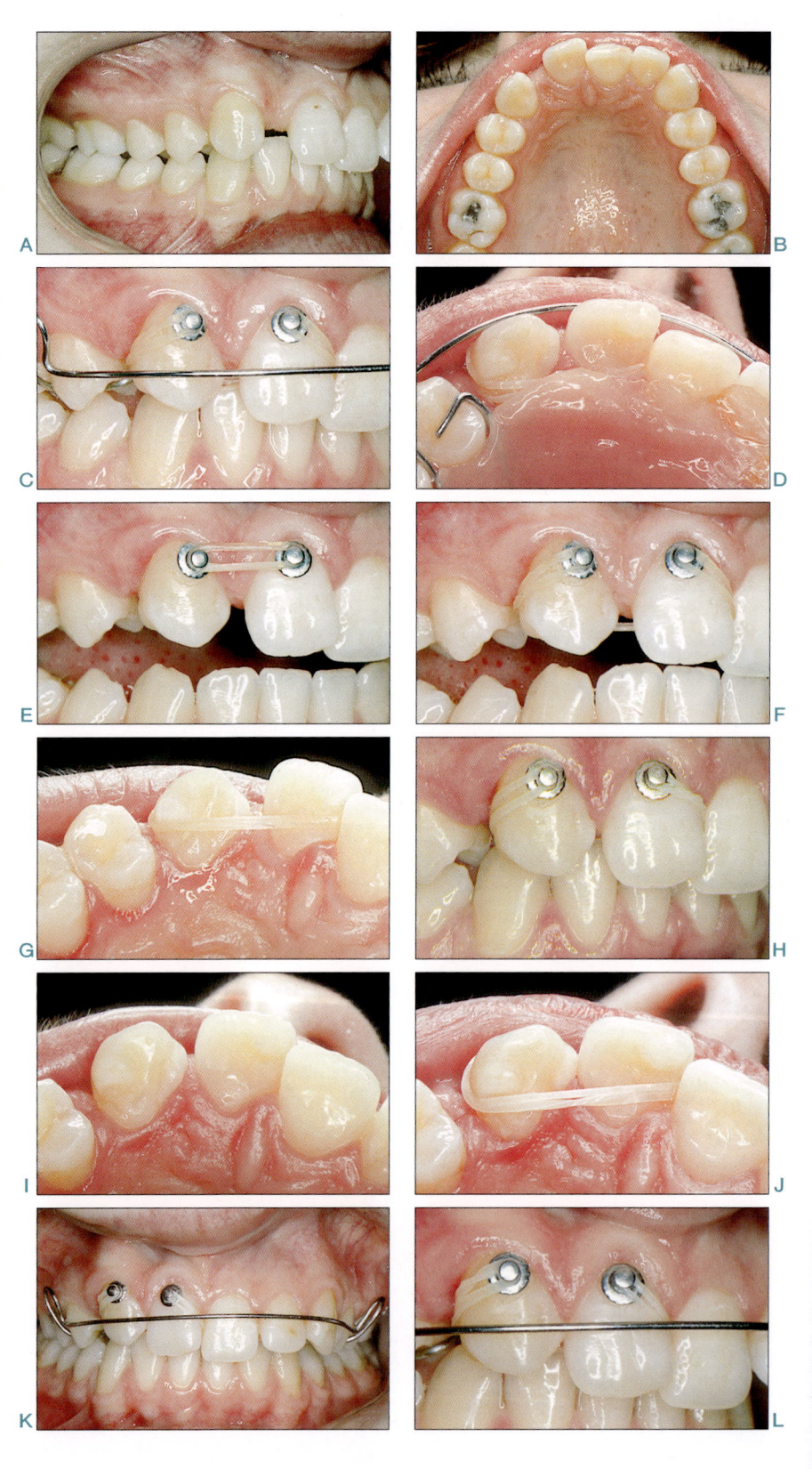

150　オルソドンティック コンセプト & ストラテジー

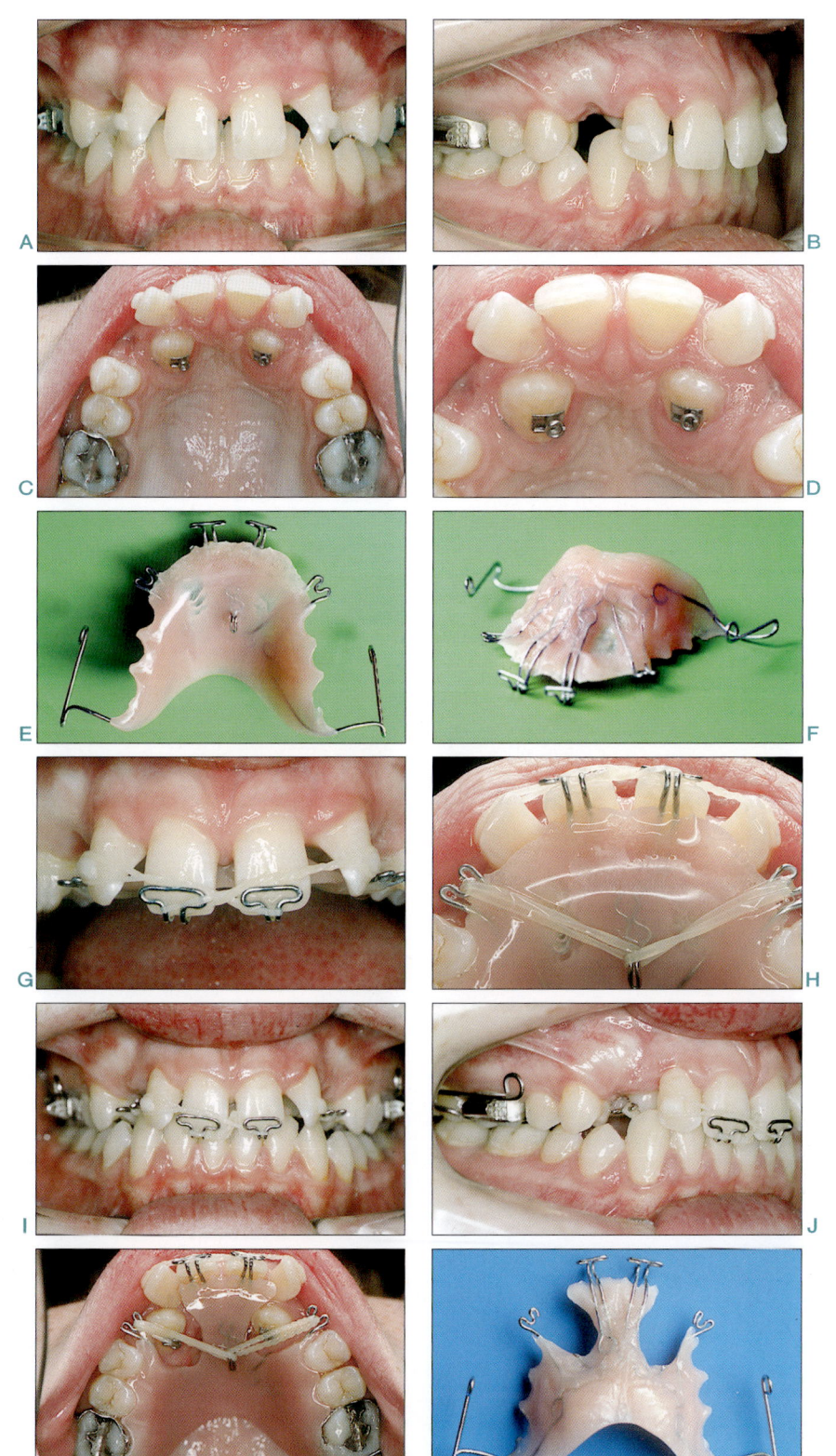

第10章　可撤式装置と固定式装置の併用

図10-18
　上顎犬歯が口蓋側に転位している女子では，プレートとエラスティックを同時に使って，初めに犬歯の移動，そして4切歯の必要とされる移動を行った．コンポジットレジンのフックを側切歯に付け(A,B)，牽引力をコントロールしながらエラスティックを使うために，犬歯にクリートを付けた(C,D)．プレートには，中切歯を近心移動させるための，中切歯用改良型のクロウクラスプと，口蓋中央にフックを付けた(E,F)．前方のエラスティックは，片側中切歯のクロウクラスプから，その反対側の側切歯のコンポジットレジンフックに掛ける(G).
　口蓋側では，エラスティックを犬歯のクリートから，ガイディングフォークを通してプレートのフックに掛ける(H,I)．切歯間の歯間空隙が閉じ，側切歯がローテーションされた時には，犬歯はその部分のアクリリックレジンを除去しなければならないほどに移動していた．ガイディングフォークの近心脚部を削除し，残りの部分を調整した(J-L).

オルソドンティック コンセプト & ストラテジー

第10章　可撤式装置と固定式装置の併用

図10-19
　時には大臼歯を回転させなければならないことがある．近心移動が許される場合には，プレートのフックにエラスティックを取り付けて回転させることができる(A,B)．

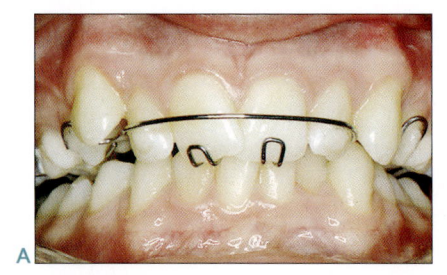

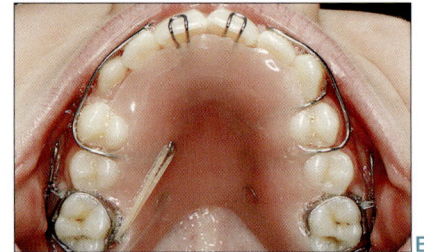

図10-20
　大臼歯近心側のアクリリックレジンは取り除く．一般的に，プリフォームのモーラーバンドには，エラスティックが掛けられるパラタルフックがある．クラスプは，歯冠の近心頬側面から離しておく(A,B)．

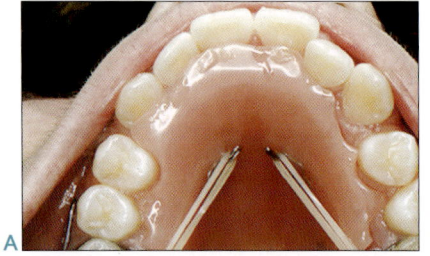

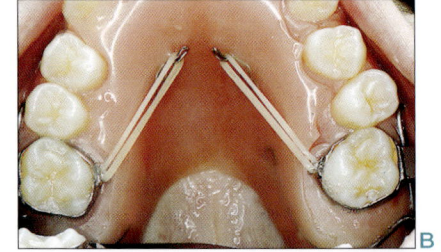

図10-21
　1本のエラスティックを使って，1歯以上を移動させることができる．同時に，犬歯を口蓋に移動させ，大臼歯を回転させることができる(A)．第一小臼歯を頬側に移動させる場合には，エラスティックを口蓋側に横切らせる(B)．

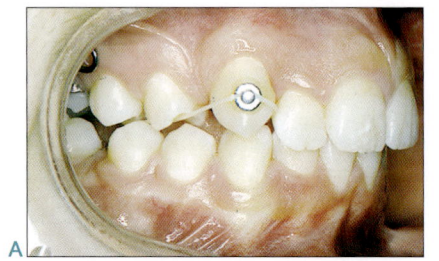

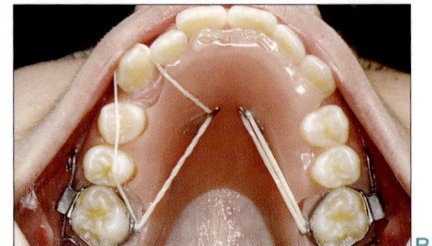

図10-22
　モーラーバンドが必要でない時（この場合，ボタンだけを単独に接着する）には，クラスプを小臼歯に使用する(A,B)．バンドを第一大臼歯に付けた時には，改良型の3/4クラスプをチューブの上に置く．

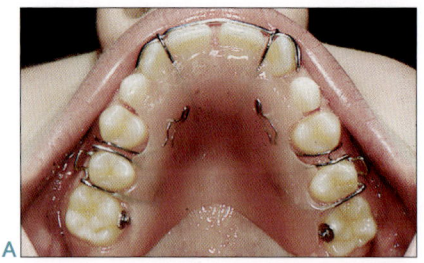

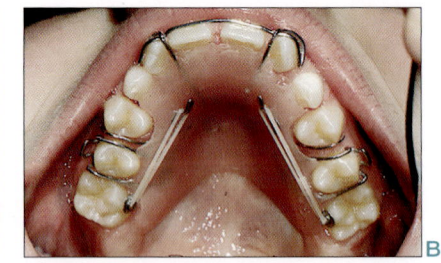

図10-23
　0.7mmのステンレスワイヤースプリングの設置箇所として，ボタンを使うことができる．ボタンを上顎の第三大臼歯の近心頬側咬頭に付け，第二大臼歯の遠心を通してスプリングの半円形の端を掛ける(A,B)．この機構により第三大臼歯を遠心移動させ，アップライトさせる(C,D)．
　このようなデザインでは，スプリングを着脱するための器用さが患者に要求される．これは，ここに示すシステムの大部分にいえることである．

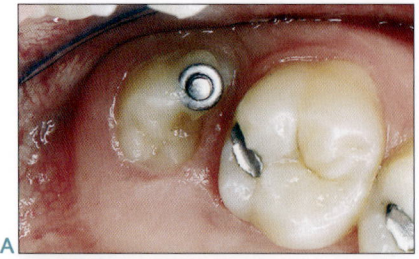

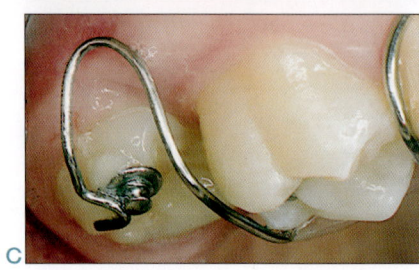

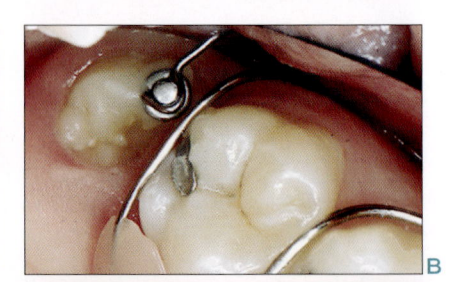

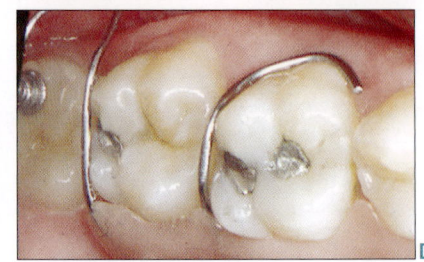

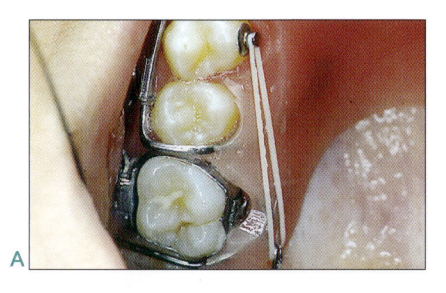

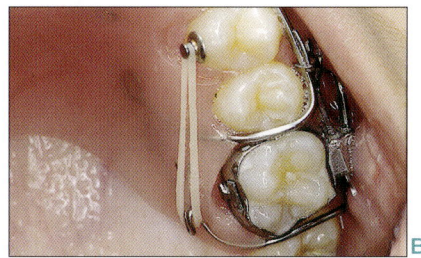

第10章　可撤式装置と固定式装置の併用

図10-24
ピグテイルスプリングの代わりに、エラスティックを使って第一小臼歯を遠心移動させ、回転させることができる。プレートをしばらくの間使用した後に第一小臼歯が萌出した場合には、特に有効である(A,B)。

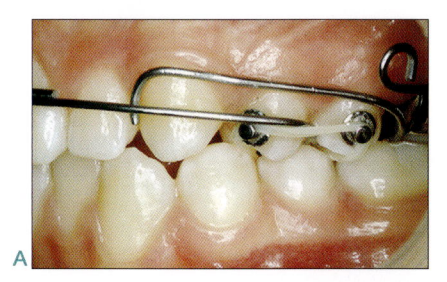

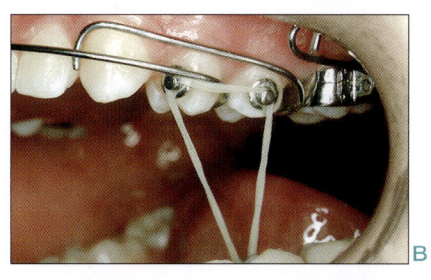

図10-25
小臼歯を口蓋側に動かしたい場合、特にこの症例のように対合歯をアップライトさせる必要がある場合には、クロスバイトエラスティックを使う(A,B)。

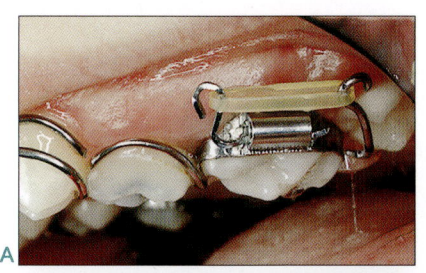

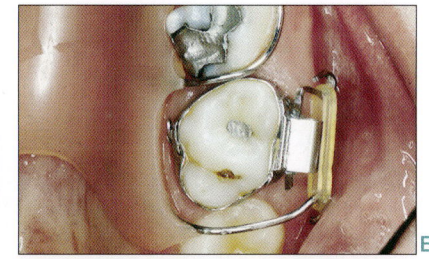

図10-26
上顎第二大臼歯がまだ完全に萌出していない場合には、第一大臼歯を遠心へ移動することができる。そのためには、近心歯頚側がフック状のぴったりとはまるエッジワイズワイヤーのセクションをモーラーチューブに装着し、プレートには先端をフックにした硬いワイヤーを備えつけ、フックが大臼歯の少し遠心にくるようにする。
エラスティックを2つのフックの間に掛ける(A,B)。2か月後、第一大臼歯は遠心移動していた。その間の来院時には、メタルパーツ、アクリリックレジン辺縁、および咬合が移動を妨げないことを確認した(C,D)。

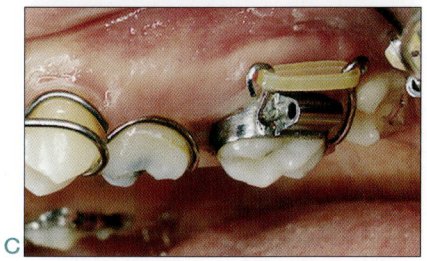

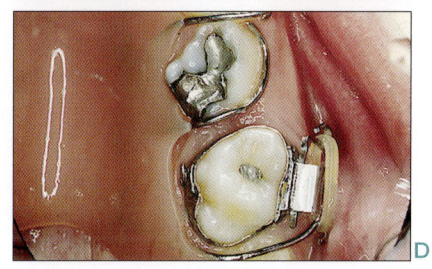

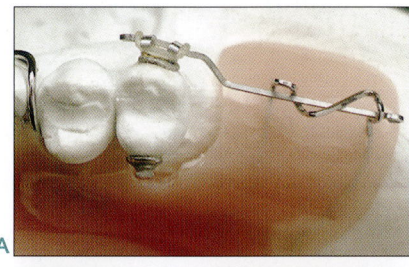

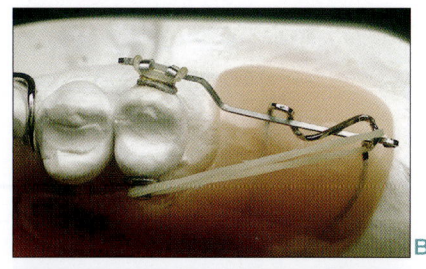

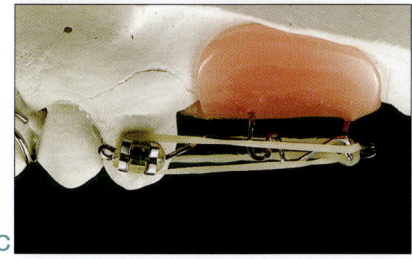

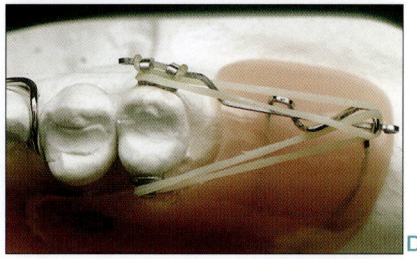

図10-27
上顎第二小臼歯を遠心へ歯体移動させるために、硬いエッジワイズワイヤーのセクションを第二小臼歯のブラケットに装着して、誘導機構に組み込んだ(A)。1本のエラスティックをワイヤーセクションの先端と小臼歯の口蓋側のボタンに掛け(B)、もう1本のエラスティックをブラケットからワイヤーセクションの先端まで頬側に掛ける(C)。このようにして、長い距離をコントロールしながら、小臼歯を遠心移動させられるフォースシステムを展開する(D)。

オルソドンティック コンセプト & ストラテジー

第10章　可撤式装置と固定式装置の併用

図10-28
　プレートと固定式装置の併用には，顎外の牽引も組み合わせて使うことができる．Class Ⅲ不正咬合を呈する女子では，フェイシャルマスクを適用して上顎複合体を前方へ動かした(A,B)．プレートの主目的は上顎歯牙をしっかりと包み込むことであり，それにより，第一大臼歯に対して加えたエラスティックの力が上顎骨全体に及ぶ(C,D,K)．
　バンドの口蓋側に蝋着したエクステンションのフックと，バッカルチューブに付けた垂直なワイヤーのエクステンションに，エラスティックを掛けた(E,F)．そのエラスティックをマスクの正面のバーに掛けた(C,D,G,H)．残存する下顎第二乳臼歯は骨癒着していた．このような場合には，これらの歯牙をインプラントのように強固な固定源ユニットとして使用し，望ましくない反作用力に対応させてもよい．この患者では，骨癒着した第二乳臼歯を第一大臼歯を遠心に動かすための固定源ユニットとして使用した．右側では，エッジワイズワイヤーのストレートセクションにプッシュコイルを使用し，左側では，屈曲したエクスパンションシステム付きのセクショナルアーチを使用した(I,J,L)．このようにして，第一大臼歯の近心咬合の部分的修正を行った．治療後期では，第二乳臼歯とその後継永久歯との交換によって利用可能になったスペースと同様に，獲得した追加スペースを下顎前歯の後方牽引に利用した．

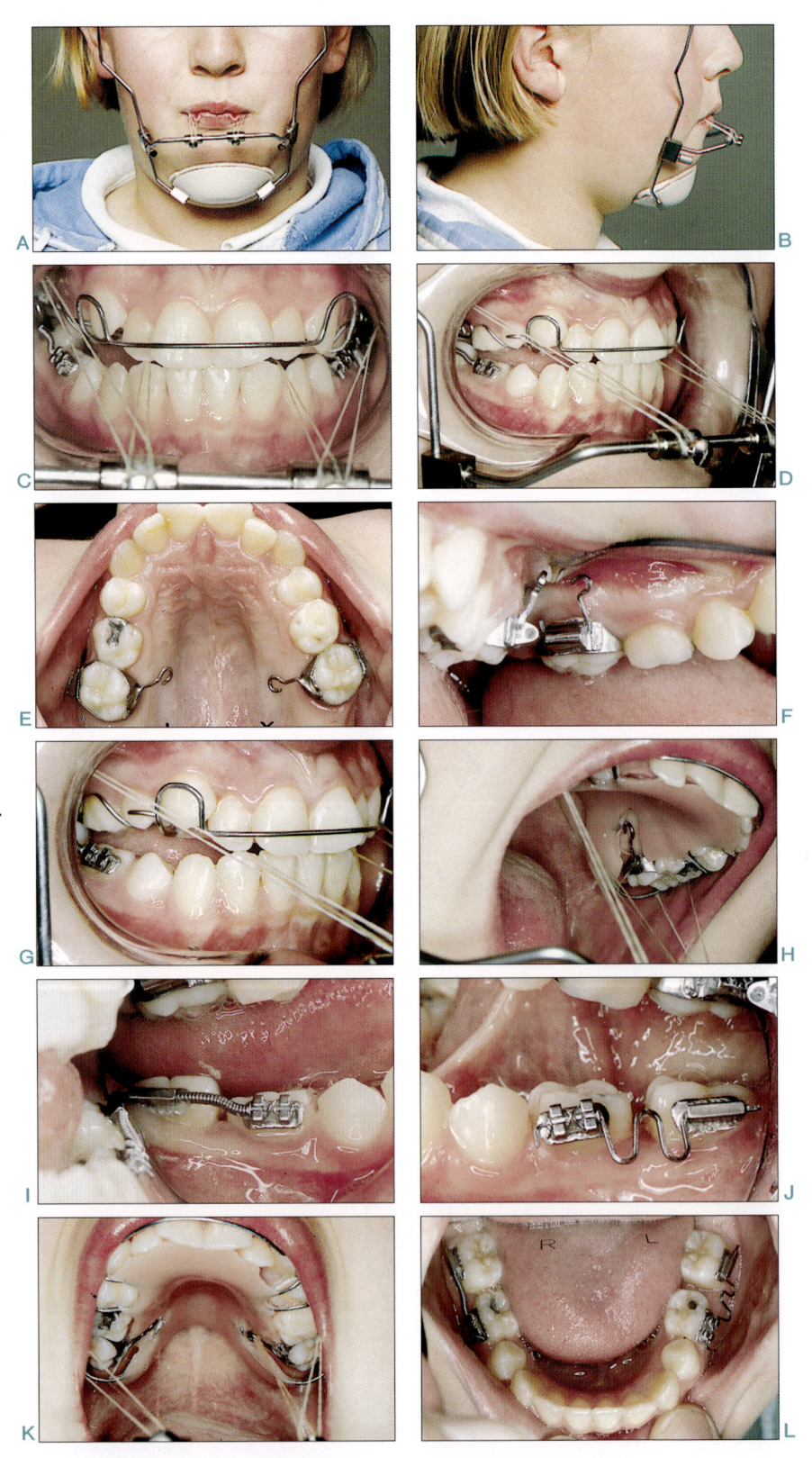

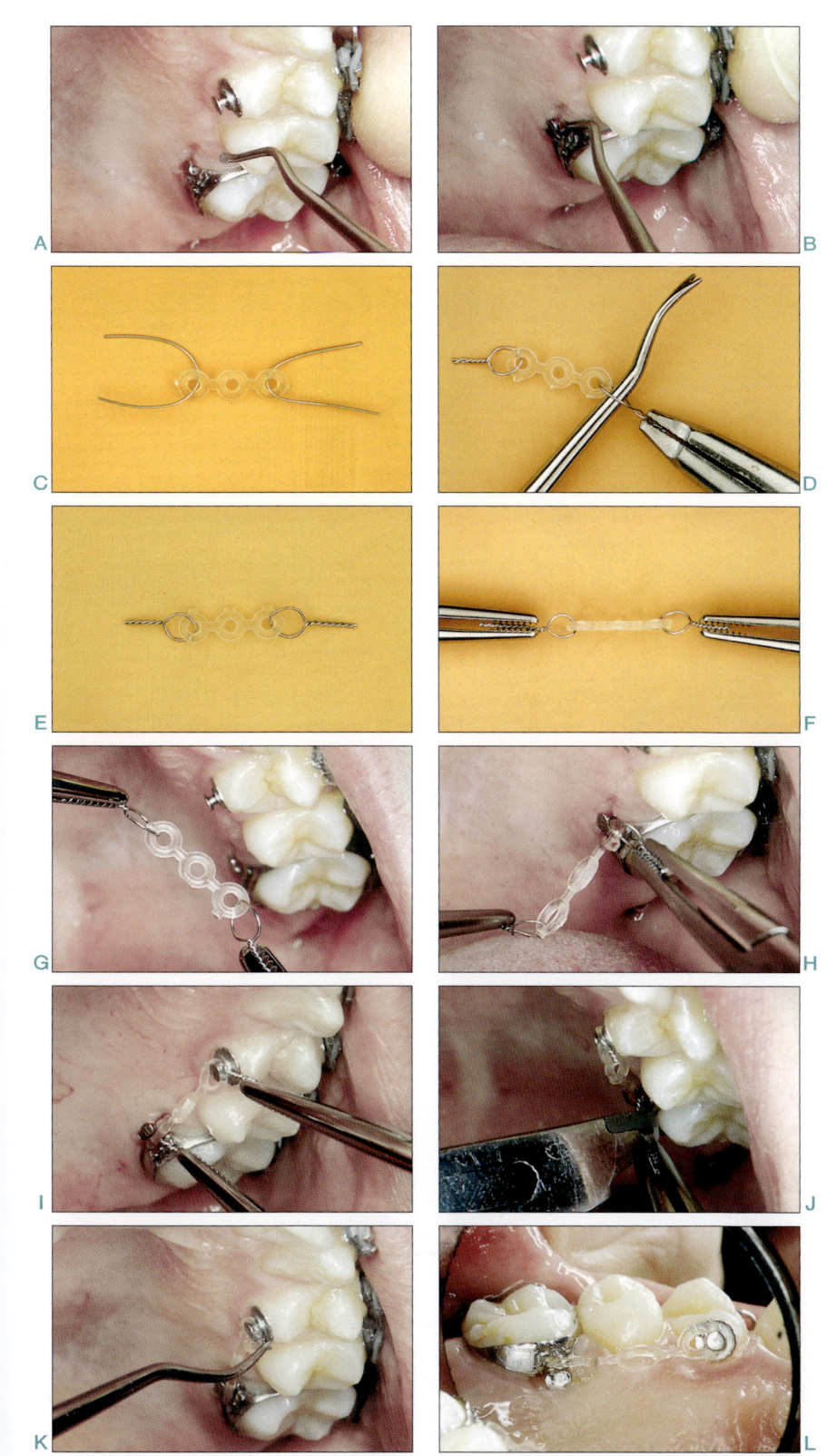

第10章　可撤式装置と固定式装置の併用

図10-29

　全体的な固定式装置を使うのと同様に，プレートを使って上顎後方部の歯間空隙を閉じなければならないことがよくある．さらに，第一大臼歯を近心頬側へ，第一小臼歯を遠心口蓋側に回転させなければならない時には，相反するデザインが適用できる．これらの歯牙の口蓋側のボタンあるいはフックに固定したエラスティックチェーンが，この目的によく適う．0.012インチの軟らかいステンレススチールの結紮線でエラスティックチェーンを結紮するとゆるまない．炎症を避けるためにモーラーバンドのフックを持ち上げる時には，小さいエキスカベーターを使用する(A,B)．結紮線をリガチャーディレクターの柄の周りに掛けて，リガチャータイニングプライヤーで撚って，ループを形成する(C-E)．

　次に，そのテール部を2本のモスキートプライヤーで保持する(F)．まず最初に，ループをモーラーバンドのフックに掛け，ループが閉まるまでテール部を回す(G,H)．それから，もう片方のループを第一小臼歯のボタンに結び付ける(I)．

　続いて，テール部を短く切って(J)，その先端をリガチャーディレクターで巻き込む(K,L)．ループの引き締めは，ワイヤーがチェーンを切ってしまう寸前で止める．この危険を避けるには，チェーンの端にワイヤーを通した後に，まず結び目を結紮線に作り，その後，ループをこの結び目の上に作る．クリートを小臼歯に接着した場合には，エラスティックチェーンを直接クリートに掛けることができる．

オルソドンティック コンセプト ＆ ストラテジー　155

第10章　可撤式装置と固定式装置の併用

図10-30
　エラスティックをアクチベーターと併用して使い，歯牙を動かすこともできる．上顎大臼歯を遠心移動させている時には，アクチベーター後方部の切り込みをフックとして使うことができる(A,B)．

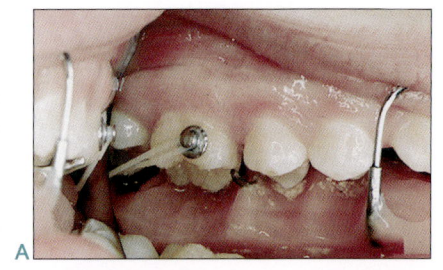

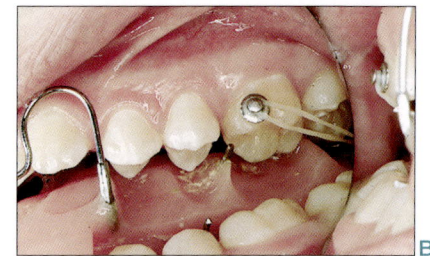

図10-31
　右側上顎第一大臼歯を遠心に動かす(A)．左側上顎第一大臼歯を，近心口蓋咬頭の口蓋側のボタンからUループへ掛けたエラスティックによって回転させて，近心へ移動させる(B)．

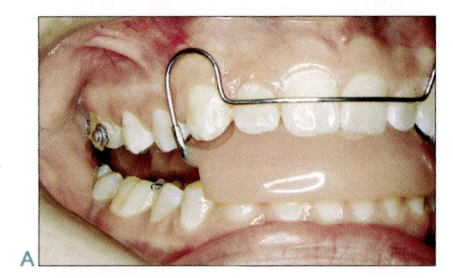

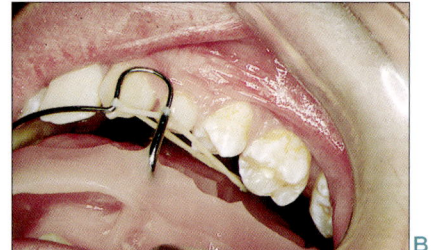

図10-32
　下顎の第一大臼歯は，アクチベーターに埋め込んだフックにエラスティックを掛けることによって近心に動かすが，このアクチベーターには，パライアタルヘッドギア用のチューブも組み込まれている．各大臼歯上の2個のボタンが傾斜を制限する(A,B)．

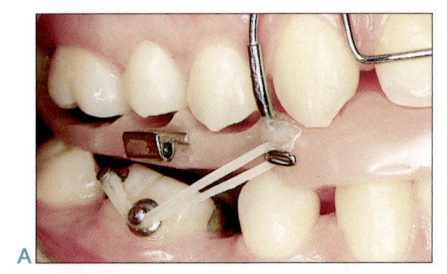

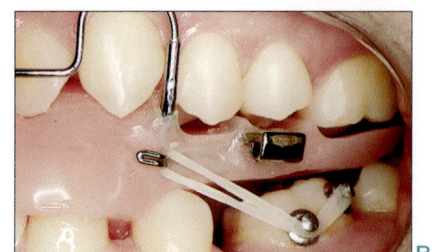

図10-33
　下顎大臼歯の近心移動は，プレートに埋め込んだ舌側および頬側のフックにエラスティックを掛けることにより得られるが，そのプレートは，クラスプの代わりにコンポジットレジンのアンダーカットでしっかりと固定されている(A,B)．

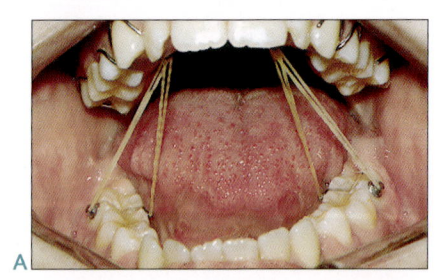

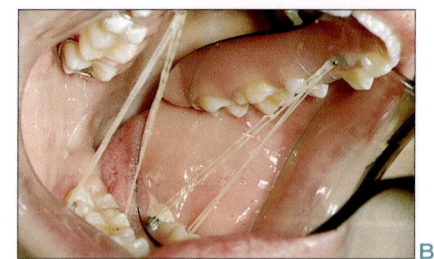

図10-34
　このヘッドギア－アクチベーターでは，エラスティックはヘッドギアボウがレジンに入り込む所に掛けられている．2本の切歯が欠損している下顎前歯部の歯間空隙を閉じるために，下顎犬歯のブラケットにエラスティックを交叉させて掛ける(A)．前歯を舌側に移動させずに，スペースを閉じるべきである(B)．ヘッドギア－アクチベーターの保持力は，アクリリックレジンで上顎歯を部分的に被覆したり，上顎中切歯にトルキングスプリングを当てたりすることによって増加させる(C,D)．

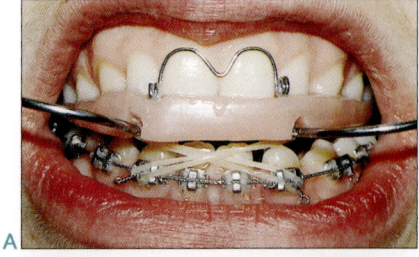

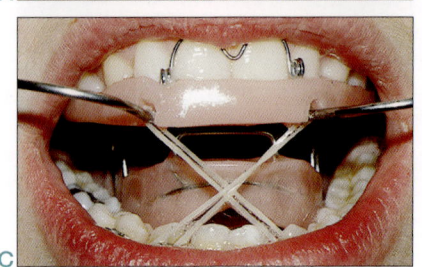

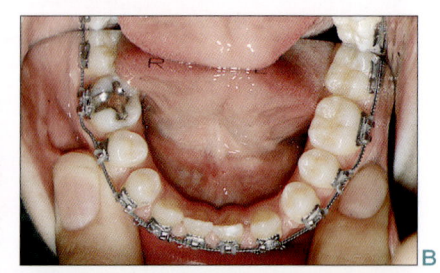

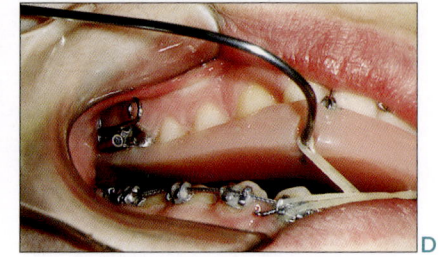

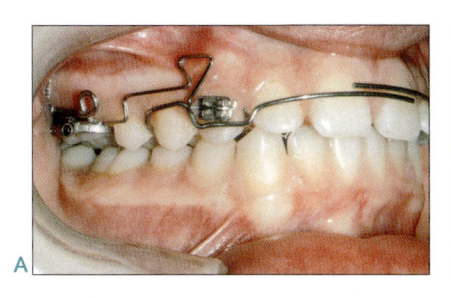

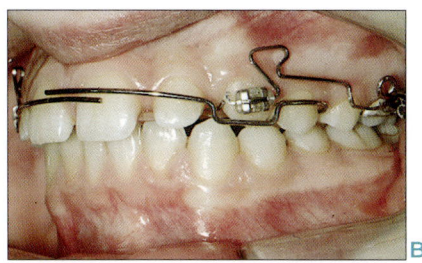

第10章　可撤式装置と固定式装置の併用

図10-35
唇側線とプレートのアクリリックレジンの縁をガイドにしながら，セクショナルアーチワイヤーを使って犬歯を遠心移動し，アップライトさせることができる．同時に，唇側線で切歯の位置を改善できる(A,B)．

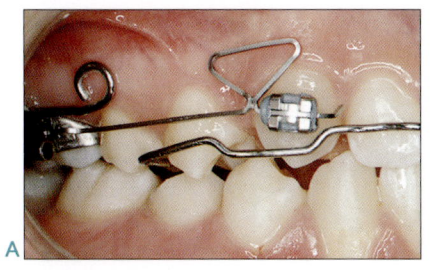

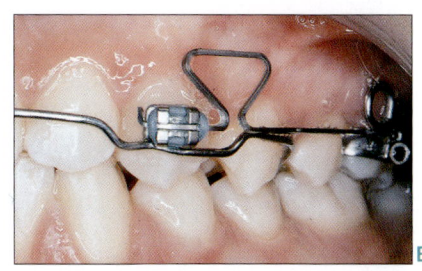

図10-36
犬歯を挺出させる時には，ラビアルボウはブラケットから少し遠ざけた位置に置く(A)．犬歯をそれ以上挺出させるべきでない場合は，ラビアルボウをブラケットに接触させる(B)．

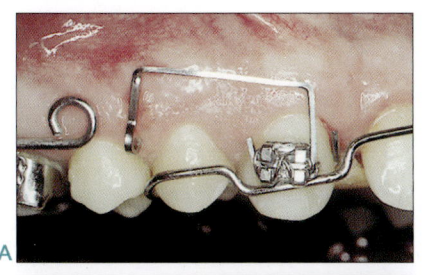

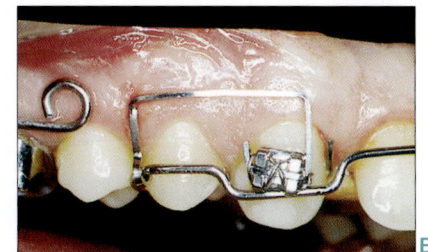

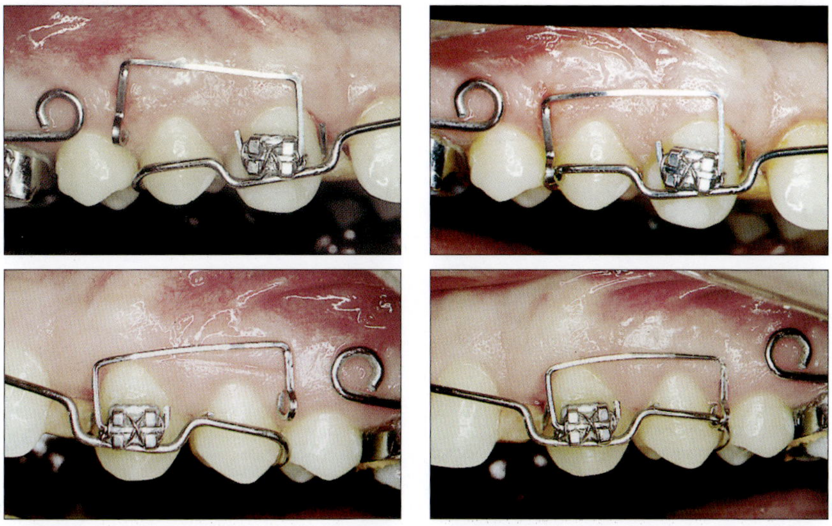

図10-37
アクリリックレジンは，犬歯の近心移動を防ぐために近心側をカバーしている．スプリングは，わずかな活性化にとどめる(A)．スプリングの屈曲部では，アーチワイヤーの幅の広い側が粘膜に沿うように，エッジワイズワイヤーを90°にねじる．
また，このねじりは，先端を曲げてフックにすることで唇側線に掛けることを容易にする(B)．左側では遠心の部分だけがねじられている(C)．
唇側線によって伝えられた反作用力は，犬歯の挺出を予防する(D)．

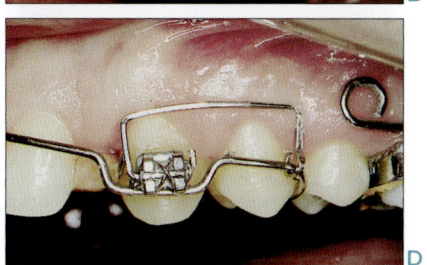

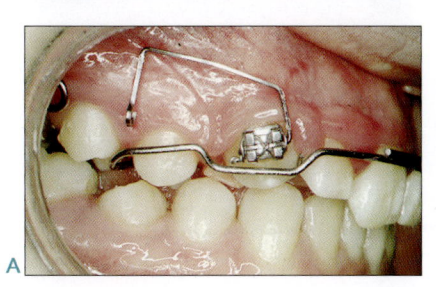

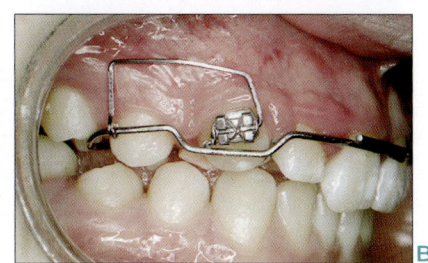

図10-38
犬歯を挺出させる時には，唇側線はブラケットから離しておく(A,B)．そのためにワイヤーにステップを付けることは，Uループ付きの連続した唇側線よりも分割された唇側線のほうが，はるかに簡単である．

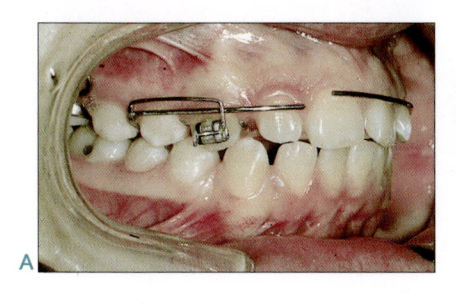

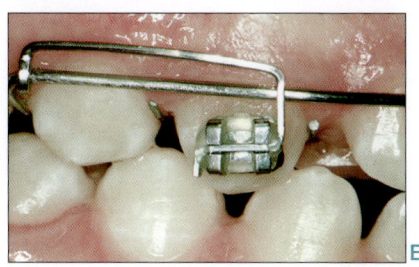

図10-39
伸展性の低い頬小帯と浅い口腔前庭を有する患者では，より丈の低いエクステンション装置を使用する(A)．
アクリリックレジンに埋め込んだピグテイルスプリングが，近心側で犬歯を支持している(B)．

オルソドンティック コンセプト & ストラテジー　157

第10章　可撤式装置と固定式装置の併用

図10-40
　2本の隣接歯の根尖を同じ方向へ移動・調整する場合には，エクステンションを使って同時に動かすことができる．ちょうどこの症例がそうであるが，ここでは第二小臼歯が欠損している(A,B)．
　第一小臼歯と犬歯の遠心移動で，両歯とも遠心傾斜した．1個のエクステンションをブラケット歯頸部側に，もう1個のエクステンションを咬合面側に設置した．
　犬歯の挺出成分と第一小臼歯の圧下成分を中和するために，唇側線を修正する(C)．エクステンションを取り付けたために唇側線の位置がずれた時には，唇側線を調整する(D)．エクステンションを取り付ける前は，唇側線はブラケットに接触している(E)．エクステンションを取り付けた後は，唇側線は互いに近接し，前歯部で平行になるようにする(F)．意図した変化は，2か月後にほとんど得られた(G)．唇側線は，犬歯ブラケットの近心ウイングから離れるように調整した(H)．2か月後，第一小臼歯はかなり傾斜し，近心側に歯間空隙が生じた(I,J)．さらに2か月後，満足できる状況に到達し，切歯の位置も改善されている．しかしながら，犬歯はわずかに過剰挺出したので，咬頭頂を削ることによって補正した(K,L)．この症例では，全体的な固定式装置を使用せずに妥当な結果が得られたが，上顎左側中切歯の欠損により複雑であった．

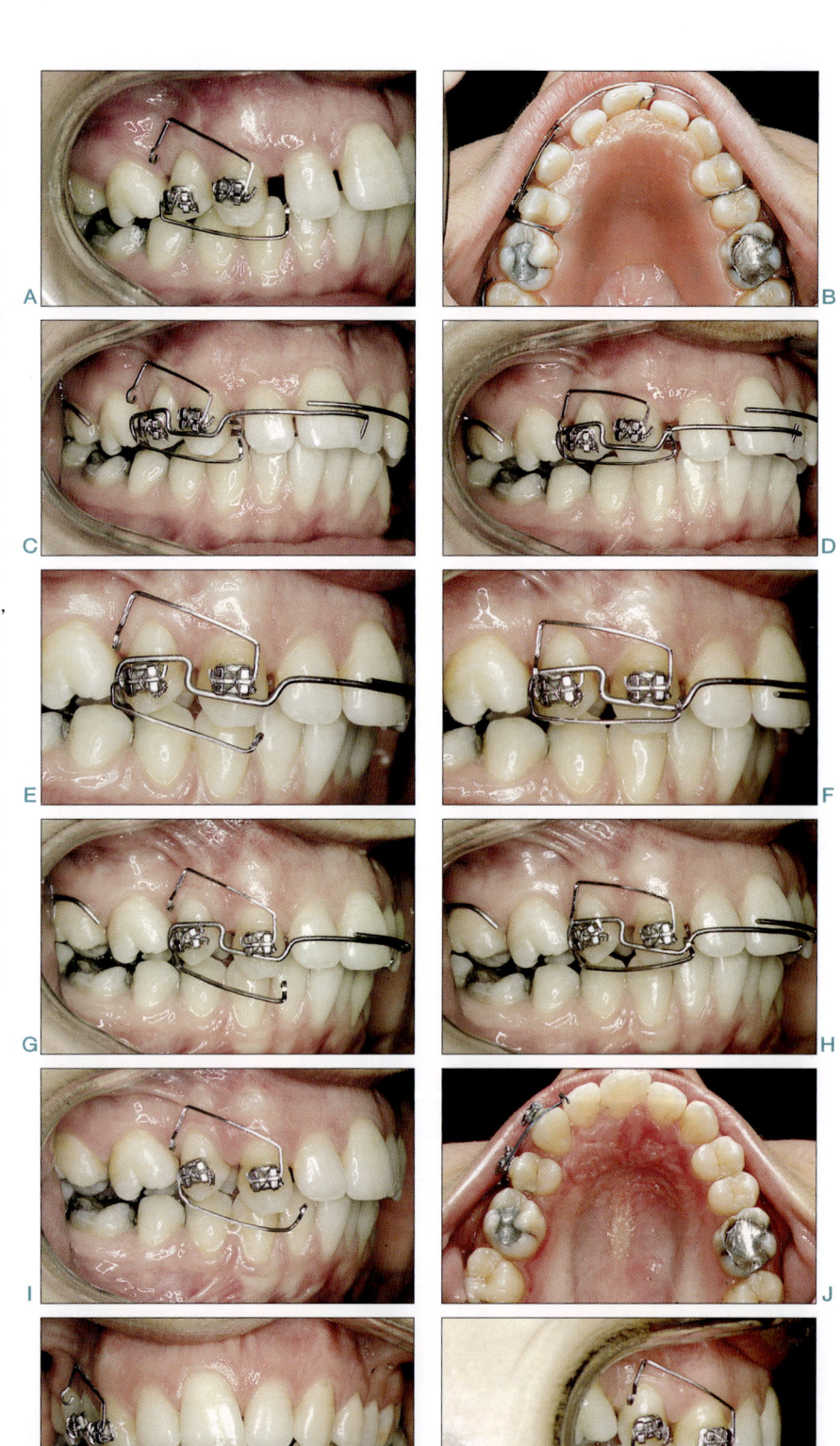

158　オルソドンティック コンセプト ＆ ストラテジー

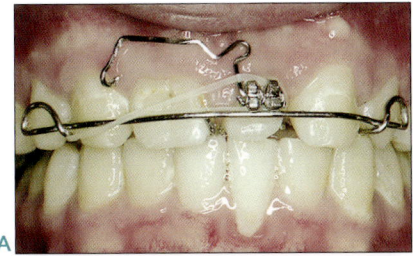

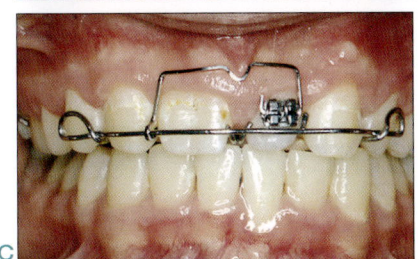

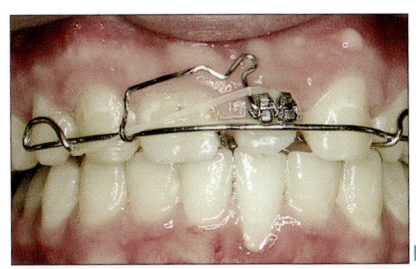

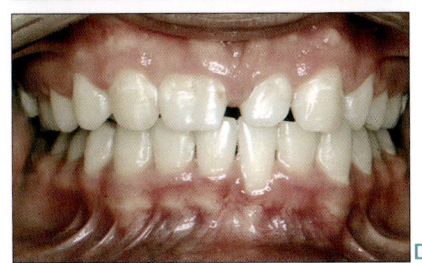

第10章　可撤式装置と固定式装置の併用

図10-41
左側側切歯をわずかに近心に動かした後，エクステンション付きのブラケットをアップライト用に取り付けたが，その間エラスティックで近心方向への力を加えた(A,B)．しかしながら，エラスティックは指示どおりに使用されず，側切歯はかなり遠心に位置するようになった(C,D)．エクステンションのVノッチは，上唇小帯を保護するために付与した．エクステンションには，歯肉と粘膜の炎症を避けるだけの大きさや形状が必要である．

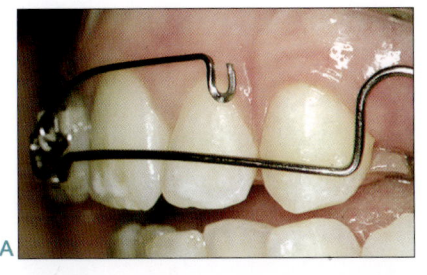

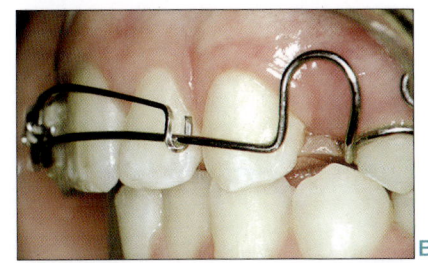

図10-42
エクステンションの高さが低かったり(A,B)，口腔前庭が深かったりする場合には，上唇小帯の損傷を避けるためのVノッチを作る必要はない．

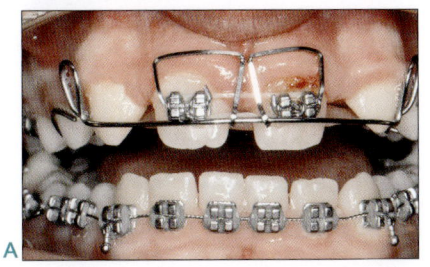

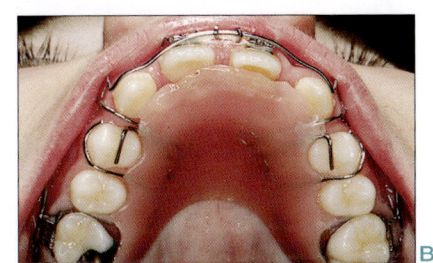

図10-43
同時に2本の隣接歯を逆方向にアップライトさせることができる(A,B)．エイトタイは歯牙が離れていくのを防ぎ，エラスティックは歯牙を互いに近づかせる．

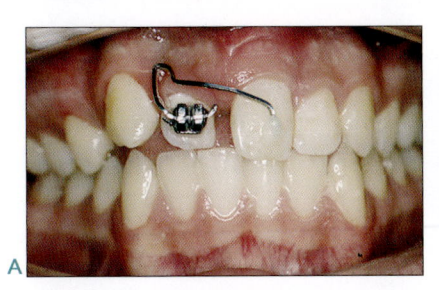

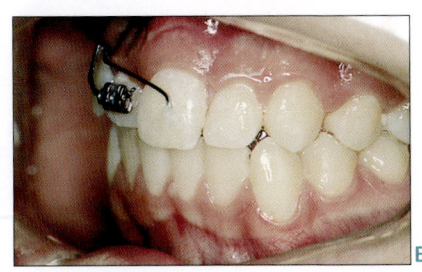

図10-44
患者がプレートを紛失して来院した時には，新しいプレートを装着できるまで，エクステンションを唇側面に直接接着する(A,B)．

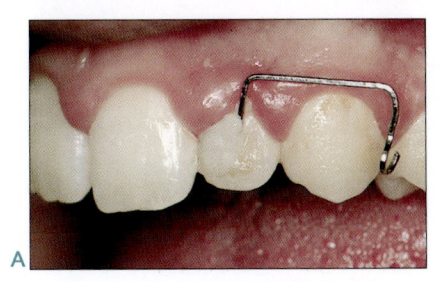

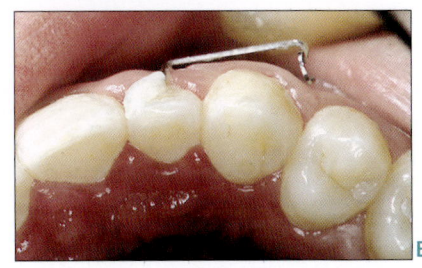

図10-45
時にはブラケットを使用せず，アップライトの必要のある歯牙の唇側面に直接エクステンションを接着するほうが効果的なことがある(A,B)．

オルソドンティック コンセプト & ストラテジー

第10章　可撤式装置と固定式装置の併用

図10-46
　Class II division 2 不正咬合を呈する女子は，事故で上顎左側中切歯を喪失していた（A）．可撤式プレートを使って左側側切歯を近心に動かした．次に，ピグテイルスプリングをアクリリックレジンに埋め込み，2本の唇側線を蝋着して連結した（B）．エクステンション付きのブラケットを左側側切歯に付け，右側中切歯の唇側線の歯頸側にコンポジットレジンを盛り上げた（C,D）．これらの追加を行うことにより，側切歯はアップライトし，中切歯は圧下してトルクがかかった（E, F）．
　回転中心の前方に下向きの力を加えることによって，トルクをかける効果を得た．この力は唇側線によって加えられたが，唇側線は歯冠が唇側へ移動することも防いだ．
　このメカニクスを使うことにより，その後の全体的な固定式装置による複雑な治療を容易にする歯牙の移動が成し遂げられた．この固定式装置を使った治療結果は，左側側切歯を中切歯の外観に変えるためのよい環境の基礎づくりとなった（G,H）．

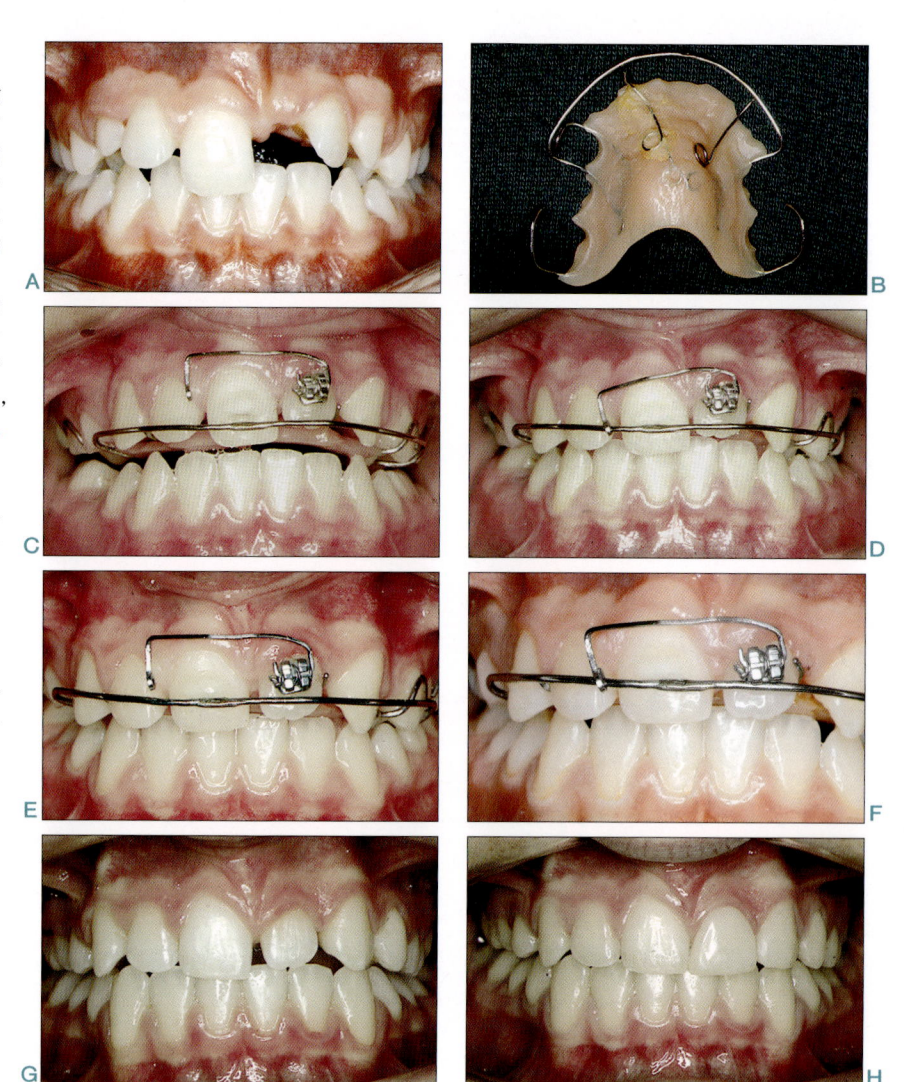

　前のページで説明した可撤式装置と固定式装置の併用には，提示した装置の操作方法についての洞察力と感覚がいくらか必要である．患者には，システムを理解し，フックを外したり留めたり，毎日エラスティックを取り替えることができるくらいの十分な器用さが必要であり，口腔衛生の良好な維持は他の方法よりも難しくなる．一方，エクステンションとエラスティックを追加したプレートは，適所に維持され，上下に動くことはない．
　紹介した装置を使い，比較的簡単かつ良好にコントロールできる手法で，複雑な歯牙移動が得られる．特に埋伏した上顎犬歯を歯列弓の正しい位置へ移動させるためにも適用できるが，そのことに関しては次の章で解説する．

埋伏犬歯の治療

上顎犬歯は第三大臼歯に次いでもっとも頻繁に埋伏を生じる歯であり，西ヨーロッパにおける発生率は1.5%から2.0%である．[47,196] 埋伏した犬歯の治療は，複雑で長期にわたる．

しかしながら，萌出前に異常な位置に犬歯があることを探知するのは容易であり，予期される萌出の1～2年前に乳歯を適時に抜歯することによって，患者の大部分において埋伏を防げるということが重要である．

通常は，前庭部の頬側に上顎犬歯の歯冠が触診できる．同じことは下顎にもいえるが，まれである．通常，頬側で触診できない埋伏犬歯は，口蓋側で触れることができる．通常の位置にある未萌出の犬歯は，口腔内写真ないしカラースライドでは突起として見られる．未萌出の犬歯は，石膏模型上でもしばしば観察され，触れられる．疑わしい場合には，レントゲン写真が必要な追加情報を提供する．

未萌出の犬歯の位置を確認したり，埋伏が認められたり疑われたりする時に適切な処置を行うのは，小児の歯牙状態を管理している歯科医師の仕事である．適時の処置は，犬歯の萌出経路の方向を直すだけではなく，隣接切歯の歯根吸収の危険を減少させる．犬歯の埋伏に関連して起こるこの歯根吸収は，レントゲン検査で観察された12%よりもさらに頻繁に起こる．[61] 最近行ったＣＴの調査では，埋伏上顎犬歯を有する患者の約50%において，切歯の歯根が吸収されていることが明らかになった．しかしながら，原則として小児が10歳になるまでは，この吸収ははじまらない．[60,63,64]

幼齢期に逸脱した位置にある犬歯のすべてが埋伏するわけではない．時には状況が改善するが，ほとんどが悪化するので，定期的な再検査が必要である．乳歯の適時の抜歯によって防ぐことができなかった埋伏犬歯をどう対処するかについて，各々複雑な状況を有する7人の患者で提示する．プレートとエラスティックの強さ，および方向をコントロールした力を通して，どのようにして埋伏犬歯を効果的に移動させて歯列弓の正しい位置にもってくることができるかを提示する．歯列弓で必要とされる余分なスペースをどのように同時に獲得できるかについても説明する．しかしながら，その後に追加される矯正治療の詳細については述べない．

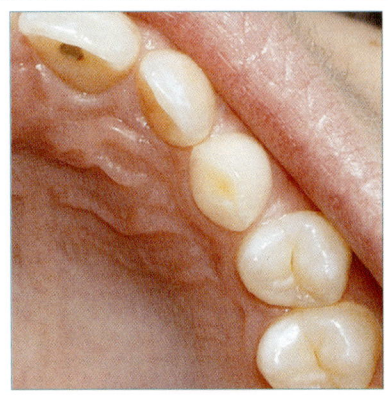

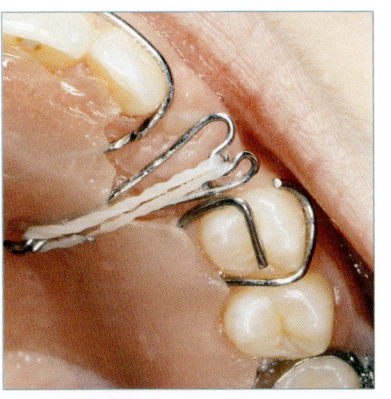

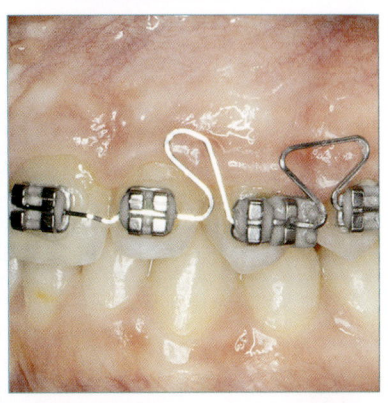

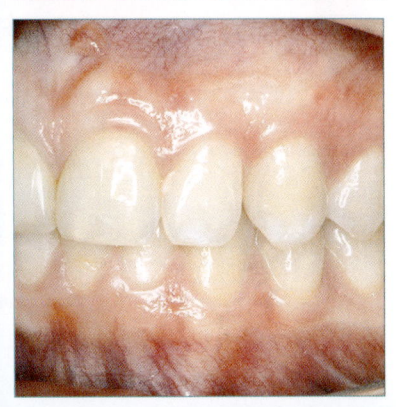

オルソドンティック コンセプト ＆ ストラテジー

11

第11章　埋伏犬歯の治療

図11-1
　EricsonとKurol[62]が行った予測的研究における46本の埋伏犬歯の分布は，パノラマエックス線像を使用して，前方平面内の5つのセクションにおける歯冠近心部の位置から得たものである(A)．水平面における切歯に対する埋伏犬歯の歯冠の位置は，頭頂法レントゲン写真から得たものである(B)．正中線に対する犬歯の近心傾斜の平均値(α)と犬歯の咬合線(OL)までの距離の平均値(d_1)は，パノラマエックス線像上で行われた計測から得られたものである(C)．治療開始時に，犬歯が側切歯と歯根半分未満で重なり合っていた91%の患者では，乳犬歯の抜歯後に犬歯の位置が正常になった．犬歯が側切歯と歯根半分以上で重なり合った場合には，患者の64%が正常になった(D)．
（Ericson and Kurolの許可を得て転載.[62]）

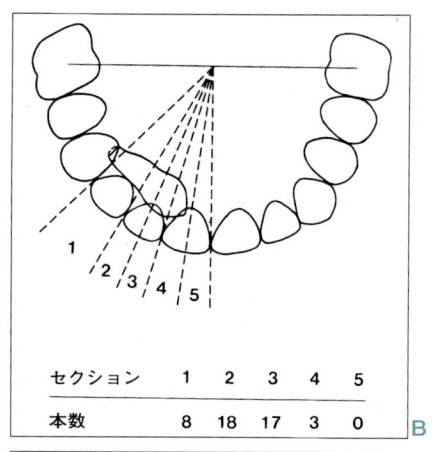

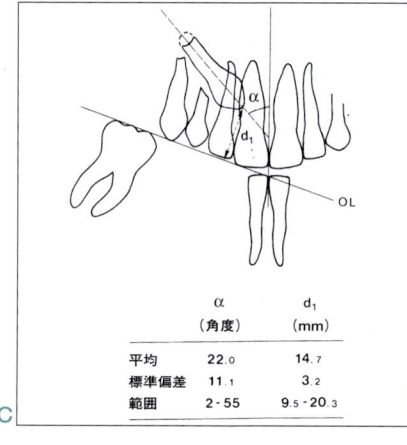

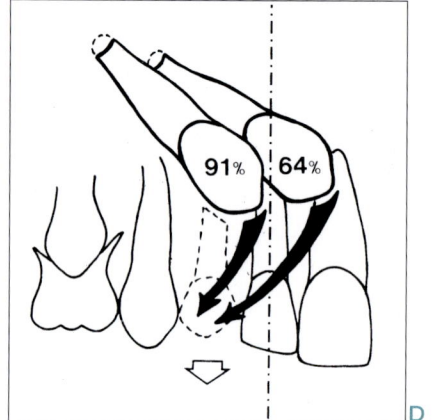

　まれに，犬歯が萌出しない明確な原因がないことがある．触診でもレントゲン写真でも異常を示さず，適切なスペースが歯列弓にあるにもかかわらず，時には犬歯の萌出が遅滞することもある．
　癒着が埋伏の原因となることがあるが，この場合には犬歯を外科的に露出させ，打診で確かめる．癒着での問題は，その疾患歯牙の矯正的な移動が不可能ということである．
　60年以上前の1943年に，Berger[19]は犬歯の埋伏が予測される場合での乳犬歯の適時の抜歯と，必要に応じて歯列弓内により多くのスペースをつくることを推奨している．[19]
　1988年にEricsonとKurol[62]は，叢生がなく上顎犬歯が触診できない46人の患者の，乳犬歯の抜歯効果の予測的研究について発表した（図11-1A-C）．

　これらの患者46人中の10人(22%)では，乳犬歯抜歯後に改善が見られなかった．36人の患者(78%)では，萌出後に犬歯の位置は正常になり，良好な位置に達した．6か月後には9人，12か月後には13人，18か月後には14人の患者で完全な改善が得られた．
　予後は，犬歯が側切歯の歯根に重なる度合いに大きく依拠するようであった．側切歯に半分以上重なっていた22本の犬歯のうち，14本(64%)は正常になっていた．側切歯との重なりが半分未満であった犬歯24本のうち，22本(91%)は正常になっていた（図11-1D）．犬歯の歯軸傾斜および咬頭頂から咬合線までの距離が，予後に関連しているようには見えなかった．[62] しかしながら，乳犬歯抜歯後の改善のチャンスは，十分なスペースが利用できる場合よりも，歯列弓に叢生がある場合のほうが少ない．[163]

第11章　埋伏犬歯の治療

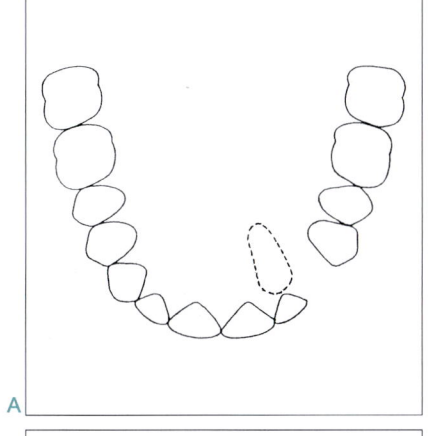

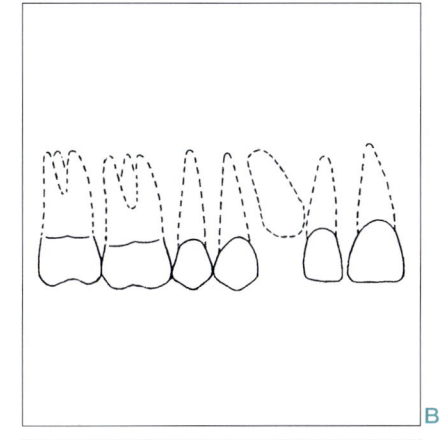

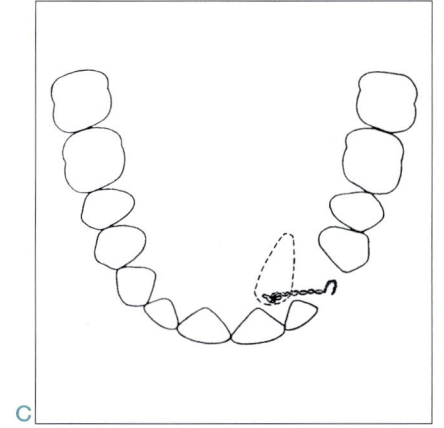

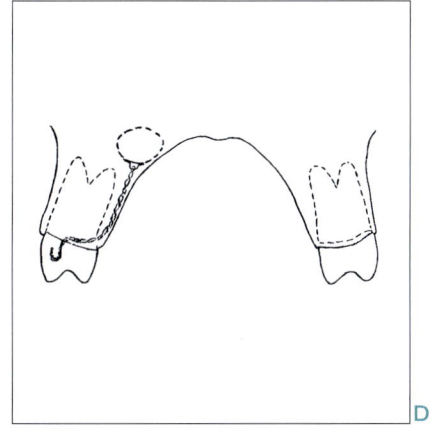

図11-2
　埋伏犬歯の歯冠が口蓋表面の近くにあり，歯牙の傾斜角があまり逸脱していない場合には，覆っている粘膜と骨の除去で十分である．ペリオドンタルパックを適応すると，再び覆われるのを防ぎ，犬歯の萌出が容易になる．ペリオドンタルパックが脱落した時には，患者がシュガーレスガムを使うことで代用できる(A,B)．[205]

　犬歯が歯列弓の正常な位置から離れて位置し，傾斜が好ましくない場合には，歯冠の外科的露出が必要である．露出の後にはアイレットを歯冠に接着し，軟らかい0.014インチのステンレススチールの結紮線を通す．骨と粘膜骨膜の間に結紮線を置いた後，結紮線を互いにゆるく縒る．縒り合わせた先端は，犬歯が萌出すべき位置で口腔内にはみ出させる．結紮線の先端は，患者の不快感を減少させるために隣接する歯の周りで折り返す(C,D)．

　埋伏犬歯の診断および乳犬歯の抜歯は，第2交換期が終わるまでに行わなければならない．自然発生的な改善の可能性があるので，早期の抜歯は必要ない．乳犬歯を抜歯した結果として改善が得られない場合には，その後，埋伏犬歯の外科的な露出，結紮，歯牙移動の必要があることを患者には伝えるべきである．

　上顎犬歯の歯軸は萌出の前に変化する．近心傾斜は初めは増加するが，後には減少する．この傾斜変化は，側切歯の萌出に関連した顎内の空間的な変化に関連する．初めは好ましくない犬歯のアンギュレーションがさらに悪化する可能性があるが，改善する可能性もある．[68]

　乳犬歯を後継歯の位置改善のために抜歯するケースのなかには，正中線の偏位を予防するための，反体側乳犬歯の抜歯もある．著しく逸脱している埋伏犬歯や特に水平に位置しているものは，乳犬歯の抜歯後も改善しない．

　12か月後に改善がまったく見られなくても，側切歯の歯根吸収が起こるほど犬歯が側切歯に近づいていなければ，さらに6か月の経過観察を薦める．側切歯の歯根吸収が生じるほど犬歯が側切歯に近い場合には，ただちに処置を行う．結紮線の付いたアイレットを犬歯の歯冠に取り付け，埋伏歯を適所に移動させる．[17]

　乳犬歯を適時に抜歯することは，矯正歯科における数少ない予防処置の1つであり，患者を長期の不快な治療から開放し，両親の費用負担を節約する．

　埋伏犬歯が後になって自発的に萌出することは滅多にない．位置にもよるが，外科的に露出し，アイレットと結紮線を用いなければならない(図11-2)．その後の治療については，臨床例で明らかにする(図11-3～11-11)．

オルソドンティック コンセプト & ストラテジー　163

第11章 理伏犬歯の治療

図11-3

　14歳10か月の女子は，きれいな歯列と中等度の遠心咬合を有していたが，上顎乳犬歯と上顎左側第二乳臼歯がまだ残っていた．上顎乳犬歯は隣接歯に接触していた．上顎犬歯は口蓋の表面下近くに位置しており，視診と触診で確認された．
　乳歯より大きい犬歯のために，歯列弓内にスペースを獲得しなければならなかった（A-D）．
　上顎の埋伏犬歯は，位置としては好ましい状態にあった．覆っている粘膜骨膜の除去と再生の予防が行われた．審美的な理由で，上顎の乳犬歯はできるだけ長い間保存した．
　上顎第一大臼歯は，サービカルヘッドギアの使用で，遠心咬合を改善し，歯列弓内にスペースを獲得した（E）．左側第一小臼歯は，ブラケットに挿入したセクショナルアーチワイヤーで遠心へ移動させた．十分なスペースをつくった後，ボタンを犬歯の口蓋面に接着し，連続した唇側線の付いたプレートを装着した．
　この丈夫な唇側線にフックを溶接し，犬歯を適切な位置へ移動させるためのエラスティックを付けた．
　さらに，後方のバイトプレーンで，咬合干渉させずに犬歯を頰側に動かすためのクリアランスを与えた（F-I）．以上の方法で犬歯を適切な位置に動かすことができたが，十分には回転していなかった（J-L）．
　セクショナルアーチワイヤーを付けたブラケットを使って犬歯を回転させ，それらのアンギュレーションと傾斜を改善した．

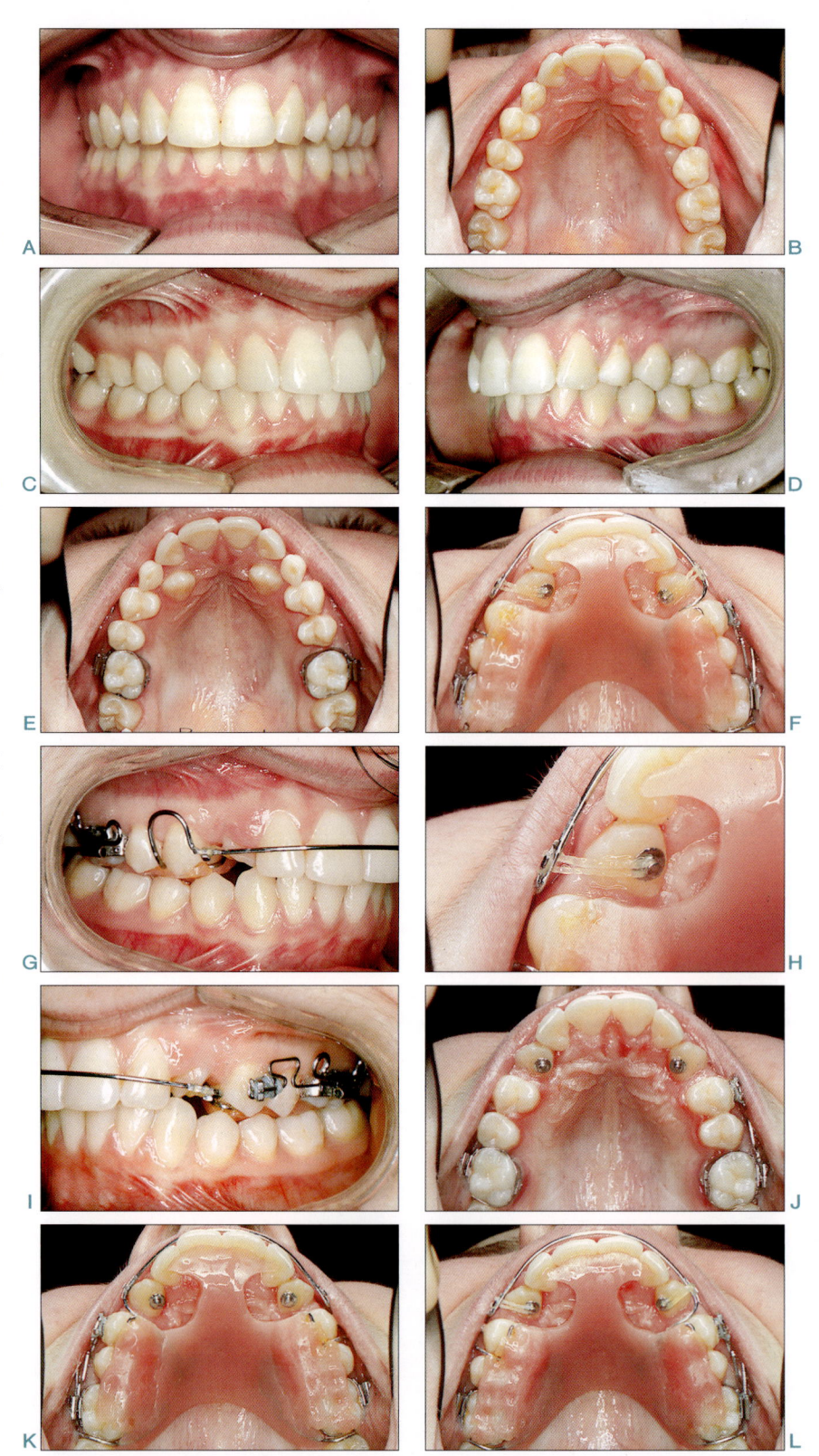

第11章 埋伏犬歯の治療

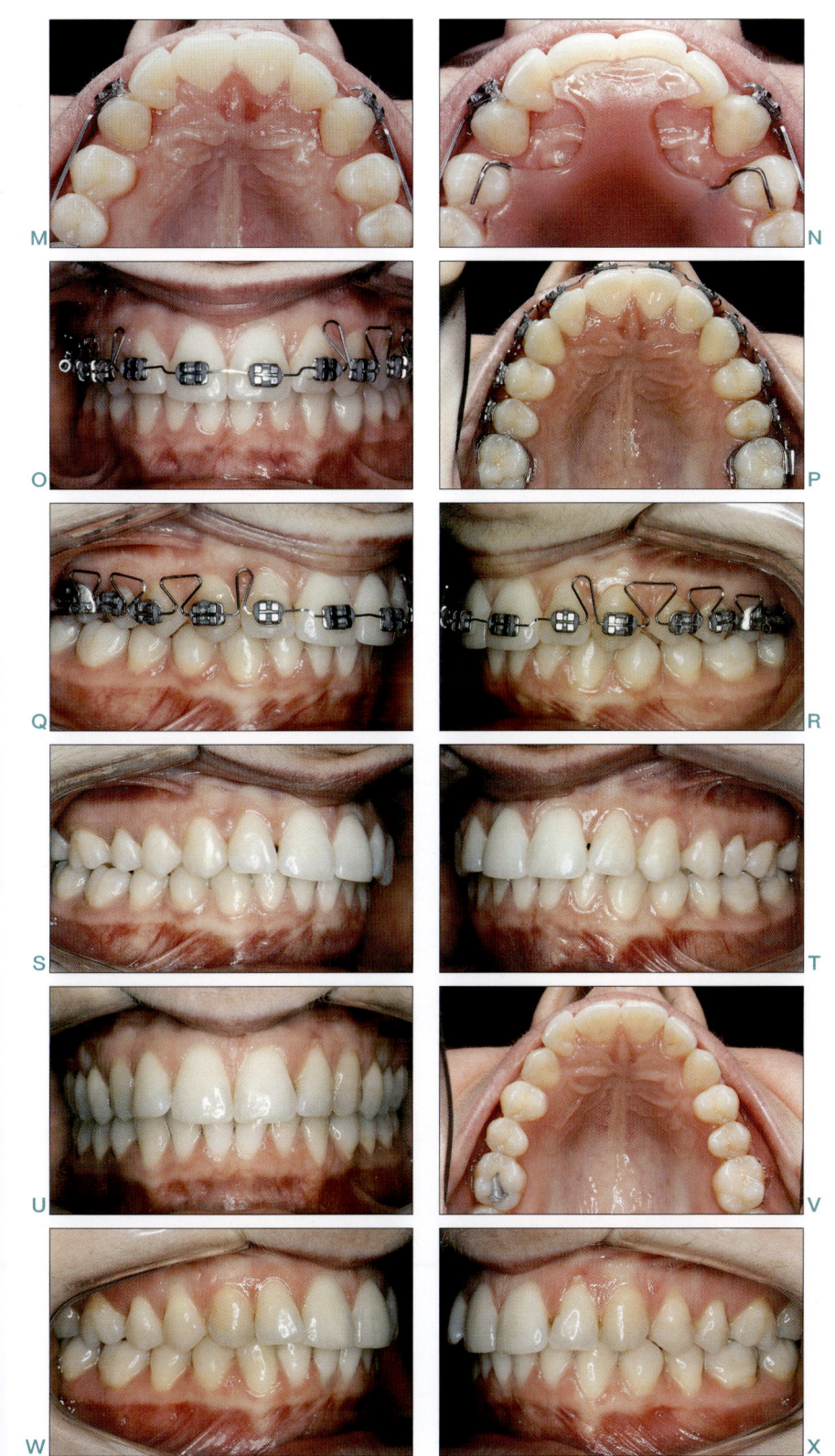

図11-3（続き）

後方部のバイトプレーンはもはや必要ではなくなったので取り除いた．前方部のバイトプレーンを使って過蓋咬合を減少させた．その後の来院で，バイトプレーンの高さをわずかに増加した．このような経過によりSpeeの湾曲が平坦化し，すべての歯牙がよく整列したので，下顎には固定式装置の必要性がなくなった（M,N）．上顎では，0.018×0.025インチのブラケットを残っている歯牙に接着し，0.014×0.014インチのマルチパーパスアーチワイヤーを挿入した．アーチワイヤーには，後方歯の近遠心および唇舌側への移動，回転やアンギュレーションのコントロールのために三角形のループを取り付けた．このアーチワイヤーのデザインおよびサイズで力を非常に小さくした結果，咬合力により小臼歯と大臼歯の位置は誘導された．側方に対しては，アーチワイヤーに非常に弾力性があることで，咬合位，舌，および頬が上顎歯列弓の幅に対して影響力をもち続けた．ティアドロップループを犬歯と側切歯の間に置いた（O-R）．治療は2年4か月間続いたが，上顎に全体的固定式装置を必要としたのはわずか5か月間であった．不可欠な改善，すなわち歯列弓でのスペースの確保，適所への犬歯の移動，遠心咬合の改善，過蓋咬合の除去，およびオーバーバイトの減少は，比較的簡単な手段で獲得され，固定式装置は最終調整のためだけに必要であった．17歳4か月の時，すべての装置を取り除きリテンションプレートを上顎に装着した．このプレートは，6か月間は1日中，その後の6か月間は睡眠時のみ装着した（S,T）．保定終了後5年経った23歳4か月時，改善結果の変化はわずかであった（U-X）．

オルソドンティック コンセプト & ストラテジー

第11章 埋伏犬歯の治療

図11-4

犬歯を適所に移動させるためにエラスティックを取り付けるのに使用される結紮線は，0.014インチの軟らかいステンレススチールのワイヤーである．

骨と粘膜骨膜の間から延びるワイヤーを互いに少し絡み合わせ，犬歯が位置すべき口腔内に出す(A)．はみ出ている部分をしっかりとひねることによって，エラスティックを取り付けるために必要とされる強さが得られる．

小さいモスキートプライヤーを使って結紮線を慎重に伸ばすと，さらに延びる(B)．次に，2本目のモスキートプライヤーを歯肉に触れるようにして結紮線を挟み，最初のプライヤーで結紮線をひねる(C)．その後，過剰部を取り除く(D)．次に，先端をリガチャーディレクターでフックの形にする(E, F)．全行程中，患者の痛みを引き起こす原因となる粘膜骨膜下での結紮線の動きを防ぐために，2本目のモスキートプライヤーは，歯肉に対してしっかりと維持しなければならない．

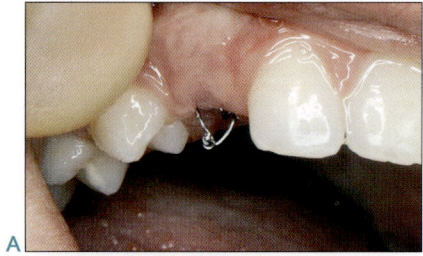

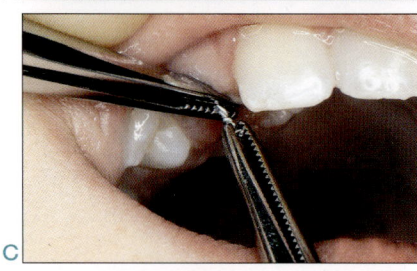

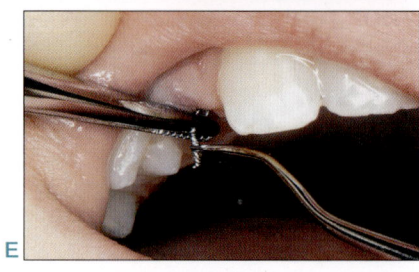

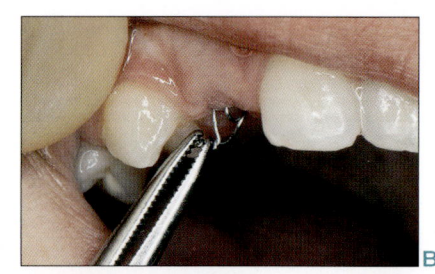

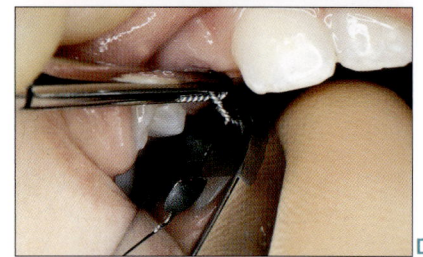

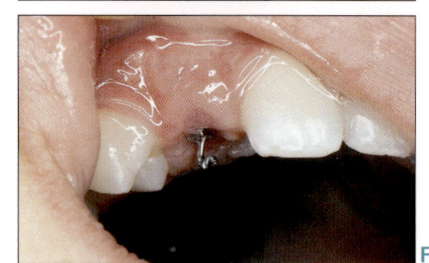

図11-5

ガイディングフォークは，エラスティックを方向づけるようにプレートに埋め込む．力の方向は，咬合平面に対して垂直にする．プレートをわずかに持ち上げ，エラスティックを結紮線のフックに掛ける(A, B)．次に，エラスティックをフォークに乗せてから，プレートのフックに取り付ける(C)．患者がフォークを噛むのを防ぐために，時にはフォークをわずかに曲げることが必要な場合がある．口腔内でこの調節をするが，その間，指を使ってプレートを適所に保持しておく(D)．

以上の方法で大きさと方向の両方をうまくコントロールした力を，犬歯の結紮線へ加えることができる．作用させる力は約30gである(E, F)．

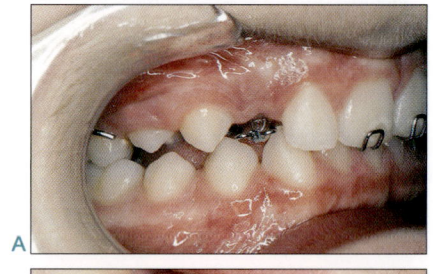

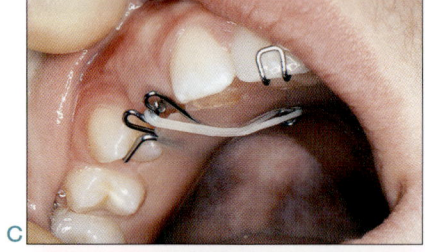

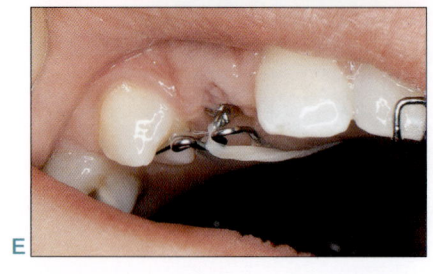

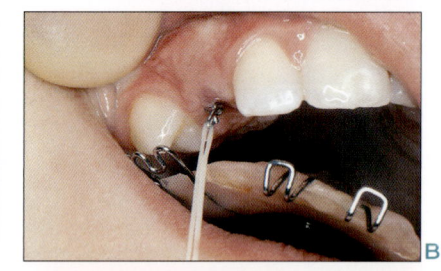

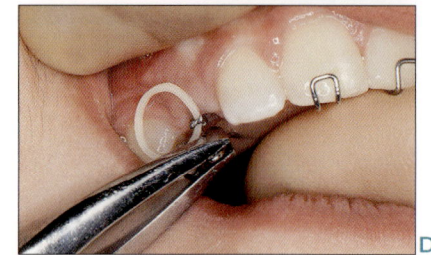

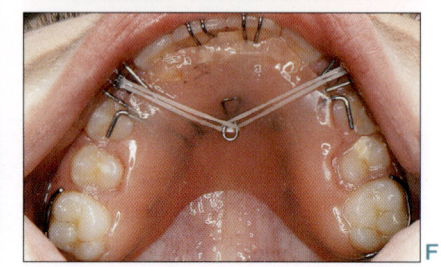

第11章　埋伏犬歯の治療

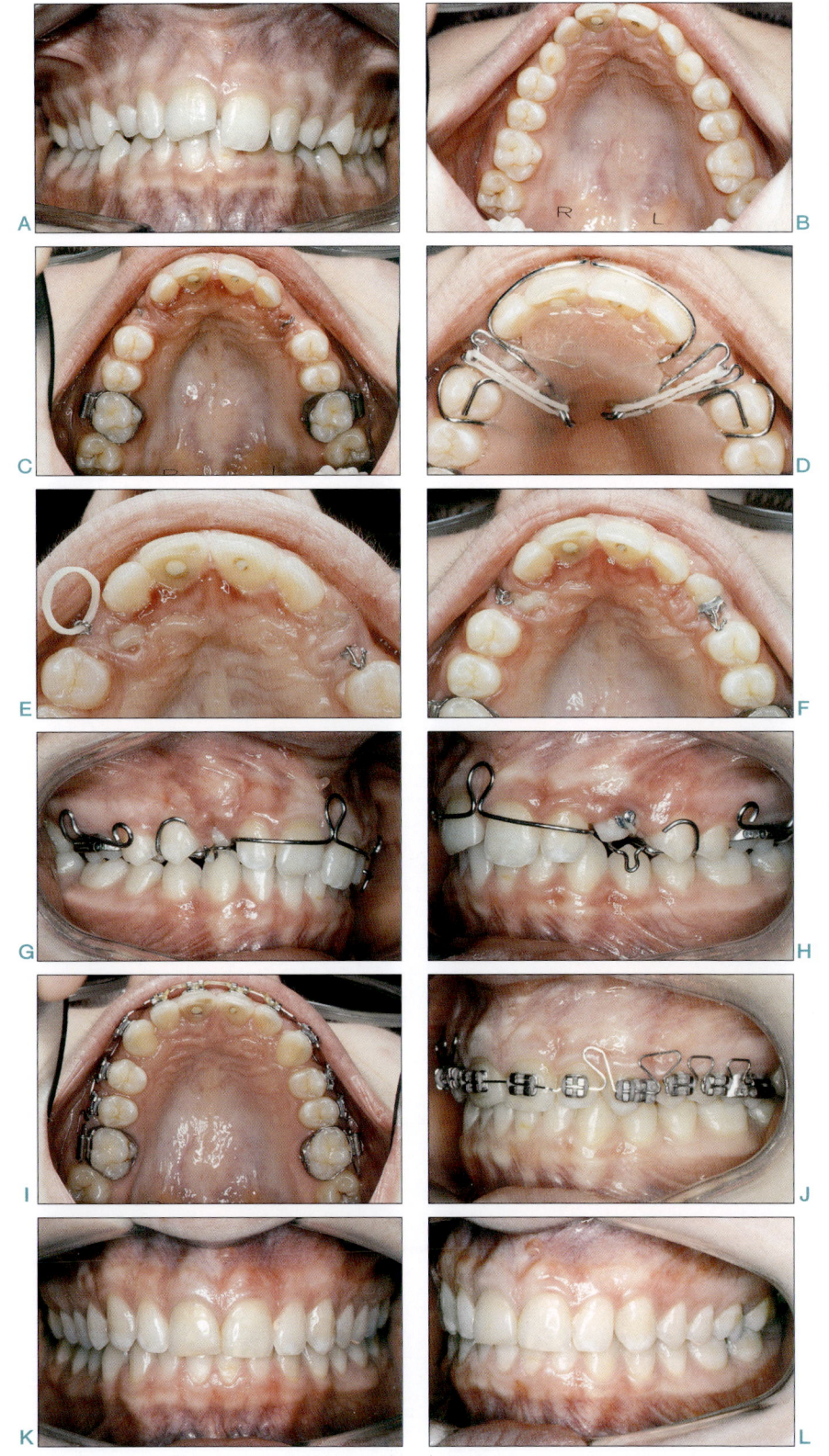

図11-6

　13歳8か月の女子は中等度のClass II division 1不正咬合で，上顎乳犬歯以外のすべての乳歯は交換していた(A, B)．上顎犬歯は埋伏して，好ましくない位置にあり，外科的露出とアイレットおよび結紮線の設置が必要であった．

　サービカルヘッドギアの使用で遠心咬合を修正し，歯列弓内に十分な犬歯用のスペースを獲得した(C)．ガイディングフォーク付きのプレートとエラスティックを使用し，犬歯を適切な位置に動かした(D)．患者は5週間ごとに診察したが，結紮の先端はそのつど前の診察時よりも2～3mm延びていた．

　はみ出た部分は，さらにひねって短くして新しくフックを曲げた．5か月後に，右側犬歯は萌出していた(E)．5週間後に左側犬歯は萌出し，右側犬歯はその間に頬側に移動していた(F)．左側犬歯のアイレットを取り除き，ボタンを頬側面に接着した．ガイディングフォークを調整し，正しい方向の力を維持した(G, H)．図11-5で示した患者と同じ方法で，過蓋咬合はプレートを使って修正し，全体的な固定式装置を6か月間上顎だけに使用した(I, J)．

　動的治療は合計1年8か月間続き，15歳5か月の時に完了した．動的治療の後には6か月間の保定期間が続いた．5年後の22歳1か月時，患者は整った歯列弓，正しく位置する上顎犬歯，および健康な歯周組織を示した(K, L)．

オルソドンティック コンセプト & ストラテジー　167

第11章　埋伏犬歯の治療

図11-7

11歳10か月の女子は，上下顎の叢生歯列弓をともなうClass II division 2不正咬合を呈していた．上顎犬歯以外は，すべての乳歯がすでに交換していた．4本の上顎切歯は捻転し，側切歯の歯冠は小さく，ペグシェイプ（釘状）であった(A-D)．上顎乳犬歯が歯間空隙のないきれいな歯列弓内に並んでいる場合には，永久犬歯のために利用できるスペースはほとんどない．

図11-3と図11-6に示したようにヘッドギアで必要なスペースを獲得できることも時にはある．犬歯を所定の位置に排列するために利用できるスペースは，その犬歯の近遠心幅よりわずかに大きくなければならない．スペースが不十分だと，犬歯を巧みに誘導できない．叢生がすでに歯列弓にある場合には，さらに局所的な拡大が必要である．この患者で使用したように，Crefcoeur装置は，この用途には非常に適している．

まず初めに，右側でスペースを獲得し，その後，分割部を即時重合アクリリックレジンで連結した．次に，プレートを左の犬歯領域で分割した(E,F)．このようにして，歯列弓の拡大と犬歯の移動が同時に達成でき，治療期間は短縮された．Crefcoeur装置を確実に使用するためには，2つの部分からなるプレートの強固な固定源と，分割部に隣接する歯牙に掛けてあるワイヤー部の，しっかりとした支持が不可欠である．小臼歯の咬合面レストが，装置を頭頂方向に動かす傾向のあるエラスティックの反作用力に対する付加的抵抗として，必要である．

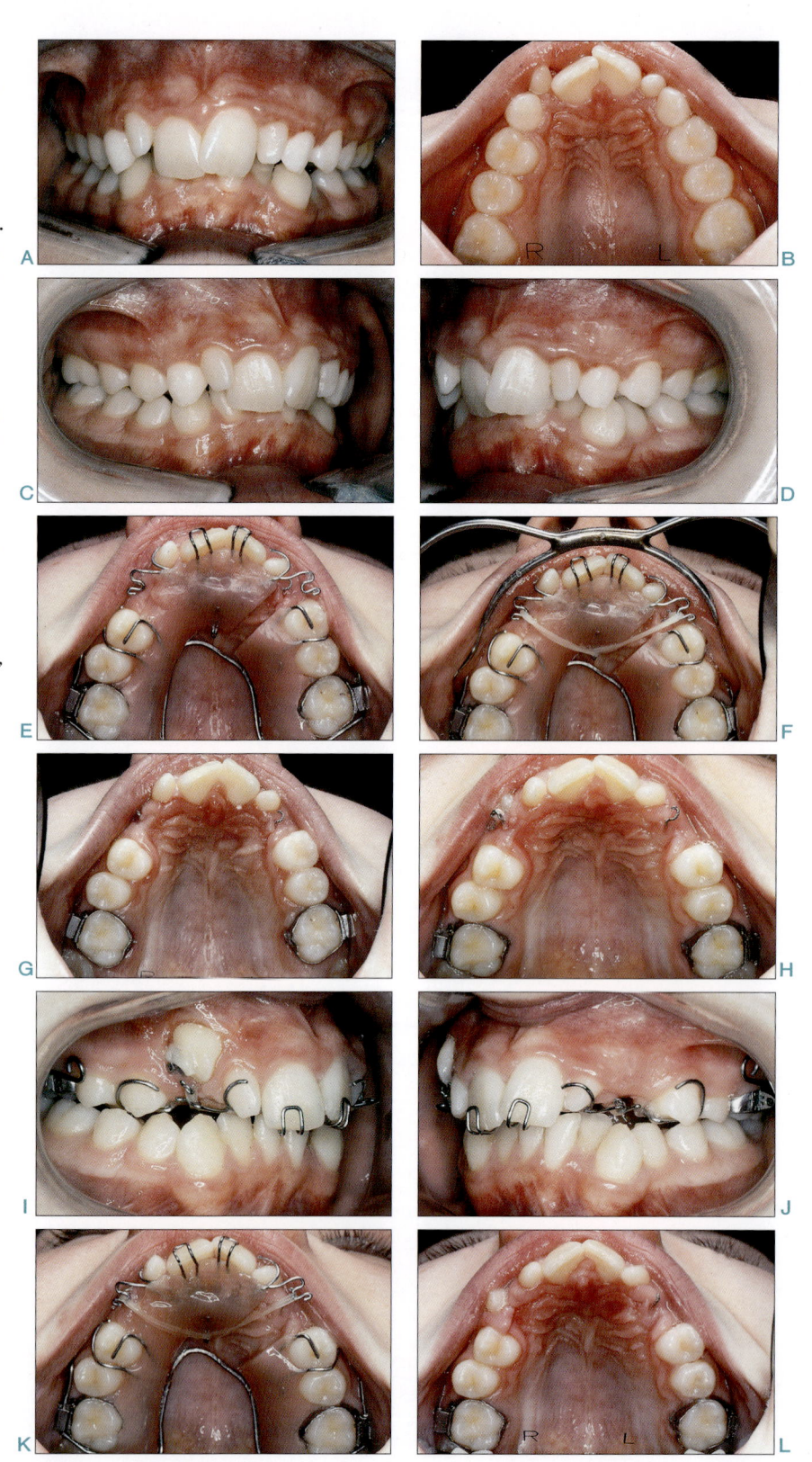

第11章 埋伏犬歯の治療

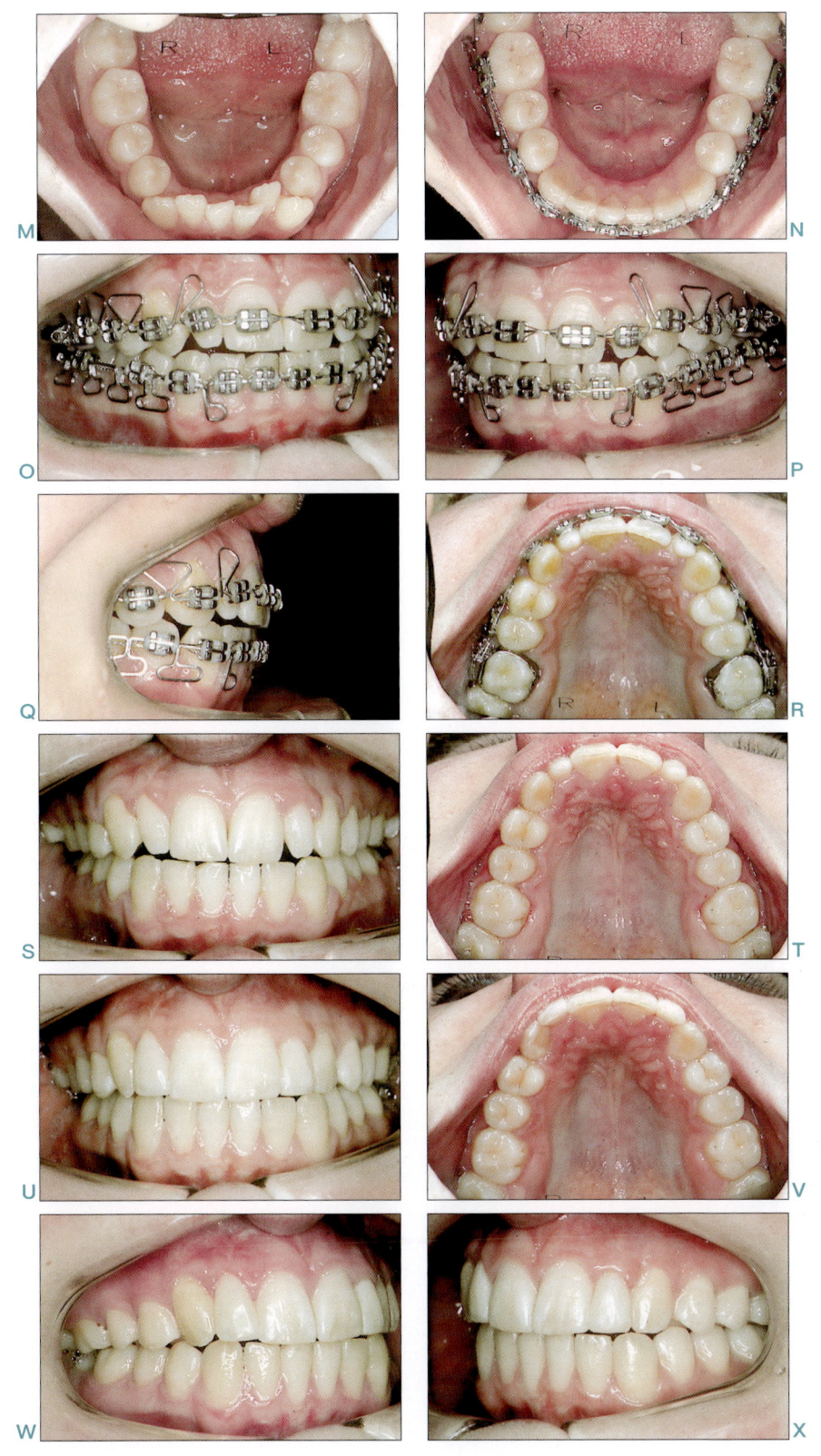

図11-7（続き）

　10か月間の治療の後，右側では十分なスペースを獲得したが，左側では得られなかった(G)．4か月後には，左側で十分なスペースが得られ，右側犬歯は萌出していた．実際には，歯列弓の中で計画的に犬歯を動かすには，余分なスペースが必要であった(H)．プレートは，最初に右側，続いて左側で歯列弓内にスペースをつくるだけではなく，エラスティックが発揮する力の正しい方向づけにも役に立った．さらに，前方部のバイトプレーンの高さを徐々に増加することによって過蓋咬合を減少させ，Speeの湾曲を平坦化させた．その間に，下顎切歯はよりよい位置に移動したが，それは，口蓋側に傾斜した上顎切歯との接触が排除されたからである．この方法では，上顎切歯に掛けるクロウクラスプが不可欠であることは，第3章で説明したとおりである．クロウクラスプを適用しないと，プレートの前縁は粘膜に食い込み，歯肉の炎症と腫脹を引き起こす．クロウクラスプを垂直的な支持として使用し，患者が口腔衛生状態を良好に保てば，このようなことは起きない(K,L)．

　歯列弓内での上顎犬歯の整列化を行う最終段階の間，固定式装置を下顎に装着した．プレートは垂直的に下顎の切歯を支持し，下顎後方歯の位置改善を妨害する咬合干渉を防いだ(M,N)．次に，固定式装置を上顎に装着した(O-R)．16歳11か月時に，すべての装置を除去し，保定をはじめた(S,T)．その後，上顎側切歯をコンポジットレジンで修復した．

　5年後，右側上顎犬歯は，わずかに回転していた(U-X)．

オルソドンティック コンセプト & ストラテジー 169

第11章　埋伏犬歯の治療

図11-8

　13歳1か月の女子は，上顎側切歯および下顎左側第二小臼歯の先天性欠損をともなうClass II division 1不正咬合を呈し，上顎犬歯は埋伏していた．これらの犬歯は，結紮線とエラスティックで露出させ，挺出させなければならなかった．上顎歯列弓には大きい正中離開があり，十分なスペースが利用可能であった（A-D）．

　サービカルヘッドギアを装着し，上顎犬歯を露出し，アイレットと結紮線を取り付けた．2週間後にエラスティック付きのプレートを装着した．

　咬合面レストは中切歯と第一小臼歯に置いた．エラスティックを使って下顎左側第一大臼歯を近心に動かすために，サービカルヘッドギアにフックを蝋着した（E,F）．治療開始から10か月後，ボタンを接着した右側犬歯はかなり萌出していた．エラスティックを使って遠心の力を働かせるために，ガイディングフォークをフックに変えた（G）．左側では犬歯が萌出しようとしていた（H）．10週間後，左側犬歯のアイレットが見えるようになり，右側犬歯はわずかに遠心に移動していた（I,J）．治療を完了させるために固定式装置を下顎に装着し，その数か月後には上顎に装着した．5年後の20歳6か月時，ほとんど変化はなかった（K,L）．

　この患者では，上顎犬歯は治療開始前に頬側や口蓋側で触診できなかった．犬歯の歯冠は中切歯の歯根の近くにあった．そのような場合には，切歯の歯根吸収の危険性を考慮し，即座に歯列弓への犬歯の牽引をしなければならない．

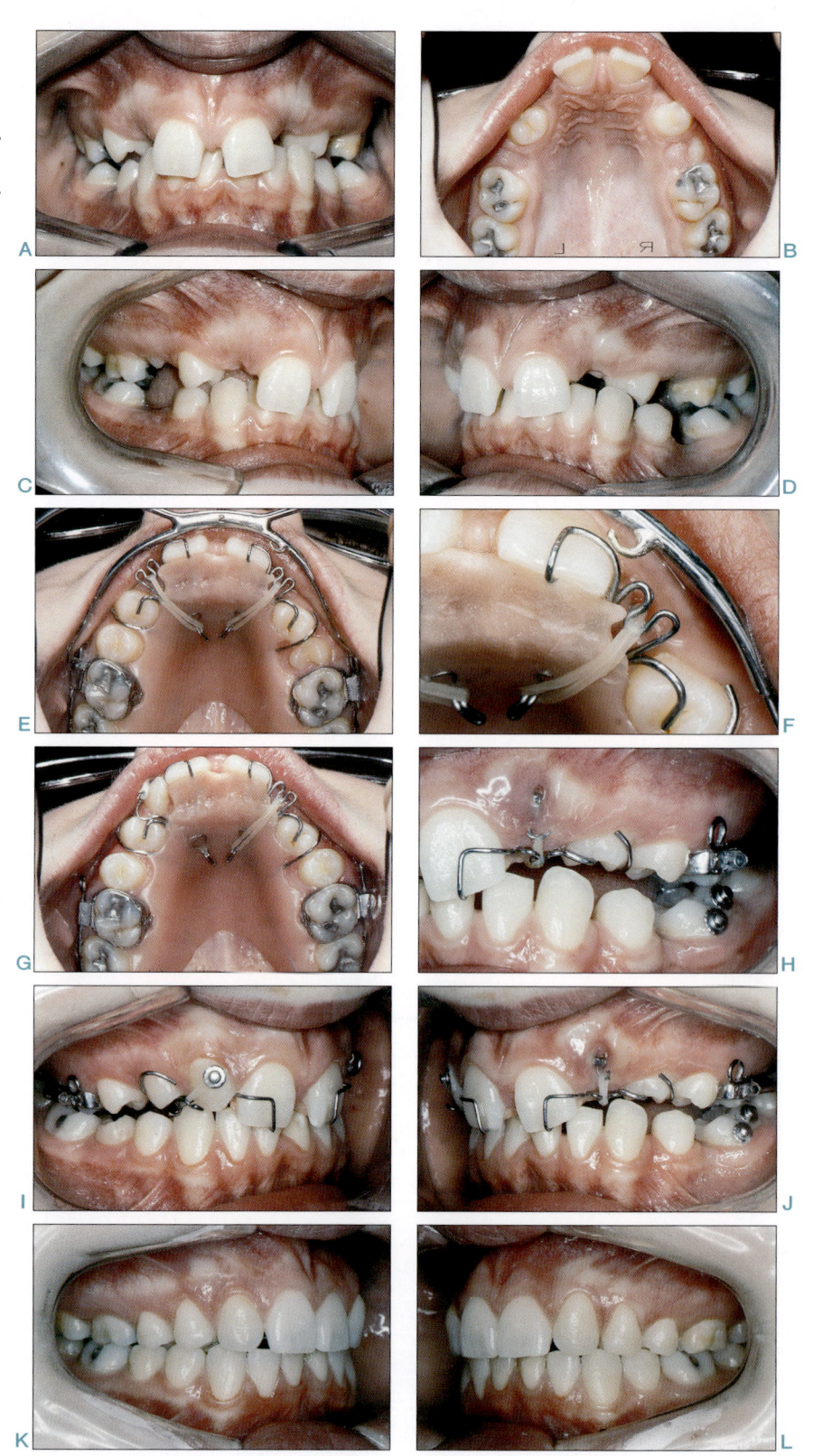

図11-9

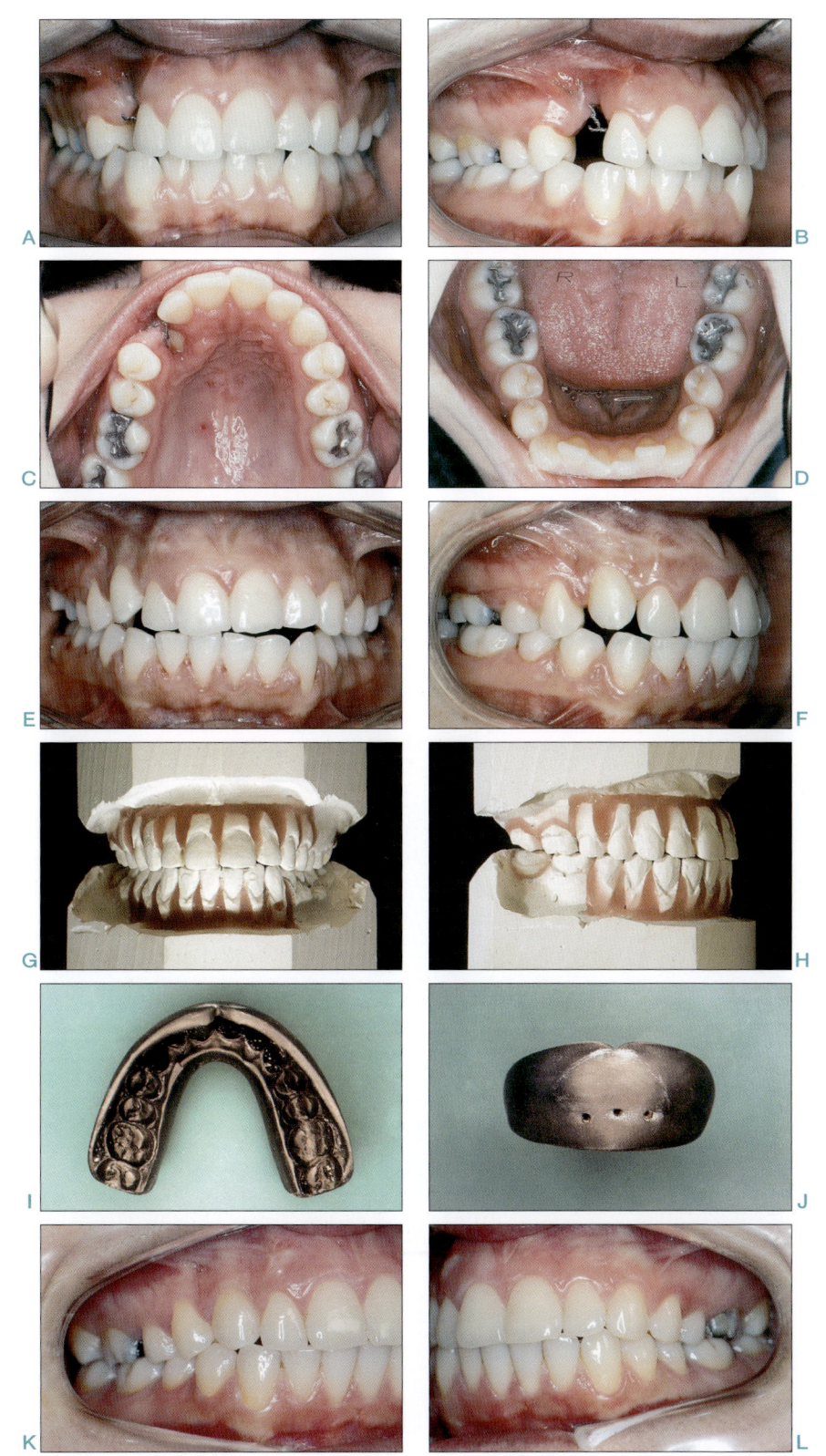

　16歳2か月の女子は，下顎前歯部の叢生と上顎犬歯の口蓋側転位および埋伏をともなうClass I 不正咬合であった．8か月以上の間，結紮線にエラスティックを掛けて，この犬歯を歯列弓の正しい場所に移動した(A-D)．患者は，下顎に固定式装置を装着することは同意したが，上顎には同意しなかった．18歳6か月時に，下顎切歯間の隣接面と犬歯の近心面をストリッピングした．下顎の歯列弓を整列させるには7か月かかった．2年10か月間使用した可撤式プレートにより，上顎右側犬歯は隣接歯の間に移動された．治療開始以来，後方歯の咬合は許容の範囲にあったが，上顎前歯はさらなる矯正治療を必要とした(E,F)．理想的な排列をもつ診断用セットアップに基づいたポジショナーを，前歯の位置改善のために使用した(G-J)．

　夜間はもちろん，日中も4〜6時間使用する2か月間の徹底的なポジショナーの使用が，計画どおりの改善結果をもたらした．

　リテンションワイヤーを下顎犬歯の舌側に接着し，Van der Lindenリテーナーを上顎に装着した(第18章参照)．この可撤式リテーナーは，6か月間は昼夜，続く3年間は就寝時のみ装着した．治療5年後の27歳7か月時，改善結果に変化はあまり見られなかった(K,L)．

　下顎前歯の排列はその後悪化しないであろうという想定のもとに，患者が30歳になるまでリテンションワイヤーは残した．治療中に得られた大きく平坦な接触領域は，安定性を確実にするための十分な支持をもたらした．

第11章　埋伏犬歯の治療

図11-10

　13歳5か月の女子は，上顎の埋伏犬歯をともなうClass I不正咬合であった(A-D)．埋伏犬歯は側切歯に重度の歯根吸収を引き起こし，側切歯は動揺していた．レントゲン写真から埋伏犬歯が中切歯に近接していることが明らかになり，その歯根吸収の危険性があるために，治療は躊躇なく開始された(E,F)．上顎の乳犬歯を抜歯し，側切歯も同様に抜歯したが，その歯根はほぼ完全に吸収されていた(G,H)．埋伏犬歯を外科的に露出し，プレートとガイディングフォークとエラスティックを使って歯列弓内へ牽引させるために，アイレットと結紮線を付けた．治療開始6か月後には，アイレットの代わりにボタンを唇側に接着した．治療は複雑であった．後方部のI級咬合は，遠心咬合に変更しなければならなかった．それは，下顎歯列弓には歯間空隙があり，理想的に排列しているため，下顎歯の抜歯は不適切であると考えたからである．そのうえ，プロファイルと顔面の容貌が下顎歯2本の抜歯には適していなかった．プレート，結紮線，ガイディングフォーク，およびエラスティックにより，犬歯は歯列弓まで挺出したが，完全には咬合平面に達せず，特に右側では不足していた(I-L)．I級咬合を遠心咬合に変更するために固定式装置の使用開始を優先したことにより，この段階では治療は完了していない．
　14歳5か月時に，0.022×0.028インチのエッジワイズ装置を上顎に装着し，0.016×0.022インチのセンタロイニッケルチタニウムワイヤー(GAC International, Bohemia, New York)を犬歯移動のために挿入した(M,N)．

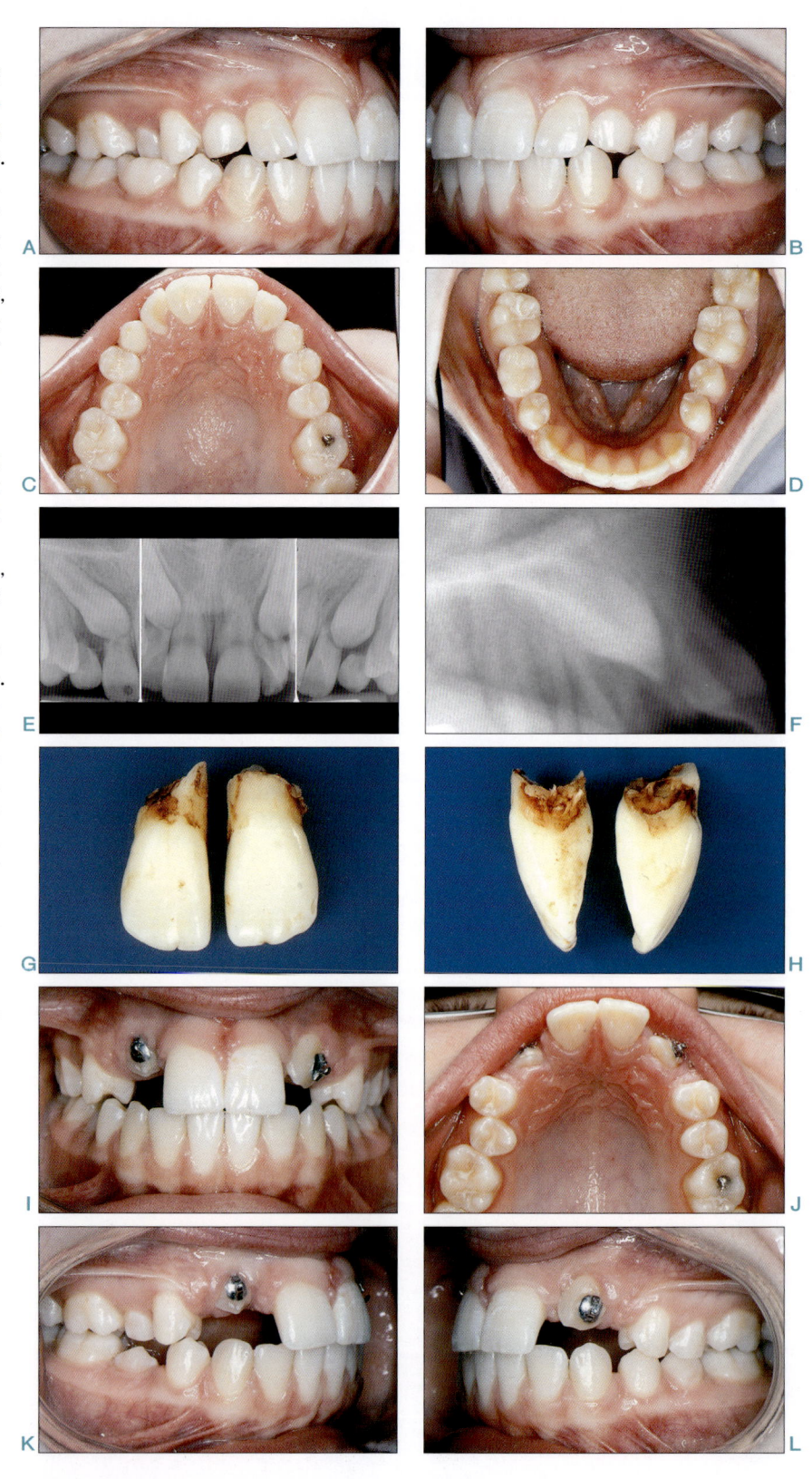

172　オルソドンティック コンセプト & ストラテジー

第11章　埋伏犬歯の治療

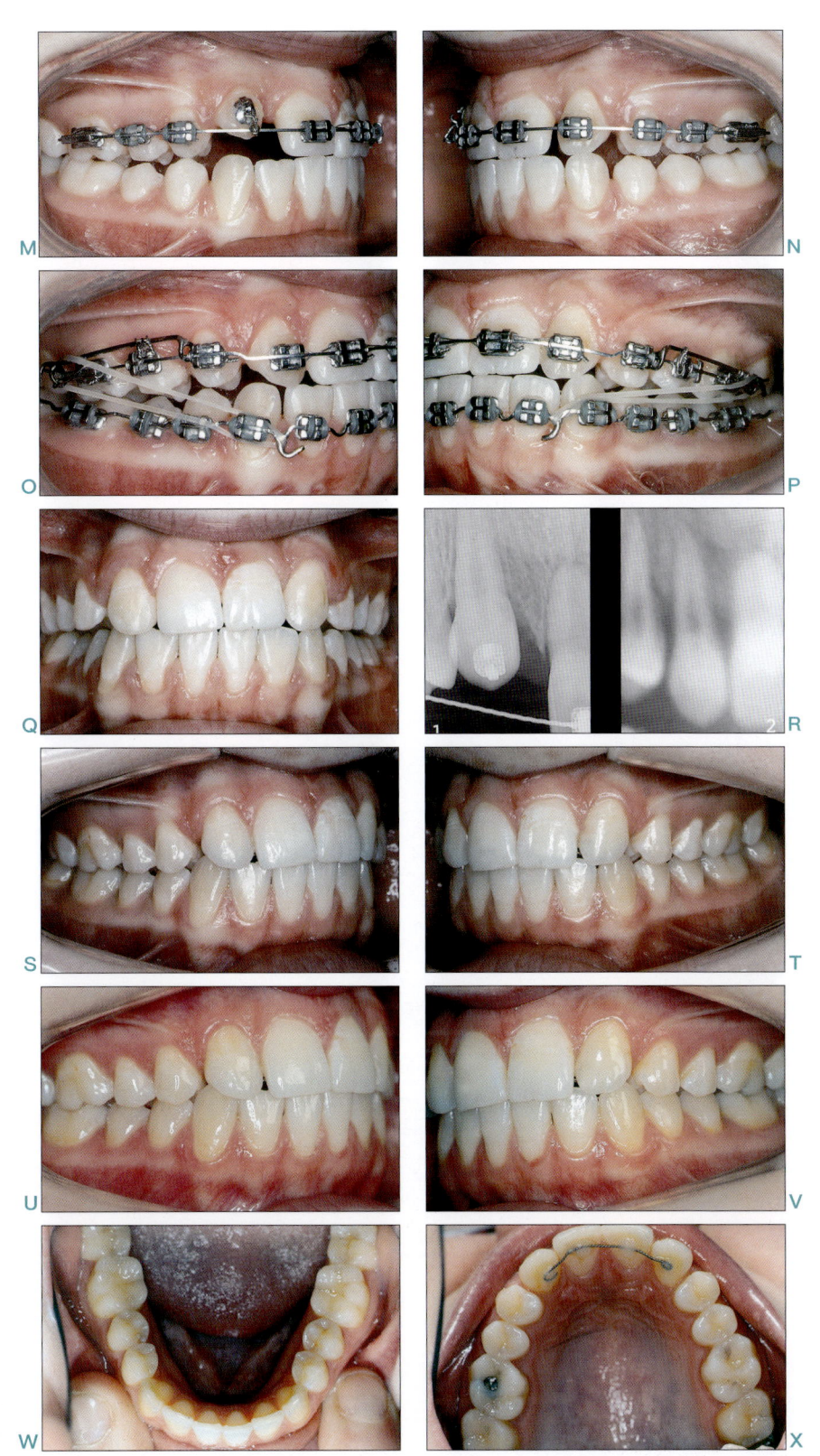

図11-10（続き）

次に，固定式装置を下顎に装着し，0.0175インチのブレイディッドワイヤーを挿入した．後に，このワイヤーは0.016×0.025インチのステンレススチールワイヤーに取り替え，ワイヤーには，犬歯の近心にClass Ⅲエラスティック用のフックを蝋着した．エラスティックを上顎のスライディングジグに掛け，ジグがアーチワイヤー上で移動し，第一小臼歯のブラケットに対して近心方向の力を伝えた．スライディングジグは，両端に丸く閉じたループの付いた丈夫で硬い長方形のワイヤーでできている．片方のループは力を掛ける歯牙に接触させ，もう片方のループは計画した移動が起きた時に接触しないように，ブラケットないしチューブから約3mm後方に離して位置させた．そのループには，エラスティックを付けるためのフックを蝋着するか，曲げて作る(O,P)．

1年6か月の動的治療後，14歳11か月の時に，すべての装置を除去した(Q)．上顎犬歯は計画どおりに整列した．上顎中切歯の根尖は吸収されていたが(R：右)，固定式装置を装着した時には，すでにそういう状態であった(R：左)．保定には，0.0175インチのデッドソフトブレイディッドワイヤーを上顎中切歯と犬歯の舌面に接着した．

下顎には，保定装置はまったく使用しなかった(S,T)．8年後の22歳7か月時，小さい歯間空隙が上顎犬歯の遠心に生じていたが，結果は安定していた．この動きは，リテンションワイヤーに第一小臼歯を加えることによって，防げたかもしれない(U-X)．あらかじめ提案していた上顎犬歯を側切歯に見せかけるための形態修正およびコンポジットレジンによる修復は，最終来院時にも了解を得られなかった．

第11章　埋伏犬歯の治療

図11-11

　10歳1か月の男子は，通常の歯列弓をともなうClass II division 2不正咬合を呈していた．乳臼歯はまだあり，乳犬歯は上顎だけ存在していた．下顎犬歯はすでに萌出していた(A-D)．初診時および採得記録の分析の際に，前庭高部の歯槽突起頬側面の隆起の欠如を見落としていたが，犬歯は顎内の適切な位置に置かれていることを示している．振り返ってみると，犬歯が逸脱した位置にあることは口腔内写真(A-D)と治療開始前の歯列模型上(E,F)で診断できたのでは，と反省している．また，同じことが1年後に採得した歯列模型(G,H)においてもいえる．残念なことに，上顎乳犬歯は治療開始前に抜歯をしなかった．その時採得したレントゲン写真(I)は上顎犬歯の位置の明確な偏位を明らかにせず，その1年後のもの(J)も同様であった．本章の初めで薦めたように，上顎の乳犬歯を早期に抜歯していたならば，上顎犬歯はおそらく自然によい位置に達したと思われる．

　治療の第1段階におけるヘッドギア－アクチベーターの併用は，上顎切歯を圧下している間に状況の悪化をもたらしたかもしれない(K,L)．犬歯の歯冠近くに側切歯の歯根がある場合には，犬歯萌出前の上顎切歯の圧下は，犬歯の転位を導く可能性がある．

　その結果，埋伏もしくは自発的な改善の機会を減少させる結果となりうる．このようなことは，固定式装置を叢生のある歯列弓で使用する時に，特に関係する．実際に，1年間の治療の後で上顎犬歯の埋伏が確認されたため，犬歯を外科的に露出し，アイレットと結紮線を取り付けた(M,N)．

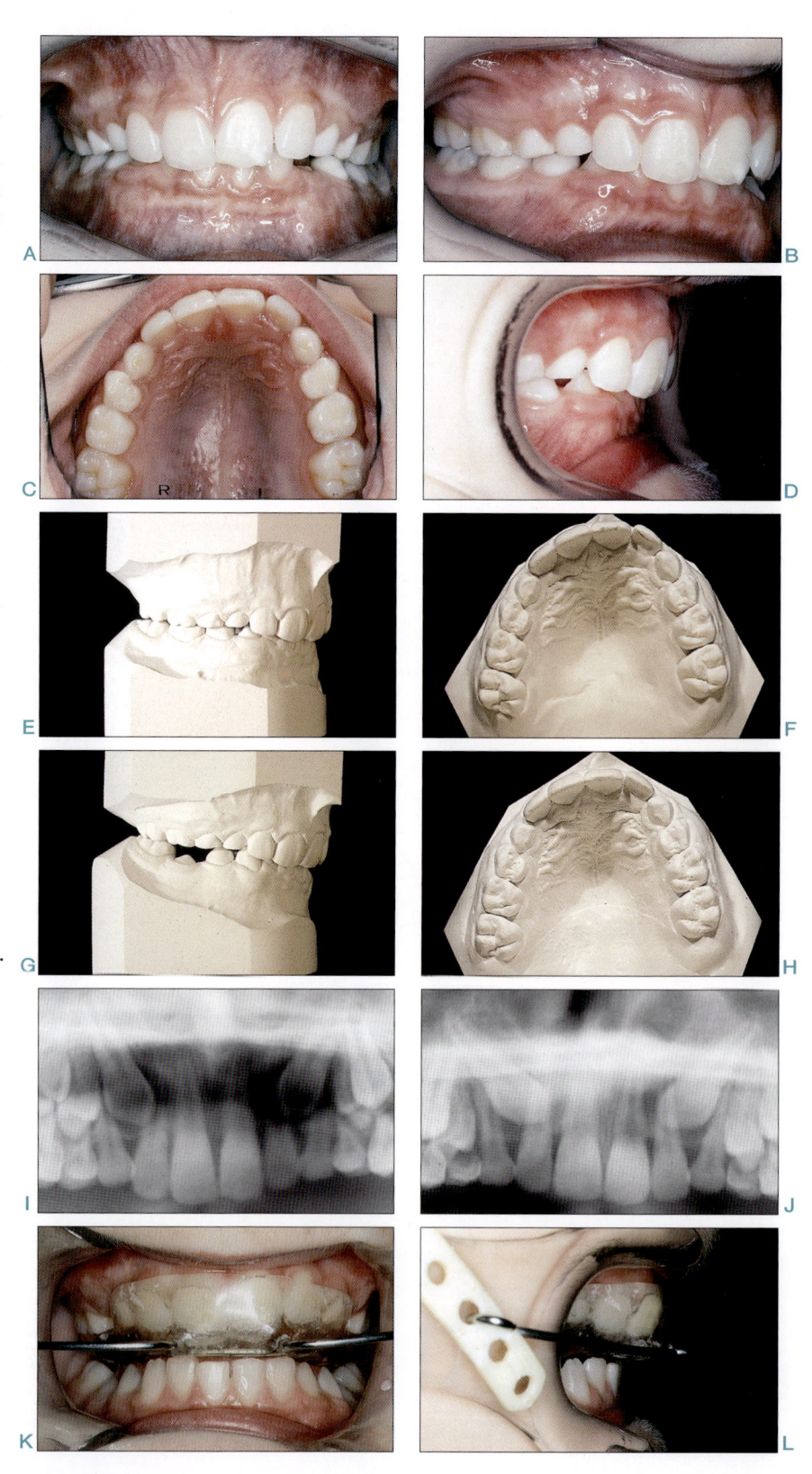

第11章　埋伏犬歯の治療

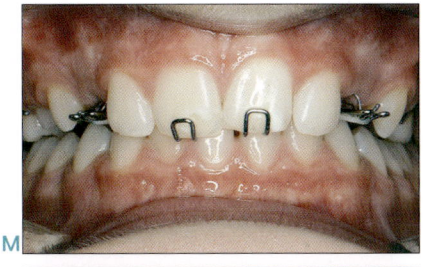

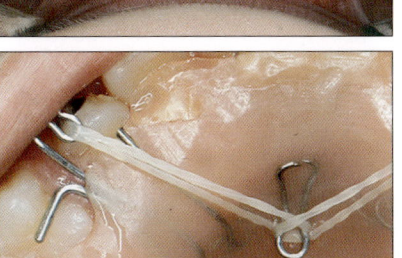

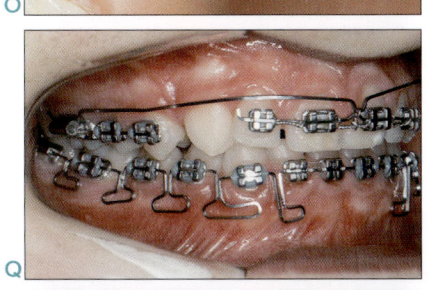

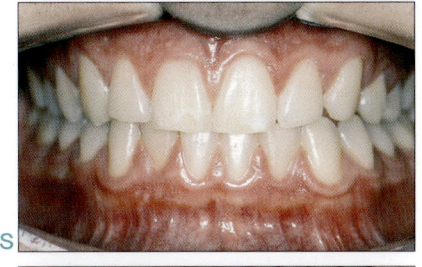

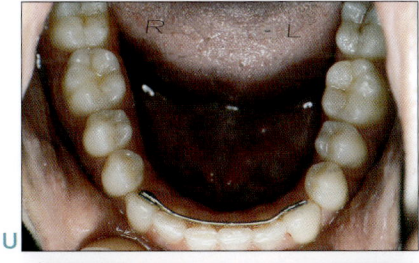

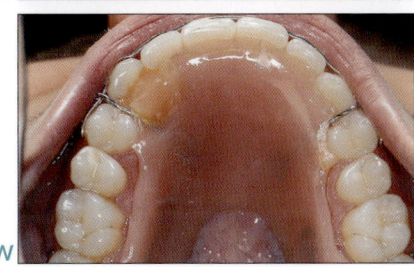

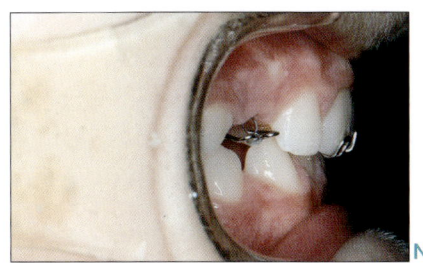

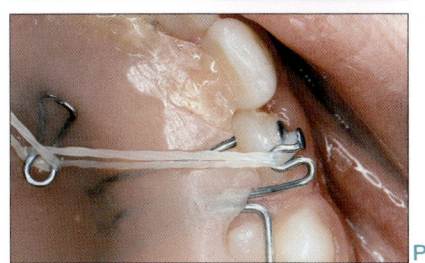

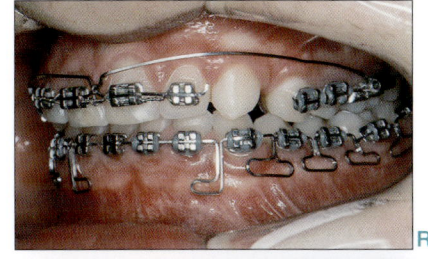

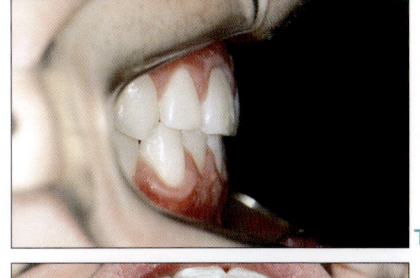

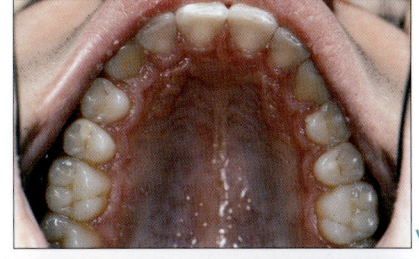

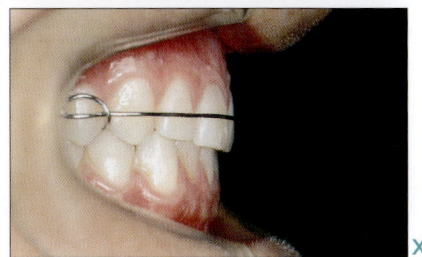

図11-11（続き）

　4か月のうちに，犬歯はほぼ完全に正しい位置に移動していた（O,P）．それと同時に，ガイディングフォークとエラスティック付きのプレートを使って犬歯を歯列弓へ誘導する一方で，定期的にバイトプレーンの高さを増加することによって過蓋咬合を修正し，Speeの湾曲の平坦化を行った．下前顔面高も増加させたが，これは，この患者においてはClass II division 2 不正咬合の改善を意味する．

　さらに，下口唇の上顎切歯への被さりが減少し，前歯への好ましくない影響が減少した．固定式装置を下顎に装着したことで，上顎に固定式装置を装着する前に，すべてが計画どおりに改善された．初めは，ブラケットを上顎犬歯には付けなかったが，上顎犬歯は，本章で薦めているかなり簡単なテクニックによって，正しい位置に移動された．セクショナルアーチワイヤーを上顎切歯ブラケットに挿入し，第一大臼歯から延びる基本的な圧下用アーチを，そのセクショナルアーチワイヤーの中央につないだ．

　後方部のセクショナルアーチワイヤーが，基本的な圧下用アーチの反作用力による第一大臼歯の遠心傾斜を防いだ（Q,R）．15歳1か月時，すべての装置を除去した（S,T）．Van der Lindenリテーナーを上顎に装着し，下顎前歯を安定させるためにワイヤーを下顎両犬歯に接着した．続く3年の間，変化はほとんどなかった（U,V）．唇側線を側切歯と犬歯の間に通すことはできなかったが，十分なスペースが犬歯の遠心で利用できたので，Van der Lindenリテーナー[220]を改良した形で使用した．

　そのデザインでは，前方領域でのクラスプの機能は第一小臼歯に置かれている（W,X）（第18章を参照）．

第11章 埋伏犬歯の治療

　ここに提示する歯列弓内の所定の位置に埋伏犬歯を移動させるための方法は，患者にとって比較的不快感が少ないものである．エラスティックがプレートを適切に保つことで，患者はつねにプレートを装着する．さもないと結紮線の先端が口腔粘膜を刺激することになる．この方法の重要な利点は，反作用力が隣接歯に影響を与えないことであり，追加装置の付いていない全体的な固定装置を使って埋伏犬歯を適所へ動かす時と同じである．反作用力は，プレートが取り囲むすべての歯だけでなく，口蓋でも吸収される．

　この方法の別の重要な利点は，Crefcoeurスプリングを使うことにより，犬歯の挺出と同時に歯列弓内のスペースを増大できることである．

　結紮線とアイレットを取り付けた2週間後には，歯科用模型の印象を採る．それまでは，まだ腫れがあり組織は過敏すぎるので，結紮線の延長部を第一小臼歯か側切歯の周りに結んでおく．最初の時は，結紮線を伸ばして粘膜骨膜下で移動させるので，エラスティックの装着はいくらか苦痛をともなう．次回の来院時よりもその次と，順次，結紮線のはみ出た部分は大きくなる．結紮線のはみ出た部分の増大量は，前の来院時以降に起こった移動量である．はみ出た長さが増大しないことは骨癒着の兆候である可能性があり，再検査を必要とする．実際，犬歯が骨癒着している時には抜歯が必要であり，十分なスペースが歯列弓で利用できる場合には，適所への移植が選択肢のひとつである．

　埋伏犬歯が目指したとおりに正しい位置に移動されると，結果として健康な歯根膜と良好な臨床歯冠長を得ることができる．さらに，治療の後に犬歯は適所に留まる傾向があるが，それは，おそらく歯周組織が成熟する前に挺出および正しい位置づけが完了しているからである．

　ほかに何ら矯正歯科学的な異常がなく，特に埋伏犬歯が著しく逸脱している位置にある場合には，ほとんど，あるいはまったく歯根吸収もなく，正しく整列した乳犬歯の保存を考える．

　埋伏犬歯が切歯の歯根から離れて頭頂側に高く位置している場合には，その位置に残すのがもっともよい選択であるかもしれないが，2年ごとのレントゲン診査が必要である．乳犬歯がその後に喪失した場合には，ブリッジまたは歯冠付きのインプラントでそれらの代用ができる．

　最後に，埋伏犬歯に隣接する側切歯が欠損している場合には，犬歯を中切歯と小臼歯に接触するように排列することを提案する．当然，包括的な治療となり，連続した歯列弓に結果的に生じる余剰の歯間空隙の閉鎖には，余計な努力を必要としない．

　ブリッジないしインプラント用のスペースを強いてつくることは，このような患者においては，よい解決法ではない．さらにいえば，長い目で見ると，側切歯の位置にある犬歯が不利である様子もなく，また，今まで一度も，そのリスクは立証されていない．[149,168]

Class Ⅱ division 2 不正咬合の治療

　長年，Class Ⅱ division 2 不正咬合およびClass Ⅱ division 2 不正咬合の徴候をともなうClass Ⅰ不正咬合－両者とも過蓋咬合（ドイツ語でいうDeckbiss）を表す－は，治療が難しく後戻りしやすいと考えられてきた．

　最近，過蓋咬合は唯一の明確な要因によって引き起こされることが明らかになってきた．すなわち，下口唇によって上顎切歯の唇側が過度に覆われることである．そのようなことから，過蓋咬合は歯列矯正では別格である．病因だけではなく，過蓋咬合の発達も独特である．病因が明白であれば，治療ははじめから原因を排除する方向で行うことが可能であり，それが完了すると，自然発生的に改善が生じる．上顎切歯の根尖が口蓋側に動くだけではなく，上顎と下顎の歯列弓の叢生のような二次的局面も改善することになる．

　Class Ⅱ division 1 不正咬合とは対照的に，上顎切歯がきれいに並んでいる場合には，過蓋咬合は最初は不正咬合と見なされない．

　過蓋咬合の原因と発達に関する知識の欠如は，間違った診断結果と正しくない治療計画という結果につながる．原因が排除されないと，治療結果は安定しない．

　まず初めに，1960年代前半に治療した2人の患者を提示する．最初の患者では，過蓋咬合は完全に戻ってしまった．2番目の患者では，治療結果は安定していた．長い目で見ると，なぜ最初の治療は失敗し，2番目の治療は成功であったのかが，数年後に明らかになった．

　次に，過蓋咬合特有の発達を提示する．さらに，スペースの状況に関連して上顎前歯の排列で遭遇するバリエーションについて説明し，3つの異なったタイプの排列に区分する．

　病因の重要さを強調するために，Class Ⅱ division 1 不正咬合のために治療を受け，正常咬合は維持されたものの，治療後に著しい過蓋咬合に変わった患者を提示する．最後に，成功裏に治療された過蓋咬合の患者を提示し，技術的な詳細を含めて望ましい治療法を明らかにする．

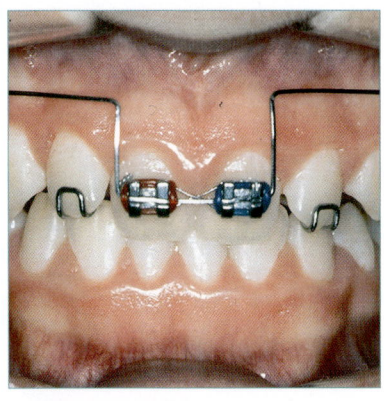

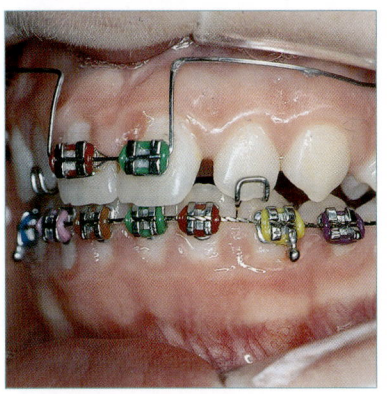

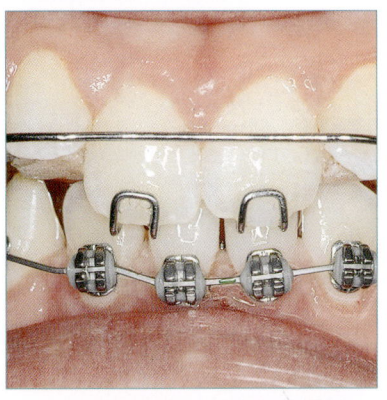

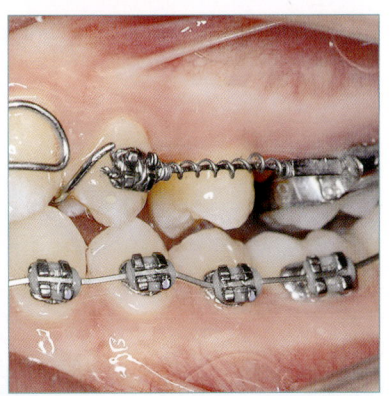

12

オルソドンティック コンセプト ＆ ストラテジー

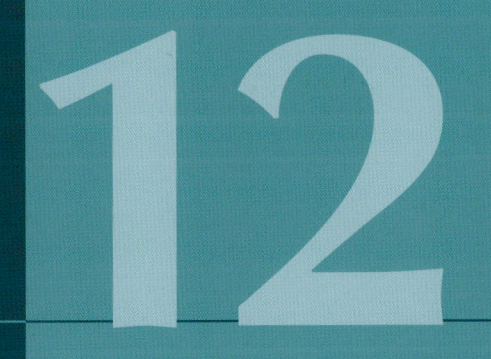

第12章　ClassⅡdivision 2 不正咬合の治療

図12-1

　13歳6か月の女子は，小臼歯歯冠幅1歯分の遠心咬合をともなうClassⅡdivision 2 不正咬合を有していた(A,B). Kahnスパー付きサービカルヘッドギアと全体的な固定式装置を使って治療をした．計画を延長してClassⅡエラスティックを使用しても，遠心咬合を正常咬合に変えることができなかった．そこで，右側側切歯がペグシェイプであったこともあり，上顎両側切歯を抜歯した．16歳1か月時，装置を除去して保定を開始した(C,D). 最後に，典型的な犬歯間バーを下顎に取り付け，リテンションプレートを上顎に装着した．3年後に犬歯間バーを除去した時，上顎中切歯はすでに口蓋にわずかに傾斜していた．続く数年間で，上顎中切歯はより直立化した位置になり，29歳7か月時に撮った写真で示すとおりに，過蓋咬合は完全に戻っていた(E,F). 下口唇は上顎切歯を過度に覆っており，これが後戻りの原因であった(G,H).

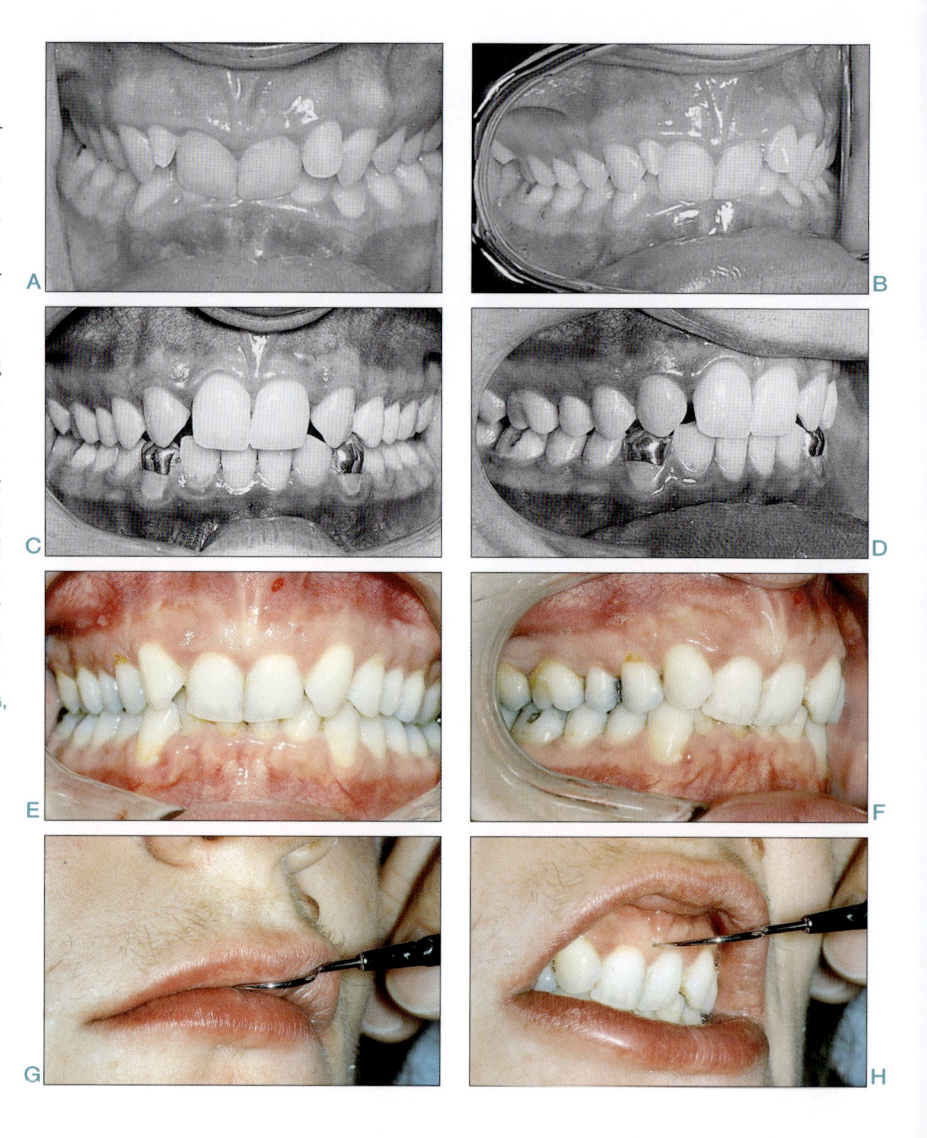

　一般的な見解では，過蓋咬合は典型的なフェイシャルパターンに関連しているといわれてきた．大きい鼻，突き出た顎，および小さい下前顔面高である．しかしながら，ClassⅡdivision 2 不正咬合を有する成人の骨格的形態学の研究は，過蓋咬合の顔貌形態にさまざまなバリエーションが見られることを明らかにした．[186] それにもかかわらず，多くの人が小さな下前顔面高を呈している．[155]

　下口唇によって上顎切歯が過度に覆われていることとClassⅡdivision 2 不正咬合との関係を指摘した最初の出版物は，Nicol[146]が著したものであり，1963年にイギリスの論文に掲載された．数年後にFränkelとFalck[71]がドイツの論文で，Kolf[106]はフランスの論文でその後に続いた．

　図12-1と図12-2で示す患者を治療していた時には，この情報は入手できなかった．その後，なぜ過蓋咬合が最初の患者では戻り，2番目の患者では戻らなかったのか，明確になった．図12-1に示す女子は，治療中に成長しなかった．上下顎の関係はもはや影響を受けることができず，下前顔面高は増加しなかった．治療終了時に，下口唇はまだ上顎切歯を著しく覆っており，このことが，保定完了後の上顎切歯の舌側傾斜を再び導いたのである．

　二次的に，過蓋咬合が増加し，上顎切歯が口蓋側へ傾斜するのにともなって，下顎切歯は舌側へ傾斜して叢生になった．

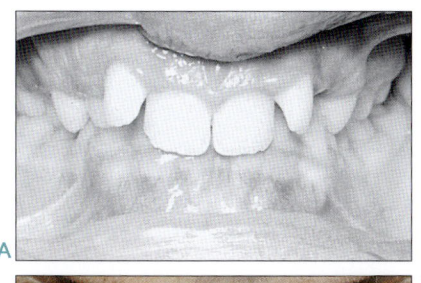

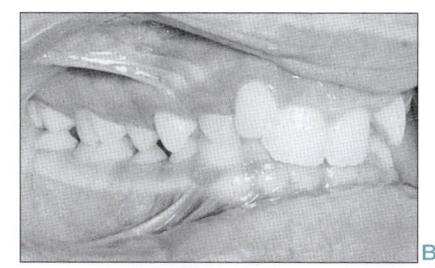

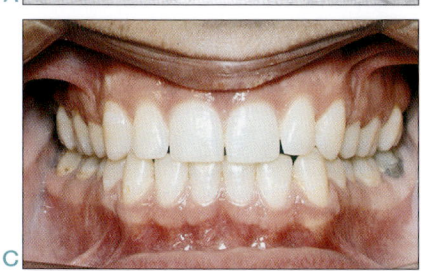

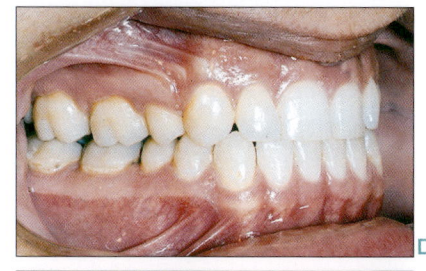

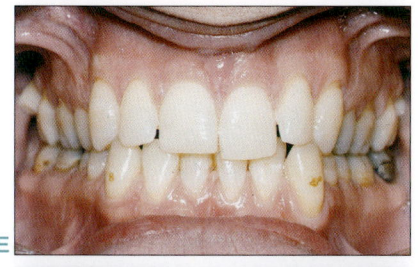

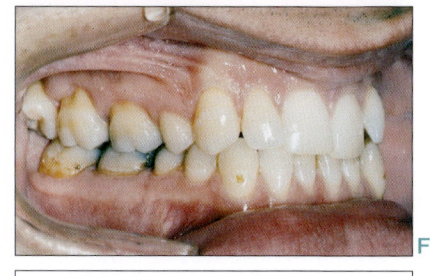

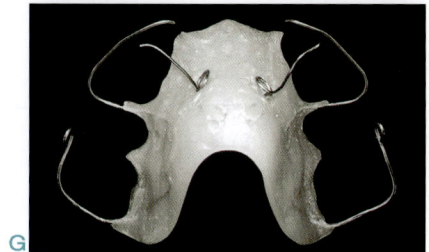

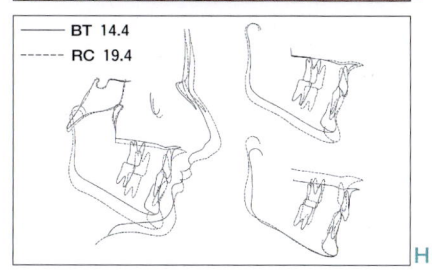

第12章　ClassⅡdivision 2 不正咬合の治療

図12-2

　小臼歯歯冠幅1歯分の遠心咬合をともなうClassⅡdivision 2 不正咬合を呈する14歳4か月の男子は，上顎第一小臼歯を抜歯した(A,B)．サービカルヘッドギアを装着し，数週間後に犬歯を遠心移動させ，側切歯を並べるためにプレートを装着した．治療は固定式装置を使って完了させたが，合計1年5か月続いた．リテンションプレートを2年間上顎で使用し，後の1年間は就寝時のみ使用した．犬歯間バーを下顎に装着し，19歳4か月の時に取り外した(C,D)．5年後の24歳4か月の時には，わずかな叢生が上顎の前歯部に発生していたが，過蓋咬合は戻っていなかった(E,F)．犬歯を遠心移動させ，側切歯を並べるために使ったプレートは，過蓋咬合も修正していた(G)．サービカルヘッドギアと一緒にプレートを通じて咬合を上げることが，下顎面高における実際的な増大および下口唇と上顎切歯間の関係に変化をもたらしていた(H)．これらの記録は，治療開始時(BT)および保定完了時(RC)に採得したものである．

　他方，図12-2で示す少年は，矯正治療を開始した時には，まだそれから多くの成長を経る余地があった．上顎犬歯を遠心へ移動させ，固定式装置を使った時に起こるような，望ましくない反作用力を隣接歯に加えずに側切歯を整列させるために使用した可撤式プレートは，過蓋咬合を減少させるために使ったバイトプレーンを通して，下前顎面高の増加を促進させた．さらに，上顎第一大臼歯に装着したサービカルヘッドギアは，下顎面高の増大化に寄与した．その間に生じた上顎中切歯の傾斜の自然発生的な改善は劇的であった．しかしながら，その時には，筆者はまだ下口唇の位置とこの改善との間の関係に気づいていなかった．[207] この患者では，下口唇による上顎切歯被覆の減少が，過蓋咬合を後戻りさせない効果をもっていた(図12-2H)．しかしながら，治療ではこの変化について追求することなく，好ましい効果は何年か後になるまで気がつかなかった．実際には，下顎面高の増大が，ストミオン(閉口時正中口裂点)の降下という結果をもたらしたことが明らかとなった．鼻と頤の間の距離を前歯部のバイトプレーンで大きくすることで，ただちに同じ効果に到達した．

第12章　Class II division 2 不正咬合の治療

図12-3
　正常な状況においては，上顎中切歯は顎内で唇側に傾斜した状態で形成される(A)．6か月後，上顎中切歯はさらに萌出し，唇側の骨は前より薄くなる(B)．その7か月後，先行歯はまだあり，未萌出の切歯は角度を変えずにさらに降下したが，同時にその唇側の骨は吸収されている(C)．18か月後，下顎切歯と同様に上顎中切歯は完全に萌出し，切歯間の接触位まで到達した．下口唇は上顎の切歯の切縁にあり，上顎中切歯の唇側面をわずかに覆っている(D)．上顎中切歯の傾斜は，全萌出過程を通してわずかに変化するか，またはまったく変化を示していない．切歯の歯根の形成部は同じ位置を保っていた．
（Falck and Fränkelから許可を得て転載.[65]）

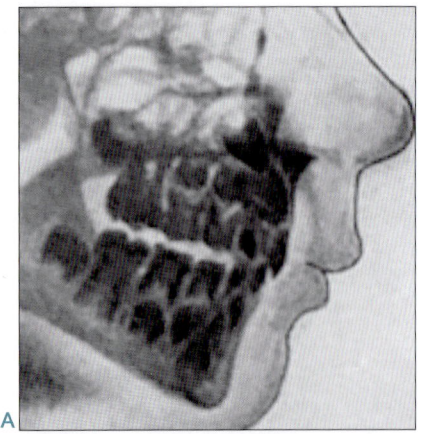

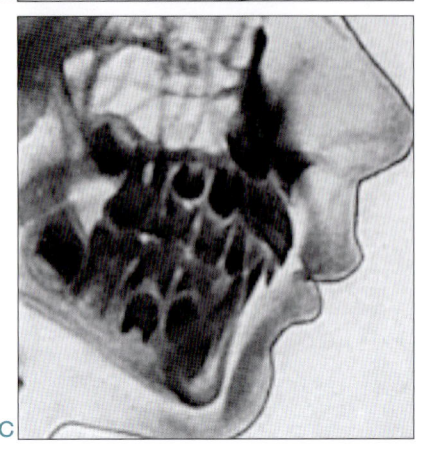

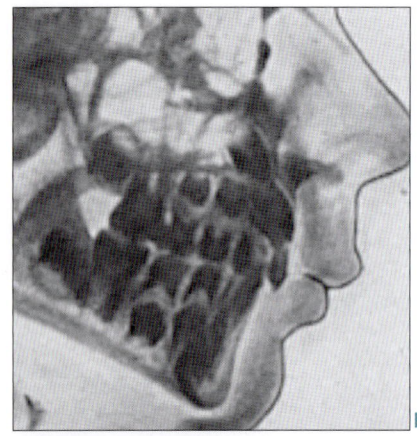

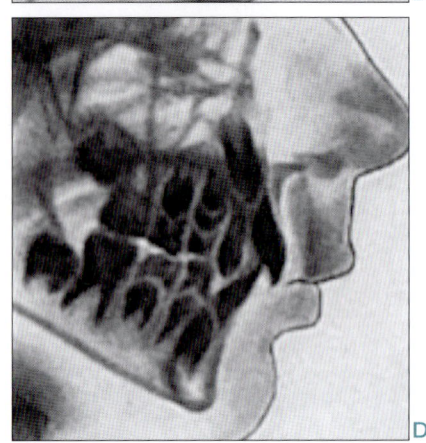

　ストミオンと前歯の関係や下口唇による上顎切歯の被覆の程度は上顎切歯の圧下によって変えることができる．しかしながら，この手順があまり好ましくない結果につながることは，後で説明するとおりである．
　正常な発達における上顎切歯の移行と傾斜の変化を図12-3で例証し，過蓋咬合の発達中の同じ経過を図12-4で示す．2つの発達における形態間のもっとも重要な違いは，上顎乳切歯と切歯を下口唇が被覆する度合いである．さらに，過蓋咬合をともなう小児は，不正咬合をともなわない小児よりもずっと厚くて大きい口唇を有する．かさばった口唇があると，ストミオンは，かさばっていない場合よりも上方に位置する．別の重要な因子としては上口唇の長さがあり，それにはたくさんのバリエーションがある．短い上口唇と適切な口唇閉鎖を有する人では，下口唇が上顎切歯を過度に覆う傾向があり，過蓋咬合が発達する可能性がある．
　正常な発達における上顎中切歯の傾斜は，萌出中にわずかに変化するか，あるいは変化しないままであることを，長期的な調査が明らかにした．Class II division 1 不正咬合では，唇側傾斜は萌出後に増加する．Class II division 2 不正咬合では，歯冠がもはや骨によって覆われず，粘膜のみによって覆われる時，中切歯は萌出前に口蓋側に傾斜しはじめ，萌出後には口蓋傾斜が続き，上顎の切歯は直立化する．[113]
　上顎切歯の口蓋側傾斜にともない，前歯部が接触し，下顎前歯は舌側に移動することになる．下顎前歯に大きなスペースがあると，切歯は叢生を起こすことなく舌側に傾斜する．しかしながら，余分なスペースがない場合には，舌側傾斜は下顎前歯の叢生を引き起こすことになる．
　上下顎の前後関係，特に歯槽突起の前方部の前後関係は，下顎切歯の舌側傾斜の度合いを決めるもう1つの要素である．上下顎の切歯間の接触は，遠心咬合よりもI級咬合のほうが早期に確立され，遠心咬合では舌側傾斜や叢生はすぐには起こらず，重度にはならない．

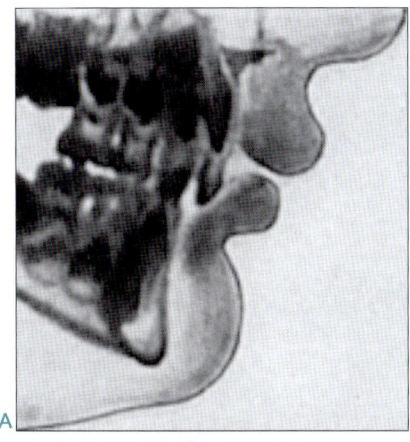

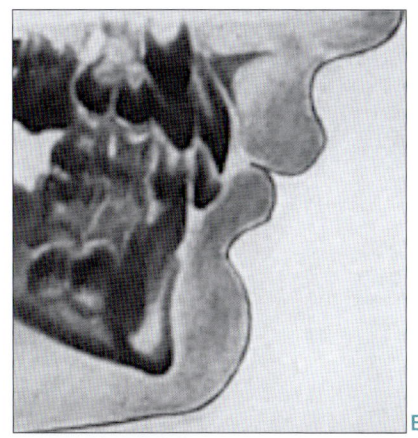

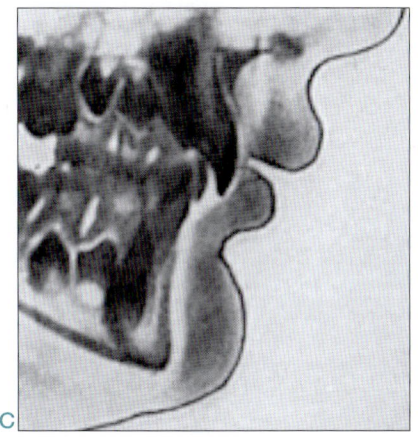

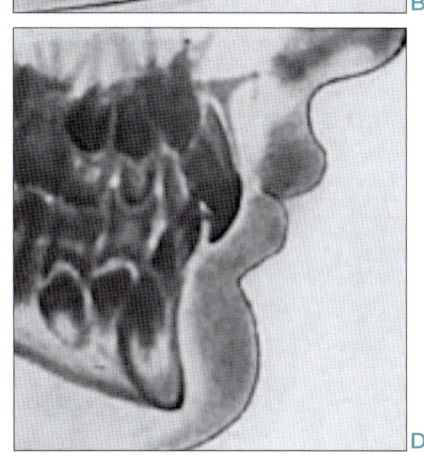

第12章　Class Ⅱ division 2 不正咬合の治療

図12-4

　発育中の過蓋咬合では，上顎乳切歯は下口唇で過度に被覆されており，上顎切歯は萌出前に正常よりも直立した位置にある(A)．7か月後，上顎切歯は，より唇側かつ咬合面方向に位置し，先行歯は脱落の準備ができている(B)．その6か月後，上顎中切歯が萌出したが，歯冠の約半分の高さが下口唇で覆われている(C)．18か月後に，切端の接触が確立されたが，下口唇は上顎中切歯の歯冠を完全に覆っている(D)．セファログラムを基にしたこれらの断面図は，当初いくらか急傾斜していた上顎中切歯が，初めは唇側に移動し，萌出後に口蓋に傾斜することを示している．そのうえ，この被験者では，歯冠長軸と歯根長軸の間に，いわゆるAndresenのコルムアングルと呼ばれる角度が結果として生じた．
（Falck and Fränkelから許可を得て転載．[65]）

　なぜ，口蓋傾斜している上顎中切歯の歯根の形成部分が唇側に動く症例がある一方，元の位置を維持する症例もあるのかは明確ではない．歯根の形成部分が移動しない場合には，湾曲歯根という結果になる（図12-4D, 12-5D）．過蓋咬合患者で見られる歯冠と歯根長軸間の角度は，この現象によって引き起こされる．その結果，歯根の形成部が唇側に動く時に起きるような歯槽突起の前方拡大が，根尖領域に起きなくなる．歯根の形成部が唇側に動く場合では，歯根がかなり唇側に傾斜するので，その唇側面は骨によって覆われない（図12-7E）．

　実際には，上顎切歯の歯根形成部の唇側移動は，歯槽突起の前方発育を強いる結果となる．上顎の前方位置の評価は，セファログラムからA点（前鼻棘と上歯槽点間の湾曲の最後方点）として得られるが，切歯部の上顎骨中央部が変形しなかった過蓋咬合の患者では，誤った判断に陥る．実際には，切歯の根尖が唇側に移動しない場合，A点はもっと後方に位置することになる．[209]

　同様に，歯槽突起が強制的に拡大されることを考慮に入れないと，上顎骨の歯根部の前縁の位置を決定する歯科用模型の評価は，判断を誤ることになる．2つの評価法は，前後的な上下顎の関係に関する判定，および上顎における根尖領域の大きさの評価のために重要である．

　過蓋咬合の発達を図12-5のClass Ⅱ division 2 不正咬合，および図12-6のClass Ⅰ不正咬合で示すが，下顎の歯列弓には，予想されたとおりに著しい叢生が発現した．図12-4Dで例証したように，コルムアングル（歯冠・歯根軸角）が発生しているClass Ⅱ division 2 歯列では，A点の歯槽突起は前方に拡大していない．しかしながら，Class Ⅰ不正咬合では，上顎中切歯は変形せず，歯槽突起は前方に成長した．

オルソドンティック コンセプト & ストラテジー　181

第12章　Class II division 2 不正咬合の治療

図12-5
　遠心咬合をともなう7歳10か月の小児は，上顎中切歯が萌出し，乳側切歯は脱落していた．後方歯には小臼歯歯冠幅1歯分の遠心咬合があった．十分なスペースが両歯列弓で利用可能であった(A,B,G)．1年後，上顎中切歯はさらに萌出して，口蓋に傾斜した．やがて，上顎側切歯が萌出し，同じく急傾斜した位置にあった．後方部はほとんど変化していなかった(C,D)．11歳10か月時，上顎切歯はさらに傾斜し，過蓋咬合は増加して，犬歯は萌出していた．下顎では，スペースに不足することもなく，すべての乳臼歯がその後継永久歯と交換していた．上顎では，右側第二乳臼歯がまだあり，十分なスペースが利用可能であった．上顎右側第二乳臼歯がそれよりも小さい小臼歯と交換した後，上顎右側第一大臼歯は近心に移動し，小臼歯歯冠幅1歯分の遠心咬合に到達することになった(E,F,H)．

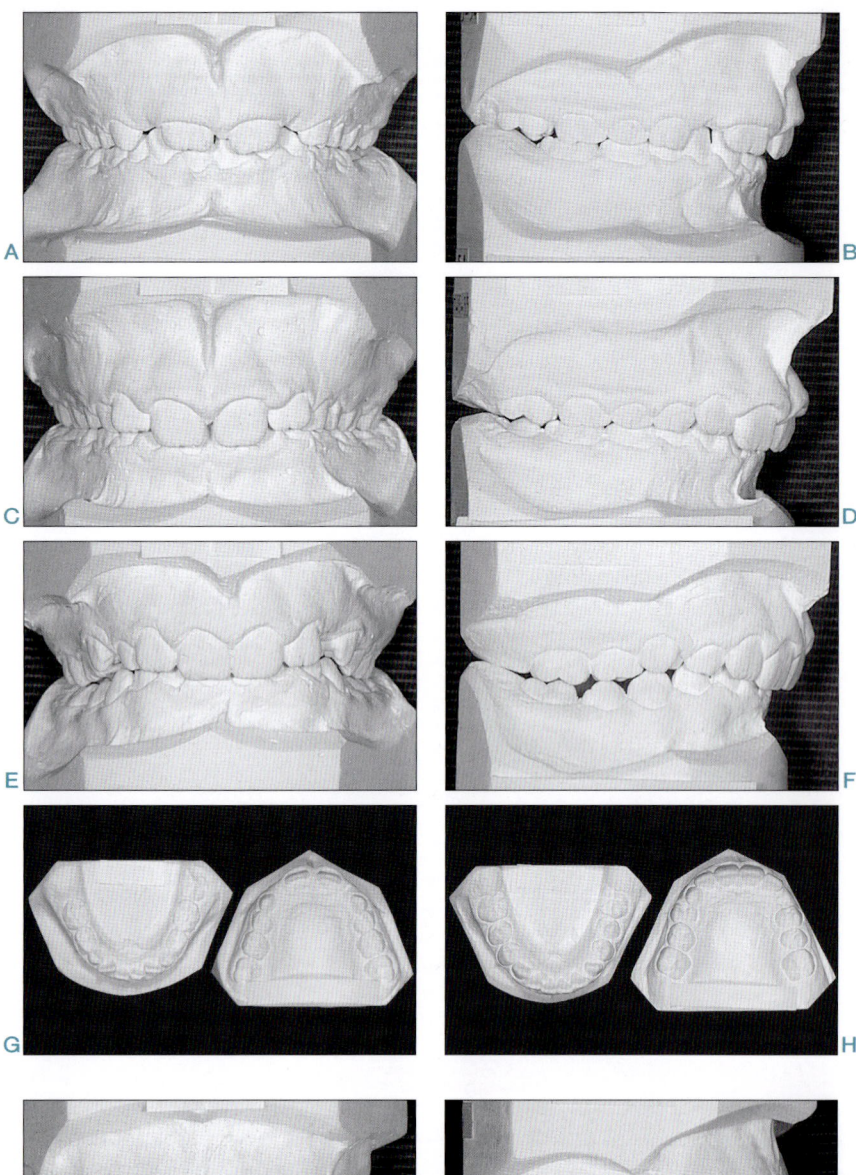

図12-6
　6歳7か月の正常咬合の小児は，上顎中切歯が口腔内に萌出していた．右側中切歯は左側中切歯に比べてかなり萌出し，口蓋に傾斜していた．乳側切歯はまだ残っており，十分なスペースが両歯列弓にあった．後方歯が正常咬合であり，この症例はClass I状況における過蓋咬合の発達を示していた(A,B,M)．

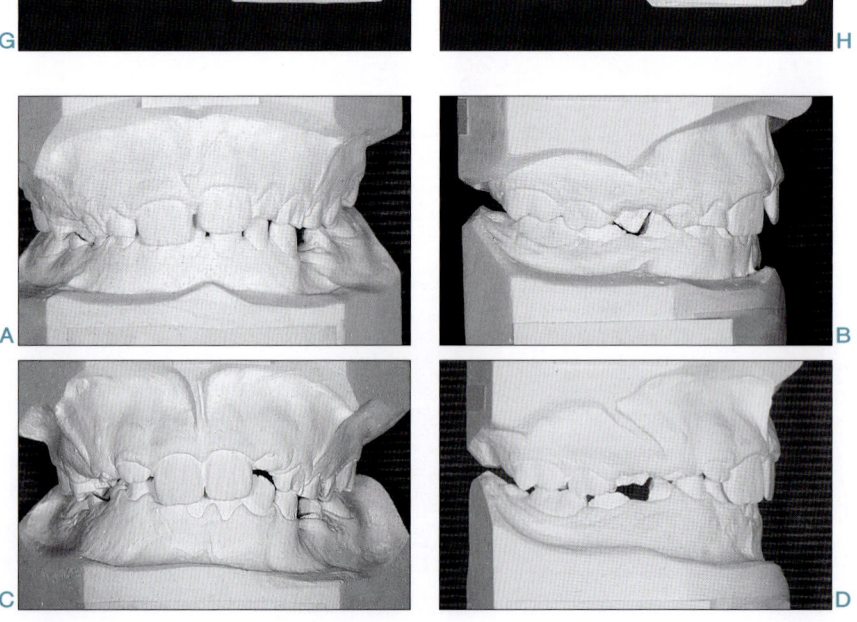

182　オルソドンティック コンセプト & ストラテジー

第12章　Class II division 2 不正咬合の治療

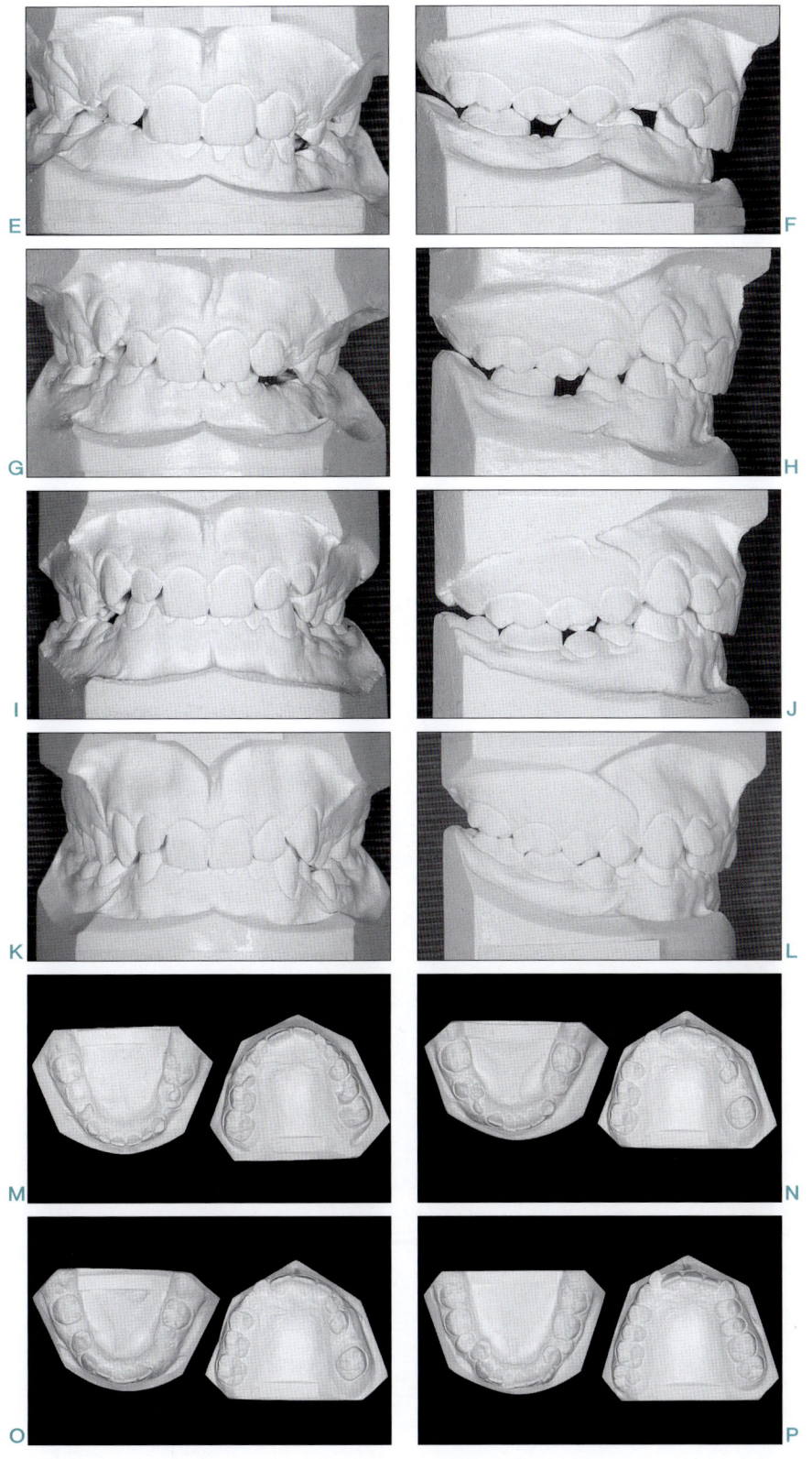

図12-6（続き）

　1年後に，上顎左側中切歯は，右側切歯と同じレベルに達して，口蓋に傾斜した．少し前には，上顎側切歯は正常な傾斜で萌出していた．下顎中切歯は上顎中切歯に接触していた(C,D)．続く1年後，上顎中切歯はさらに萌出し，過蓋咬合は増加していた．上顎左側側切歯は口蓋側に，右側側切歯は唇側に傾斜していた．第一大臼歯はしっかりとした咬合のI級咬合であり，乳臼歯が早期に脱落したにもかかわらず，近心に移動するようには見えなかった．それでもやはり，下顎の小臼歯のために利用可能なスペースは不十分になっていた．この不足は，上顎切歯が下顎前歯に圧力を加えた結果，主に近心に位置していた歯牙が遠心に移動したことによって引き起こされたものである(E,F,N)．9歳8か月時，上顎右側第二乳臼歯と下顎左側第二乳臼歯は残存し，すべての犬歯は萌出していた．十分なスペースが上顎歯列弓で利用可能であったが，下顎では小臼歯用に残されたスペースはあまりにも少なかった(G,H,O)．1年後，上顎右側側切歯はより唇側に傾斜し，上顎右側第二乳臼歯は，まだ脱落していなかった．第一大臼歯は依然として正常咬合であった(I,J)．13歳7か月時，叢生が上顎歯列弓で発達する一方で，下顎の叢生も増加していた．上顎中切歯と左側側切歯は著しく口蓋に傾斜していたが，右側側切歯は唇側に傾斜していた．上顎左側犬歯はかなり頬側に位置していた．下顎の叢生は第一小臼歯に集中し，両側とも咬頭咬合であった(K,L,P)．

オルソドンティック コンセプト & ストラテジー　183

第12章　ClassⅡ division 2 不正咬合の治療

図12-7

　正常咬合では，上顎切歯は唇側に傾斜し，歯根は骨に覆われている．後方にくぼむ凹面は上顎切歯の歯頸部辺縁と前鼻棘との間に存在する(A,B)．過蓋咬合では，歯冠は口蓋側，根尖は唇側に位置するようになり，その一方で，骨は歯根を覆うために，歯槽突起の唇側面に付着する．その結果，根尖領域の前縁は前方に拡張され，凹面のくぼみが減ってくる(C,D)．しかしながら，歯根がそれらの正常な範囲を超えて外側に動かされると，唇側面の骨の付着は制限され，不十分なものとなる可能性がある．極端な状況では，歯根唇側面は骨から露出するようになる(E,F)．コルムアングルが発達する場合は，歯牙の形成部分および根尖は移動しないため，歯根は前方に突き出ることなく，骨を貫通することはない．

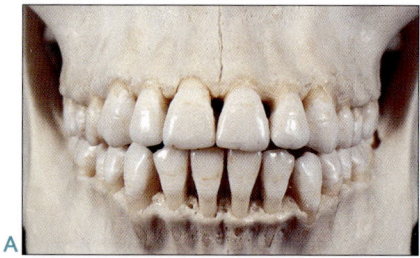

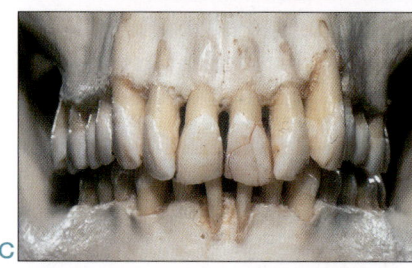

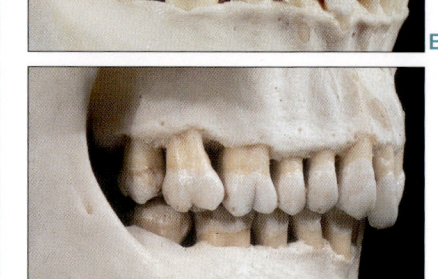

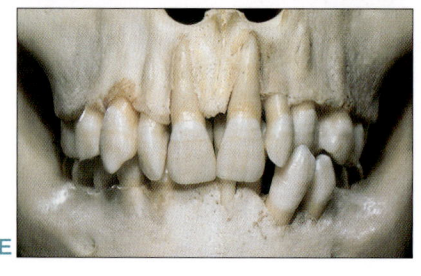

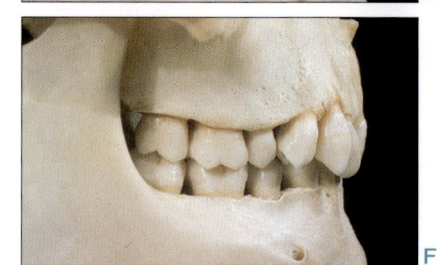

図12-8

　歯槽突起は歯根の様態に順応し，特に上顎前歯領域では良好である．そこでは，歯根の位置への許容が比較的大きい(A)．その結果，上顎骨の前方の位置を決定する際のA点の評価は制限される(B)．[209]

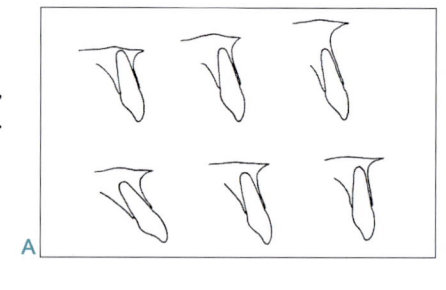

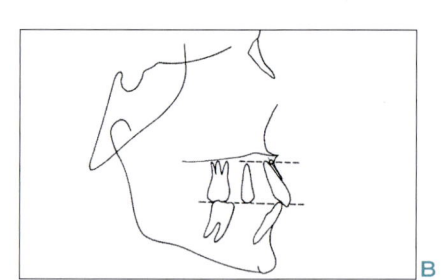

図12-9

　過蓋咬合が正常咬合者で発達すると，Class Ⅱ division 2の排列状態をともなうClass Ⅰ不正咬合が結果として生じる．下顎前歯はさらに舌側に傾斜し，過度の叢生が下顎歯列弓で発達することになる(A,B)．

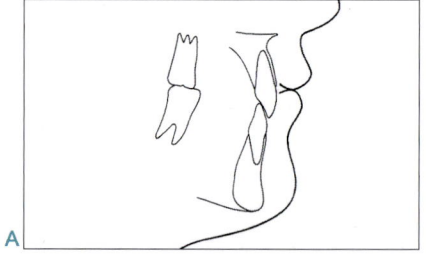

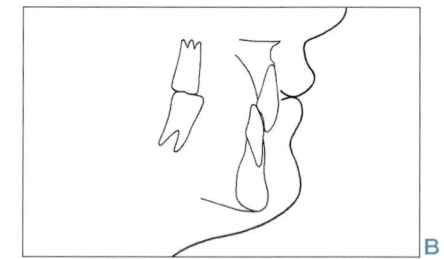

　過蓋咬合に応じた歯槽突起のさまざまな前方拡大を頭蓋骨で示す(図12-7)．セファログラム，およびこれらのレントゲン写真を基にしたトレースでも一目瞭然である(図12-8)．過蓋咬合がClass Ⅰの状況下で展開する下顎前歯の著しい舌側傾斜もトレースで見ることができる(図12-9)．咬合とは関係なく，下口唇が上顎切歯を過度に覆うようになるに従い，過蓋咬合が生じる．それは，すでにある不正咬合の上に，過蓋咬合が重複していくことを意味する．

　初めは，すでにある叢生がさらに増加する．下顎の歯牙が欠損している場合には，下顎の前歯はさらに後方移動するようになり，上顎切歯はさらに口蓋側へ傾斜することになる．そして，上顎切歯の口蓋粘膜と下顎切歯の唇側粘膜への損傷の危険性が増加する．

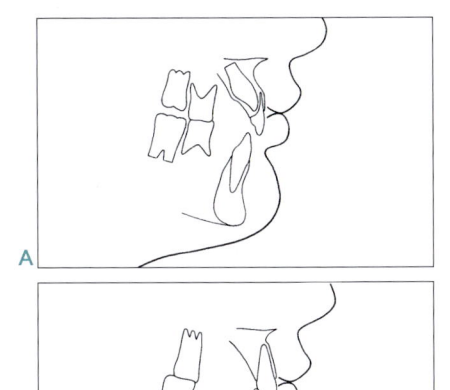

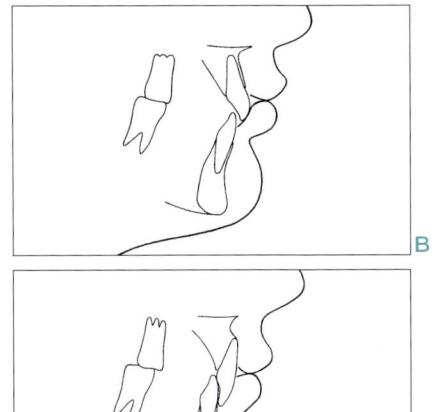

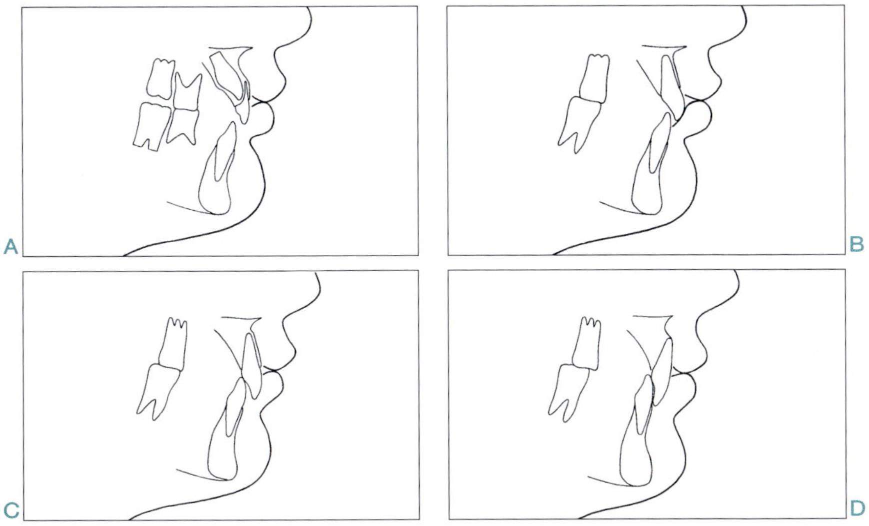

第12章 ClassⅡdivision 2 不正咬合の治療

図12-10
　通常，過蓋咬合が発達しても乳切歯は咬合平面に対してほぼ垂直にある．下口唇による上顎乳切歯の完全な被覆だけが，過蓋咬合が発達するようになることを示している(A)．萌出前に上顎切歯の傾斜は変化しはじめる．萌出の後に，下口唇との過度の接触が，それらの段階的な口蓋側傾斜および過剰萌出を導く(B,C)．その上顎切歯と下顎切歯の接触が，下顎切歯の舌側傾斜と過蓋咬合のいっそうの増大を導く(D)．

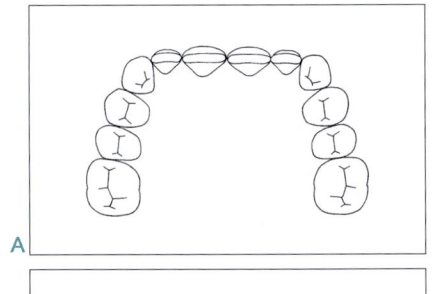

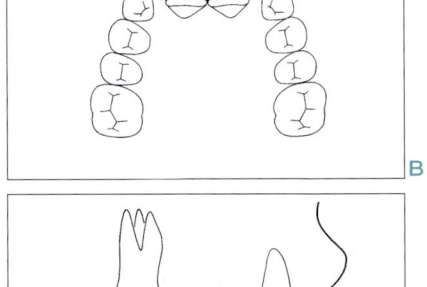

図12-11
　発展的な過蓋咬合のタイプは，上顎骨前歯部の空間的な状況による(D)．タイプA：余分なスペースがある場合には，全切歯4本が口蓋に傾斜し，ほぼ直線に排列するようになる(A)．タイプB：余分なスペースがない場合には，中切歯の口蓋側傾斜は側切歯のスペース不足を導き，側切歯は唇側に傾斜し，下口唇は口蓋側に位置するようになり，それが唇側への傾斜をさらに増大させる結果となる(B)．タイプC：叢生がある場合には，上顎乳犬歯は早期に喪失し，その後継永久歯は歯列の外側に萌出することになる(C)．[212]

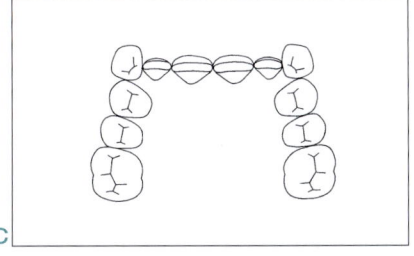

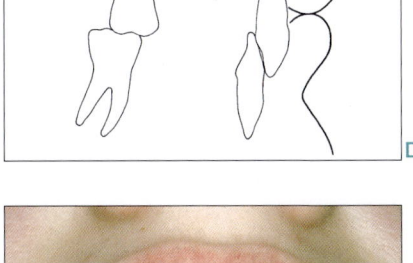

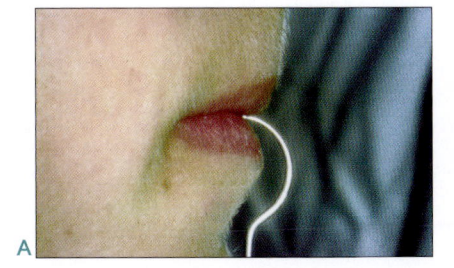

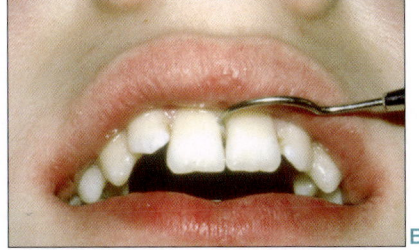

図12-12
　安静時に予告なしに上口唇を持ち上げてみると，下口唇による上顎切歯の被覆度合いが明らかにになる．探針あるいは歯周用プローブを使うと，より正確な評価をすることができる．

　上顎中切歯の萌出前後に過蓋咬合で起こる傾斜の変化を図12-10で図解する．主として歯列弓の空間的な状況が，どのタイプの過蓋咬合に発達するのかを決定する(図12-11)．
　下口唇による上顎切歯の被覆の度合いは，容易に評価できる(図12-12)．このような評価は，すべての患者に定期的に行うべきであり，特にClassⅡdivision 1不正咬合をもつ患者には必要である．この手順を無視すると，表面上は適切に治療されたClassⅡdivision 1不正咬合の患者に，結果として過蓋咬合を助長させる可能性がある(図12-13)．
　A型の過蓋咬合をともなうClassⅠ不正咬合の治療において，口唇の被覆に対して適切に注意を払った症例を，図12-14に提示する．

オルソドンティック コンセプト ＆ ストラテジー　185

第12章　Class II division 2 不正咬合の治療

図12-13

　10歳4か月の男子は，小臼歯歯冠幅1歯分の遠心咬合をともなうClass II division 1 不正咬合を有していた．下口唇は過剰萌出した上顎切歯の口蓋側に位置していた．下顎切歯は舌側に傾斜していた(A,B)．ヘッドギア，上顎用プレート，そして下顎にリップバンパーを使って治療した．しかしながら，装置の装着は不規則であり，使い方も間違っていた．たびたび大臼歯バンドはゆるくなり，プレートは何度も壊れ，ワイヤーは頻繁に変形された．そのうえ，口腔衛生は不良であった．したがって，トラブルの少ないアプローチとして，プレートとリップバンパーをアクチベーターに取り変えた．ヘッドギアはそのまま残し，アクチベーターとともに装着した．これらの限られた手段により，2年間の治療後には，正常咬合をともなう外観上許容できる結果が得られた．しかしながら，上顎切歯は直立しすぎ，被蓋は深すぎた(C,D)．治療終了時，下口唇が上顎切歯を過度に被覆していることに気づかなかった．それは，上顎切歯の過剰萌出を初期の診断で見落したのと同様であった．保定治療は続かず，1年後には上顎中切歯は口蓋により傾斜し，オーバーバイトは増加していた(E,F)．その時点で，下口唇の上顎切歯への過度の被覆が検証された(G,H)．2年6か月後の口腔内写真は，右側側切歯を除く上顎切歯がさらに口蓋に傾斜し，オーバーバイトが増加していることを明らかにしている．これにともない，下顎切歯は舌側に傾斜し，叢生が下顎の前歯部領域で発達していた．しかしながら，しっかりと正常咬合の咬頭嵌合における堅固な嵌頭咬合は維持されていた(I,J)．
　3年後の18歳10か月時，状況はさらに悪化していた(K,L)．[215]

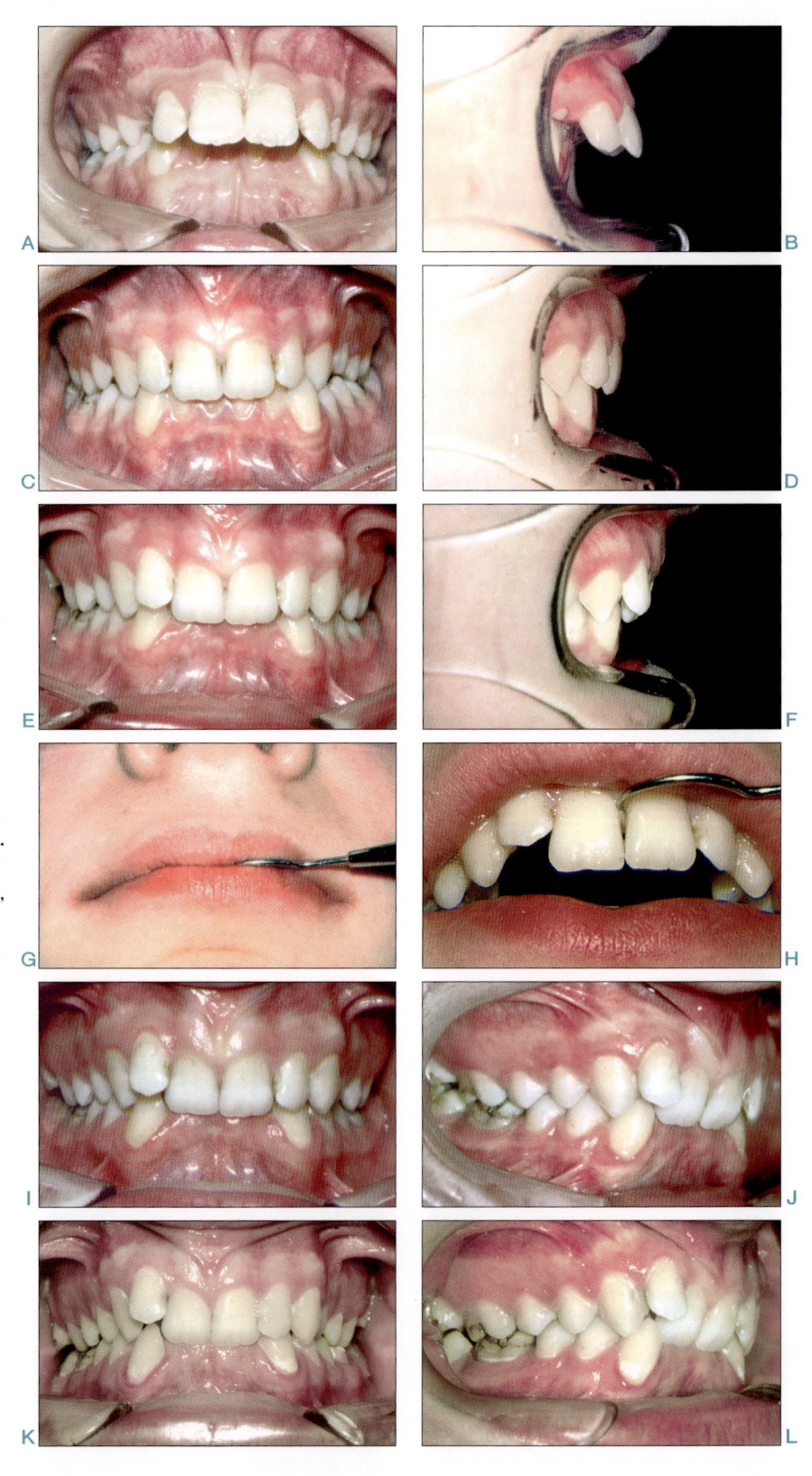

186　オルソドンティック コンセプト & ストラテジー

第12章　ClassⅡdivision 2 不正咬合の治療

図12-14

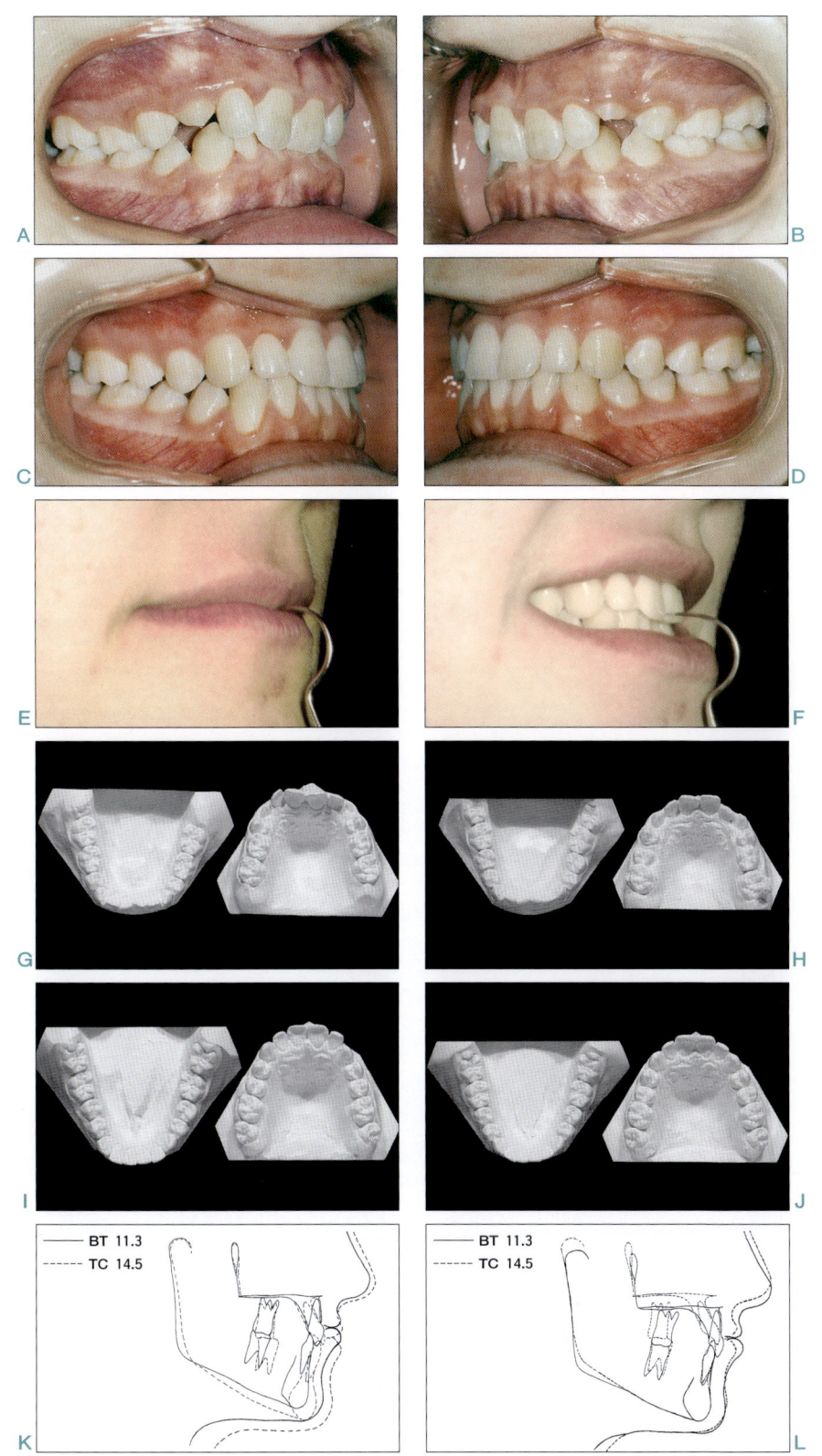

　11歳3か月の女子は，過蓋咬合をともなうClass I 不正咬合で，上顎中切歯および左側側切歯が口蓋側に傾斜していた．下顎切歯は舌側傾斜し，叢生状態にあった(A,B,G)．サービカルヘッドギアを，上顎第一大臼歯に挺出力を加えて下顔面高を増加するために装着した．前歯部バイトプレーンと口蓋に傾斜した3本の切歯に掛けるクロウクラスプを付けた上顎プレートとを使って，下口唇が上顎切歯の唇側面と接触するのを防ぎ，過蓋咬合を減少させた．その後，固定式装置を下顎に装着したが，バイトプレーンが唇側に移動する自由を与えたために，下顎前歯は自然発生的に位置を改善していた．さらに，過蓋咬合は消失し，Speeの湾曲は平らになっていた．したがって，下顎では小さな改善だけを固定式装置によって行えばよかった．下顎歯牙がすべて整列するまで，固定式装置は上顎に装着しなかった．幸いなことに，上顎切歯は，それ以上トルクをかける必要はなかった．下口唇が上顎切歯の唇側面に接触するのを制限したため，上顎切歯の根尖は自然に口蓋方向へ動き，歯牙は正しい傾斜を得たのである(H)．しかしながら，まだわずかに圧下が必要であった．3年間の治療の後に，すばらしい結果が得られた(C,D,I)．ストミオンは正しく位置していた(E,F)．治療開始前(G)，下顎に固定式装置を装着する前(H)，動的治療終了時(I)，2年後(J)に作った歯列模型は，歯列弓が十分に大きいので全歯牙を受け入れることができたことを示している．ヘッドギアと上顎のプレートを使った治療中に起きた自然発生的な改善でもっとも注目に値するのは，上顎切歯の傾斜における変化であった(G,H,K,L)．
　これらの記録は，治療開始時(BT)と治療完了時(TC)に採得したものである．

オルソドンティック コンセプト & ストラテジー　187

第12章　ClassⅡ division 2 不正咬合の治療

図12-15

　13歳6か月の男子は，タイプBの過蓋咬合，小臼歯歯冠幅1歯分の遠心咬合，過蓋咬合，およびClassⅡ division 2 不正咬合を呈していた．アーチレングスディスクレパンシーは下顎で−4mm，上顎で3mmであった(A,B)．サービカルヘッドギア，バイトプレート，および固定式装置を使った2年2か月間の治療の後に，良好な結果が得られた．保定のために，プレートを上顎に，犬歯間バーを下顎に使用した．リテンションプレートは，6か月間は昼夜使用し，さらに3年間は就寝時のみ使用した．18歳2か月時，保定が完了し，下顎の犬歯間バーを取り外した(C,D)．5年後の23歳2か月時，咬合は維持され，切歯の位置と傾斜は目につくほど変わってはいなかった(E,F)．結果の安定性はストミオンの位置の改善に関係し，下口唇は上顎切歯を過度に覆っていなかった(G,H)．保定終了から17年後の35歳4か月時，咬合にはあまり変化が見られない(I,J)．

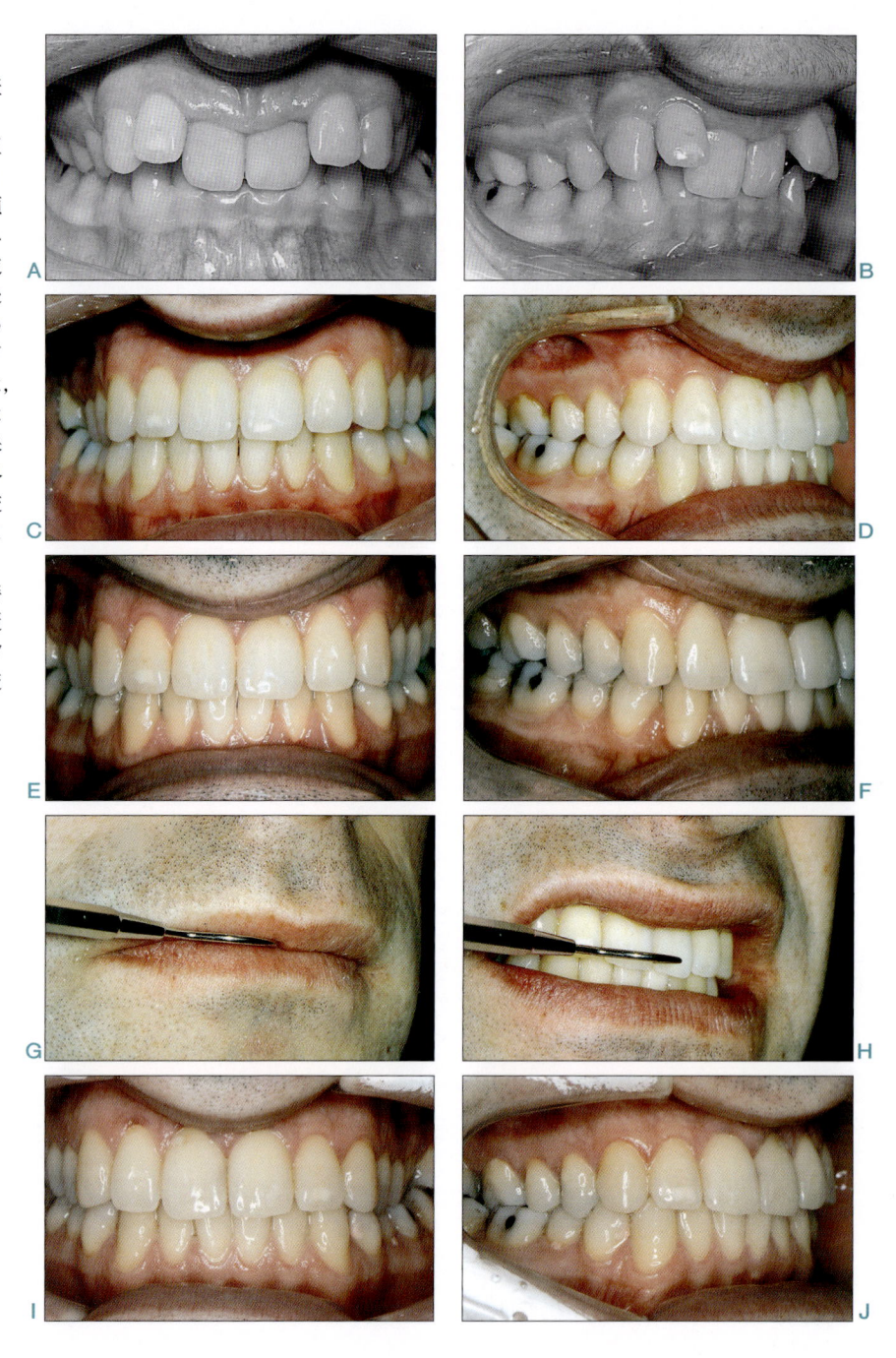

　図12-15はB型の過蓋咬合をともなうClassⅡ division 2 不正咬合の治療を示している．すべての過蓋咬合と同様に，長期の治療結果は，主として治療終了時の上顎切歯に関連するストミオンの位置が左右する．

　実際に，過蓋咬合治療の目的は，その原因である下口唇による上顎切歯の過剰な被覆を，初めから，そして1日24時間排除することにあるといえる．その目的のためにもっともよい装置は，バイトプレーン付き上顎プレートであり，それを取り外してよいのは洗浄の時だけである．同時に，必要ならば上顎中切歯を圧下することもできる．下顎の歯牙を固定式装置で排列させた後には，それらは上顎歯を適切な位置に保つためのオクルーザルテンプレートとして役立てることができる．

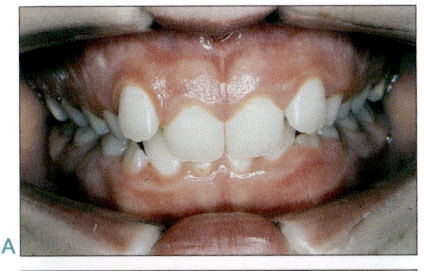

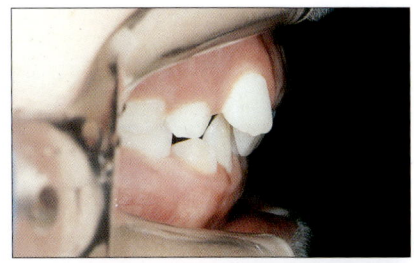

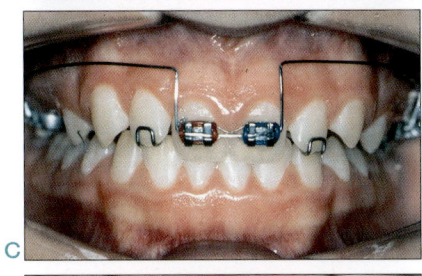

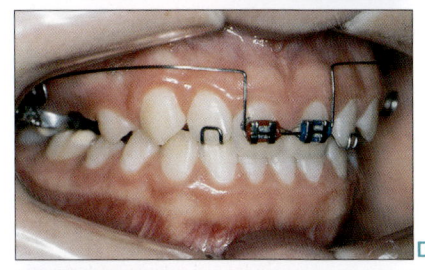

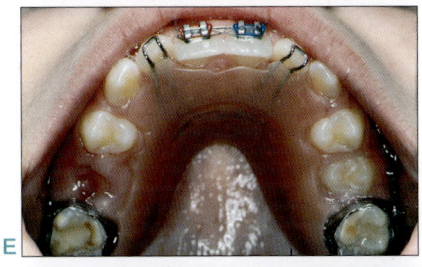

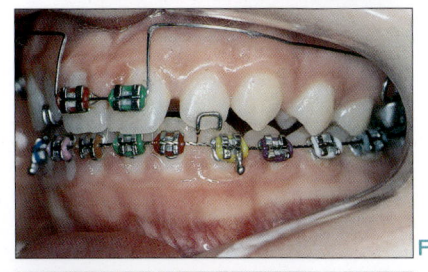

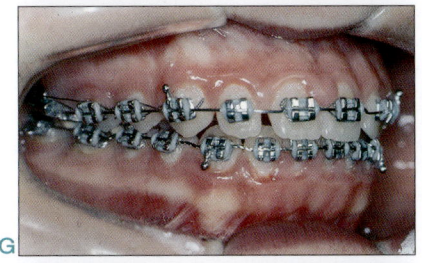

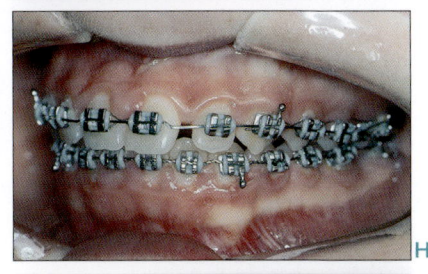

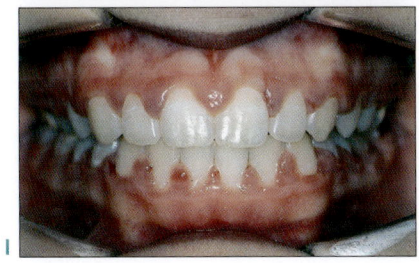

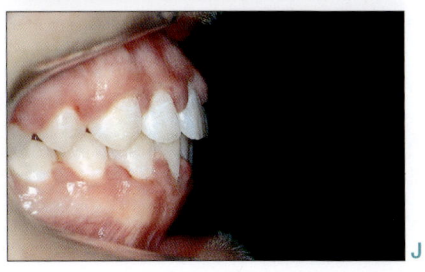

第12章　Class II division 2 不正咬合の治療

図12-16

10歳2か月の女子は，タイプBの過蓋咬合，小臼歯歯冠幅1歯分の遠心咬合，およびClass II division 2 不正咬合を呈していた(A,B)．サービカルヘッドギアを装着し，咬合を改善して，下顔面の垂直的な発達を促した．さらに，上顎側切歯にクロウクラスプの付いたプレートを装着した．数か月後に，ブラケットを上顎中切歯に接着し，軟らかいレクタンギュラーアーチワイヤーにより，これらの歯牙を前方に押し出して圧下させた(C,D)．プレートは第一大臼歯に掛けたクラスプで固定させ，同時に唇側面にある人工のコンポジットレジンアンダーカットによって，クロウがしっかりとした維持を与えた(図3-11, 3-12を参照)．このアプローチには，ほかにも"レール"機構を働かせ，乳臼歯が交換している間もプレートが使用でき，プレートはほとんど不快感を引き起こさなかった(E)といった，いくつかの利点があった．そのうえ，前歯切端の接触が解かれ，下顎歯牙は，バイトプレーンの上を自然によい位置に移動できた．固定式装置で下顎歯列弓に残っている叢生を改善する間，バイトプレーンは垂直なサポートを前歯に与え，後方歯の咬合を離開させた(F)．上顎の固定式装置は，短期間だけ必要であった(G,H)．治療の目標は達成された(I,J)．

　図12-16では，Class II division 2 不正咬合の治療が示されている．原因となる要素が治療開始直後から排除され，歯列は自然発生的な改善という最善の方法の恩恵を受けた．上顎プレート上のバイトプレーンは，下顎切歯の唇側移動ならびに叢生の自然発生的な改善に対して自由を与える．さらに，下顎歯列を理想的に排列するための固定式装置を装着する前にSpeeの湾曲を平坦化する．バイトプレーンをその治療段階中に使用すると，下顎切歯の挺出を妨げ，後方部における歯牙移動にともなう歯牙接触による咬合干渉を防ぐことができる．そのうえ，バイトプレーンは，上顎切歯が下顎歯のブラケットに接触するのを防ぐことができる．

第12章　Class II division 2 不正咬合の治療

図12-17

16歳6か月の男子は，タイプBの過蓋咬合をともなうClass II division 2 不正咬合を有していた．サービカルヘッドギアは使用せず，上顎第二大臼歯を抜歯して，部分的な固定式装置を使って第一大臼歯を遠心移動することに決めた．固定源のため，および下口唇を上顎切歯の唇側面に接触させるために，上顎プレートを使用した．中切歯に掛けたクロウクラスプと，犬歯に掛けたクラスプ機能をもつリテンションアーチがしっかりとプレートを保持した．しばらく後に，固定式装置を下顎に装着した(A-D)．上顎第一大臼歯はレクタンギュラーワイヤーのセクションにセンタロイコイルスプリング（GAC International, Bohemia, New York）を使って遠心移動した．プレートは，前歯と第一小臼歯にしっかりと接触していたが，第二小臼歯は，プレートのアクリリックレジンの縁に沿って遠心に移動するようにフリーにしてあった．第二小臼歯は，自然に遠心方向へ移動した(E,F)．

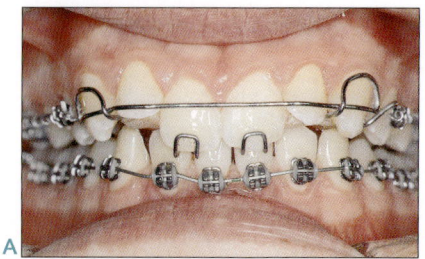

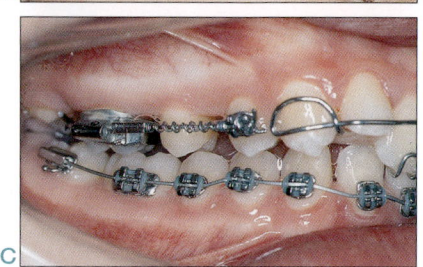

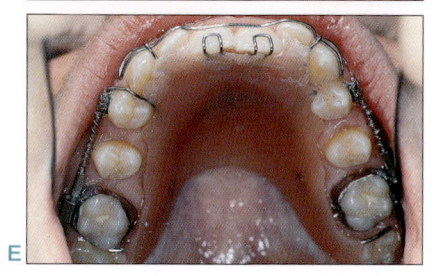

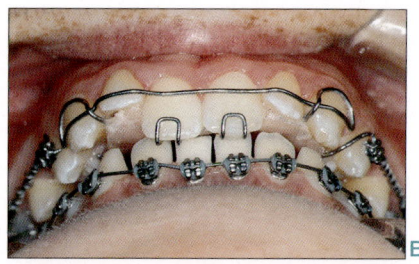

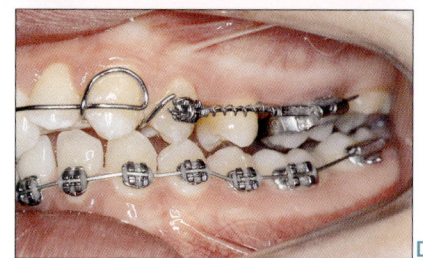

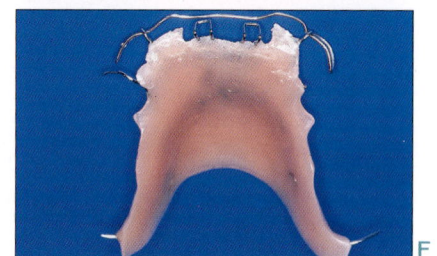

　顔面整形外科的なサポートがなく治療した患者では，歯列弓内で歯牙を動かして咬合が変えられているが，過蓋咬合の治療に対するものと同じ配慮や規則を適用する．上顎小臼歯を抜歯した患者（図12-2）や，上顎第二大臼歯の先行的抜歯の有無にかかわらず，上顎第一大臼歯を正常咬合関係に達するように遠心移動させた患者にも，同じことが当てはまる（図12-17）．過蓋咬合が，歯列弓内へ移動させなければならない埋伏上顎犬歯と組み合わさった時には，その治療は同じ概念と方針に従うことができる（図12-18）．

　過蓋咬合は防ぐことができず，早期治療はあまり意味がない．なぜなら，乳歯の交換が終了し，後方歯が安定した咬合となる前に，治療を終わらせることができないからである．時期尚早の治療は，それらすべてが関連した不利益をともなう，いたずらに長い治療につながる．しかしながら，顔面成長が終了する前に治療をはじめるべきであることは確かである．さもないと，下顔面の垂直的な発達を促進する試みは，ほとんど効果がなくなることになる．

　また，Class II division 2 不正咬合では，第二乳臼歯を喪失する前に治療をはじめることで，遠心咬合の調整にリーウェイスペースを使用できる．

　治療の開始が遅すぎて顔面成長に影響を及ぼすことができなくなるという危険性は，たとえ後方歯の交換が終了していても，男子には当てはまらない（図12-2）．しかしながら，女子ではこれは疑いなく起こる．女子は，青年期の成長スパートを男子よりも平均2年早く経験するからである．したがって，女子では治療開始が遅すぎることの危険性を過小評価するべきではない（図12-1）．そのうえ，思春期・青年期の成長スパート開始の年齢は，男女ともにここ50年間で徐々に下がってきている．

　顔面成長がかなり長い間，女子よりも男子で続くという事実は，保定の計画に関係する．第8章で説明したように，女子は15歳，またはそれよりも早く顔面成長を終了していた．実際に，顔面成長が終了した後は，女子における顔面整形外科的な改善が失われることはない．しかしながら，男子では，顔面の成長は20歳，あるいはそれよりも遅くまで続くことがあり，保定を適用しない場合には，下顔面高における増大が部分的に失われることがある．

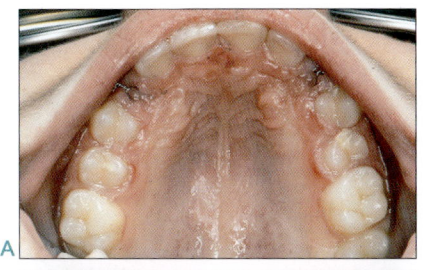

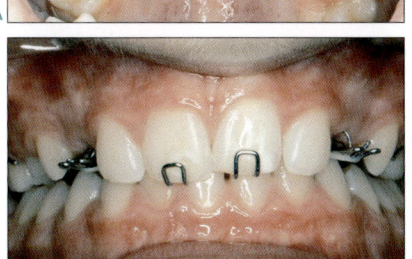

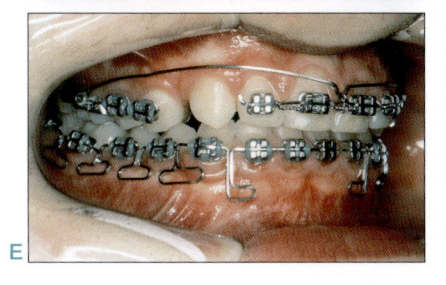

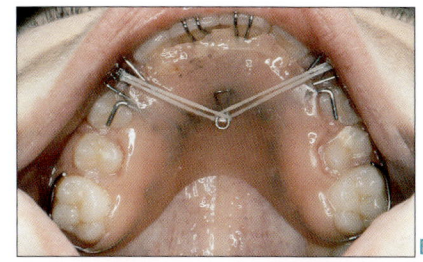

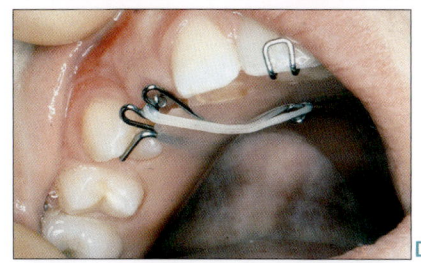

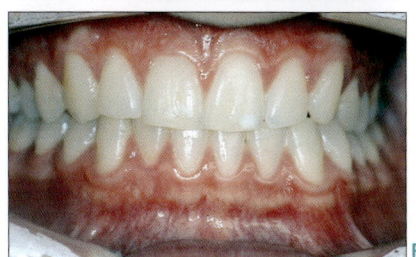

第12章　Class Ⅱ division 2 不正咬合の治療

図12-18

　埋伏犬歯をともなう過蓋咬合の患者では，これらの歯牙を歯列弓の適所へ移動させるためにプレートを利用することができるが，それについては，第11章で詳細に説明したとおりである．この手順に従って行う時には，咬合面レストは第一小臼歯に置くべきであり，アクリリックレジンプレートの辺縁は，反作用力のコントロールのためによく適合させるべきである（A-D）．この患者では，上顎切歯は，切歯4本のブラケットに挿入したセクショナルワイヤーの中央に結びつけたベーシックなイントルージョンアーチによって圧下させた．第一大臼歯の遠心傾斜を防ぐために，セクショナルワイヤーを後方部に装着した（E）．その後，固定式装置を上顎犬歯と下顎歯牙に追加することによって，良好な結果が得られた（F）．

　したがって，男子は顔面の成長が終了するまで，バイトプレーン付き保定プレートを就寝時には装着し続けるべきである．ほとんどの患者が，夜間のリテンションプレートの装着を何年間もよく受け入れてくれることが経験的に明らかになったが，それには，プレートがぴったりと適合し，不快であってはならない．よいデザインで，うまく製作されて，よく適合しているリテンションプレートは，何年間も機能することができ，1年に一度再点検すれば十分である（第18章を参照）．下前顔面高が小さく，水平方向への成長パターンを有する患者では，保定期間を特に長くする（図12-19）．

　顔面の成熟および加齢につれて上口唇は次第に長くなり，ストミオンは下がる．[144,232] 治療終了時に下口唇が上顎切歯の唇側面を過剰に覆っている患者では，リテンションプレートの使用期間を延長させると，長期の安定性が保たれる．

　口腔清掃が良好に維持されるならば，患者が30歳になるまでケイナインバー（犬歯間舌側バー）を取り外すべきではない．[41] 堅固な咬頭嵌合が確立されていない場合には，小臼歯が舌側または頬側に転位することがあるので，リテンションワイヤーを接着して保定すべきである．

　過蓋咬合の治療で特に重要な点は，治療終了後，話したり笑ったりしている時に上顎前歯がどのくらい目に見えるかということである．上顎切歯の圧下は，顔の生気，魅力，および人を引きつける力の減少に通じることがある．歯牙の可視度がそれらの点で大きな役割を果たしているからで（図12-20），これが，下顔面高の増大化のほうが上顎切歯の圧下よりも，ストミオンの位置の変動として好まれる理由の1つである．以前に示したように，サービカルヘッドギアおよびバイトプレーン付きのプレートは，その目標に達するためのすぐれた手段である．

　大きい力は，歯を動かすために必要ではない．動きが妨げられなければ，5gの持続する力で十分である．[234] 過蓋咬合は顔面筋が弱い人でも発達する．しかしながら，強くて厚い顔面筋，小さい下顔面高，短い上口唇，および水平な発育パターンを有する人は，過蓋咬合がより発達する傾向がある．

オルソドンティック コンセプト & ストラテジー　191

第12章　Class II division 2 不正咬合の治療

図12-19

特に小さい前顔面高と水平な下顎下縁を呈する患者では，前方部にバイトプレーンが付いたリテンションプレートを，顔面の成長が完了するまで就寝時に使用すべきである(A)．女子では15歳頃まで，男子ではもっと長くて，時には22歳までも，という考えである(B,C)．下顎のリテンションワイヤーまたは犬歯間バーは，より長く維持するべきであり，望ましくは，患者が30歳になるまで取り外すべきではない(D)．

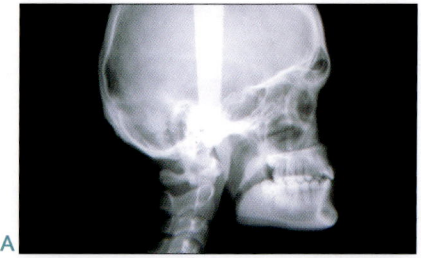

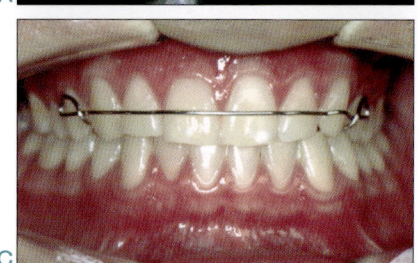

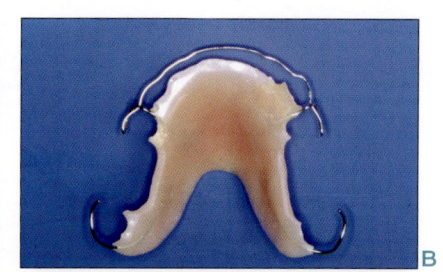

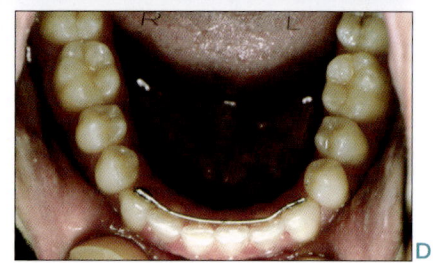

図12-20

上顎切歯の圧下は，治療後に患者が話したり笑ったりしている時に，前歯が十分に見えないという危険性を含んでいる．したがって，治療開始時よりも治療後のほうが顔貌の魅力が薄れることもある(A,B)．この問題は，短い上口唇を有し，下顔面高の増加ができなかった患者に特に影響する．実際に，治療終了時の歯列は魅力的に見え，ストミオンも正しく位置しても，総合的な結果は完全に満足できるものではなくなる(C,D)．

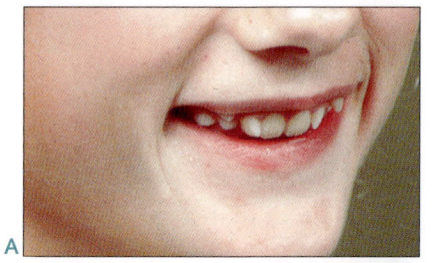

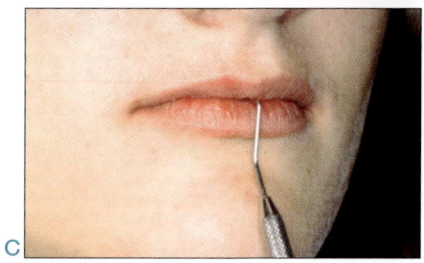

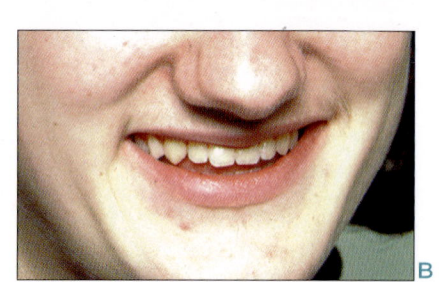

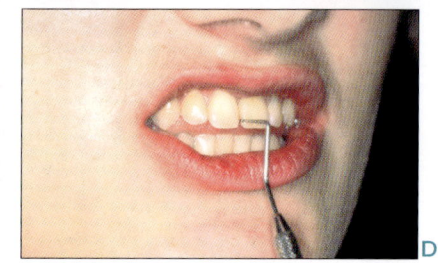

　過蓋咬合の原因，すなわち下口唇による上顎切歯の過度の被覆を，治療開始直後から排除すると，多くの自然発生的な改善が起こる．このアプローチに従うと，上顎切歯にトルクをかけることを必要としない場合が多い．これは重要な利点で，下口唇で被覆されている上顎切歯にトルクをかけると，下口唇の圧力がトルクの力を打ち消してしまう．このことは，これらの歯牙の動揺を生む結果となり，歯根吸収の危険性の増大に関連することになる．

　最後に，外観上著しい叢生が見られても，過蓋咬合を有する患者では，下顎第一大臼歯の近心の歯牙の抜歯は避けるべきである．この叢生の大半は，下顎前歯の舌側傾斜によって引き起こされる過蓋咬合の二次的な結果である．

非対称の治療

歯列における非対称は，顔面骨格の左右間の差異や歯牙の位置の相違，またはその両者によって引き起こされることがある．

顔面骨格の著しい非対称は外科的手法と仮骨延長術によってのみ改善できる．[79,93,125] しかしながら，顔面の軽い非対称は，普通は問題ではない．歯牙の位置の非対称は，歯列弓内の歯牙移動によってカモフラージュできる．

歯牙の位置の非対称は，歯牙が形成される場所の錯誤，乳歯の早期喪失，永久歯の先天性の欠損もしくは抜歯によって引き起こされた歯牙の移動によるものである．歯牙の位置における非対称は，側方力のかかる嚙み方をともなっていることが時にある．

一般には，非対称の外科的改善は顔面骨格の成長が完了するまで待たなくてはならないが，仮骨延長術はそれより前に行うことができる．歯列弓内の非対称の改善は，後方歯の交換が完了する前にはじめることが望ましい．

それにより，乳臼歯と小臼歯の歯冠幅の違いを改善に利用できる．さらに，第一大臼歯の移動もコントロールできる．第三大臼歯以外の全永久歯が完全に萌出するまで治療を遅らせると，治療はより複雑になる．

非対称の歯牙の位置を最初に修正すると，矯正治療は容易になる．その目的のために，非対称型ヘッドギア，可撤式プレート，パラタルアーチ，およびリップバンパーを使うことができる．Crefcoeur装置は，歯牙をグループとして移動させたり，歯列弓内に局所的なスペースを獲得したりするのに特に適している．

まず初めに，非対称のさまざまに異なる原因に関して，そして非対称の咬合をいかにして改善するかについて理論的に述べる．次に，さまざまな状況と治療方法を提示する．外科矯正もしくは仮骨延長術を必要とする顔面骨格の著しい非対称の治療については論議しない．

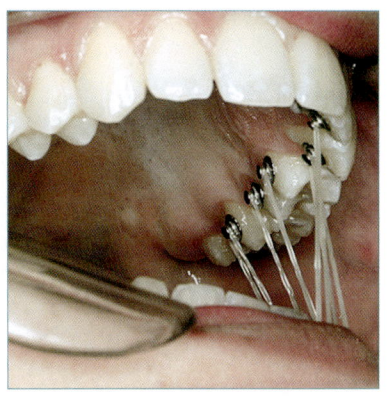

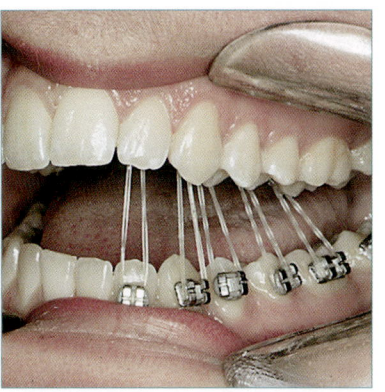

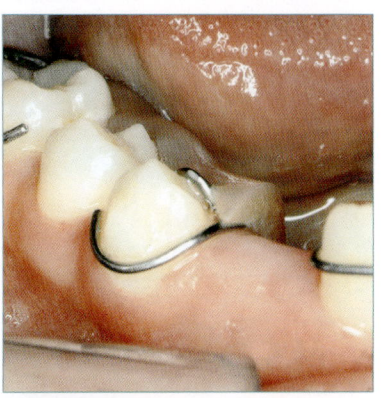

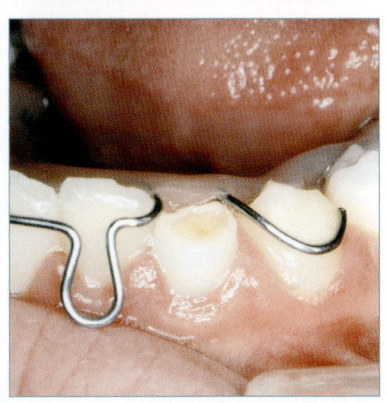

13

オルソドンティック コンセプト ＆ ストラテジー

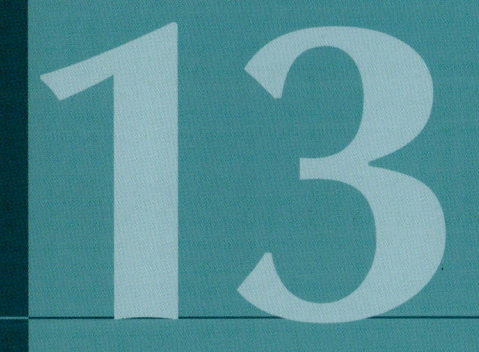

第13章　非対称の治療

図13-1
　ほとんどの人では，顔面骨格はわずかに非対称であり[173]，筋肉その他の軟組織はしばしば左右側で異なる．側頭窩の位置が左右対称でないために，下顎は非対称に位置することがある．さらに，下顎骨自体が非対称なことがある(A)．通常，顔面と上顎骨のなんらかの非対称は，下顎骨の非対称に関連している(B)．顔面下部の非対称では，通常，下顎骨両側の大きさと形の双方が異なっている(C)．顔面の非対称は前方から見れば判定できる(D)．歯牙の位置は顔面骨格の非対称に適応する．歯槽骨の代償機構は骨格の非対称を補うことができる．

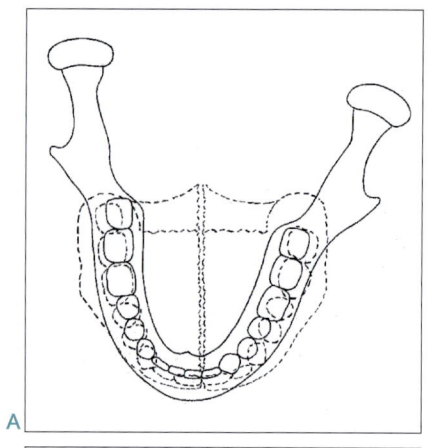

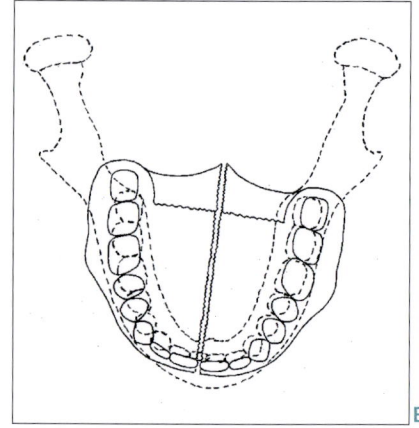

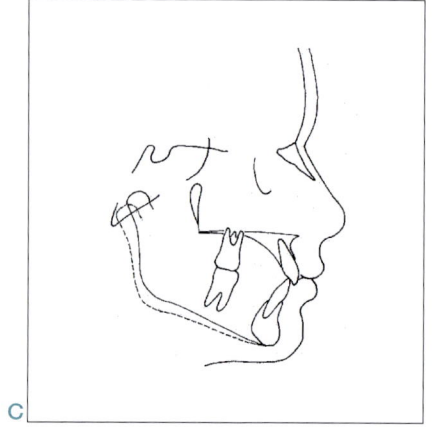

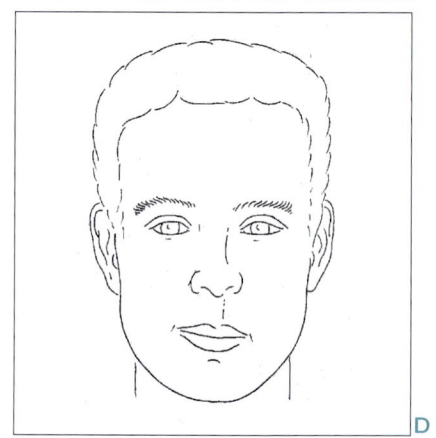

図13-2
　理想的な状況の概略図を示している(A)．顎骨のサイズまたは位置の非対称は，Class II division1 subdivision(B)，Class II division2 subdivision(C)，またはClass III subdivision(D)などのような，咬合位における偏位を引き起こすことがある．顎骨または後方歯の咬合の非対称がなくても，両顎歯列弓のミッドラインが偏位することもある．

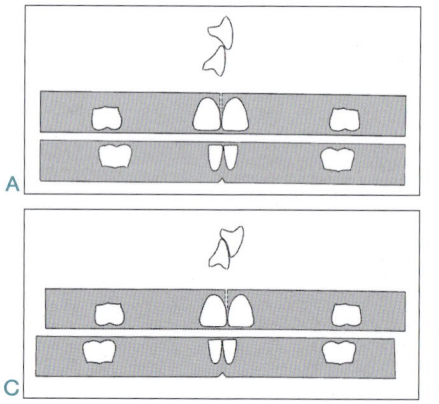

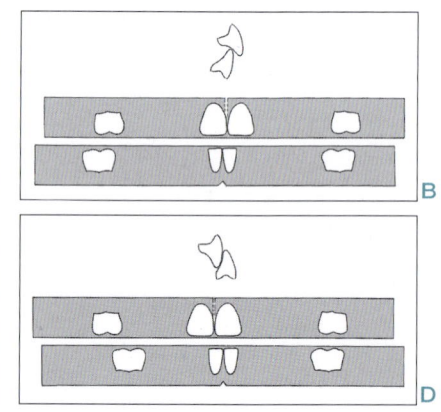

　顔面骨格の非対称は，下顎骨の偏位によってもっとも頻繁に引き起こされるものである(図13-1)．歯列の非対称は，歯牙が形成される位置が偏位した結果として生じるが，さまざまなバリエーションで起こる(図13-2)．両者の組み合わさったものには，かなり頻繁に遭遇する．[22,96] 歯列弓の非対称は乳歯の欠損によって，二次的に発展したり増加したりする可能性がある(図13-3)．同じことが，永久歯の先天性欠損と抜歯にもいえる(図13-4)．
　非抜歯症例で，全体的な固定式装置を適用する前に歯牙位置の非対称を改善することには，明確な利点がある．Crefcoeur装置には，1.2mmのステンレススチールの硬いスプリングが付いており，特にその目的に適している．

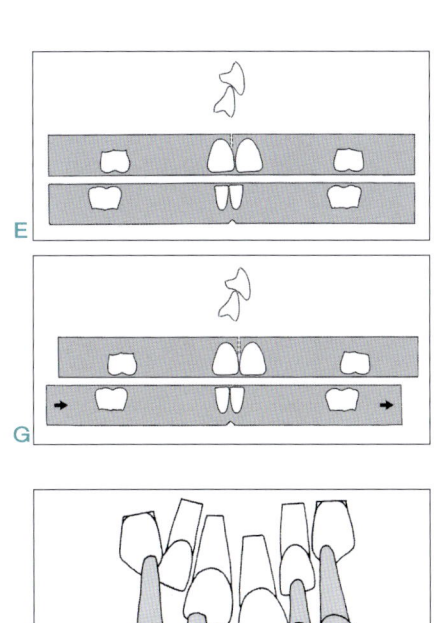

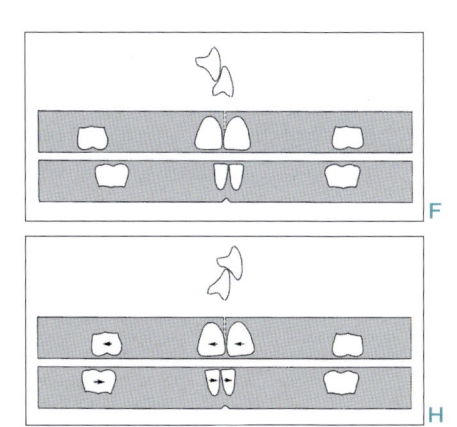

第13章 非対称の治療

図13-2（続き）
そのような非対称は，下顎または上顎前歯の位置，または両方の組み合わせによっても起こることがある．また，臼歯が非対称に位置する時は，ClassⅡ subdivision(E)またはClassⅢ subdivisionが生じる結果となる(F)．非対称を外科で改善する場合には，歯牙の移動を少なくすることができる(G)．それほど非対称が著しくない症例では，顔面成長に影響を及ぼす努力により，歯牙移動で許容できる結果を導くことができる(H)．

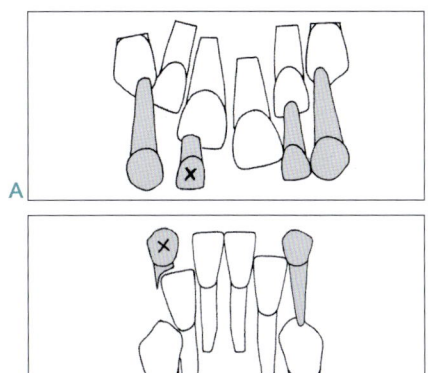

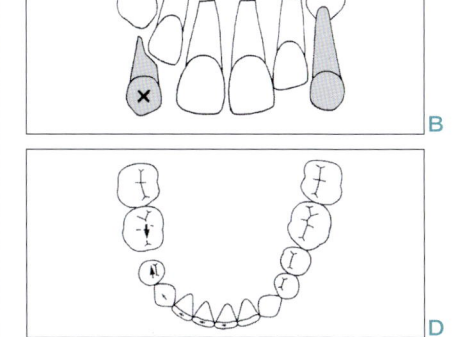

図13-3
通常，乳前歯の早期喪失は叢生の前兆である．上顎中切歯が萌出する時に上顎乳側切歯は歯根吸収を起こし(A)，側切歯が萌出する時に乳犬歯が歯根吸収を起こすことがある(B)．後者は上顎より下顎に頻繁に起こる(C)．[87] 乳臼歯の早期喪失は，大抵はう蝕によるものであるが，歯牙の移動が生じ，その結果として咬合の非対称を生じることがある(D)．

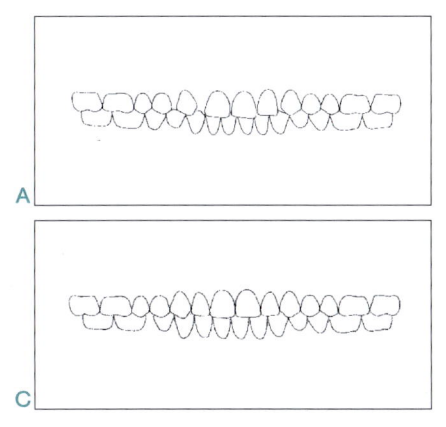

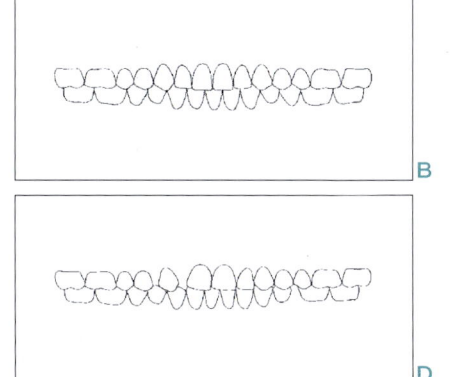

図13-4
上顎右側側切歯の欠損は残りの3切歯の右側への傾斜を生むこととなるが，歯根は正中縫合を越すことはない(A)．しかしながら，下顎では切歯は正中平面を越すことができる(B)．下顎第二小臼歯の無形成は，その近遠心の歯牙の移動につながる(C)．上顎右側側切歯と下顎左側第二小臼歯の先天性欠損は，正中線の偏位に対して累積的な影響を及ぼす(D)．

第3章で説明したように，Crefcoeur装置の硬いスプリングを使うと，歯列弓のセグメントはかなりの距離にわたり，互いに押し離すことができる．しかしながら，それにはプレートのしっかりとした固定源が必要である．コンポジットレジンの人工的なアンダーカットを歯冠の頰側面に置くと，3/4クラスプのしっかりとした固定を得ることができる．
咬合面レストは，プレートを支持し，粘膜に対する圧力を防ぐことになる．プレートの分離部に隣接する歯牙の強固な維持と支持が不可欠であるのは，応力が主としてこれらの歯牙に働くからである．しかしながら，応力はプレートが取り囲むセグメント内の全歯牙に伝えられなければならず，そのためには，装置の全体的な適合と固定を必要とする．軟組織を傷つけたり炎症を起こしたりせずに活性化させ，形を変えることができるように，硬い1.2mmのワイヤーは，アクリリックレジンや口蓋，下顎の粘膜から十分に離すべきである．

第13章　非対称の治療

図13-5

小臼歯歯冠幅半分の遠心咬合が片側だけにあり，同側に上顎第三大臼歯もある場合には，上顎第二大臼歯の抜歯および第一大臼歯とその近心にある歯牙の遠心移動はよい解決策となり，わずかな歯列弓の変形の場合には特に適応する(A,B)．ClassⅡdivision 1 不正咬合では，抜歯側の第一大臼歯を遠心移動し，同時に顔面成長をコントロールするためにサービカルヘッドギアを使うことができる．ヘッドギアを非対称にする必要はないが，力を大きくしすぎてはいけない．非抜歯側の大臼歯はあまり移動したように見えない．犬歯部に片側的な叢生があり，同側に小臼歯歯冠幅1歯分以上の遠心咬合がある歯列では，上顎第一小臼歯の抜歯はよい選択である(C,D)．

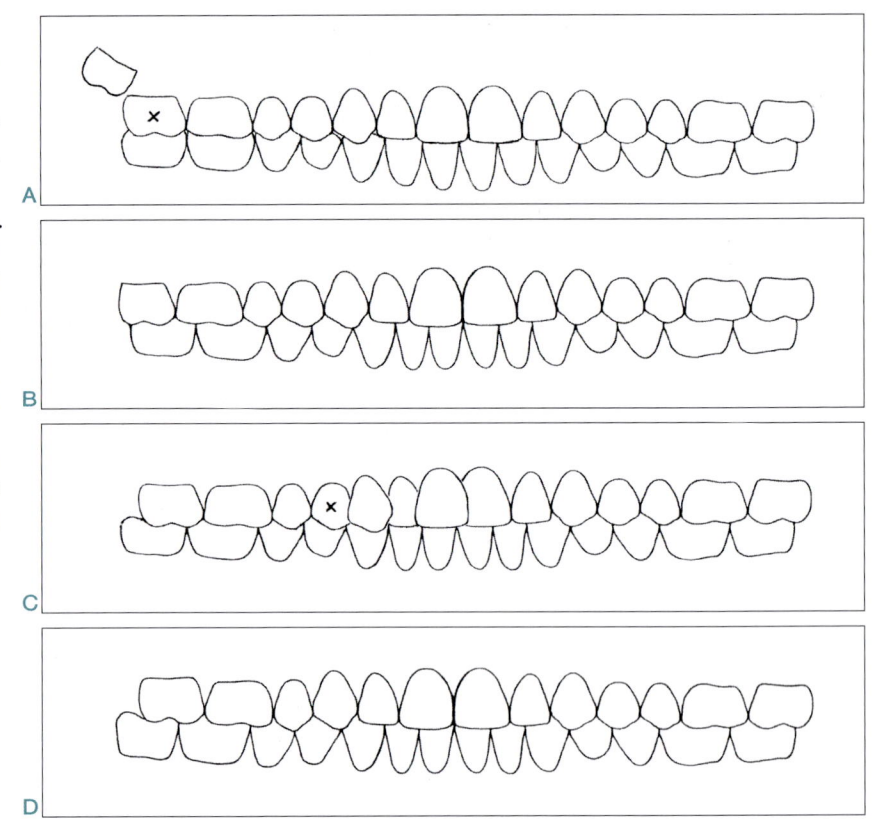

さらに，プレート後方部のループは硬いスプリングが活性化できるようにアクリリックレジンから十分に離しておく．下顎では，ワイヤーは舌側粘膜からいくらか離してアクリリックレジンの下に位置させる．Crefcoeur装置を十分に適合させ活性化させると，6週間で1～2mmのスペースを獲得することができる．分離部が拡大することは，歯列弓長が増大したことを示している(図13-9G)．Crefcoeur装置を使うと，歯列弓のどの位置でもスペースが獲得できる．そのうえ，スペースがある所で獲得したら，引き続き同じ装置を使って別の所で獲得できるが，それには構造および特に装置のメタルパーツがその目的に合うようにデザインされていなければならない．アクチベートの位置を変えるためには，拡大した分離部を即時重合レジンで埋め，続いてスペースを獲得する必要のある他の場所に新しい分離部をつくる．実際に，Crefcoeurプレートの固定源は重要であり，アクチベートは簡単ではない．

パラタルバーを上顎大臼歯に装着することで，これらの歯牙のうちの1本を遠心に動かし，回転させることができる．第二大臼歯と同様に第一大臼歯にも適用できる(図13-17)．

上顎第二大臼歯の抜歯の後にサービカルヘッドギアを使うことによって，隣接する第一大臼歯を反対側の第一大臼歯よりも遠心に動かすことができる．第4章で説明したように，遠心に働く力を反対側よりも大きく片側に加えることができるが，それには動かす側ではアウターボウを頬から離すように曲げて，反対側のアウターボウは短くする．しかしながら，より大きく遠心に働く力を受ける臼歯は，口蓋側への力も受けることになる(図13-18)．

リップバンパーは上顎でも使用できるが，下顎のほうがよりよく作用する．しかしながら，非対称性の遠心に働く力は与えられない．利用可能なスペースが片側の大臼歯遠心のみにある場合には，片側的な移動が起きることになる．

第13章　非対称の治療

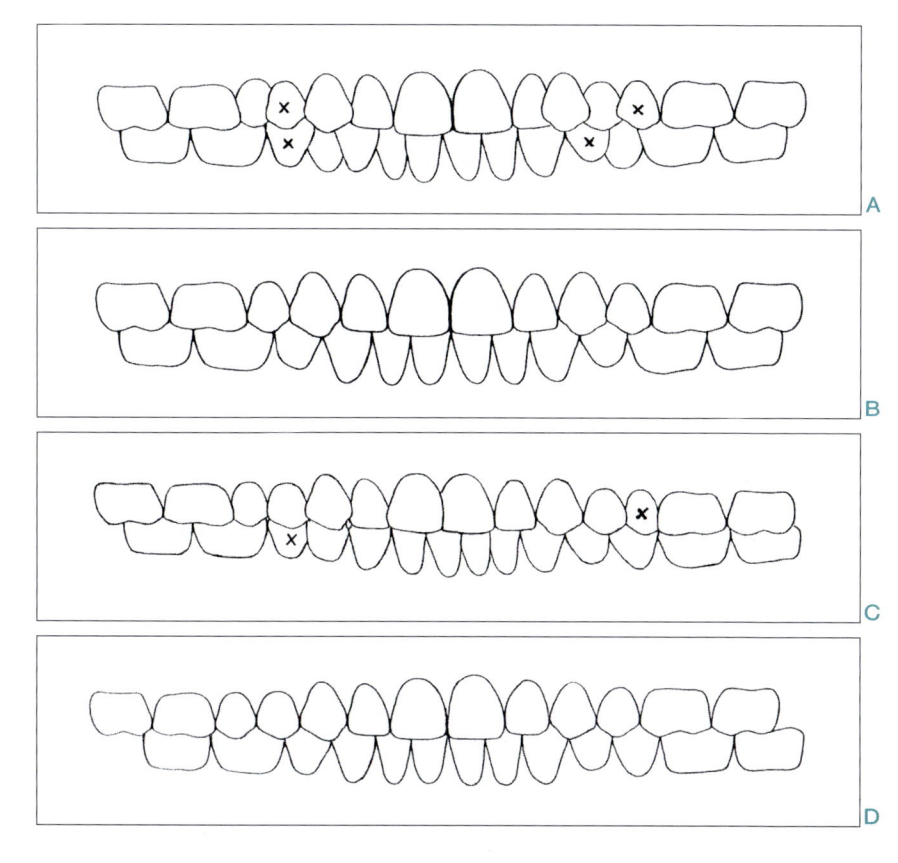

図13-6
著しい叢生の患者では，非対称の抜歯によってより簡単にミッドラインの偏位が改善できる．例えば，左側では上顎から第二小臼歯，下顎から第一小臼歯を抜歯し，右側ではその反対の抜歯をする（A, B）．歯牙を近心に動かさなければならない側で最初に抜歯し，その後で反対側を抜歯することには明らかな利点がある．大きなミッドラインの偏位をともなう状況では，片側の上顎小臼歯の抜歯と反対側の下顎小臼歯の抜歯がよい解決策となる．特に下顎切歯を上顎切歯に対して逆方向に移動させなければならない場合に当てはまる（C, D）．時には下顎切歯の抜歯もミッドラインの偏位をともなう状況では許される解決策ではあるが，上顎切歯の抜歯は適切ではない．

　リップバンパーもしくは0.045インチのアーチワイヤーを上下顎で使用する場合には，Class II エラスティックを片側に掛け，Class III エラスティックを反体側に掛けて非対称な効果を与えることができる．ほとんどの非対称が歯列弓内の叢生と結びついている．抜歯が治療計画に含まれている場合には，時期を変えて計画的な抜歯を行うことによって非対称の改善が簡単にできる．

　後方歯での非対称性の咬合に対しては，良好な形と位置の第三大臼歯がある場合には，片側の上顎第二大臼歯の抜歯がよい解決策であり，特に隣接する第三大臼歯の萌出スペースが十分にない時に当てはまる．その後，この第三大臼歯は，萌出前に前方へ移動して傾斜し，さらなる誘導がなくても歯列弓内の正しい位置に到達することになる（図13-5A, B）．

　非対称の咬合位を改善するために下顎第二大臼歯の抜歯が必要であることはまれであり，複雑な治療を必要とする．上顎第三大臼歯と違って，下顎第三大臼歯が第二大臼歯の抜歯後に歯列弓内のよい位置に達することはほとんどない．そのうえ，Class II 不正咬合では，下顎歯だけの抜歯はほとんど受け入れられていない．非対称が前歯部にある場合には，1本の小臼歯の片側抜歯でよい結果を引き出すことができる．非対称の度合いにもよるが，第一小臼歯もしくは第二小臼歯が抜歯の対象となる．第一小臼歯を抜歯する場合には前歯が遠心に移動するので，特にそのアンギュレーションに注意が必要である（図13-5C, D）．両歯列弓に著しい叢生をともなう非対称で上下左右4本の抜歯が必要である場合には，非対称の抜歯はよい解決策である（図13-6A, B）．両歯列弓内の相対する方向での非対称では，下顎片側1歯の抜歯と上顎反対側1歯の抜歯が，もっともよいアプローチである可能性がある（図13-6C, D）．ここに述べた戦略をさらに説明するために，さまざまな治療手順について，症例により示す（図13-7〜13-16）．

第13章 非対称の治療

図13-7

　16歳4か月の女子は，左側中切歯を除き左側全歯牙の交叉咬合をともなうClass I 不正咬合を呈していた．側方に力がかかるバイトや側方に偏位する咬合が，交叉咬合をしている歯牙の傾斜に影響を与えていた．強固な咬頭嵌合は，下顎歯牙を唇側および頬側に傾斜させ，上顎歯牙を口蓋側に傾斜させる結果となった(A-D)．交叉咬合をしているこれらの歯牙を改善するために，ブラケットとチューブを交叉している下顎歯牙に接着し，ボタンを上顎歯牙の口蓋側に取り付けた(E,F)．エラスティックをこれらの対応している歯牙のアタッチメント間に掛けた(G,H)．エラスティックは歯みがきをする時を除き，1日中使用した．4週間後，側切歯と小臼歯は十分に移動していたので，エラスティックの装着は犬歯と大臼歯だけに続けた．4週間後，これらの歯牙が改善されたので装置を除去した．8か月以上後の17歳1か月時，咬合は後方歯の咬頭嵌合と傾斜を得て改善した(I, J)．咬合が改善結果の安定性を保証したので，保定は適用しなかった．5年後の22歳0か月時，状態はまだすぐれた状態であった(K,L)．

　良好な咬頭嵌合をもたない交叉咬合の症例がよく見られるが，治療の予後はよくない．安静時の舌が歯牙の間に介在する患者に見られる上顎歯列弓の狭窄の原因は，咬合による拡大刺激の欠如によるものである．原則として，これらの患者は，側方シフトによる応力がかかるような咬合をしていない．

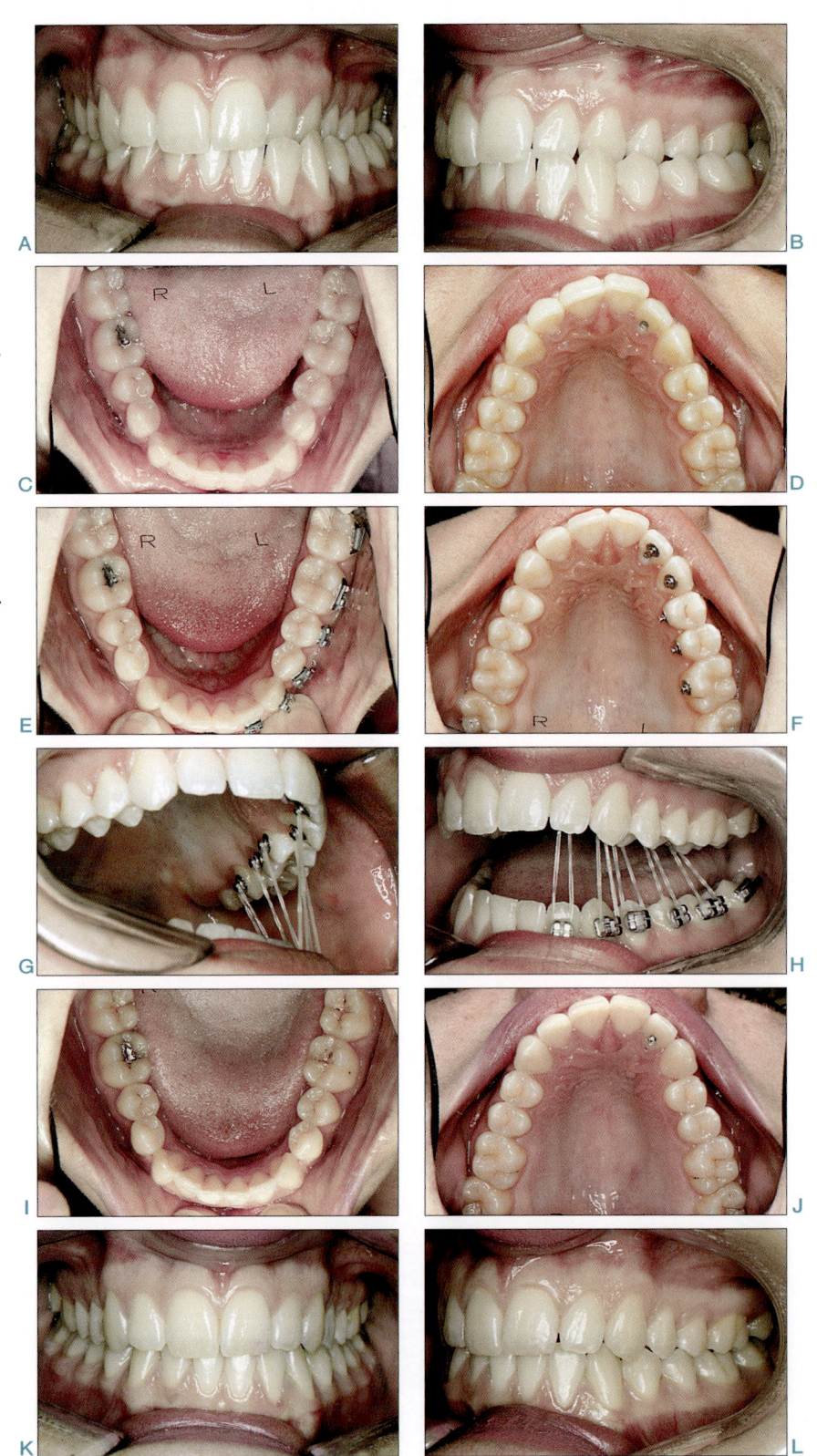

第13章 非対称の治療

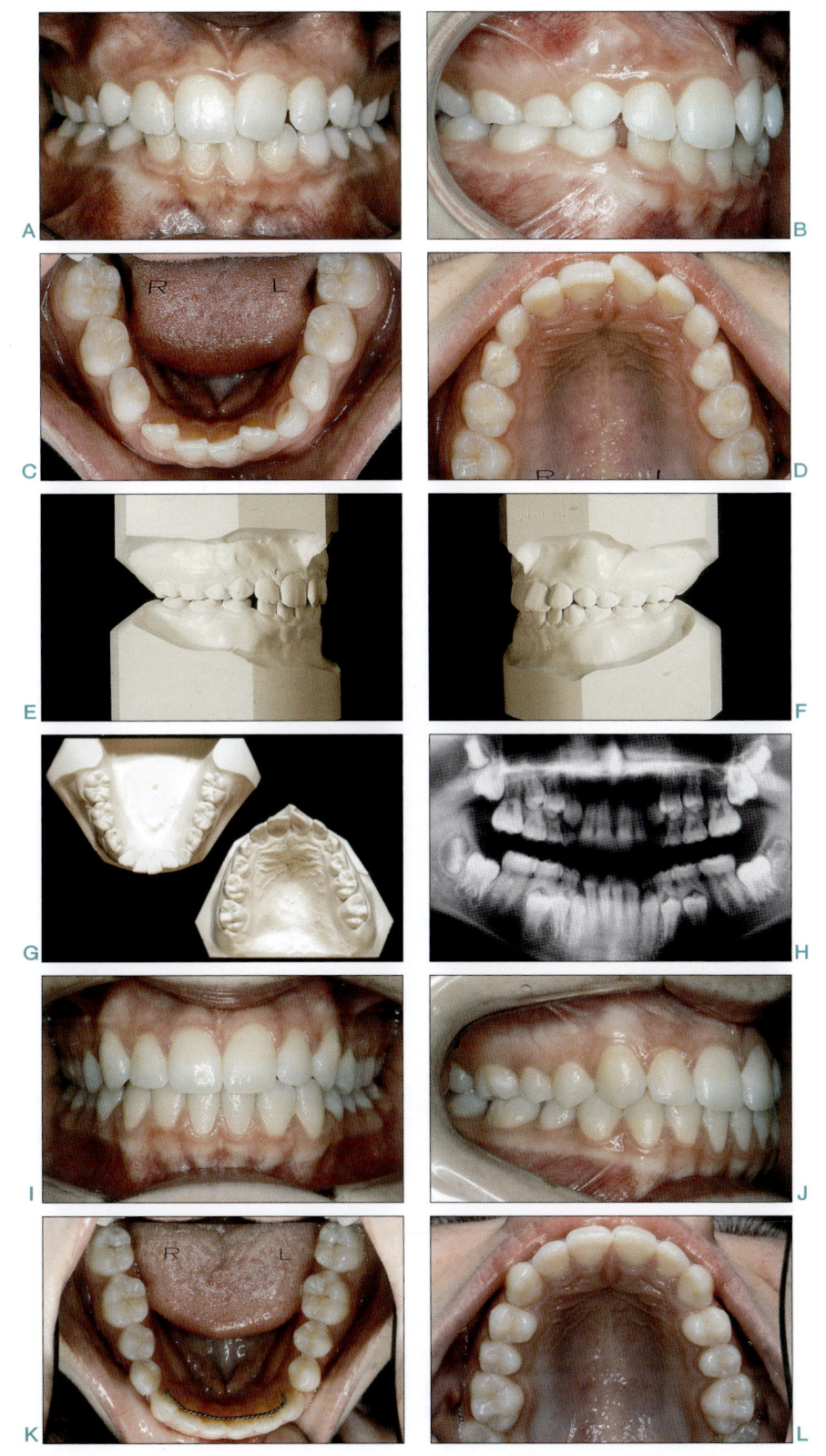

図13-8

　12歳2か月の女子はClass I 不正咬合であったが，下顎右側乳犬歯を早期に喪失し，切歯が右側に移動していた．上顎前歯のためのスペースは不足し，前歯はわずかに左側に移動していた(A-G)．非対称を修正するために，下顎左側乳犬歯と上顎右側乳犬歯を抜歯した．しばらく後に，部分的な固定式装置を上顎に装着して切歯を圧下し，唇側に動かした．2か月後に，同じことを下顎に行った．十分なスペースが下顎の歯列弓で利用可能になったが，第一大臼歯は遠心部が舌側に回転し，第二大臼歯は近心部が舌側に回転して萌出していた．治療開始時には下顎後方部の歯槽領域が小さく，第二大臼歯が一部下顎枝内に位置していたことに気がつかなかった(H)．その結果，下顎骨体の長さが十分に増加して，これら大臼歯を歯列弓内の良好な位置に到達させるまで，大臼歯は回転して萌出し，整列しようとしなかった．[124] このような状態で遠心方向の力を下顎第一大臼歯の頬側面にかけると，その遠心側は舌側に動くことになる．このような位置異常の矯正は簡単ではなく，第一大臼歯からチューブを取り除き，第二大臼歯に(ミニ)チューブを接着することによって行うのが最善である．これらのチューブと第二小臼歯のブラケット間に通したまっすぐなワイヤーの上にコイルスプリングを圧縮して装着することにより，必要なスペースが獲得できる．この作用で，第二大臼歯が逆回転し，十分なスペースが利用可能になった時点で第一大臼歯は自然に正しい位置に達することになる(図16-2を参照)．この患者の治療は必要とするよりも長い時間がかかり，終了結果が得られるまで3年かかった(I-L)．数年後に，第三大臼歯を抜歯した．

第13章 非対称の治療

図13-9

　13歳6か月の男子は，前歯および臼歯部に舌介入を呈するClass II division 1 不正咬合であった．下顎の歯列弓はほとんど正常であったが，上顎は前歯部に広範な叢生が見られた．すでに犬歯が萌出しているために利用できるスペースは不十分であり，特に左側で顕著であった（A-E）．治療はサービカルヘッドギアを使うことからはじめた．6週間後に，Crefcoeur装置を上顎に装着した（F）．1.2mmの硬いステンレススチールワイヤーのスプリングを口蓋に使い，側切歯と第一小臼歯の間のスペースを増加させる力を発生させ，最初に右側で，その後左側で行った（G）．すでに述べたように，Crefcoeur装置の固定源と活性化に関しては，厳しい要求に応えなければならない．力の方向は歯列弓に対して平行で，活性化の前後ではプレートの2つのセグメントは互いに平行する．2つのセグメントのねじれと強すぎる活性化は避ける．活性化した後で，プレートを作った歯列模型の上で装置を点検し，コントロールする．装置を固定させるために，大臼歯バンドのチューブ上に改良型3/4クラスプを使用した．さらに，第一小臼歯上のコンポジットレジンのアンダーカット付き3/4クラスプが，最適の維持を与えた（G, H）．同じことを，前歯部の唇側線にも適用し，側切歯にコンポジットレジンを盛った（I, J）．第二乳臼歯が小臼歯と交換した後，利用可能になる余分なスペースと合わせ，装置によって生じたスペースは十分な歯列弓周長を与えた．ミッドラインの偏位は，Crefcoeur装置で完全に改善された（K, L）．続いて，全体的な固定式装置を使って治療を終了させた．

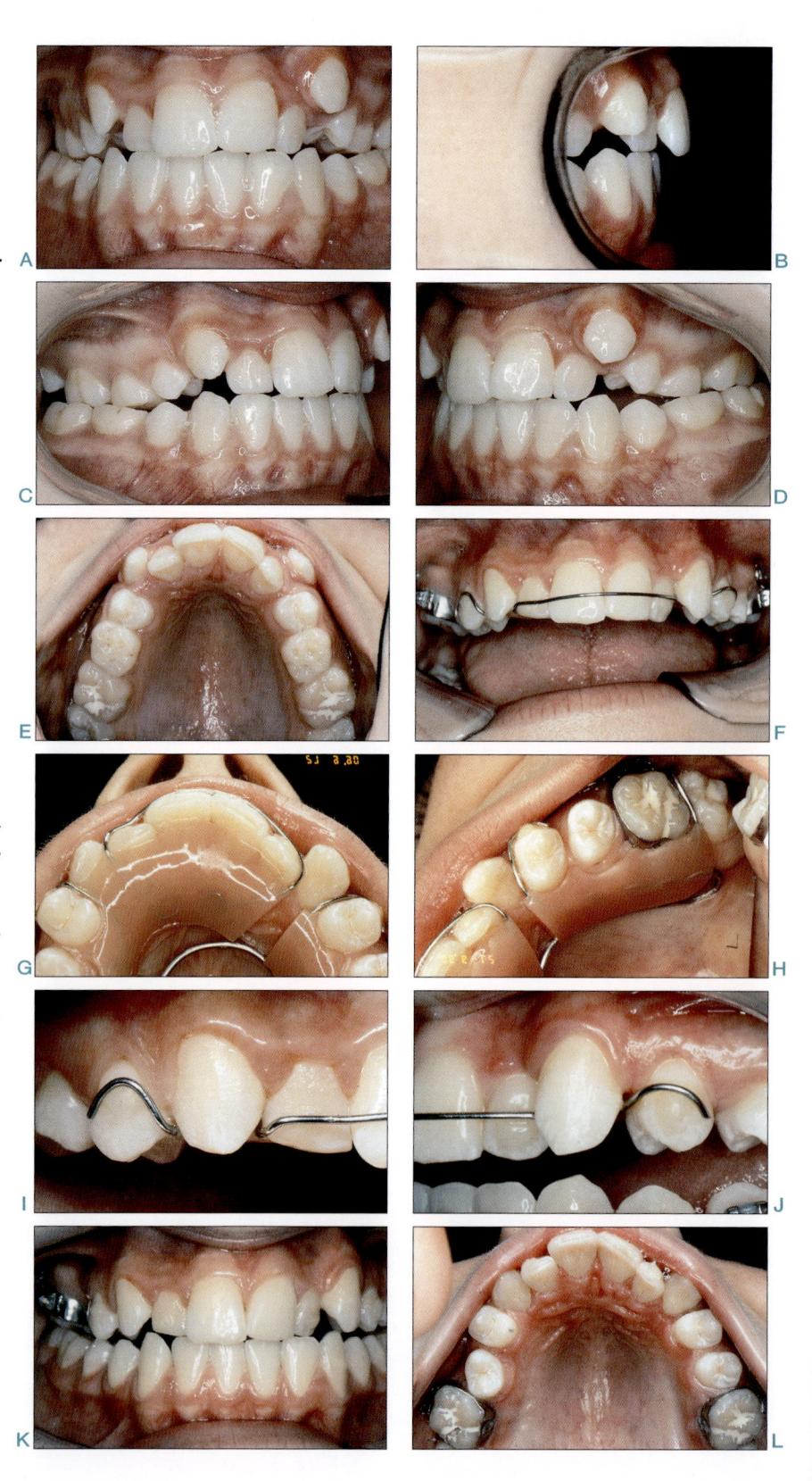

第13章　非対称の治療

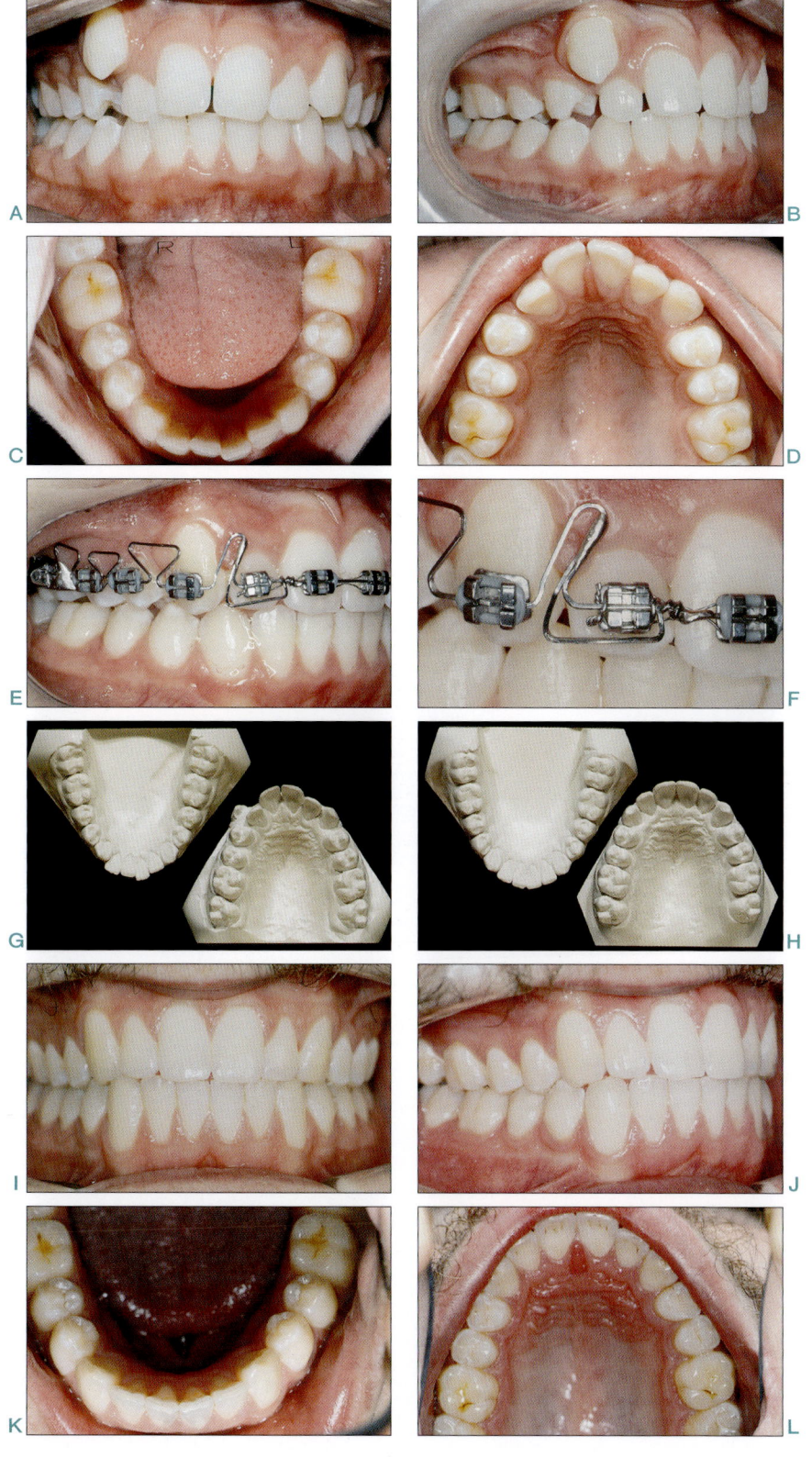

図13-10

　11歳7か月の男子は軽い遠心咬合を呈し，上顎右側乳犬歯は早期喪失し，切歯は右側に移動していた．上顎右側側切歯はかなり口蓋側に位置し，交叉咬合であった．下顎前歯は排列が悪く，対合歯と接触していた(A-D)．まず初めに，サービカルヘッドギアを装着し，その後まもなく，図13-9の患者で使用したプレート，Crefcoeur装置を追加した．これらの装置を使って右側上顎犬歯のためのスペースを獲得し，ミッドラインの偏位を改善した．次に，全体的な固定式装置を上顎に装着した．右側側切歯の根尖を唇側に動かすためにマルチパーパスアーチワイヤーに，補助弾線を蝋着した(E,F)．この側切歯にトルクをかけなかったら，歯冠はおそらく口蓋側の位置に戻っていたであろう．口蓋側に位置していた上顎切歯だけではなく，よく見られる舌側に位置する下顎側切歯に対しても，そのような後戻りは予想すべきである．矯正装置は下顎歯列弓では使用しなかったが，理想的な排列が結果として得られた．上顎前歯の改善にともなって咬合接触が変わり，下顎切歯は自然に排列した．初めは口蓋側に位置する上顎側切歯に接触していた下顎右側犬歯は，治療完了後に歯列弓の正しい位置に自然に移動した(G,H)．動的治療は1年3か月間続いた．続いて，Van der Lindenリテーナーをもう1年6か月間装着した．保定の後，5年経ってもあまり変化していなかった(I-L)．

第13章 非対称の治療

図13-11

　9歳0か月の男子は，右側下顎乳犬歯の早期喪失をともなうClass II division 1不正咬合であった．下顎切歯は右側に移動し，ミッドラインはそれに従って偏位していた(A,B)．第3章で説明したように，下顎に可撤式装置を使用することは難しく厄介である．口蓋のような垂直的なサポートを与える水平面はない．舌の粘膜は敏感であり，クラスプその他のメタルパーツをアクリリックレジンに埋め込むために利用できるスペースは限られている．そのうえ，下顎後方歯の傾斜と頬側の膨隆形態は，クラスプ機能のためのアンダーカットがほとんど得られない．しかしながら，コンポジットレジンの導入により，人工的にアンダーカットをつけることができ，すぐれた維持を提供し，歯頸辺縁からクラスプを離して装着することができるようになった．スタンダードの3/4クラスプは根尖方向に滑っていく傾向があり，多くの障害をともなう．その一方で，3/4クラスプには患者がメタルパーツを噛まないという利点がある．実際に，メタルパーツを噛むということは，可撤式装置の使用を不必要に不快にさせ，特に食事の時には，口腔内に保つのを難しくさせる．分離部両側のプレートのしっかりとした固定だけではなく，歯牙へアクリリックレジンをぴったりと適合させることも不可欠である．大きな力が分離部側の歯牙にかかるが，その力は両セグメントのすべての歯に伝えられるべきである．再度の確認となるが，よい適合と，しっかりとした固定がもっとも重要である(C-F)．10か月後，下顎歯列弓に十分なスペースが得られ，ミッドラインの偏位は改善された(G,H)．プレートの分離部を即時重合レジンで埋め，その装置を引き続き就寝時のみ装着した(I)．ほかにもいくつかの改善がヘッドギアと上顎プレートで実現されたが，11歳5か月時に採得した記録が示すとおりである(J-L)．治療は全体的な固定式装置を使って終了した．

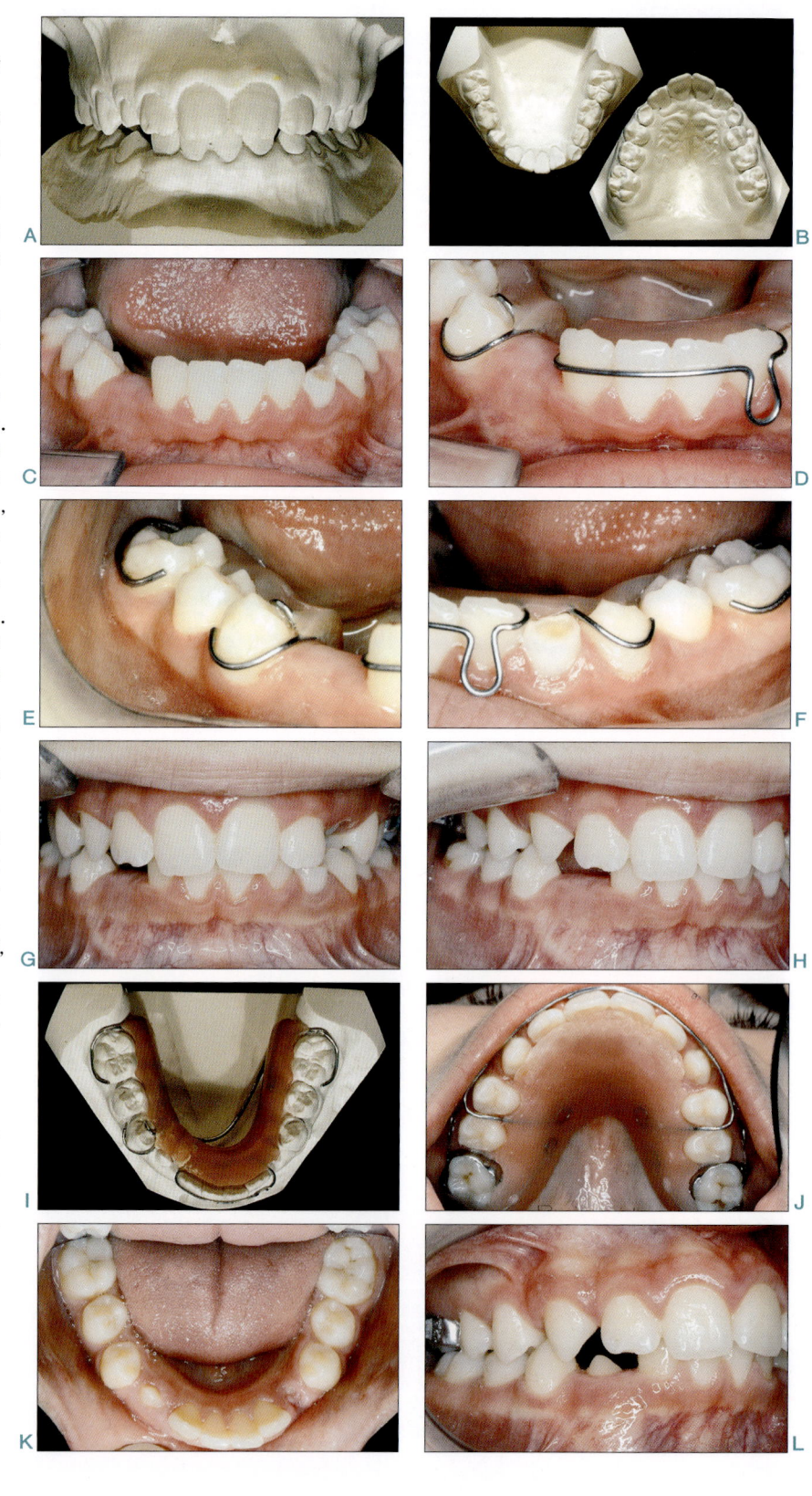

図13-12

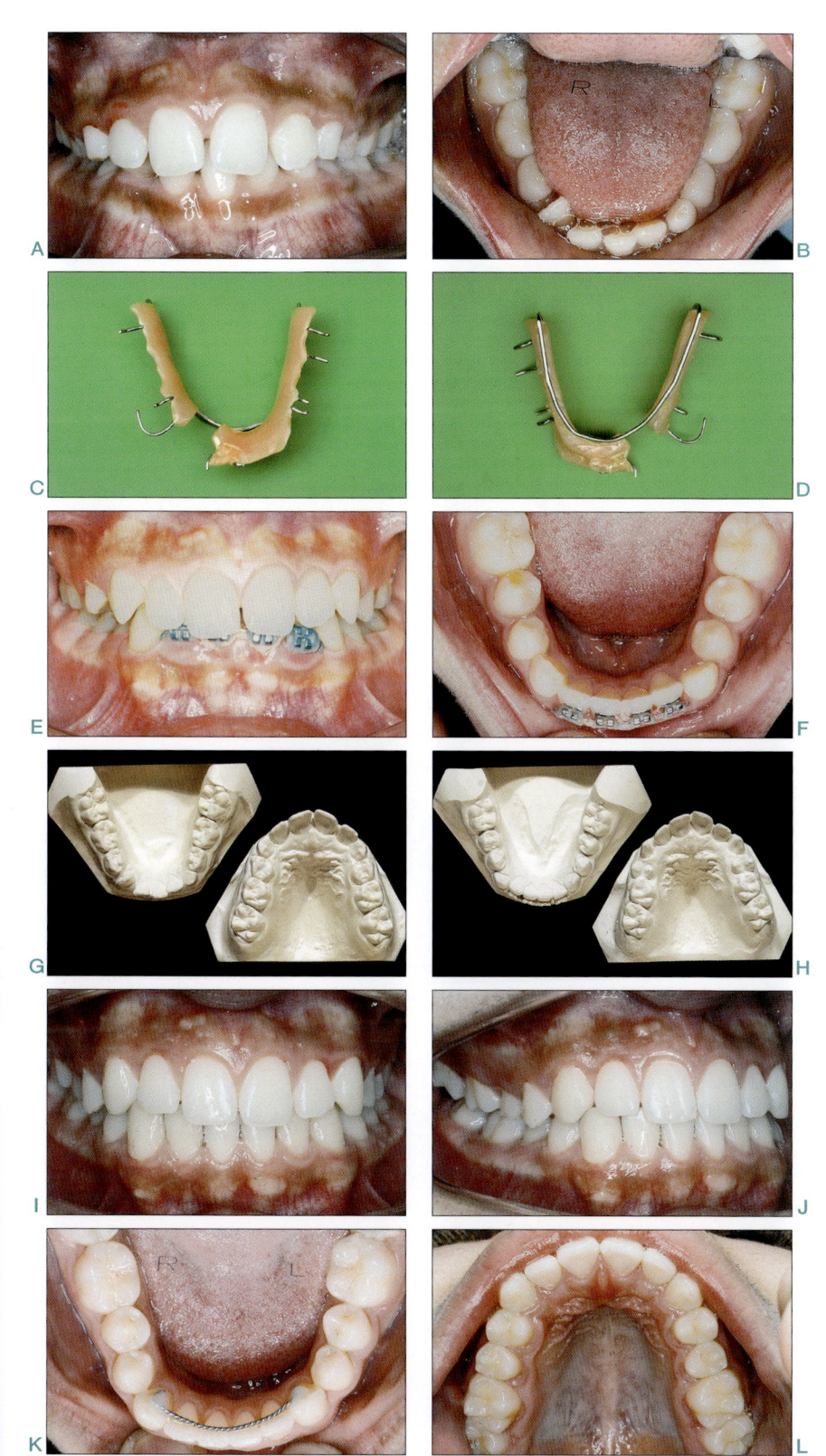

10歳7か月の男子はClass I 不正咬合を呈し，右側下顎乳犬歯を早期喪失していた．隣接する側切歯は遠心に移動し，90°回転していた(A,B)．下顎で使用するCrefcoeur装置は，右側第一乳臼歯と右側中切歯の間に拡大力がかかるように設計された(C,D)．下顎右側側切歯を装置に取り込まなかったのは，この歯牙を近心に移動させ，回転させなければならなかったからである．そのために，ボタンを下顎右側側切歯の舌側面に接着し，エラスティックを掛けた．エラスティックは下顎右側中切歯の唇側面を通し，下顎左側中切歯の唇側面のボタンまで伸ばした．切歯3本の舌側のアクリリックレジンがその移動を防いだ．適切な固定源は，咬合面レストと，分離部に近い第一小臼歯部のコンポジットレジンのアンダーカットで支持されている3/4クラスプ，および右側中切歯上の小さいクラスプとで達成された．さらに，エラスティックが前歯部にプレートをうまく固定させた．十分なスペースを得て，ミッドラインの偏位が改善され，右側側切歯が適切な位置に達した後，ブラケットとスタビライジングアーチを4前歯に装着した．切歯を軟らかい0.008インチの結紮線で一緒に結紮した(E,F)．この手段をとることにより，第2交換期が完了する前の12か月間で下顎歯列弓は整列された(G,H)．上顎第二小臼歯の萌出後，全体的な固定式装置による短期間の治療で満足される結果を得た(I-L)．この患者では，図13-11の患者と同様に，後方歯の位置を変えずに歯列弓内に十分なスペースが局所的につくられた．このような歯牙位置の変化は，リップバンパーまたは固定式装置を拡大のために使用することで，簡単に生じることがある．

第13章　非対称の治療

図13-13
　10歳11か月の男子は，右側に小臼歯歯冠幅1歯分と左側に小臼歯歯冠幅半分の幅の遠心咬合をともなうClass Ⅱ division 2不正咬合を呈していた．上下歯列弓は軽い叢生であった．治療を複雑にする要因は右側下顎第二小臼歯の先天性欠損であった．なぜならば，下顎歯牙が完全にそろうことがClass Ⅱ division 2不正咬合の矯正において重要だからである．両側の下顎第二乳臼歯は骨癒着していた(A-D)．治療は前章に示したClass Ⅱ division 2不正咬合の矯正の治療手順に従った．まず最初にサービカルヘッドギアを装着し，1か月後に切歯に掛けるクロウクラスプの付いた上顎用可撤式装置を追加した．バイトプレーンによる下顔面高の増大により，口唇は上顎切歯の唇側面から遠ざけられて，オーバーバイトが減少した．骨癒着した下顎右側第二乳臼歯の近心歯牙の遠心移動を防ぐために，歯内療法の後に遠心側半分だけを除去した．[214]隣接する下顎第一大臼歯が自然に近心に移動したが，それは11歳11か月時に採得した記録の示すとおりである．これらの記録は，遠心咬合，過蓋咬合，上顎切歯の傾斜の改善も示していた(E-H)．その後まもなく，上顎右側第二小臼歯を抜歯し，わずかに遅れて下顎右側乳臼歯の残存する近心側半分を取り除いた．サービカルヘッドギアとプレートをBassプレートに取り付けたパライアタルヘッドギアに取り替えた(図5-19を参照)．プレートは，上顎右側大臼歯が近心に移動できるように，近心をトリミングした．最終的には，全体的な固定式装置を1年6か月間使用して，満足のいく結果に到達した(I-L)．この患者の治療目標の1つは下顎前歯の舌側移動を防ぐことであった．上顎右側第二小臼歯は，よい咬合位に到着するための代償として抜歯された．両歯列弓のミッドラインはわずかに右側に移動したが，患者が笑ったり話したりしても目立たず，問題になるものではなかった．

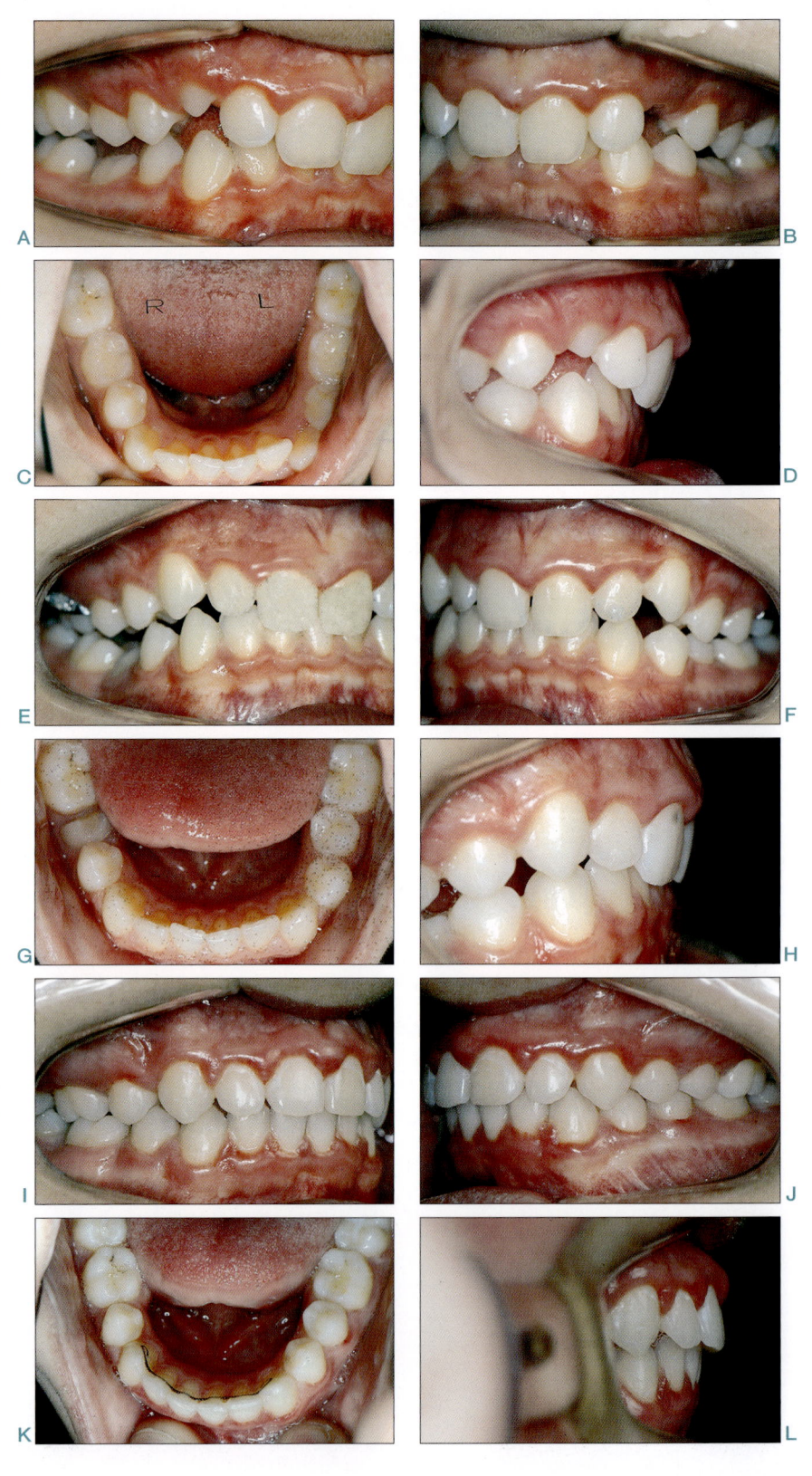

第13章　非対称の治療

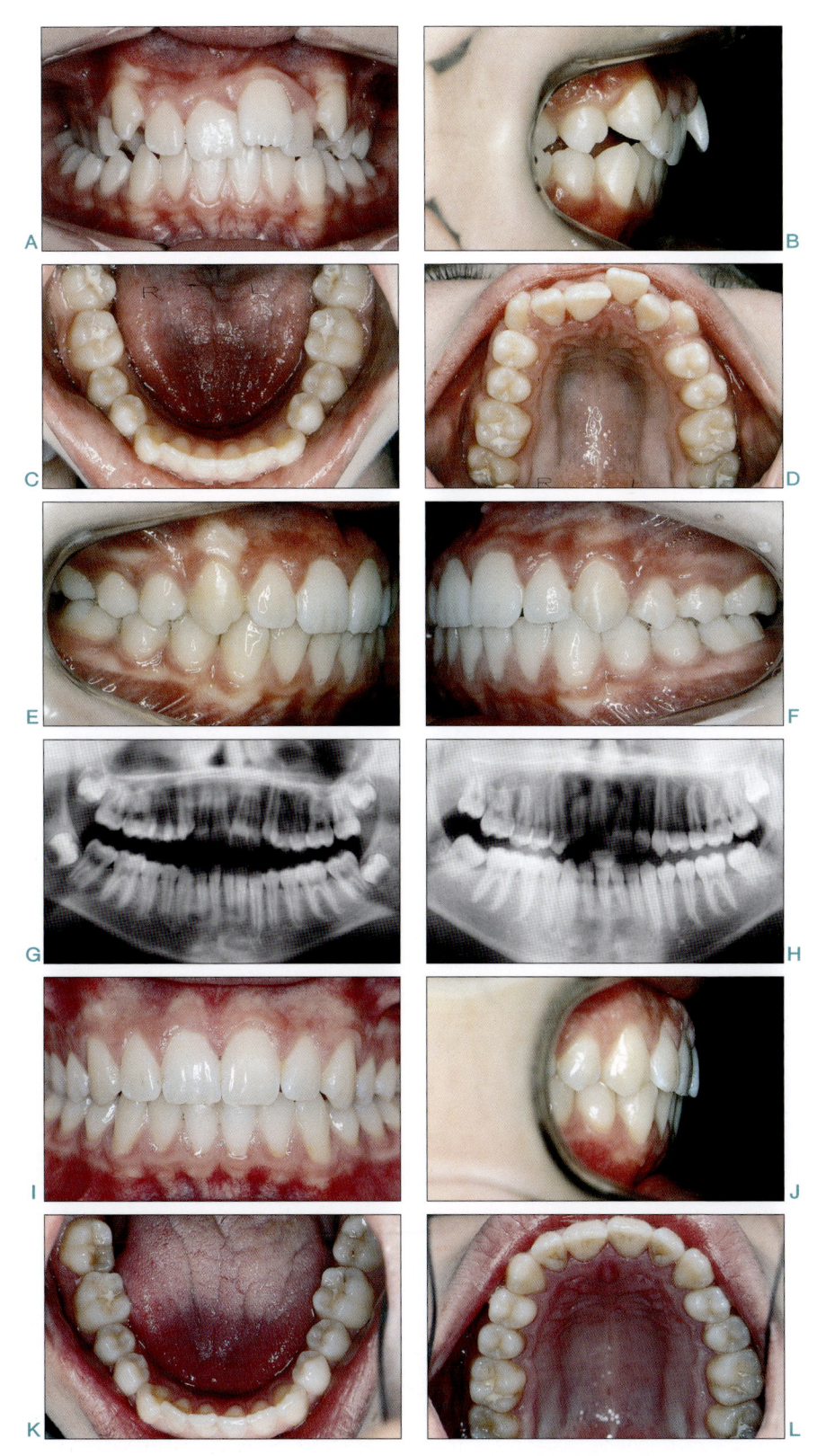

図13-14

　11歳9か月の男子は，左側第一大臼歯はⅠ級咬合，右側は小臼歯歯冠幅半分の遠心咬合をともなうClass Ⅱ division 2 subdivisionの不正咬合であった．アーチレングスディスクレパンシーは，上顎は−7mm，下顎は−2mmであった．下顎歯列弓のミッドラインは，上顎のミッドラインに対して右側に3mm偏位していた(A-D)．すべての第三大臼歯が存在し，好ましい形態であった．上顎左側第二大臼歯を保存して，他の3本の第二大臼歯を抜歯することに決定した．パラタルバーとサービカルヘッドギアを使うことにより，上顎第一大臼歯は回転し，右側の第一大臼歯が遠心移動した．さらに，右側での交叉咬合を改善するために上顎歯列弓を拡大した．上顎歯列弓に十分なスペースを獲得した後に，犬歯と左側中切歯を，それぞれに付けたボタンからパラタルバーのフックにエラスティックを掛けることによって口蓋側に移動した．下顎第二大臼歯の抜歯の後に，その他の後方歯の遠心移動が起こった．それらの歯牙は，前歯と同じように自然に排列した．同様に，それほど広範ではない改善が上顎に起こっていた．固定式装置を使わない1年3か月間の治療の後，さらに細かい仕上げを行うためにポジショナーを8週間使用した(E,F)．次に，12か月間Van der Lindenリテーナーを使用した．治療前(G)と治療後(H)に撮ったパノラマエックス線写真は，下顎の第三大臼歯は順調に萌出したが，下顎右側第三大臼歯が近心に傾斜していることを示していた．左側上顎第三大臼歯は，萌出後に抜歯することになっていた．保定終了後5年経った20歳10か月時，下顎の第三大臼歯は歯列弓内に並んでいたが，右側第三大臼歯はまだかなり近心に傾斜していた(I-L)．この治療は，固定式矯正装置なしで到達することができる治療結果の好例である．

第13章 非対称の治療

図13-15
　11歳8か月の女子はClass II division 1の不正咬合を呈したが，下顎右側乳臼歯を早期に喪失し，埋伏した第二小臼歯のためのスペースが歯列弓内に残っていない状態であった．わずかな叢生が下顎歯列弓の他の部分にあったが，上顎にはなかった(A-D)．治療は，サービカルヘッドギアと上顎の可撤式プレートを使うことからはじめた．スペースを獲得するためにリップバンパーを下顎に装着したが効果が得られず，埋伏した第二小臼歯を抜歯した．次に，下顎で必要な矯正を行うためにリップバンパーをリンガルアーチに取り替えた．最終的には，上顎4前歯は部分的な固定式装置で排列させた．治療後，2つの歯列弓のミッドラインは一致せず，咬合と同様に下顎の後方部は左右側で異なっていた(E,F)．しかしながら，良好な咬頭嵌合があり，右側では近心咬合，左側は1級咬合を呈していた．治療完了後，数年経ってもそのままであった(G,I,J)．
　歯列弓のミッドラインの偏位は，通常は気になるものではなく，歯牙がよく並んでいる時にはまったく気にならないものである．上顎前歯が顔面の中央にあることは重要であり，これらの歯牙が笑ったり話したりしている最中に完全に見える時には，特に重要である．しかしながら，中切歯間の接触部分が傾斜せずに顔面の正中平面と平行していれば，2mmまでの偏位は人の目を引くことがない．
　上顎前歯が少ししか露出しない時は，顔面におけるそれらの位置はあまり気にならない．後方歯部が非対称の咬合であっても具合の悪いことは何もない．なぜならば，視覚的には問題とならず，よく機能できるからである(H,K,L)．

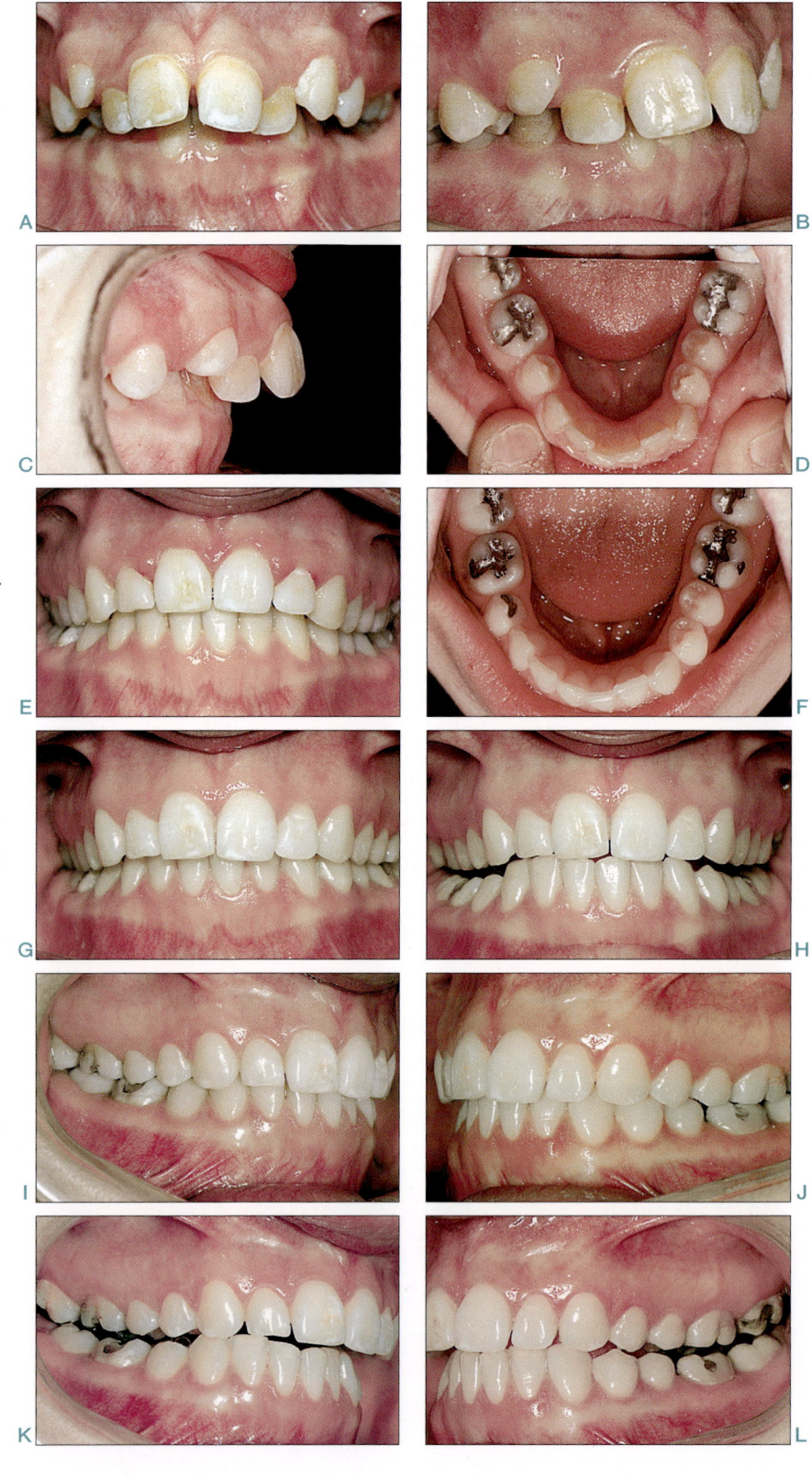

第13章　非対称の治療

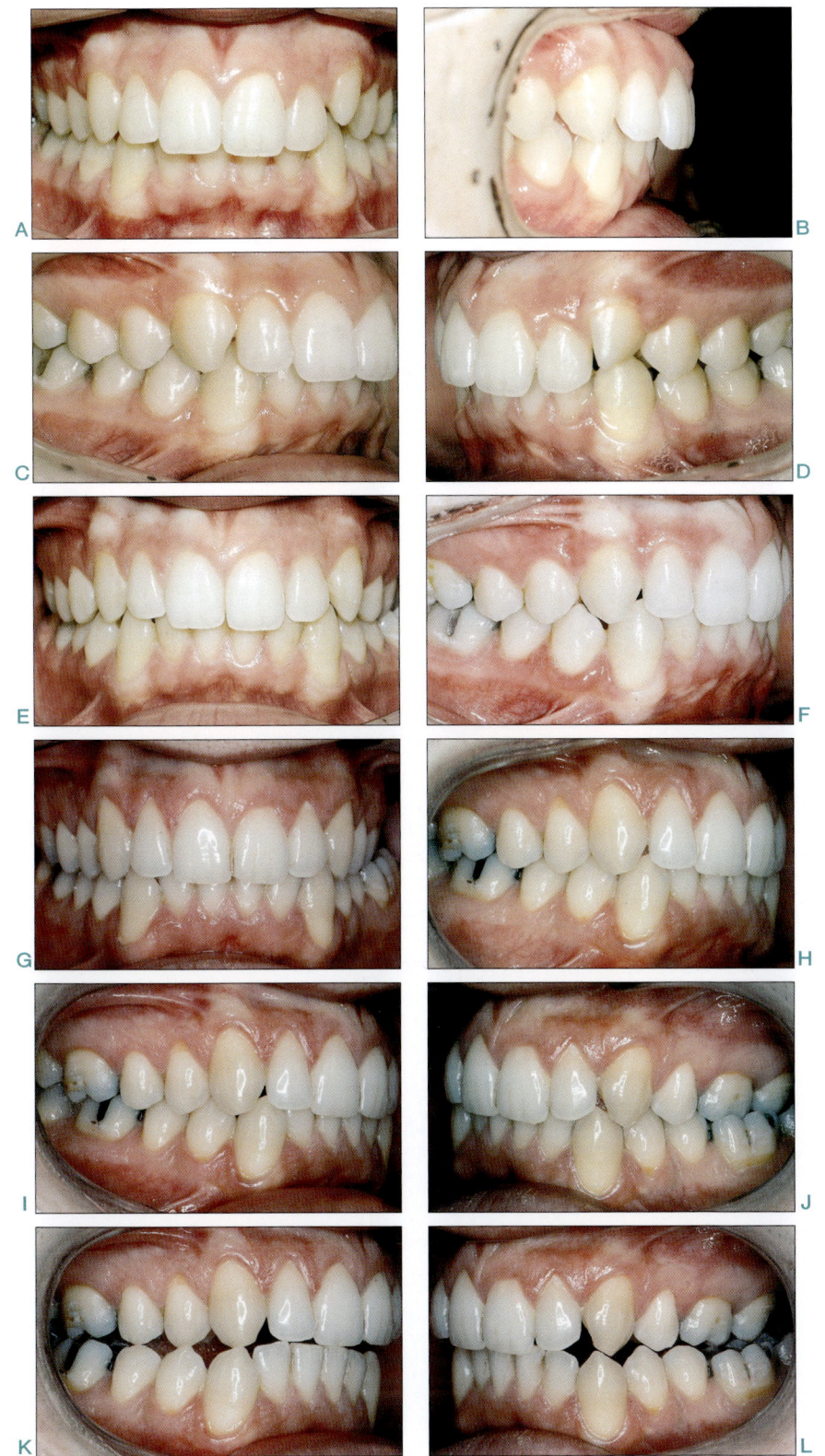

図13-16

　14歳3か月の男子は，右側は1級咬合で，左側は小臼歯歯冠幅の3/4の遠心咬合をともなうClass II division 1 不正咬合であった．さらに，交叉咬合が左側にあり，上顎の第一大臼歯と第二大臼歯は咬頭咬合であった．右側の下顎歯列弓と上顎歯列弓はほとんど正常であった．上顎左側では叢生が犬歯部にあり，大臼歯がかなり口蓋側に位置していた．上下歯列弓のミッドラインは2mm偏位していた．上口唇と鼻に対して上顎前歯はかなり右側に位置していた．ミッドラインの偏位は，明らかに上顎歯の位置によるものであった(A-D)．下顎の歯列弓を治療するのではなく，むしろ交叉咬合を維持し，上顎左側第一小臼歯を抜歯して，犬歯と切歯を抜歯側に向けて移動させることに決めた．抜歯部の後方歯が近心移動するのに任せておくことで，小臼歯歯冠幅1歯分の遠心咬合が左側に獲得され，近遠心方向においてよい咬頭嵌合となった．満足できる結果に18か月後には到達した(E,F)．10年後の25歳時，変化はほとんどなかった(G,H)．側方および前方の滑走運動は妨害されていない．右側への側方運動において，犬歯と小臼歯ならびに大臼歯間にはオクルーザルガイダンスがあった(I,K)．左側への側方運動において，交叉咬合していた大臼歯では接触を失ったが，その領域のほかの歯牙はオクルーザルガイダンスを維持していた(J,L)．実際に，交叉咬合している臼歯は側方運動をしている間は接触を失う．同じことが交叉咬合している小臼歯にもいえる．大臼歯と第二小臼歯の交叉咬合は審美的には問題がない．しかしながら，第一小臼歯の交叉咬合が受け入れられることは滅多にない．なぜならば，歯列弓内で犬歯の遠心に内側のステップができることになり，話したり笑ったりする時に目につくからである．

第13章　非対称の治療

図13-17
　パラタルバーで大臼歯を回転させ，遠心に移動させることができる(A)．それは第二大臼歯と同様に第一大臼歯にも適用できる．バーを第一大臼歯に装着する場合は，第二大臼歯にチューブ付きのバンドを装着するか(A,D)チューブを接着した後(B,C)，セクショナルワイヤーを使って第二大臼歯を遠心へ動かす．パラタルバーをヘッドギアと併用する時には，2つの装置で適用する力を調整すべきである．

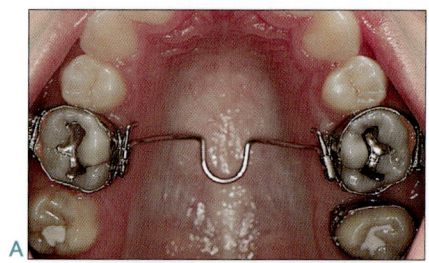

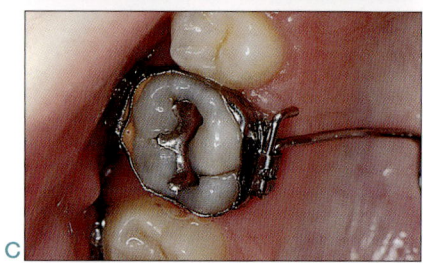

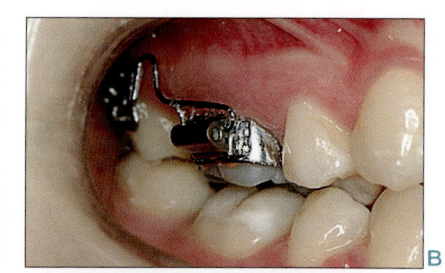

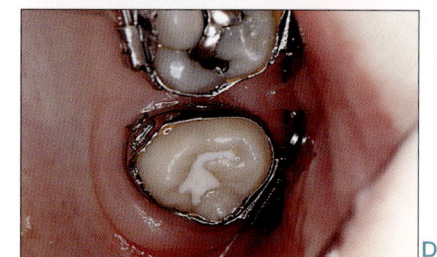

図13-18
　大きな応力を必要とする側では，長いアウターボウを頬から離して曲げ，反対側のアウターボウを短くすると，サービカルヘッドギアによって非対称の力を加えることができる(A-D)．大きいほうの力を受ける大臼歯は，口蓋へ向いた応力も受けることになるが，それは可撤式プレートでコントロールできる(図5-2を参照).[80] パラタルバーによってもこのコントロールができ，そのほかにも回転力や遠心方向への力を発揮し，大臼歯の傾斜やアンギュレーションに対してコントロールを与えることができる．

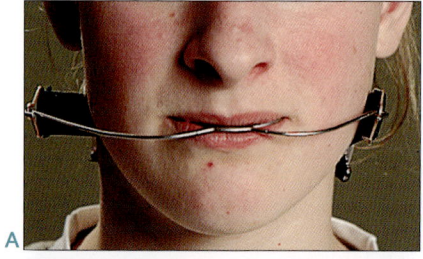

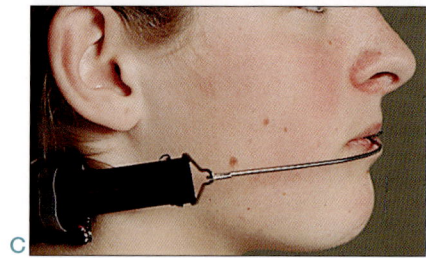

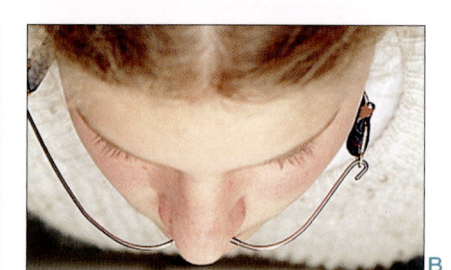

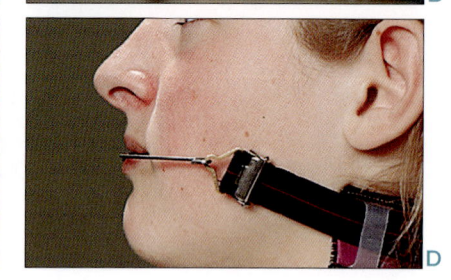

　固定式装置治療の最終段階におけるミッドラインの偏位の矯正は困難である．患者は前方部にダイアゴナル（オブリーク）エラスティックを掛けることを不快に感じる．そのうえ，治療終了の頃には，患者の我慢と忍耐はもはや限界にきている．非対称を治療開始時に解決しておくと，これらの問題は避けられる．
　治療終了時に強固な咬頭嵌合に達していない場合，また舌介入が消失していない場合には，治療結果は不安定なものになる．開咬および無咬合の治療と保定のためには，特別な方法を適応するが，これらについては次の章で詳述する．

開咬と無咬合の治療

　歯科学の教育，および治療学や補綴歯科学の教科書では，最大の咬合接触は当然のことと思われている．しかしながら，それは決してすべての人に当てはまらない．開咬，特に無咬合というほとんどもしくは完全に接触をしないままに対合歯が互いに重なり合っている状態は頻発する．開咬および無咬合は，萌出障害，骨癒着，または萌出を妨げるその他の要素によって引き起こされる．安静時の舌の介在の有無にかかわらず，小児では吸指癖が一般的な原因である．成人では，通常は舌の介在が原因となる．顔面の成長と成熟化にともない，舌介在の影響を受けていた小児のおよそ半分で舌介在が消失する．

　開咬や無咬合はClass Ⅰ，Class Ⅱ division1，Class Ⅱ division2，およびClass Ⅲ不正咬合で発生する．歯列弓におけるほとんどの異常が開咬と無咬合にも発生する．きれいに排列した前歯をもつ個体では，開咬や無咬合は審美的に気にならない．患者を取り巻く社会環境において，患者も他の人も「何か問題がある」とはあまり気がつかない．さらに，開咬と無咬合が機能的に問題であることにも気がつかない．

　舌の介在によって引き起こされた開咬および無咬合は，治療が困難である．理想的な咬合を成し遂げようとする試みがいつもうまくいくわけではない．苦労して得た結果が，治療の後に部分的に悪化することがよくある．実際に，治療と保定のための目標と戦略は，有力で特有な機能的状態に適応させるべきである．

　まず初めに，開咬および無咬合をさまざまなタイプに分け，歯系と骨格系の開咬の違いを説明する．実際には，開咬および特に臼歯部での無咬合の診断に注意を払っている．

　次に，治療された患者を提示する．遺伝が関係したことを強調するために，2人の患者の記録を親のものとともに示すことにする．最後に，顎顔面の変形を外科的に改善し，さらに審美歯科で改善した患者を提示する．

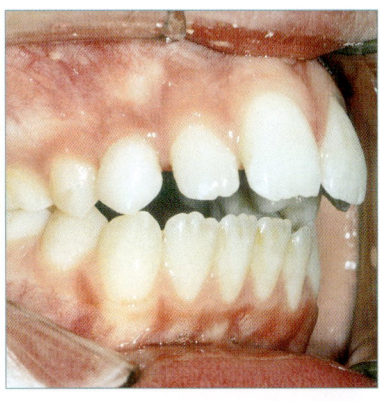

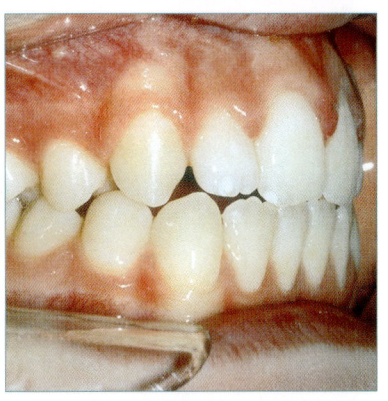

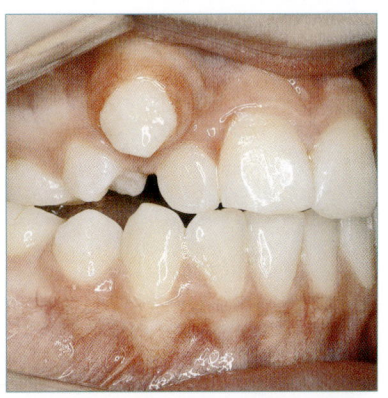

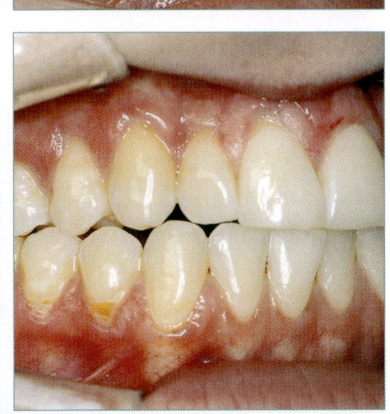

14

オルソドンティック コンセプト ＆ ストラテジー

第14章　開咬と無咬合の治療

図14-1
　Class I では前歯部は接触し，互いにオーバーラップしている(A1)．無咬合では，前歯はオーバーラップしているが互いに接触せず，間にいくらかのスペースがある(A2)．オーバーラップがまったくない場合にのみ，開咬という用語が使われる(A3)．Class II division 1 不正咬合では，対合歯の間に大きなスペースがあることがあるが，まだ互いにオーバーラップしている(無咬合：B3)．同じことがClass II division 2 不正咬合にもいえる(C2,C3)．Class III不正咬合では，前歯部の無咬合はまれで(D2)，開咬は大きいことが多い(D3)．

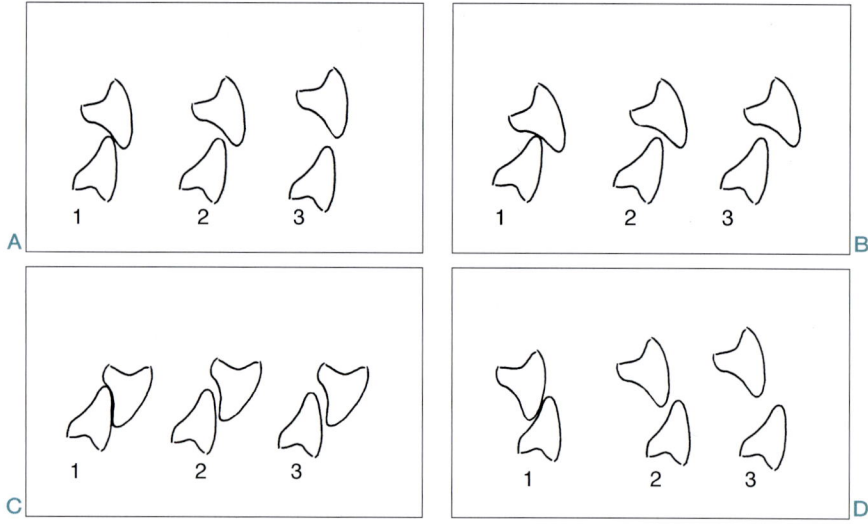

図14-2
　通常，臼歯部はしっかりと咬頭嵌合で最大に咬合する(A)．しかしながら，対合歯は，片側もしくは両側の臼歯部においてオーバーラップせず，部分的あるいは全体的に相互に接触することができる(無咬合：B)．臼歯部の開咬も，部分的または全体的である(C)．時には，無咬合は局所的な開咬の有無にかかわらず，全歯牙の間で見られる(D)．

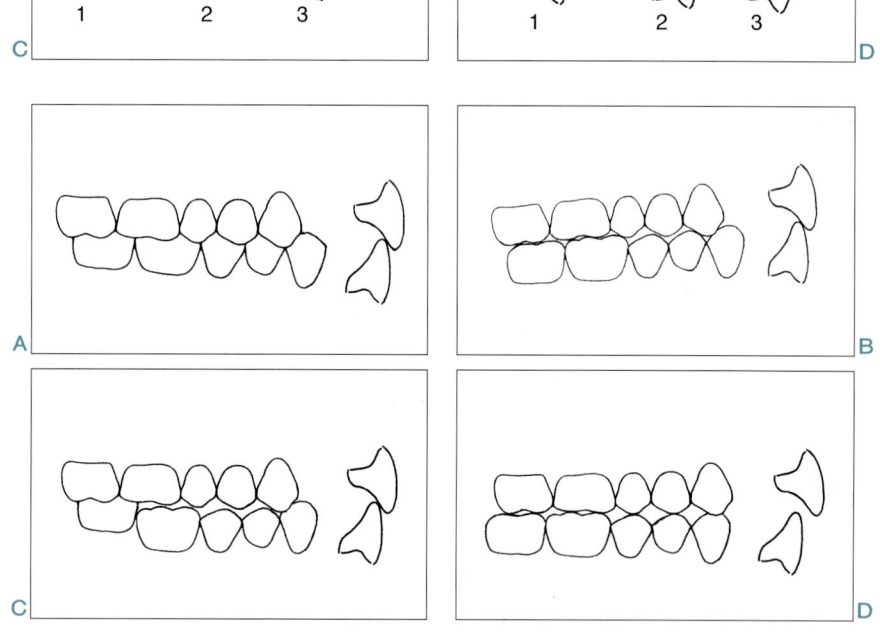

　開咬には，対合する上顎歯と下顎歯が，互いに前歯部で重ならないもの(前歯部開咬)と，臼歯部で重なり合っていないもの(臼歯部開咬)とがある．常時パイプを口にしている愛煙者では，開咬に関係するのは数歯のみであるが，吸指癖による開咬では，もう少し多数か，あるいは舌の介在に起因するものと同様に，広範囲にわたることがある．開咬は顔面の骨格構造のゆがみによって引き起こされることがある(骨格性開咬または顎離開)．

　無咬合では，最大咬合接触が習慣性咬合で存在しない．開咬と同様に，無咬合は萌出障害，吸指癖や舌介在のように萌出を妨げる要素によって引き起こされる．その位置と程度によって，前歯部，臼歯部，および全体的無咬合に分ける．

　前歯部の無咬合では，歯牙はある程度互いにオーバーラップし，Class II division 1 不正咬合でよく見られるとおりである(図14-1B2,B3)．

　臼歯部の無咬合では，小臼歯あるいは大臼歯が最大の咬合接触をしていない．臼歯部の無咬合は，関連する歯数および咬合接触により，かなり多様性がある(図14-2B)．

　全体的な無咬合では，最大咬合接触が臼歯部のどこにもなく，無咬合または開咬が前歯部に存在する(図14-2D)．全体的な無咬合では，安静時の舌はすべての対合歯間に置かれている．

第14章 開咬と無咬合の治療

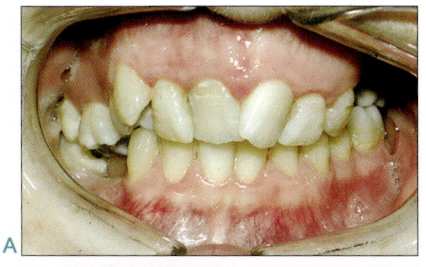

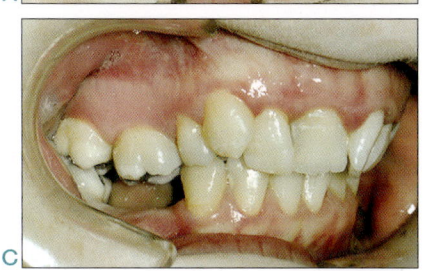

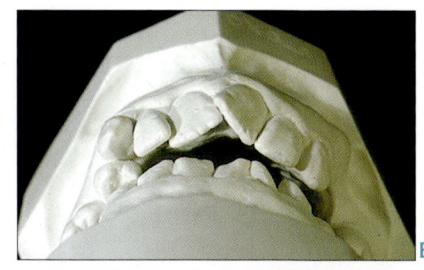

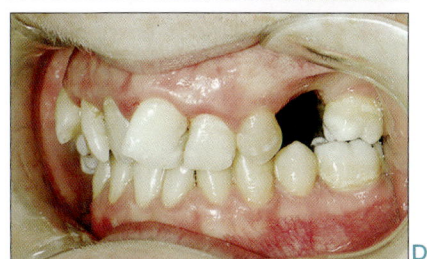

図14-3
前歯部の開咬はClass II division 2 不正咬合では起こらないが，過蓋咬合は，時々前歯の無咬合をともなうことがある（A-D）. これらの場合では，安静時の舌は下顎前歯と口蓋の間に置かれている. そこには2つの機能的な問題がある. 1つは舌の介在であり，それは無咬合を引き起こし，もう1つは下口唇による上顎切歯唇側面の過度の被覆であり，それは切歯の口蓋傾斜を引き起こす.

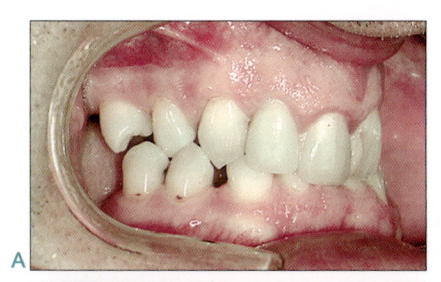

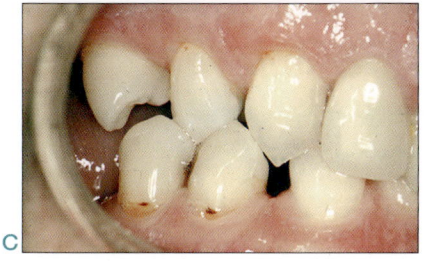

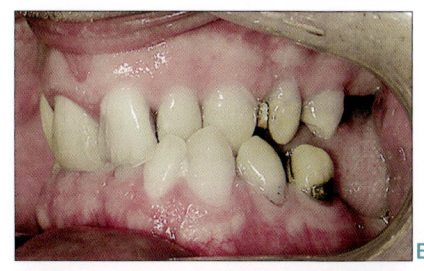

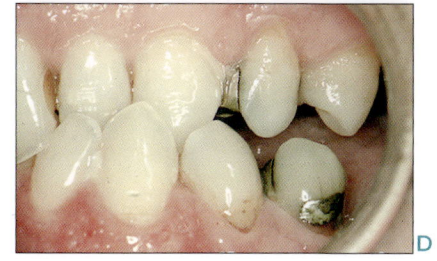

図14-4
すべての永久大臼歯が見られないこの60歳の男性のように，舌のための過剰なスペースが利用できるにもかかわらず，側方の開咬および無咬合が発生することがある. 左側ではすべての小臼歯間に開咬があり（B），右側では第二小臼歯の間にだけ開咬がある（A,C）. 短い歯列弓や過蓋咬合および左側側切歯と犬歯の交叉咬合は（D），会話や咀嚼の機能的障害や顎関節症状を引き起こしてはいない.

　開咬と無咬合の間の区分は任意であるが，そのポイントは重なり合わせがはじまる所である. 両者のボーダーラインにおける重なり合わせの有無と，治療およびその後の展開は無関係である.[142]

　すでに述べたとおり，開咬および無咬合は，過蓋咬合と同様にすべてのタイプの不正咬合と組み合わさって生じる（図14-3, 14-4）. それらは世界中のすべての国で見られ，オランダでは頻繁に見られる. 1990年に発表された大規模なオランダの疫学的研究では，15～70歳にわたる2,273人の40％において，上顎切歯が下顎切歯に接触していなかったことを明らかにした.

　青年期（15～20歳）ではさらに一般的であり，検査を受けた525人のうち59％に前歯部の接触がなかっ た. 臼歯部では，開咬と無咬合が組み合わさった者の割合は，検査した全体のうちの10％，青年期では18％であった. これらのデータは，開咬および無咬合は成人よりも青年期に頻繁に起こることを示している.[51,72] この調査結果および他の研究報告に基づけば，開咬は8～15歳の子どものおよそ半分，青年期のおよそ1/3で自然に消滅すると結論づけることができる.[78,86]

　多くの場合，主として遺伝学的に決定づけられた舌の介在が大きな役割を果たしている. 顔面の成長中や成熟中に舌がほかの位置へ移行することは，老齢化時に遺伝学的に決定づけられた舌位に関連すると同様に，大きさやさまざまな構造の関係での変化に関連する.

第14章　開咬と無咬合の治療

図14-5

　図14-13に示したClass II division 1 不正咬合と前歯部の無咬合を呈する女子のトレースの重ね合わせ．治療開始時には，下前顔面高が比較的大きかったので，下顔面の垂直的な発達のコントロールと，前後的な上下顎の関係を改善するためにパライアタルヘッドギアを適用した(A)．上顎第一大臼歯の萌出は抑制され，口蓋平面と下顎骨下縁間の距離は増加しなかった(B)．12歳2か月時の治療完了の後にも顔面成長は続いた．上下顎の前後関係には変化がないが，下顔面高は激増し，上顎第一大臼歯は過剰萌出した(C)．さらに，切歯間の咬合接触が失われ，前歯の無咬合が再発した(D)．しかしながら，成人期での顔貌と歯牙の状況は，満足できる状態であった．これらの記録は，治療開始時(BT)，保定終了時(RC)，および保定後10年時(10PR)に採ったものである．

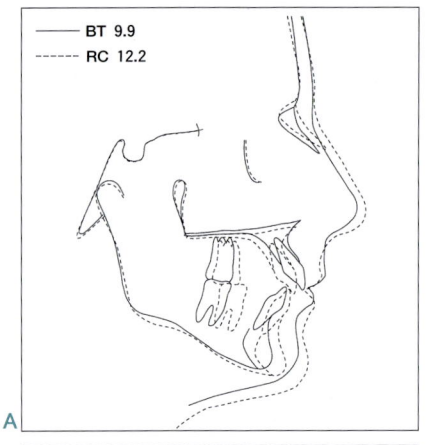

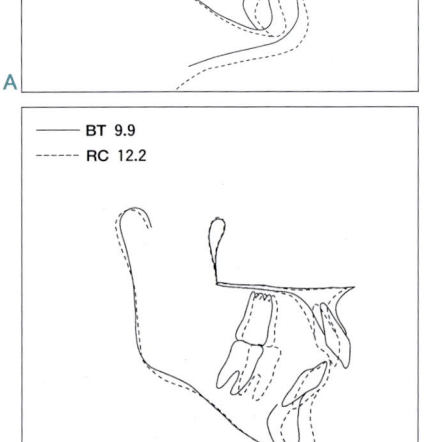

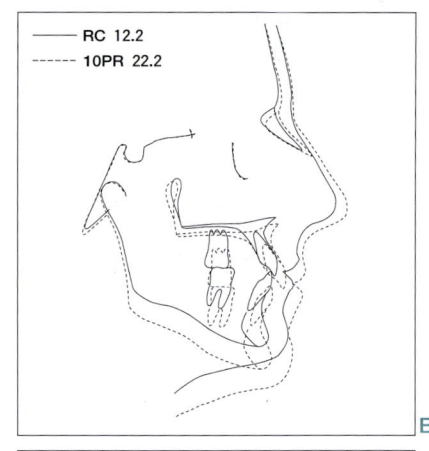

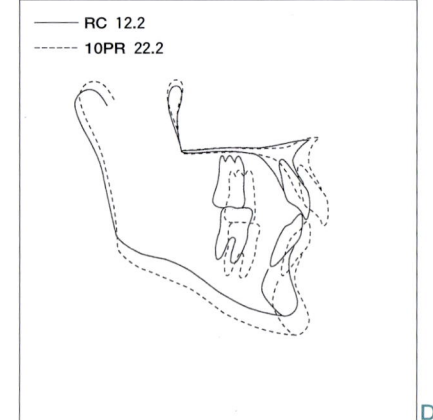

　可能な限り，両親の歯牙の状況を考慮に入れ(図14-9〜14-12)，兄弟も比較検査のために調べるべきである．

　すでに述べたように，開咬は部分的な要因によって引き起こされる場合(歯性開咬)と，骨格的構造の偏位に起因する場合(骨格性開咬)がある．

　図14-5は，前歯部無咬合の患者の，治療中およびその後の経過観察期中の変化をトレースの重ね合わせによって示している．骨格的構造は，目に見えるほど逸脱してはいなかった．治療中およびその後の発達は，前歯部の無咬合を呈する患者において予想できたとおりに続いた(図14-13)．

　図14-6と図14-14で紹介する患者は，著しいロングフェイスをともなう骨格性の開咬を呈していた．内部の機能的要素が外部の機能的要素を支配し，下方への発達を引き起こした(第4章を参照)．前述したように，顎顔面矯正的手段で獲得した骨格の変化は治療後に大きく後戻りするが，成長が終了するまで，保定治療としての顎顔面矯正の誘導を継続することにより，後戻りは防ぐことができる．女子では約15歳，男子では約20歳もしくはその後に，その段階に到達する．

　しかしながら，ティーンエイジャーが，何年間も就寝時にパライアタルヘッドギア，あるいは，バイトブロックでさえも快く装着してくれると想定するのは現実的ではない．それは，特に保定が何年間も必要な可能性のある男子にいえる．この点，女子では，青年期のグローススパートが男子よりも早く起こるが，男子の成長ほどには長く続かないという利点がある．

第14章　開咬と無咬合の治療

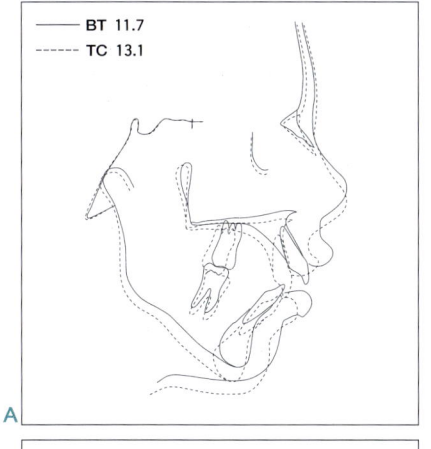

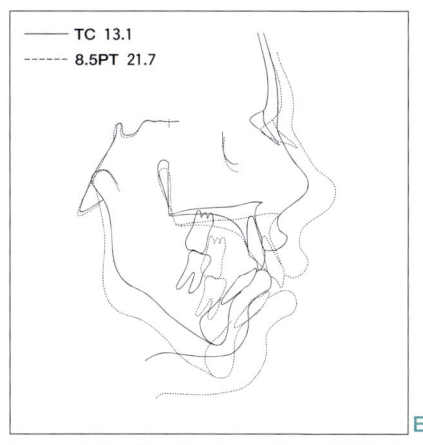

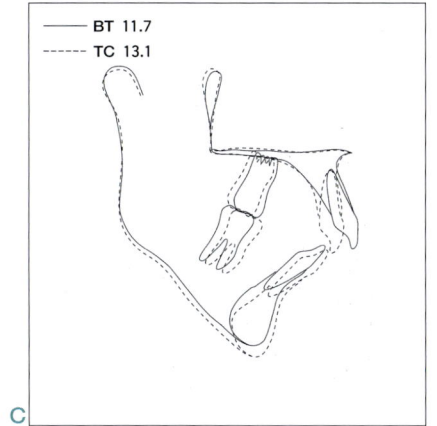

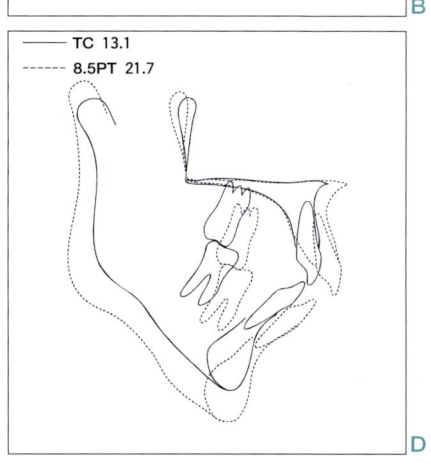

図14-6
図14-14に示したClass II division 1不正咬合と前歯部開咬を呈する男子のトレースの重ね合わせ．彼はパライアタルヘッドギアで治療し，下顔面の垂直的な発達を抑制した．治療の間，顔面高は増加したが，それは主として中顔面高の増加によるものであった(A)．上顎第一大臼歯がさらに萌出したようには見えないが，口蓋平面と下顎骨下縁間の距離はわずかに増加した(B)．治療完了後の13歳1か月時，顔面は実質的に成長した．特に下顔面ではなく，中顔面の高さが過度に増加した．成長終了後の彼は，美観を損なう顔貌を呈していた(C,D)．これらの記録は，治療開始時(BT)，治療終了時(TC)，および保定後8.5年時(8.5PT)に採ったものである．外科的改善を薦めたが，患者も両親も不要であると考えた．

　患者および周囲の社会環境から受け入れられる顔貌の骨格性開咬の患者と，そうではない患者は，区別をしなければならない．後者には，成長終了後の外科的改善で問題を解決できる．
　骨格性開咬は，舌介在の結果として歯科的開咬の要素ももち合わせている．外科的改善の後，顔面の容貌の改善は広範囲において維持されることになる．しかしながら，それは，開咬における歯牙構成部分の改善には必ずしも当てはまらない．舌の介在が外科的改善後にも続く場合には，影響を受ける歯牙は圧下することになる．また，その後コンポジットレジンや他の手段で歯牙を修復したり歯冠長を伸ばしたりする場合にも，それは起こることがある(図14-17)．

　前歯部の開咬または無咬合を呈する個体の嚥下中の舌の動きは，前歯部が習慣的な咬合位で接触する個体のものとは異なる．[76] 開咬を呈する個体は，歯牙間のスペースを塞ぐために嚥下中に舌を前方へ動かす．この典型的な嚥下運動(舌突出)を開咬の原因と考えるのは，適切ではない．実際には，舌運動は解剖学的状況に適合するが，他のものには適合しない．安静時の舌の位置，特に睡眠時の舌の位置は，歯牙の位置を決定づけるもっとも重要な因子である．頻繁な嚥下運動は24時間にわたって行われるが，その結果として歯牙にかかる強い圧力は，累積しても15〜20分足らずである．この15〜20分では，歯牙の位置に影響を与えるには少なすぎる．影響を与えるには少なくとも6時間は必要である．

第14章 開咬と無咬合の治療

図14-7

すばやく上下口唇を開けると，前歯の開咬と舌の介在が観察できる(A,B)．上下切歯間の距離がわずかだと，前歯の無咬合を視診で検出するのは困難である．患者にセロハンストリップまたは軟らかいワックスを噛ませると，検証できる．臼歯部の開咬は確認しやすいが，なかにはそれが難しい後方部の無咬合もある(C,D)．後方の舌介在の確認が困難なのは，口唇に触れると，患者は舌を引っ込める傾向があるからである．しかしながら，2つの尖っていない器具を口角に当てて上下口唇を慎重に離すと，通常は舌の介在が観察できる(E,F)．

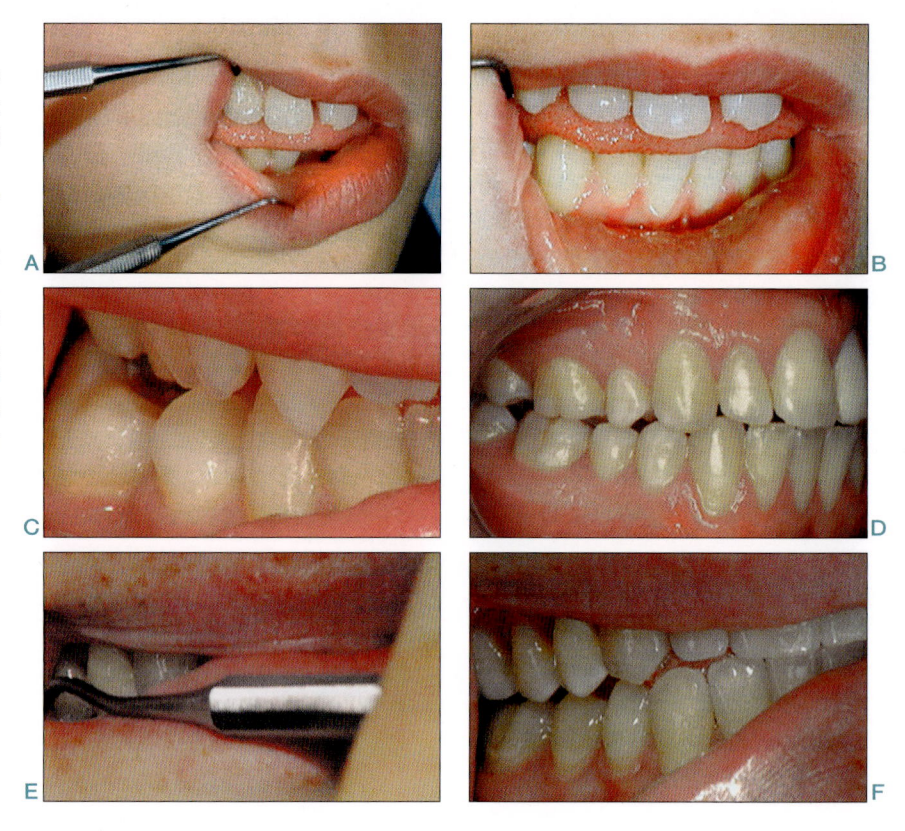

前歯部の開咬と臼歯部の開咬は簡単に見つけることができるが，無咬合はすぐにはわからない．開咬の患者によく見られる口唇が開いたままの人を除いては，安静時の舌の位置を判定することも困難である(図14-7)．特に骨格性開咬をともなう個体においては，口唇が短かすぎて口唇閉鎖をすることができないことが多い．さらに，これらの患者は，鼻を通して適切に呼吸をするのが困難なことが多く，空気が通るように口を開けておかなければならない．

無咬合は臨床的に検出するのが難しいことがあるが，1対の歯列模型上で容易に見つけることができる．さまざまな方向，および舌側から見て模型を慎重に調べることにより，歯牙が最大の咬合にあるか否かを判定することができる．概して，最大の咬合の欠如は舌の介在を示している．別の兆候としては，下顎の歯列弓に対して狭すぎる上顎歯列弓である．通常，対合しながら萌出する臼歯は"コーンファンネル"メカニズムによって最大の咬合位に誘導される．舌の介在によりこのメカニズムが機能せず，上顎の後方歯は咬合による刺激を得られず，頬側に動かなくなる．下顎の後方歯は萌出した位置に直立したままで，舌側に傾斜しなくなる．舌が介在しない交叉咬合では"コーンファンネル"メカニズムが機能し，最大の咬合が発達するが，この頻度は低い．ほとんどの交叉咬合が，舌の介在およびそれに関連した無咬合と結びついている．

口腔内の検査と歯列模型の分析のほかにも，別の方法で無咬合の検出ができる．全体的無咬合の個体では，どの対合歯の組み合わせにも最大咬合接触がない．安静時の舌は全歯または一部分の歯牙の間に位置する．嚥下運動中も同様で，嚥下中には噛んでも何ひとつ硬いものに当たらないため，咀嚼筋はしっかりと収縮しない．全体的無咬合では，咀嚼筋が嚥下中にわずかしか収縮しないということが，側頭筋と咬筋の触診によって診断できる．

第14章　開咬と無咬合の治療

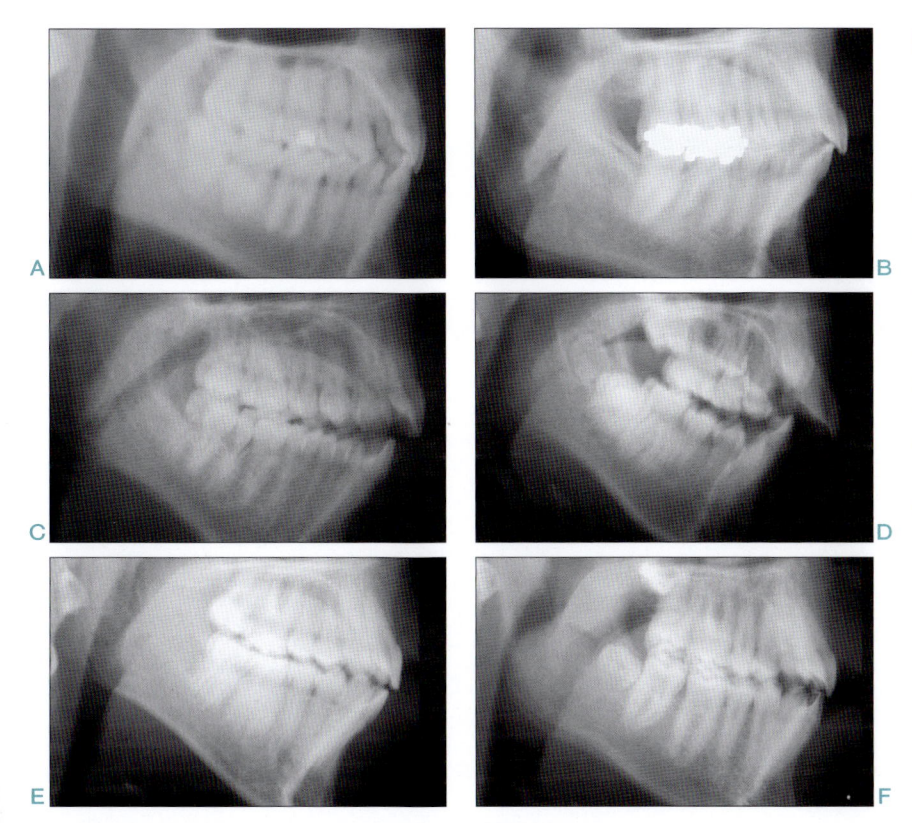

図14-8

患者に習慣的な咬合位をとらせて撮った側方セファログラムが，後方歯のオーバーラップを明らかにしてくれる．左右対称の状況では，両側の歯牙は相互の歯牙の上に映し出され，咬頭嵌合している歯牙のエナメル質は明るいグレイゾーンとして見える(A)．非対称の下顔面では，明るいグレイゾーンは一様にはならない．しかしながら，エックス線不透過の修復物が所見の診断を困難にする(B)．広範にわたる開咬(C)および後方の開咬(D)では画像は鮮明である．全体的な無咬合は小さくて暗い帯として映し出される(E)．非対称な下顔面における両側後方歯部の無咬合では，2本の小さくて暗い帯が見える(F)．

　全体的無咬合を診断する別の方法は，患者にカチッと音をたてて口を閉じさせることである．硬いコツンという音が聞こえなければ，しっかりとした音を出せない付随的な接触だけが行われているということである．

　また，患者に習慣的な咬合位で噛ませて撮った側方セファログラムで，臼歯部での開咬または無咬合の診断ができる(図14-8)．

　開咬および無咬合が加齢により自然に消滅するかどうかを予測するのが難しいという事実が，問題を複雑にしている．患者が習癖をやめた後に舌の介在が残っている場合は，吸指癖で引き起こされた開咬でさえも完全に消滅することはない．

　治療開始時に標準よりも大きく見える舌は，顔面成長にともない，あまり優位でなくなることがある．神経・筋コントロールシステムにおける変化も，舌の位置の決定を変える．

　将来，堅固な咬頭嵌合への発展が見込めない場合には，上顎歯列弓の拡大および上下歯列弓の幅を調和させてもあまり意味がない．上顎骨の急速な拡大も，あまり利益をもたらすことはない．

　開咬または無咬合を完全に排除する試みがうまくいかないことがよくある．ある部位で垂直ゴムを使って閉鎖しようと試みている間に，開咬または無咬合が別の部位で発現することがある．そのうえ，これらの試みは過度の根尖部の歯根吸収という結果になることがある．[82] 完全な閉鎖が達成されても，部分的な開咬が後に発生することがよくある．

　開咬と無咬合はClass II division 1不正咬合で頻繁に遭遇する．パライアタルヘッドギアを使った遠心咬合の改善は，治療中の下顔面高における増大化を抑制する．しかしながら，その後に過度の垂直的な発達が生じる．サービカルヘッドギアを使用すると，逆のことが起こる．顔面成長の最終段階で治療を行う場合，あるいは，成長が終了するまで垂直方向をコントロールする場合を除いては，パライアタルヘッドギアの使用がサービカルヘッドギアの使用よりも，どの程度すぐれているか疑わしい(第4章と第8章を参照)．

第14章　開咬と無咬合の治療

図14-9

　13歳7か月の男子は，後方歯部の数か所に無咬合および開咬をともなうClass I不正咬合を呈していた(A-D)．治療は上顎歯列弓にスペースをつくるために，サービカルヘッドギアとCrefcoeur装置を使ってはじめた．この治療の詳細は，前章の図13-9に紹介し，そこでは非対称の治療について検討をした．固定式装置を使って治療を完成させた．しかしながら，垂直ゴムを長期間使ったにもかかわらず，後方歯の強固な咬頭嵌合を得ることはできなかった．治療が16歳7か月で完了した時，臼歯部にはまだ無咬合が残っていた(E,F)．3年後にも状況は変わらず，上顎歯列弓は狭くなっていた．小臼歯と大臼歯は，側方的なエンドトゥエンドの咬合であった(G,H)．数年後も，この状況は大きく変わることはなかった．

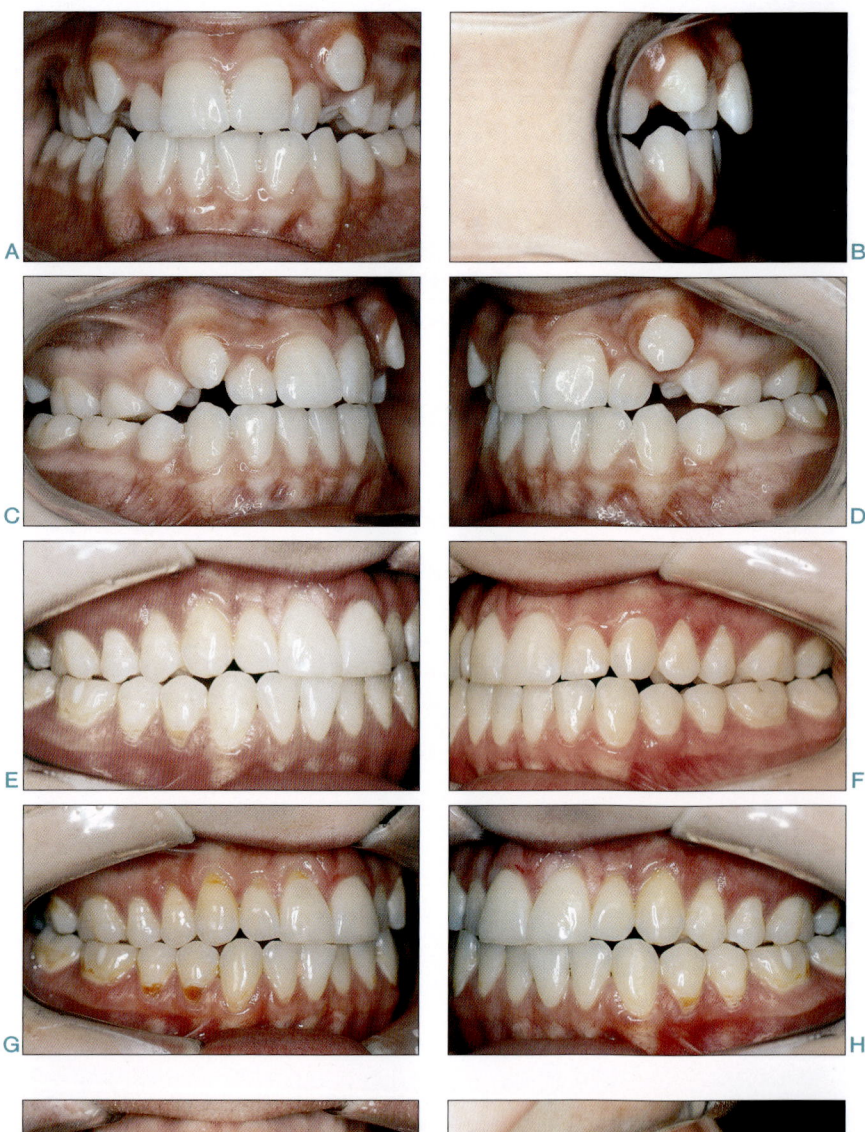

図14-10

　図14-9で示した男子は，外観およびその様相が彼の父親に酷似していた．父親は前歯部開咬，左側臼歯部の無咬合および右側に強固な咬頭嵌合を呈していた(A-D)．息子には両側臼歯部に限定される舌の介在があり，安静時の舌は頬側咬頭ではなくて，舌側咬頭の間に置かれていた．父親は左側だけにこの現象が見られたが，加えて前歯部には舌介在が所見された．

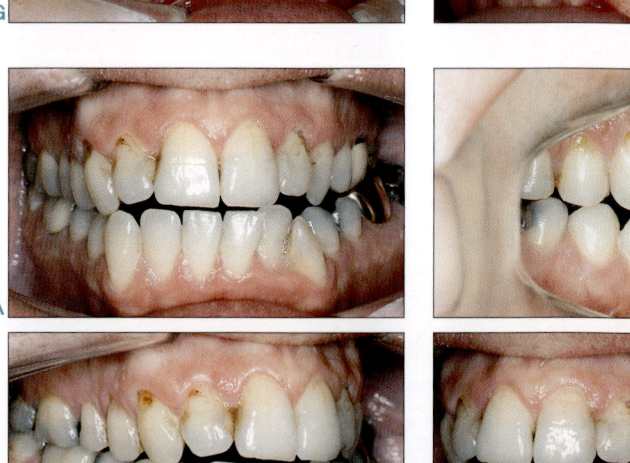

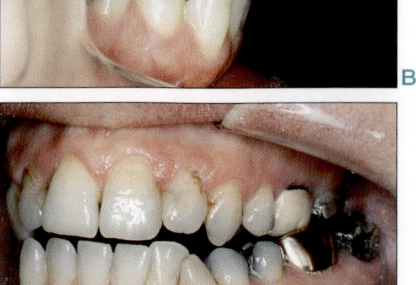

第14章 開咬と無咬合の治療

図14-11

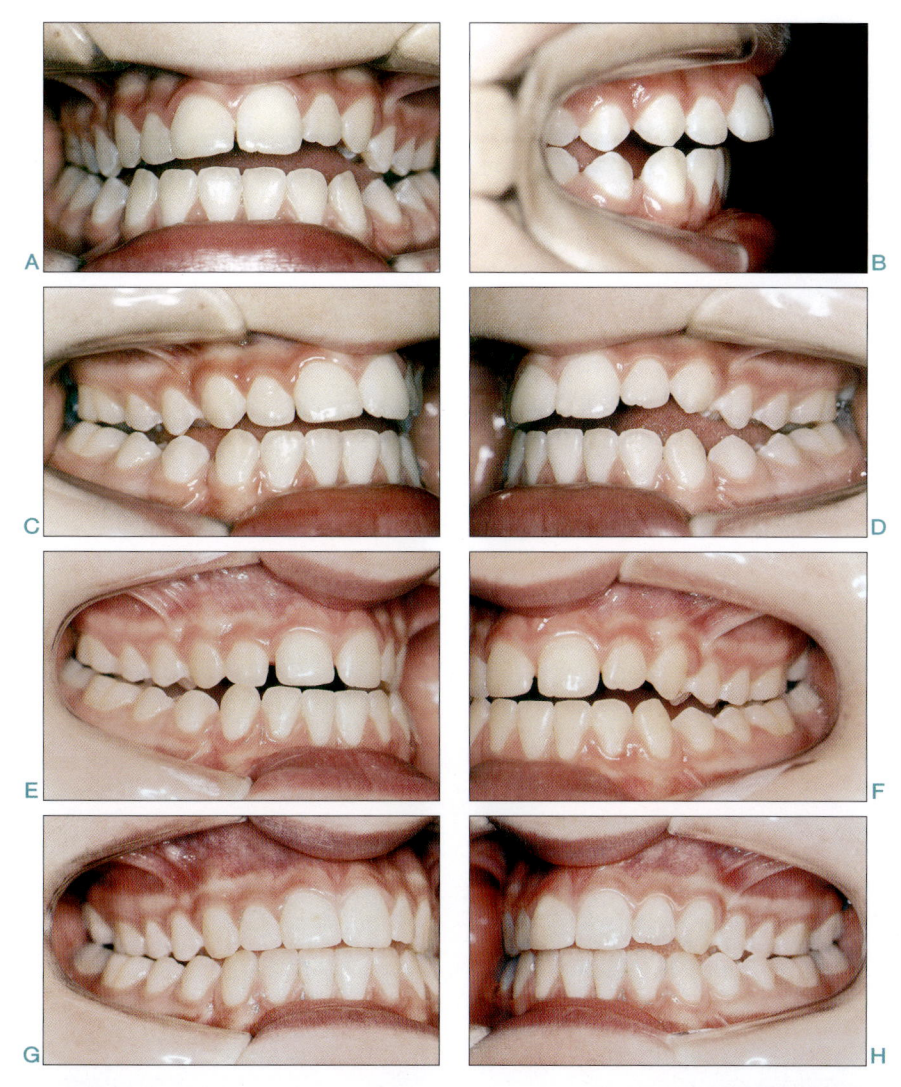

9歳9か月の女子は，前歯部開咬と，左側第一小臼歯と第二小臼歯の臼歯部開咬をともなうClass II division 1 不正咬合を有していた．両側大臼歯には無咬合があった（A-D）．彼女は初診に連れてこられた日まで，指しゃぶりをしていた．彼女は，Lehmanヘッドギアとアクチベーターの併用で治療した．13か月後に治療を終え，さらなる成長を待つことに決めた．11歳0か月時の記録は，遠心咬合と前歯部開咬が改善され，左側の第一小臼歯間の開咬が減少したことを示していた．しかしながら，臼歯部の無咬合が両側にあり，上顎歯列弓は狭すぎて下顎歯列弓と調和していなかった（E,F）．13歳2か月時，前歯部開咬は左側側切歯に限局していた．他の前歯部および両側臼歯部は無咬合であった（G,H）．

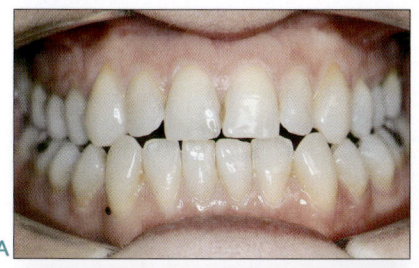

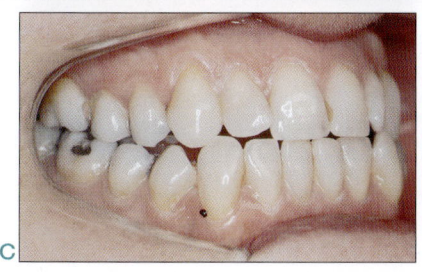

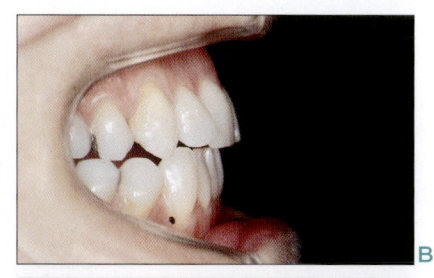

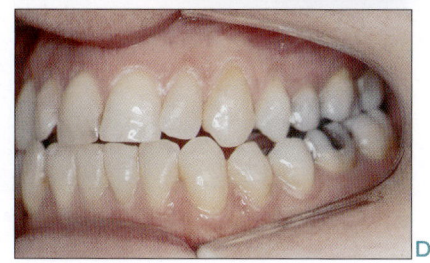

図14-12

図14-11で紹介した女子はその母親に酷似しており，歯列形態まで似ていた．母親は前歯および左側臼歯部に同じような無咬合を呈していた．右側第二小臼歯と大臼歯だけがしっかりとした咬頭嵌合にあり，側方関係では適切な位置にあった（A-D）．母娘には同じような舌の介在があったが，2人ともそれに関心をもっていなかった．母娘は咬合および歯列の排列を問題としていなかった．しかしながら，歯科医師はこの状況を不適切であると考えることが多い．

オルソドンティック コンセプト & ストラテジー 217

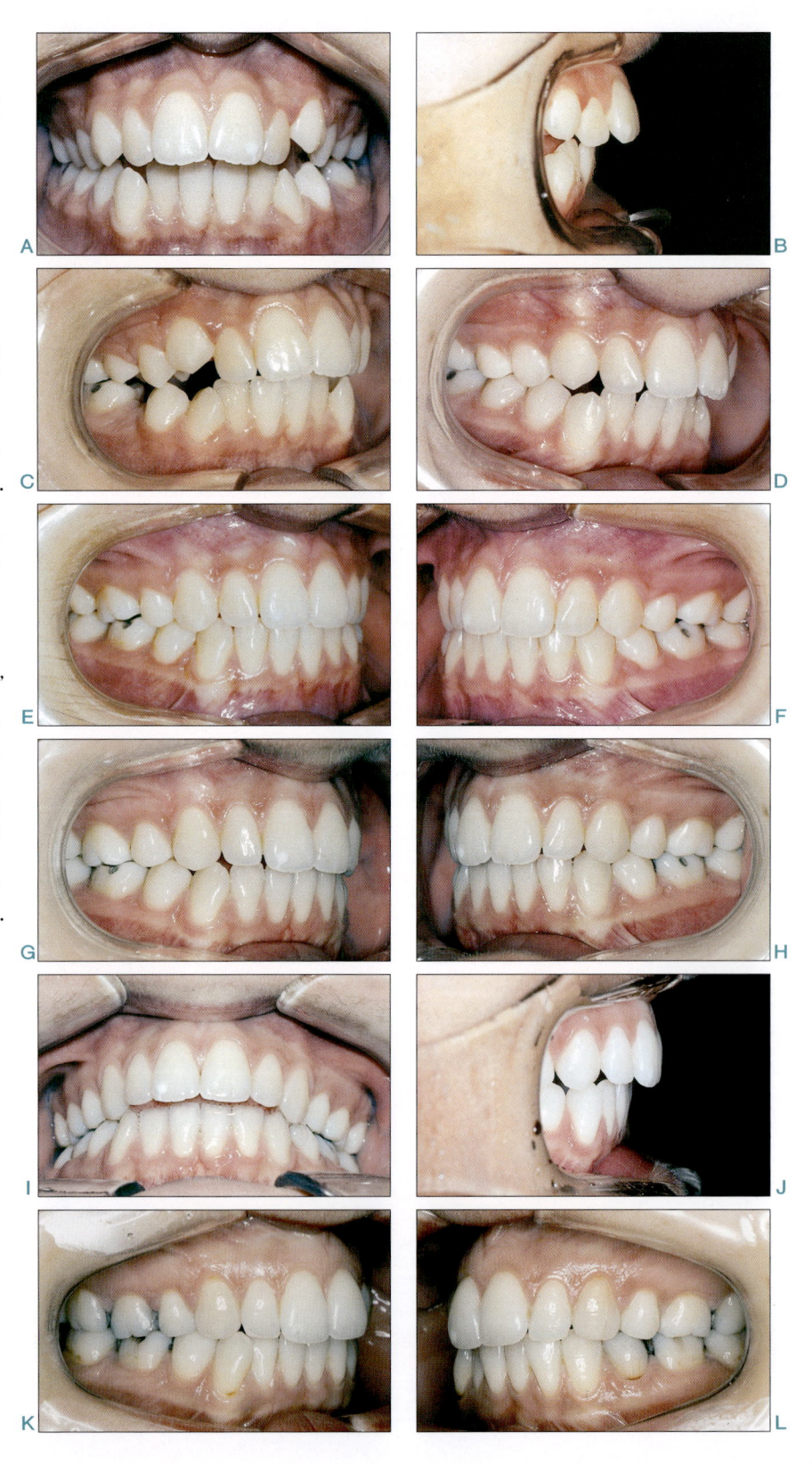

第14章　開咬と無咬合の治療

図14-13

　9歳9か月の女子は，切歯のわずかな被蓋をともなうClass II division 1 不正咬合と前歯部の無咬合を呈していた．上下歯列弓はかなりの叢生を示していた．彼女は吸指癖の既往症がなく，鼻腔を通して上手に呼吸できた．安静時には，舌の前方部が下顎前歯の切縁上に保たれていた(A-D)．4本の第一小臼歯を抜歯した後に，パライアタルヘッドギアを装着した．後の段階で固定式装置を上下のアーチに使用し，ポジショナーを仕上げと保定のために適用した．1年8か月間の治療の後に理想的な結果が得られた．12歳2か月時に採った記録が示すとおりである(E,F)．2年後，良好かつ強固な咬頭嵌合は，臼歯部にまだ残っていた(G,H)．しかしながら，切歯はもはや接触しておらず，安静時の舌は再び下顎前歯の切縁上にあった(I,J)．数年後，変化はほとんど起こっていない．27歳11か月時，前方部の無咬合と増加したオーバージェットはまだ存在していた(K,L)．図14-5で示したこの女子のトレースの重ね合わせは，治療完了後に大きな成長が起こったことを示している．治療は比較的若い年齢で行ったが，犬歯と小臼歯が早期に萌出したために可能であった．この患者がさらに年をとるにつれて，咬合が大きく変化するということはないであろう．[116] 一般に，30歳に達した後では，歯列弓に起こる変化は限られており，口腔内の機能的な状況はあまり変わらないように見える．

第14章　開咬と無咬合の治療

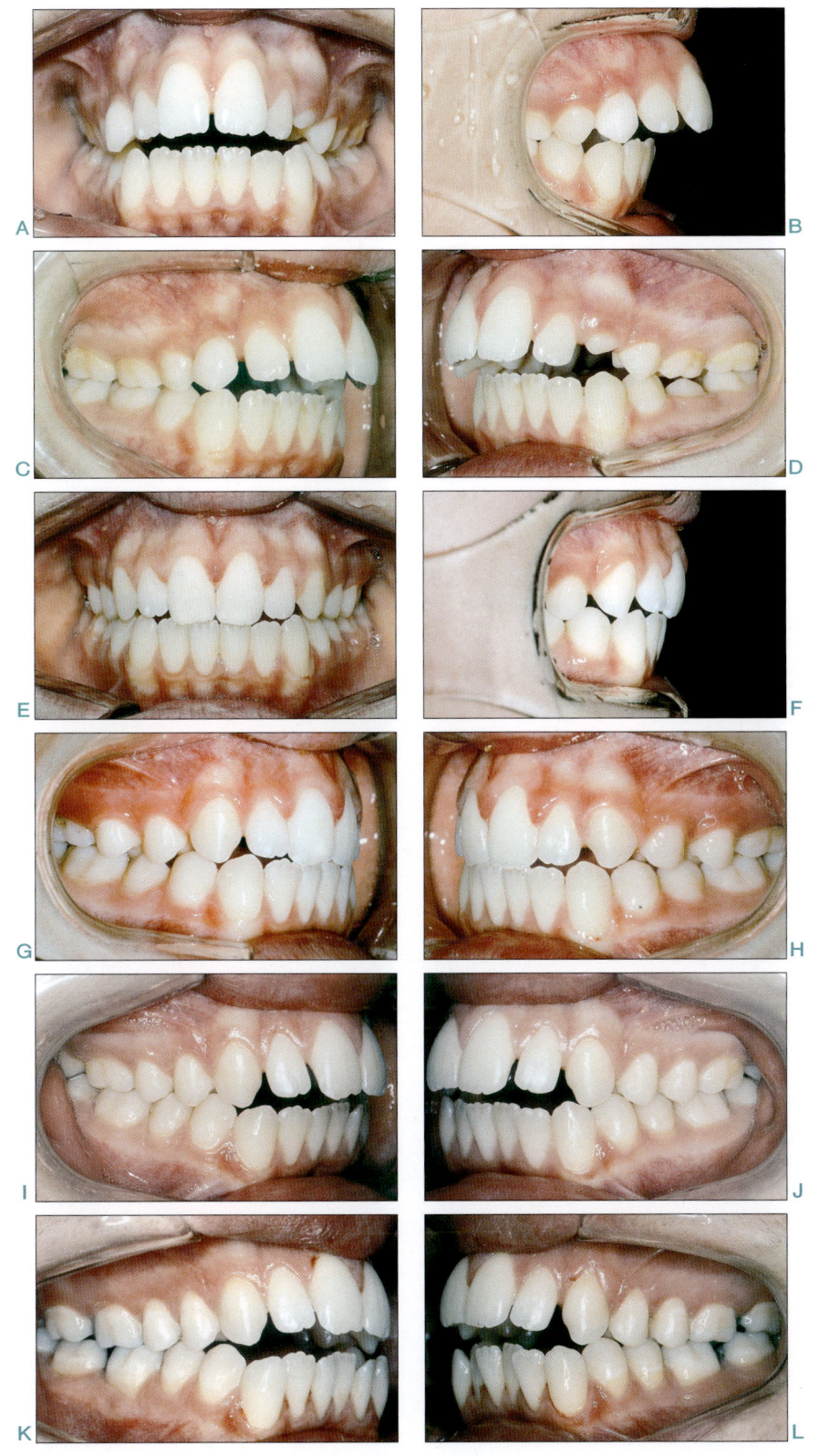

図14-14

　11歳7か月の男子は，前歯部開咬をともなうClass II division 1 不正咬合を呈していた．彼は細長い顔面，大きい下顔面高，後退した頤，そして，下顎下縁が急傾斜したハイアングルの下顎骨を有していた．安静時の口は開いており，舌は上下顎切歯間にあった(A-D)．鼻腔は閉塞しており，主として口を通して呼吸していた．パライアタルヘッドギアおよび可撤式装置を上顎に使って治療した．1年5か月の治療の後，許容できる結果が得られたが，保定処置はしなかった(E-H)．治療後3年4か月後の16歳5か月時，強固な咬頭嵌合があるために臼歯部の咬合は安定していた．しかしながら，前歯部の開咬が再発し，機能的な状況は変化していないように見えた．十分な口唇閉鎖がなく，彼はまだ口呼吸をしていた(I,J)．21歳7か月時，前歯部の開咬はさらに増加し，叢生が下顎前歯部で発生していた(K,L)．治療終了後，顔面は垂直方向へ著しく発達した．図14-6にこの患者のトレースの重ね合わせで示したとおりである．確かに，保定処置をしなかったのは誤りであった．開口していている患者，特に舌の介在がある患者においては，後退させた歯牙が唇側に後戻りしないように期待することはできない．明らかに，彼はもっと年齢がいってから，外科処置と矯正治療を組み合わせることによって顔貌の不正を改善すべき候補者であった．

オルソドンティック コンセプト & ストラテジー　219

第14章　開咬と無咬合の治療

図14-15

　13歳9か月の女子は，大臼歯の無咬合およびその近心の開咬をともなうClass I不正咬合を有していた．上顎右側側切歯は先天性の欠損，左側切歯はペグシェイプであった．舌は歯牙の間にあり，話したり笑ったりする時に，はっきりと見えた．下顎歯列弓は幅が広くてきれいに排列されていたが，後方歯は頰側に起き上がっていた．幅広い下顎歯列と後方歯の直立は，これら歯牙の舌側面に対して舌が低位に位置していることと，通常は下顎後方歯の舌側傾斜を引き起こす咬頭嵌合の欠如に関連していた．上顎歯列弓が著しく狭かったのも，主として同じ理由であった(A-D)．舌の介在が非常に優勢であったので，歯列弓幅径の調整をせず，固定式装置で上顎歯列弓の形態だけを改善することに決めた．18か月後に，満足できる結果が得られた．しかしながら，開咬は，犬歯・小臼歯領域ではわずかに減少したが，切歯部では増加していた(E,H)．固定式装置を取り外した日に，0.0175インチのデッドソフトブレイディッドワイヤーを上顎前歯の口蓋面と第一小臼歯の咬合面に接着した．数か月後に，上顎前歯の大きさと形状を，形態修正およびコンポジットレジンによる修復により改善した(I-L)．3年後，ほとんど変化していない．しかしながら，開咬は前歯を修復した後に，わずかに増加したように見えた．臼歯の無咬合は変化なく，患者は結果に満足していた．

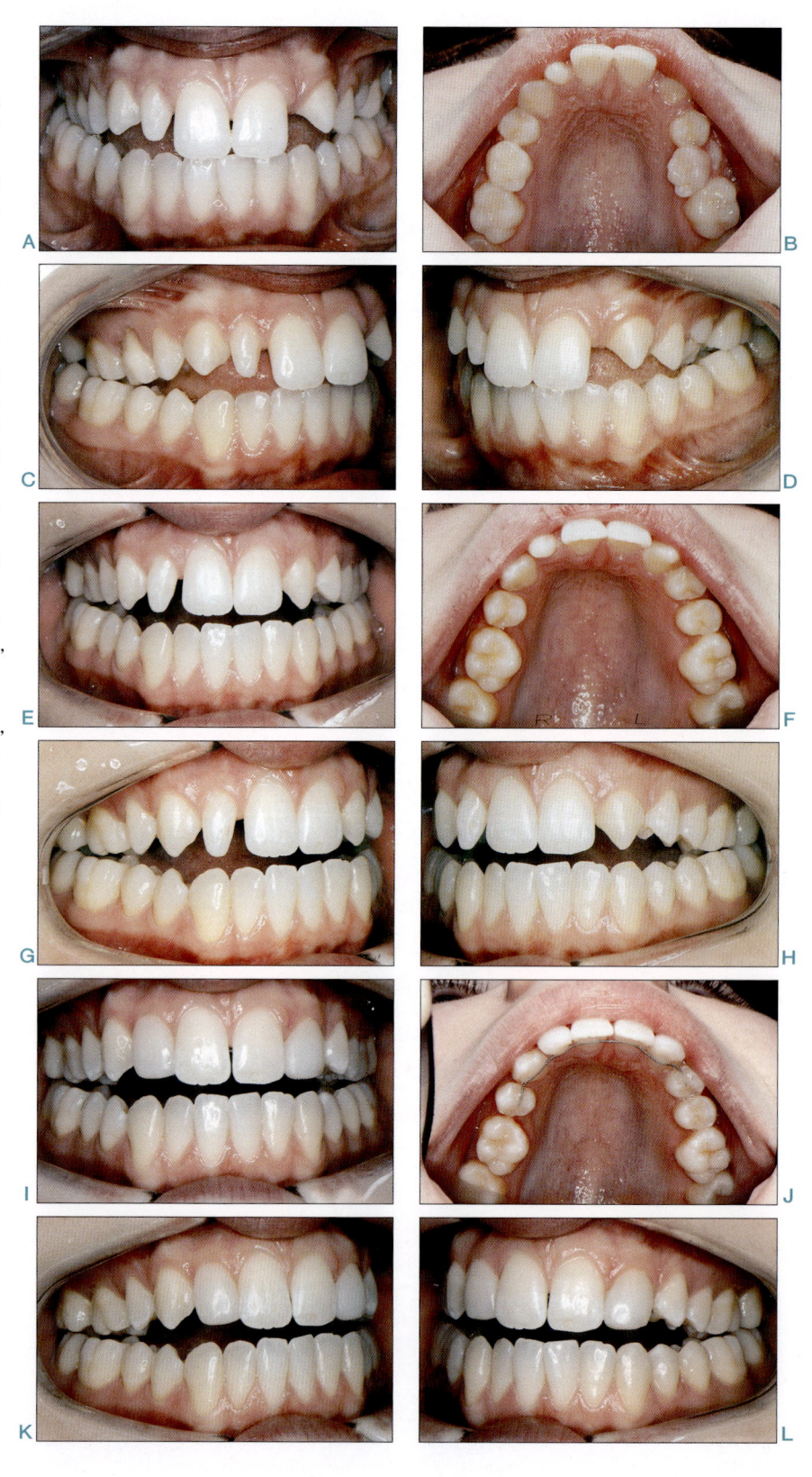

第14章 開咬と無咬合の治療

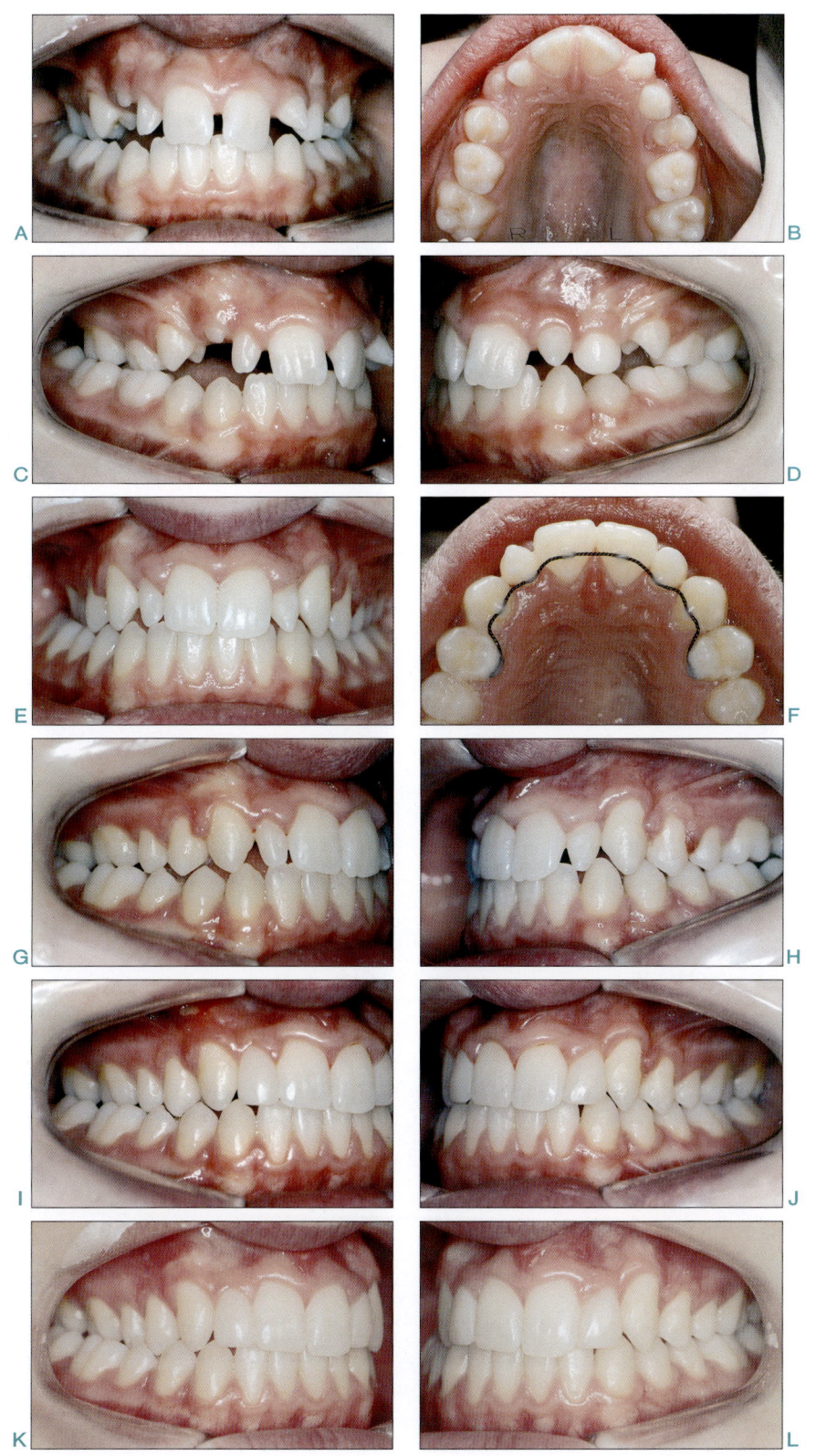

図14-16

　13歳5か月の男子は，偶然にも図14-15で示した女子の兄弟であり，それほどひどくはない状態であったが，女子と同様のClass I 不正咬合を呈していた．彼もまた大臼歯の無咬合を有していたが，右側だけであった．彼には，前歯部での接触はないものの，切歯はわずかにオーバーラップしていた．また，前歯部の開咬はないものの，無咬合があった．[48] 第一小臼歯は萌出しはじめており，これらの歯牙間の開咬は不完全な萌出の結果と考えることができた．そのうえ，女子と同じようにペグシェイプではあったが，上顎の左側切歯は存在していた．舌の介在は広範ではなく，彼女ほどはっきりとしていなかった(A-D)．歯列弓幅の調整は試みずに，固定式装置を上顎のみに使用した．16歳11か月時の記録で明らかなように，満足できる結果が得られた(E-H)．良好な咬合が左側で実現され，前歯部では接触が得られた．無咬合は右側にまだあり，そこでは，上顎歯が対合歯と比べてはるかに口蓋側に位置していた．6か月後，上顎の切歯を修復すると，審美的に満足のいく歯列が得られた．さらに，いくつかの咬頭嵌合も右側に得られていた(I,J)．18か月後，右側の咬頭嵌合はさらに改善し，上顎第二小臼歯と第一大臼歯は咬頭咬合であった(K,L)．

オルソドンティック コンセプト & ストラテジー 221

第14章　開咬と無咬合の治療

図14-17

　11歳5か月の男子は，第一大臼歯に達する著しい開咬をともなうClass II division 1 不正咬合を有していた．彼は細長い顔面，大きな下顔面高，そして後退した頤を有していた(A,B)．エナメル質形成不全のために，歯牙の歯冠は，形，大きさ，組成，および色が異常であった(C, D)．上下顎骨の関係を改善するためにアクチベーターを2年間使用した．上顎骨に対して下顎骨は前よりも前方に位置したが，下顔面高の高さは実質的に増加した．6年後の19歳8か月時，前後的関係における改善はほとんど残っていなかった．下顔面高はさらに増加し，開咬は今や第二大臼歯まで達していた(E-H)．患者は容貌が気に入らず，口腔外科医に改善の可能性を相談した．外科的にLe Fort I で3分割術を併用して実行され，頤の改善を得た．

　上顎骨の臼歯部がかなり高い位置に変えられたので，下顎骨のオートローテーションおよび下顔面高の実質的な縮小が結果として生じた．前方の下顔面高は，主として頤隆起をつくるために行われた頤の骨切り術によって，さらに縮小された．

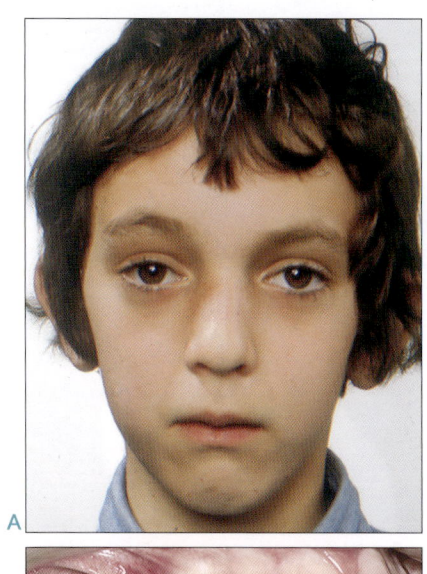

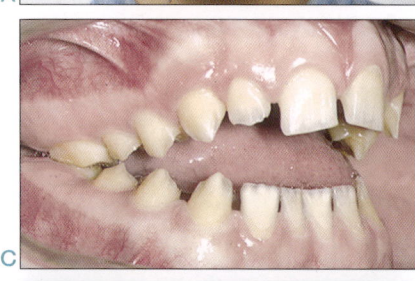

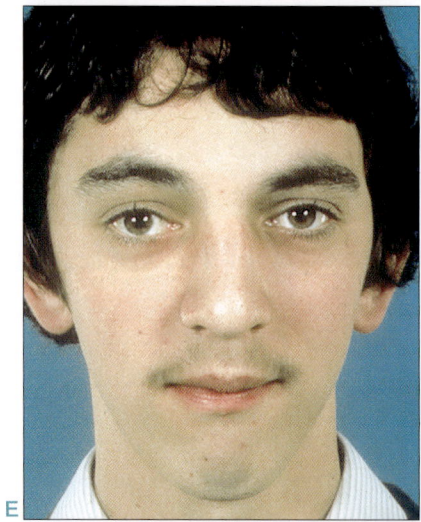

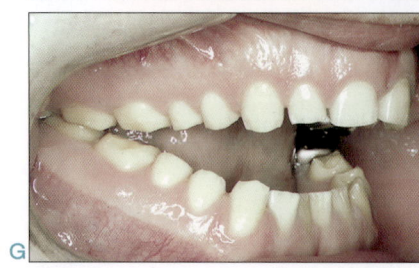

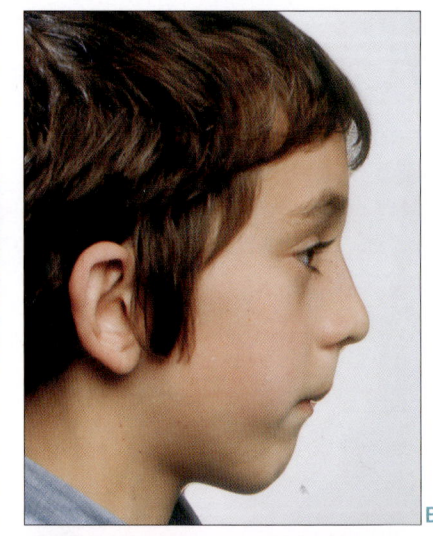

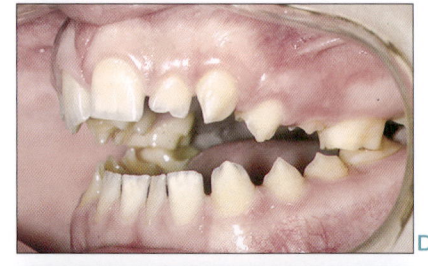

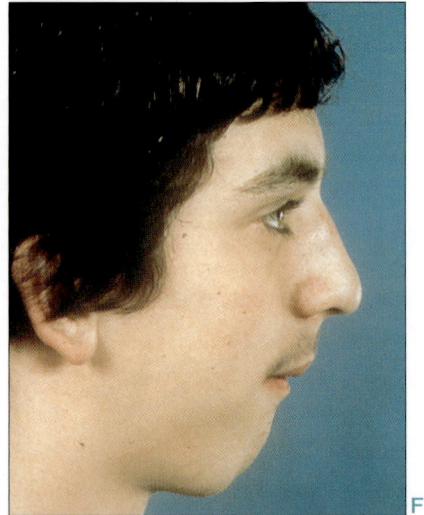

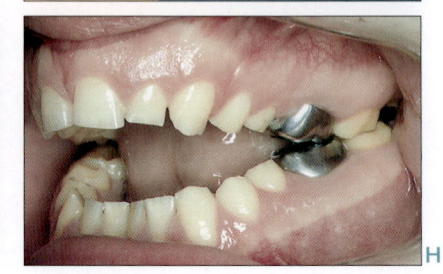

222　オルソドンティック　コンセプト & ストラテジー

第14章　開咬と無咬合の治療

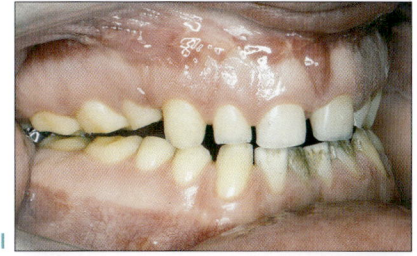

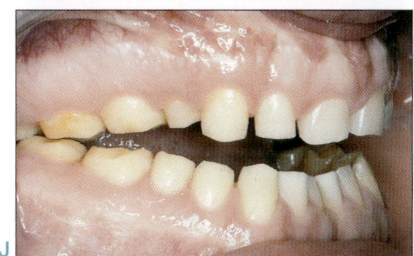

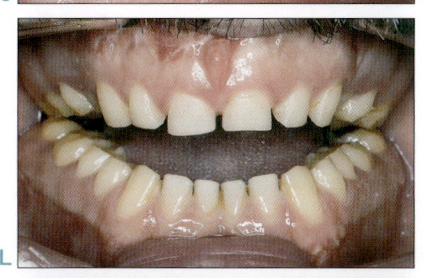

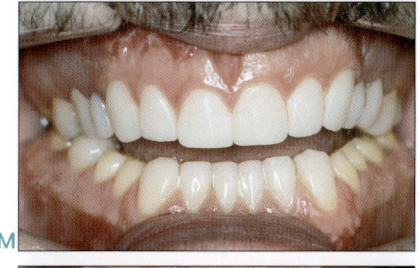

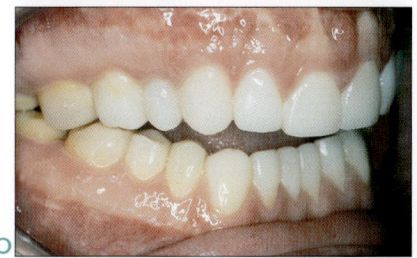

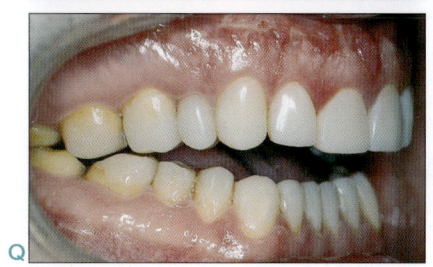

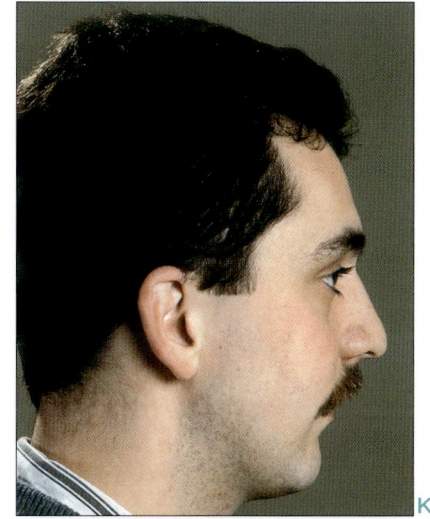

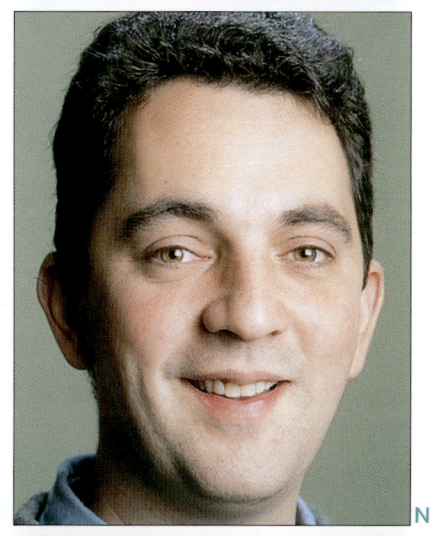

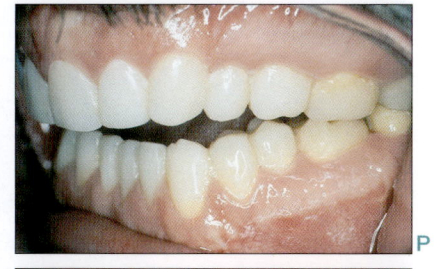

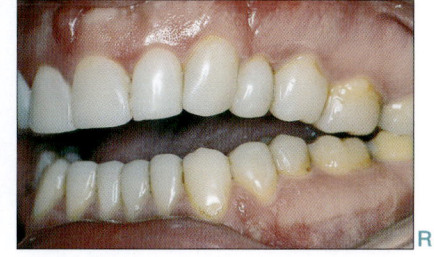

図14-17（続き）

　矯正治療は外科処置に先行して行わなかったが，前歯は術後に接触し，わずかな開咬だけが臼歯部に存在していた(I)．徐々に再び開咬が生じ，術後3年6か月では，最後臼歯しか接触していなかった(J)．26歳1か月時，外科手術によって獲得した改善の喪失はわずかであり，顔面の良好なプロポーションと満足できるプロファイルをもたらしていた(K)．

　しかしながら，それまでの3年間で開咬は増加していた(L)．27歳8か月時，歯牙をコンポジットレジンで修復し，大臼歯の開咬を改善し，大臼歯から前方の開咬を減少させるとともに審美性のある歯列を得た．結果は満足できるものであった(M,N)．しかしながら，その後何年かの間に開咬は再び増加した．28歳1か月(O,P)および33歳11か月(Q,R)時に採った記録によって明らかである．再度，最後方大臼歯だけが互いに接触していた．しかしながら，彼や彼の周りの人が見るところでは，歯列の審美的な改善は減少していなかった．

第14章　開咬と無咬合の治療

図14-17（続き）
トレースの重ね合わせは，3分割術をともなうLe Fort I 骨切り術と外科的な頤の改善によって達成された骨格形態の改善，すなわち，後方上顎骨部を頭蓋方向へ位置を変えた結果，下顎骨のオートローテーションが起きたことは明らかであり，頤手術の効果も明らかである(S)．手術後3年間で下顎骨の前方伸長部は吸収され，頤の前縁，歯槽突起，および下顎切歯は後方へ移動した．さらに，上下顎切歯は圧下し，下顎第一大臼歯も同様であった(T)．

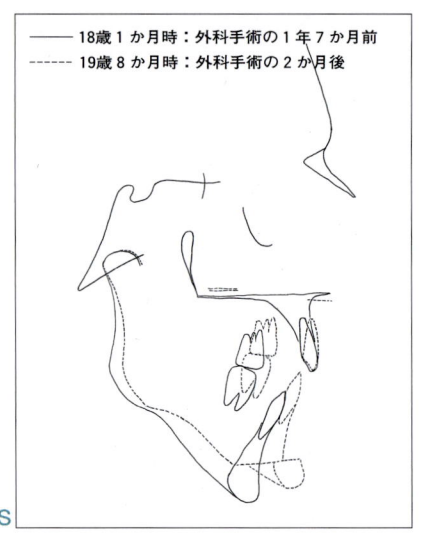

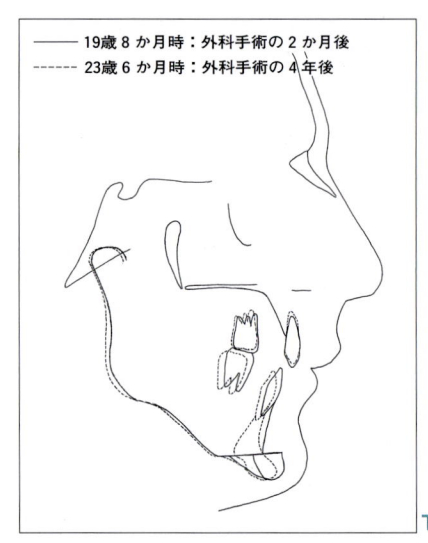

―― 18歳1か月時：外科手術の1年7か月前
---- 19歳8か月時：外科手術の2か月後

―― 19歳8か月時：外科手術の2か月後
---- 23歳6か月時：外科手術の4年後

　前歯部の開咬および無咬合を呈する患者においては，改善したローテーションや閉鎖した歯間空隙の保定に特別な注意を払わなければならない．通常は安定性に貢献する咬合接触が，ここでは欠如している．そのうえ，舌は上下歯列弓の内側に位置せずに，再び唇側に前歯を押す可能性がある．治療を審美的な理由だけで行った場合には，特別な注意をもって改善したものを維持すべきである．そのためには，0.0175インチのデッドソフトブレイディッドワイヤーを前歯全部と第一小臼歯に接着することが好ましい．第一小臼歯をリテンションワイヤーに取り込まない場合には，口蓋側に後戻りが生じ，歯間空隙がそれらの近心側で再形成されることがある．咬合様式によっては，リテンションワイヤーを咬合面に接着したり，第一小臼歯の口蓋側面に付けたりすることができる(図14-15J，14-16F)．

　以前に説明したように，開咬および無咬合の治療は困難である．[3] 鼻気道の閉塞症が排除され，十分な口唇閉鎖が確立できると，その予後は好ましい．舌の外科的縮小は，極端な状況でのみ有益である．

　筋機能療法に多くを期待することは，現実的ではない．[190] 安静時の舌介在および無意識下での嚥下時の舌突出を，このタイプの療法が排除できると立証した例は，今まで一度もない．舌の位置を変えることを意図しているクリブや先端が尖ったワイヤーの付与にも同じことがいえる．これらの装置を装着している間，舌位は影響を受けるが，治療が終わった後に改善が持続するかどうかは疑問である．

　一般に，開咬および無咬合における矯正治療のアプローチは，正常な機能状況の治療と同じであるべきではないので，以下の方法を推奨する．

　臨床家は患者の本当の主訴が何であるかを見きわめることからはじめるべきであり，大抵の場合，それは審美的に気になる外観だけである．もしこれが，もっぱら歯牙の位置にかかわるものならば，歯牙を整列させ，その結果を永久に維持すべきである(図14-15, 14-16)．

　患者の関心が受け入れがたいほどの顔貌ということであるならば，これは開咬をともなう大概の骨格性ClassIII不正咬合にもいえることであるが，顔面の成長が終了するまで治療は延期し，顔面の美観は固定式矯正装置を用いた外科矯正で改善すべきである．この治療法をとる場合には，歯牙の位置不正はもっと若い時期に改善し，保定しておいてもかまわない．

切歯欠損の治療

　上顎側切歯の先天性欠損（歯牙無形性）および外傷による前歯1本以上の喪失は，かなり頻繁に起こる．歯牙無形成の早期発見は，歯列の発達を適切に誘導することで，後の治療を容易にすることもできる．もっともよい解決法は，歯間空隙を閉鎖し，中切歯の隣に犬歯を配置することである．[130] 外傷を原因とする永久前歯の欠損により引き起こされた問題を解決するのは，より難しく，欠損に両側中切歯が含まれる場合は特に困難である．しかしながら，こういった場合でも欠損が幼少時に発生した場合には，歯列の発達を再誘導することができる．中切歯を喪失した小児は，スペースを維持した後にブリッジもしくはインプラントに置き換えるよりも，スペースを閉鎖したほうが良好である．それは，歯列の発達と顔面の成長がまだ終了していない年長の子どもにもいえる．一方，成人ではインプラントかブリッジで前歯を補綴するほうが，より好ましい解決策である．

　コンポジットレジンの導入が，ブリッジやインプラントに頼らずに許容できる結果に到達する可能性を高めた．上顎犬歯は側切歯に似せて形態を変えることができ，側切歯は中切歯に見えるように変えることができる．矯正治療後によい結果へ達成するか否かは，修復治療を行う医師の能力によるだけではなく，それ以上に，矯正治療終了時の歯牙の位置，傾斜，アンギュレーション，およびその後の安定性によるものである．

　矯正治療による閉鎖の適応症と禁忌症について述べる．治療に不可欠な事柄や最適な結果に達するために成し遂げなければならない必要条件を提示し，例証する．その後，起こりうる問題について述べる．

　代用歯牙の唇側面の形状や色に注意が向けられることは，ほとんどない．矯正治療を開始する前に，これらの点，特に歯牙の好ましい位置，アンギュレーションならびに傾斜について，審美的な治療を行う歯科医師と協議しなければならない．

　誤診や失敗した患者の症例を示すが，同時に，満足された結果も示す．失敗を予防するためのアドバイスも提示する．

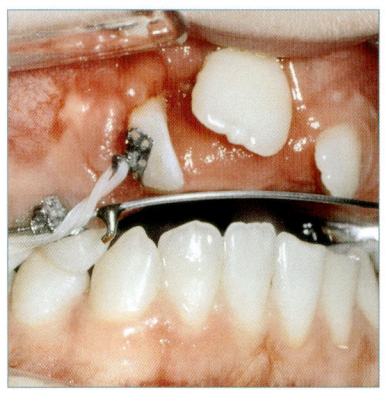

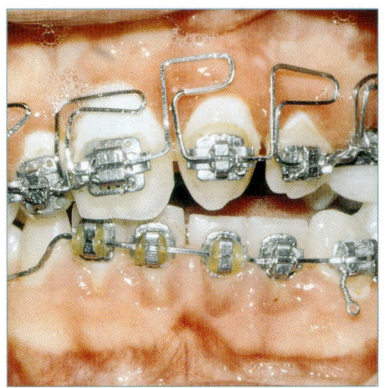

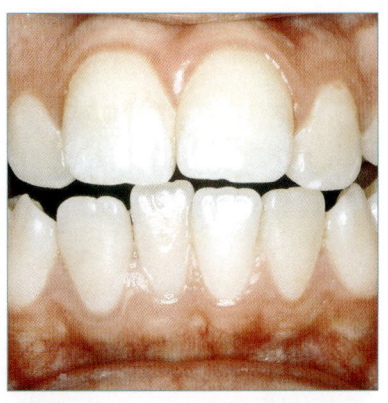

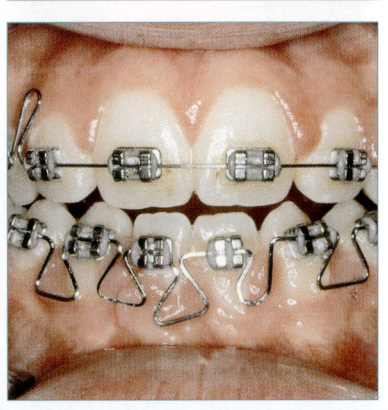

15

オルソドンティック コンセプト
& ストラテジー

第15章 切歯欠損の治療

図15-1

理想的排列では，上顎中切歯には2°のアンギュレーション，側切歯には5°のアンギュレーションがある．側切歯歯冠のいちばん高いポイントは，中切歯より遠心に位置する(A)．さまざまなテクニックを使って側切歯の歯冠を修復し，中切歯に似せることができる(B)．中央2歯の歯頸部辺縁は，同じ高さになければならない(C)．そうでない場合には，歯肉切除術が問題を解決してくれる(D)．アンギュレーションが十分に変えられないと，歯頸部レベルの距離が大きすぎてしまう(E)．側切歯の近心面を正中縫合と平行に置くと，この距離はもっと短くなる．側切歯近心側の歯間空隙は，遠心側よりも小さくなければならない(F)．接触領域が歯冠長の中間に達しない場合，正中の歯間乳頭は，歯間スペースを完全に満たさなくなる．側切歯の位置に幅の広い犬歯を置くことは受け入れられず，反対側に小さい側切歯がある時は，特にそうである(G)．代替の犬歯を狭くして反体側の側切歯の幅を広くすることによって，この誤差を改善できる(H)．

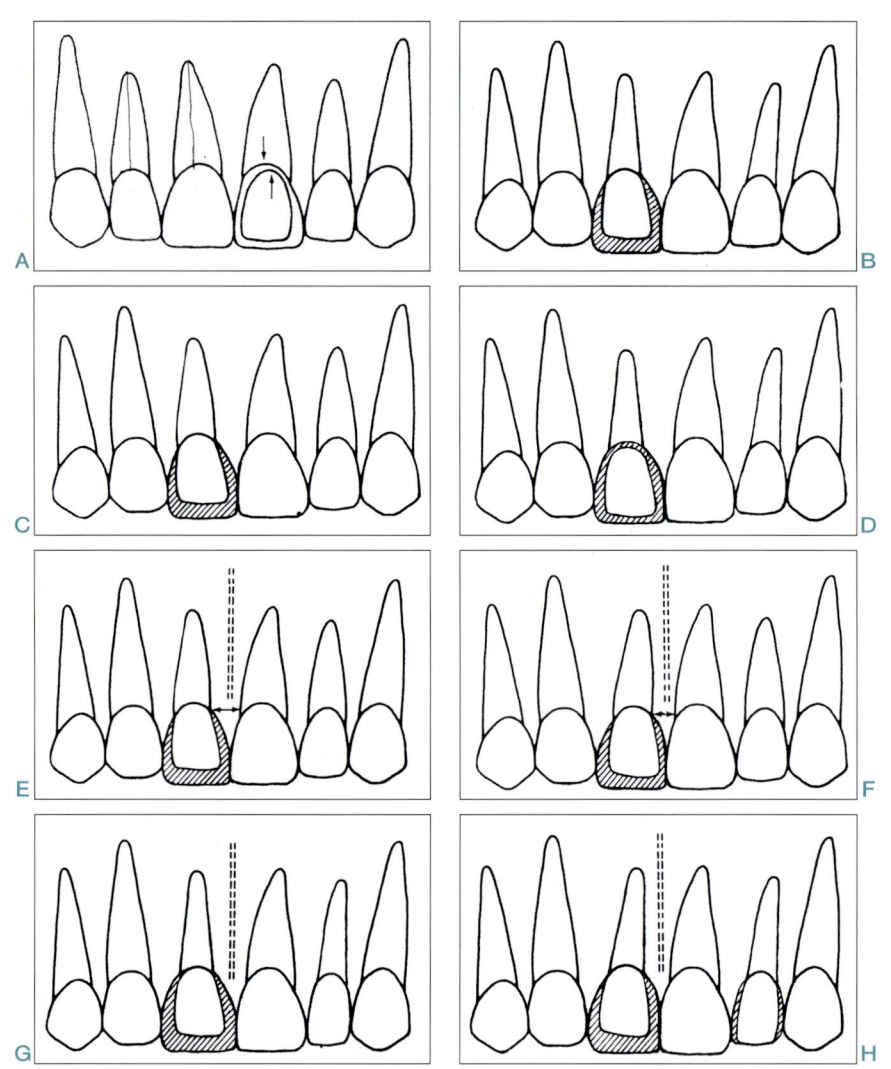

ClassⅡ division 1 不正咬合では，上顎前歯は著しく傷つきやすく，外傷により喪失しやすい．子どもが1本の切歯を失った場合の最善の解決策は，スペースを閉じて歯列弓の反対側の小臼歯を抜歯することである．局所的な遠心咬合は，さらに増加させて完全な遠心咬合にすることで，良好な咬頭嵌合および前歯部の接触を得ることができる．矯正歯科および顎顔面整形外科の手段を使えば，正常咬合でさえも，片側もしくは両側の遠心咬合に変えることができる．

このような症例の治療は，スペースがある歯列よりも叢生のある歯列のほうが複雑ではなく，結果は安定している．正常咬合でかなりの叢生が上下歯列弓にある患者では，上下左右1本ずつ抜歯することが好ましい解決策である．原則として，ClassⅡ division 1 不正咬合を有する患者では，下顎での抜歯は禁忌である．歯列弓関係を外科的に改善する予定のないClassⅢ患者では，喪失した上顎前歯をブリッジ，インプラント，または部分義歯のような人工物で補綴しない解決法は，ほとんど不可能である．

魅力的な歯列は，特に青年期の子どもたちや若い成人たちには非常に重要である．[2] 切歯が喪失している場合には，最適な結果へ到達することは難しく，多くの要因に依存する．[241,243] 喪失した切歯の代用となる歯牙の位置は重要であり，特定の要求を満たさなければならず，特に，隣接歯への距離や傾斜，およびアンギュレーションが要求される．歯頸部辺縁の高さも重要である．このタイプの治療は，固定式装置の巧みな取り扱いを必要とする(図15-1)．

第15章　切歯欠損の治療

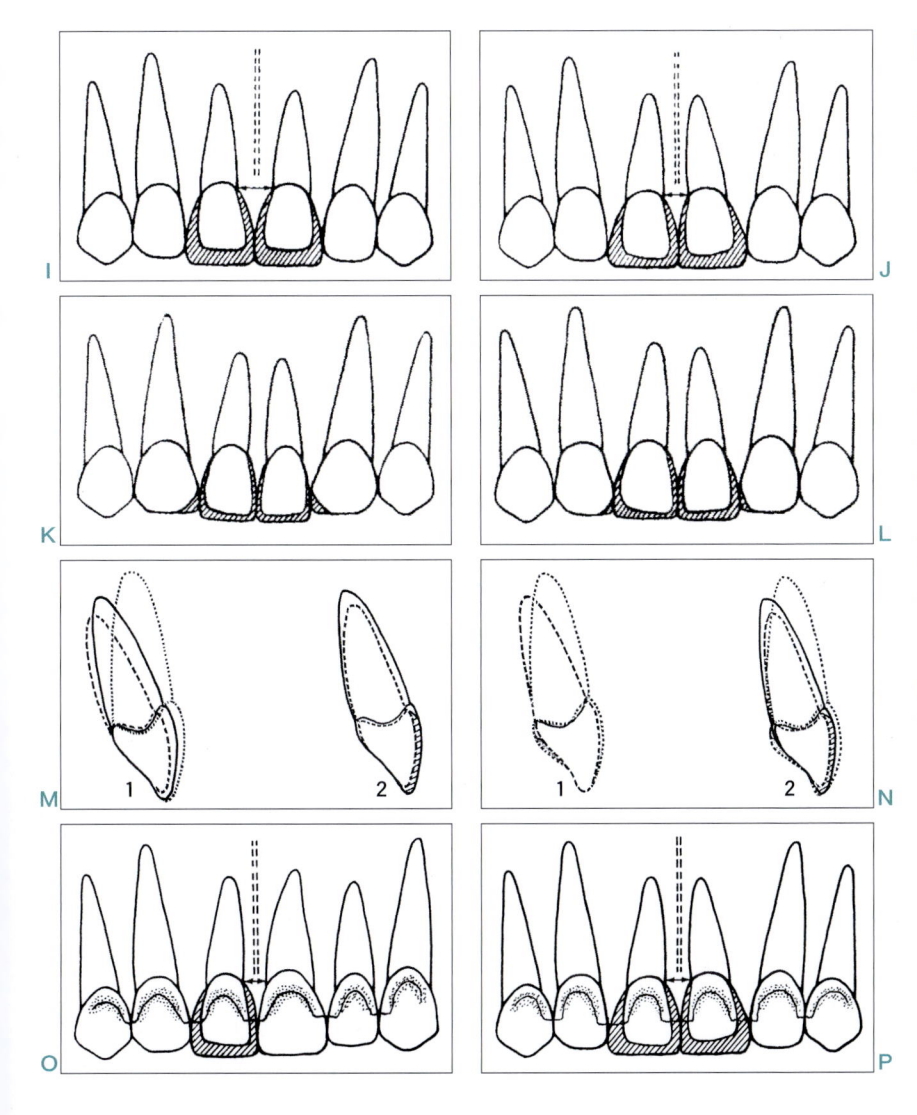

図15-1（続き）

　両側中切歯を側切歯で置き換える場合には、近心面の平行関係はさらに重要である(I,J)．大きい犬歯は幅広にせず(K)，修復された側切歯よりも幅が狭くなるようにする(L)．2本の切歯と犬歯をそれらの口蓋平面で重ね合わせると、傾斜および歯冠の厚さの違いは明らかである(M1)．したがって、中切歯に取って代わる側切歯は、アップライトさせるべきである(M2)．側切歯の位置に置く犬歯は口蓋側を削合し、根尖は口蓋側に動かす(N1)．中切歯の位置にある側切歯と側切歯の場所にある犬歯は、形および傾斜が適合しなければならない(N2)．アンギュレーションの変化を維持するためには永久保定が必要であり(O)，2本の側切歯が中切歯に置き換わっている場合には、これは特に重要である(P)．そのうえ、犬歯のアンギュレーションを維持して犬歯遠心に歯間空隙が発生するのを防ぐためには、リテンションワイヤーに第一小臼歯を含ませるべきである．

　人が話したり笑ったりしている時に見える上顎前歯の量は重要である．切縁はいつも目に見えるが、歯頸部辺縁はそうではない．上顎前歯の非対称性の調整で、例えば側切歯が1本喪失している場合には、切縁は一直線であるべきである（図15-16B）．

　歯頸部辺縁の並び方は、スマイルラインが高い患者では重要であるが、歯頸部辺縁が全然見えない場合には、ほとんど関係がない．

　歯頸部辺縁および切縁が正常であると認められる場合には、横方向の不整は、通常、人目を引くことはない．中央の2歯間の接触面が顔面の正中線と平行している場合には、わずかな正中線の偏位は気づかれない．[20,97,105,134,245] 歯冠切端側半分の形および色が観察者の要求に合致している場合にも、そのことがいえる．

　唇舌側方向では、歯冠の厚さと形および歯頸部辺縁の位置が重要である．[214] 咬合接触が上下前歯間にある場合には、口蓋面は咬合およびさまざまな方向の運動に適合しなければならないが、開咬または無咬合が継続すると見込めるならば、これは必要ではない．上顎犬歯は、唇舌側に非常に分厚い場合があるので、そのような歯牙を中切歯に隣接して置くと、障害要因となることがある．そのような症例では、歯冠の厚さを減少させたり、犬歯根尖を口蓋側へ移動させたりする必要がある．

オルソドンティック コンセプト & ストラテジー　227

第15章　切歯欠損の治療

図15-2
　固定式装置を除去した日には，上顎の左側側切歯は隣接歯間空隙の幅が理想的な配分で，十分に近心寄りに置き換えられていた(A)．しかしながら，3週間後のリテンションを行った日には，その歯牙はかなり遠心に位置していた(B)．歯冠の修復によって，最適ではないが，許容できる結果をまた得ることができた．しかしながら，近遠心的にアップライトした上顎右側中切歯は，そのアンギュレーションの調整を失っていた(C)．中央の歯間乳頭は歯間スペースを完全に満たしておらず，接触領域の端は歯冠切端から半分よりも下方にあった(D)．

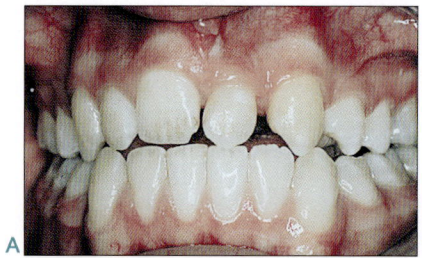

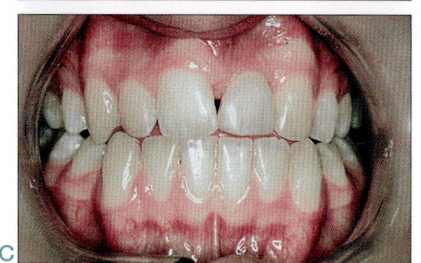

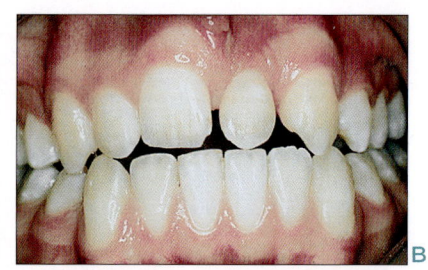

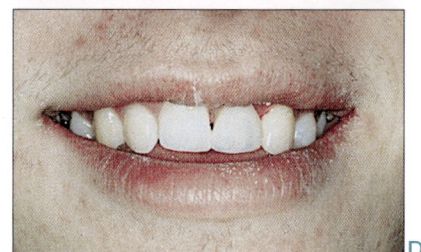

図15-3
　固定式装置の除去後，代替の上顎左側側切歯のアンギュレーションおよび歯間空隙の配分と大きさは，置き換えの基準に適っていた(A)．その日のうちに，上顎用リテンションプレートを装着したが，リテンションワイヤーは口蓋側に接着しなかった．歯間空隙の配分とサイズは変化しなかったが，左側側切歯のアンギュレーションが変化した(B)．この歯牙を左側中切歯に似せて修復した後，アンギュレーションは，さらに変化した(C)．許容できる結果を得るためには，再修復が必要であった(D)．

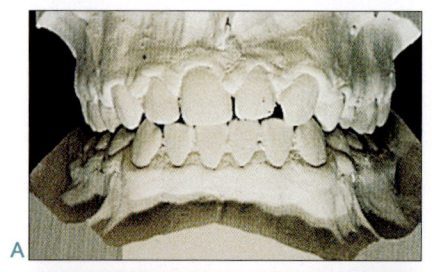

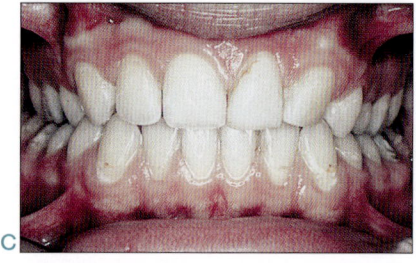

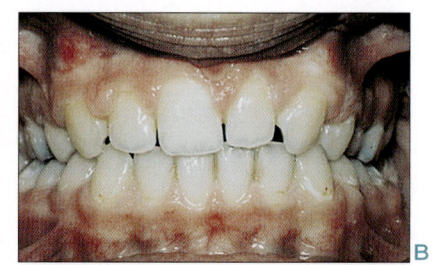

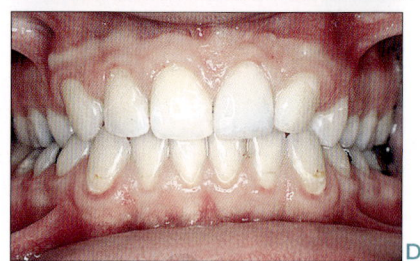

　関連する歯牙の最適な位置とアンギュレーションおよび傾斜が決まったら，歯牙の形態修正やコンポジットレジンかベニヤによる修復という予測された修復治療，および形と色の改善が主たる要素となる．[198] 修復処置を別の歯科医師が行う場合には，あらかじめ協議しておくことが必要である．
　審美歯科によって得られる治療結果の質は，矯正治療後の歯牙の位置に大きく依存する．その点で，隣接歯と修復すべき歯牙との距離が非常に重要であることは，すでに指摘したとおりである．同じことが，近遠心方向（アンギュレーション）および唇舌側方向（傾斜）における歯軸の向きにもいえる．[172, 241, 243]
　装置を取り除いた直後に，歯牙の位置（図15-2）もしくはアンギュレーション（図15-3）の後戻りが生じることがある．
　診断用セットアップを使用せずに，関係する歯牙の最良の位置を決定することは難しい．セットアップは，どの咬合位を目標とすべきか，口蓋面のどこでどのくらいの削合が必要となるかをも明確にする．セットアップは，対合歯の幅と位置に対する必要な調節も示してくれる．

第15章　切歯欠損の治療

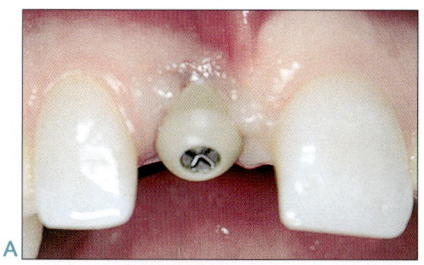

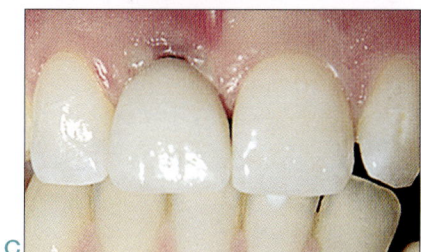

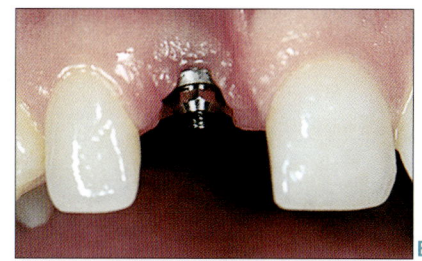

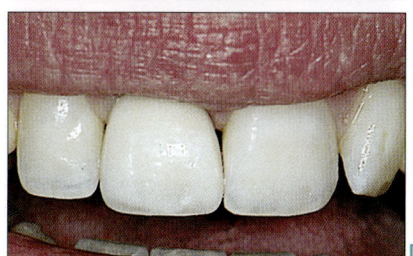

図15-4

事故で上顎右側中切歯を喪失した20歳の女性を，1回法のインプラントで治療した．6か月間のオッセオインテグレーション期間ののち，プロテクティブキャップの付いたアバットメントを装着した（A）．プロテクティブキャップを除去した後（B）印象を採り，歯冠部を作成して装着した．骨の輪郭が不十分であり粘膜組織が不足していたために，歯頸部の適合は最適ではなかった（C）．幸いなことに，患者が話したり笑ったりしてもこの欠点は目に見えず（D），歯槽骨と結合組織を生成する必要はなかった．
（Dr. B. J. Polderの好意による．）

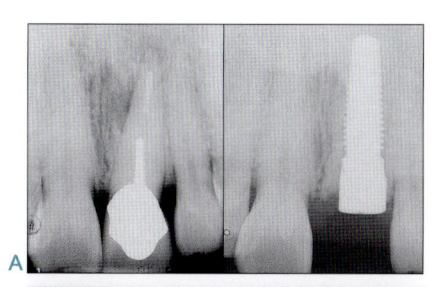

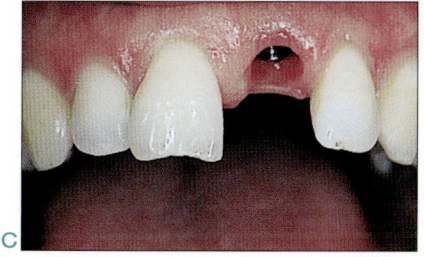

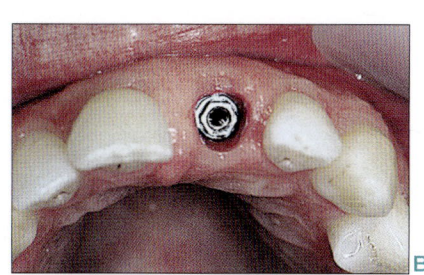

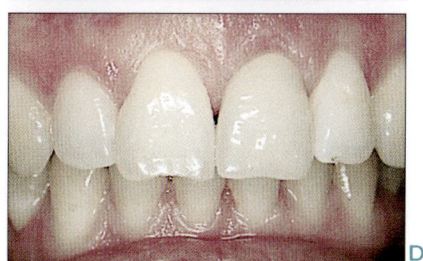

図15-5

この39歳の男性は，15年前に上顎左側中切歯の歯冠を破折した．根管治療し，ピンレイ付きの歯冠を装着した．何年か後，別の外傷が歯根の破折と歯根尖周囲感染を引き起こし，その歯牙は救うことができなかった（A：左）．抜歯直後にヒーリングキャップの付いたインプラントを埋入し（A：右），歯肉輪郭を保護した（B, C）．6か月後に，最終的な歯冠部をセメント合着した（D）．
（Dr. B. J. Polderの好意による．）

図15-4と図15-5は，喪失した，あるいは保存できなくなった中切歯の代わりに，インプラントを使用した2人の患者を示している．両者は成人であり，矯正治療の必要性はまったくなかった．若年者にインプラントを適用すると，歯槽突起の高さの増大がまだ完了していないので，インプラントの低位化をもたらすことになる．[197]

図15-6～15-15では10人の患者を示し，前歯を喪失した患者における矯正治療の可能性と限界を明確にした．そのうちの9人の患者では，欠陥は上顎にあった．1人の患者では，下顎右側中切歯と側切歯が保存できなかった（図15-15）．これらの臨床例は，先に述べたさまざまな事項を詳述し，具体的に説明している．

第15章　切歯欠損の治療

図15-6

　12歳0か月の女子には，側切歯の先天性欠損のために，上顎前歯領域に大きな歯間空隙があり，犬歯遠心にも歯間空隙があった．下顎の歯列弓は正常であったが，歯列弓の正中線は偏位していた．犬歯および大臼歯は，左側では正常咬合であり，右側では小臼歯歯冠幅半分の遠心咬合であった(A-D)．上顎歯列弓をDelaireのフェイシャルマスクを使って前方へ動かし，両側で小臼歯歯冠幅1歯分の遠心咬合に到達させた．全体的な固定式装置を使って歯間空隙を閉鎖し，正中線を合わせた．14歳6か月時，意図した結果が得られたので，上顎切歯と犬歯を口蓋側に接着したワイヤーで維持した(E, F)．治療前(G)と治療後(H)に撮ったレントゲン写真は，上顎犬歯が少し近心側に歯体移動したことを示している．しかしながら，上顎左側中切歯の根尖は，遠心に位置しすぎていた．上顎犬歯をコンポジットレジンで修復した．5年後，小さい歯間空隙が上顎犬歯の遠心にあった(I, J)．この歯間空隙は，5年後の写真が示すとおり，コンポジットレジンを盛り足して閉じた(K, L)．この患者には，女性でよく見られるような形状や色も側切歯とほとんど変わらない，小さな上顎犬歯があった．

　男性には女性よりも大きくて暗い色の犬歯があるので，少年期に審美的に許容できる結果を得ることを，さらに難しくしている．原則として，上顎側切歯の先天性欠損は，正常より小さい歯牙であることに関連しており，歯列弓内のスペースは普通である．矯正治療によって閉じられた歯間空隙は再び開く傾向があるので，リテンションワイヤーが必要である．このワイヤーには第一小臼歯を含ませるべきである．さもないと，この患者と同様に歯間空隙が犬歯の遠心に発生することがある．

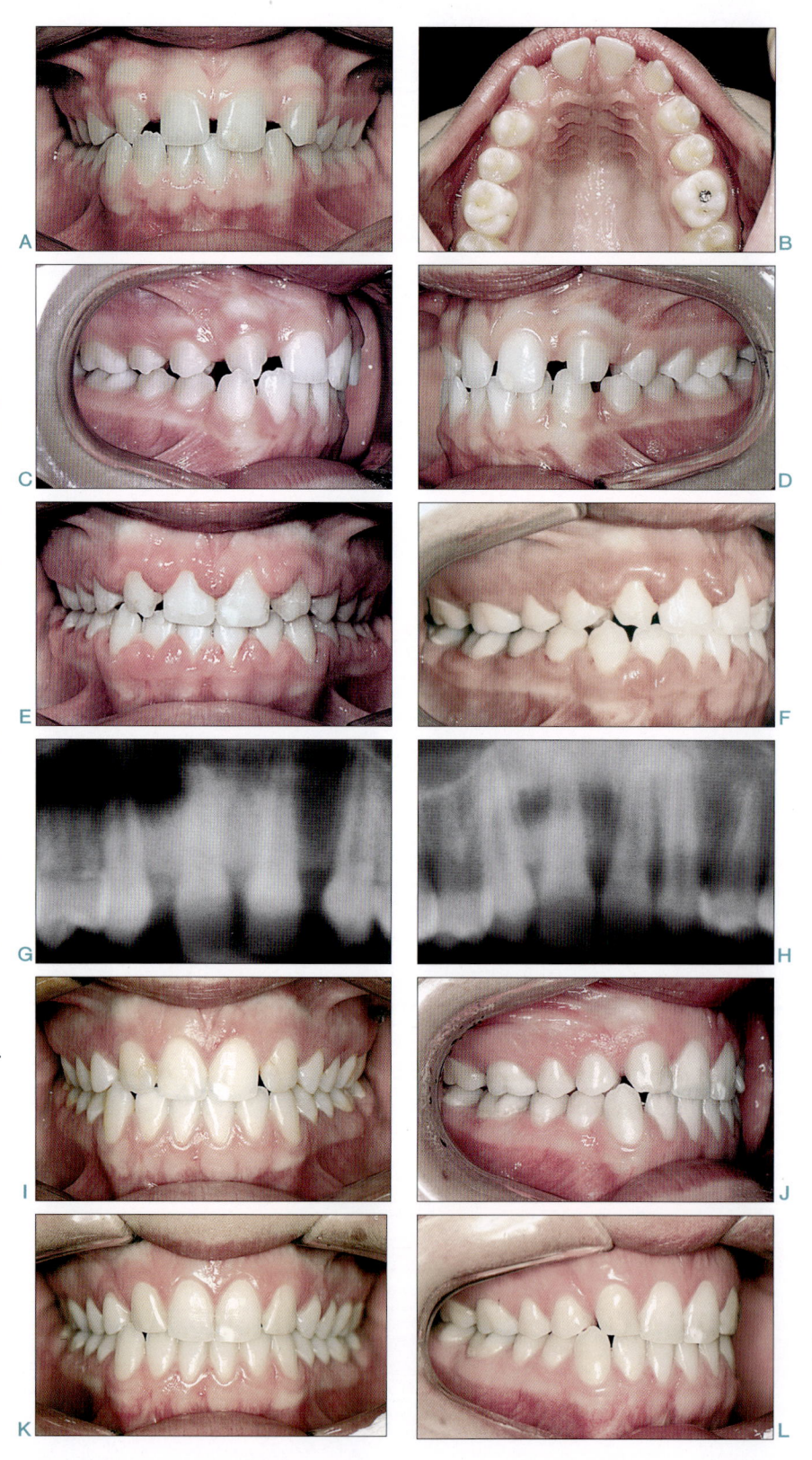

図15-7

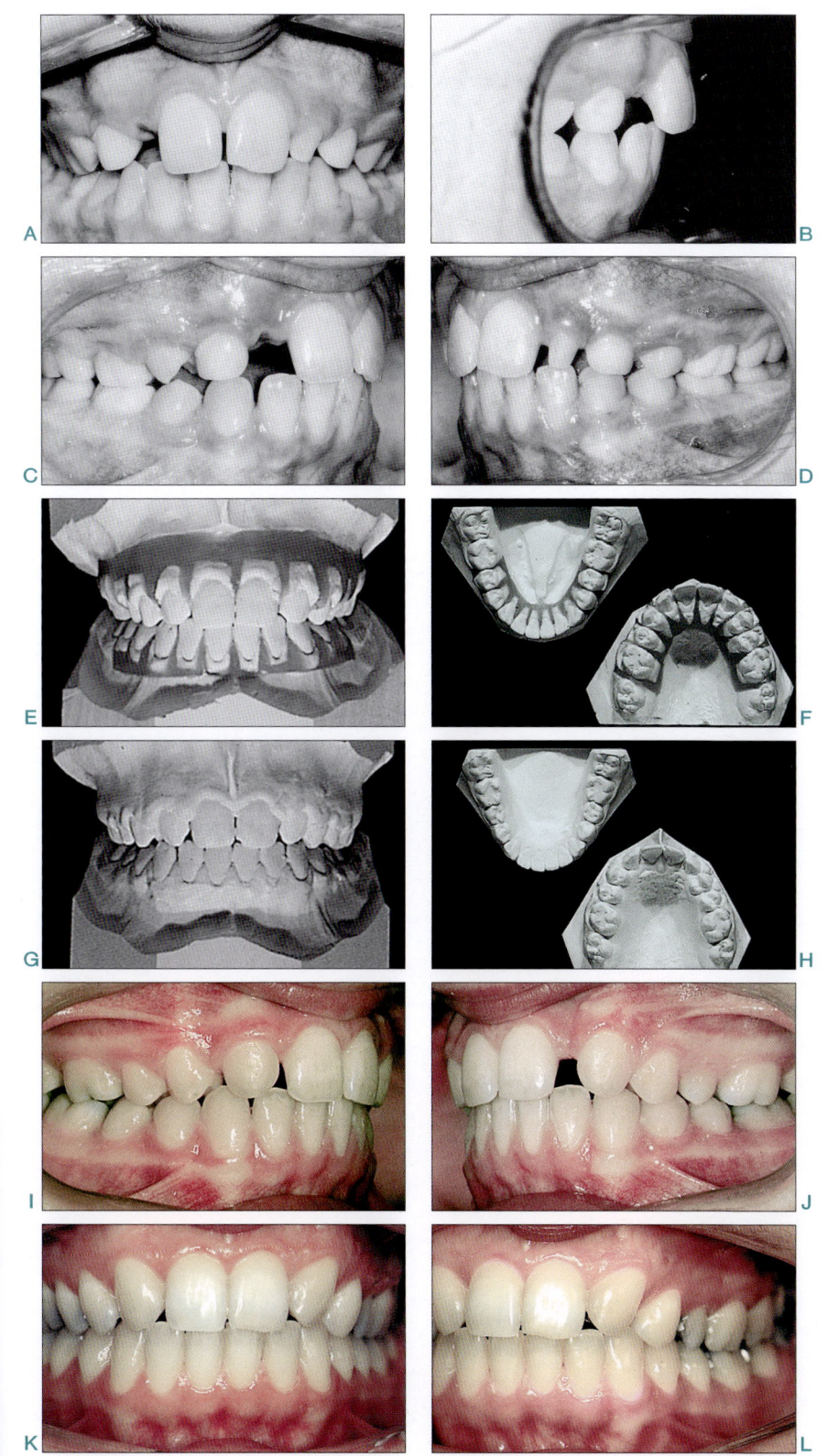

　10歳4か月の女子には，上顎右側側切歯の先天性欠損とペグシェイプの左側側切歯をともなうClass I 不正咬合があった．下顎歯列弓は正常であった(A-D)．治療を上顎第二乳臼歯の抜歯からはじめた結果，上顎第一大臼歯の近心の移動と近心頰側咬頭の口蓋側ローテーションが生じた．このローテーションが，第一大臼歯を遠心咬合でよい咬頭嵌合にさせるために必要であった．小臼歯と犬歯が完全に萌出した後で診断用セットアップを作り，ペグシェイプの側切歯を保存して修復することにより，よい咬合が得られるかどうかを評価した．セットアップではペグシェイプの側切歯がないほうが最良の結果を示すように見えたので，この歯牙を抜歯した(E,F)．11歳4か月時，固定式装置を上顎に装着した．7か月間でセットアップに合致する結果を得た(G,H)．咬合微調整と保定目的のためにポジショナーを使用した．ポジショナーは，1か月間は就寝時および日中4時間装着し，その後5か月間は就寝時のみ使用した．ポジショナーの使用を終了した1年後には，小さい正中離開と上顎左側犬歯の近心側に，大きい歯間空隙が生じていた(I,J)．さらに1年後に，唇側線と上顎左側犬歯の遠心にピグテイルスプリングを付けた可撤式プレートを使用して，スペースを閉鎖した．次に，前歯4本をデッドソフトブレイディッドリテンションワイヤーで連結した．10年後の25歳時，状況は変化していないように見えた．患者は，上顎犬歯の近心面切端の隅角部を修復する提案を受け入れなかったが，コンポジットレジンで，左側犬歯の遠心に生じた小さい歯間空隙を閉じることには同意した(K,L)．

第15章　切歯欠損の治療

図15-8

　11歳1か月の男子にはClass I 不正咬合があり，両側上顎中切歯を喪失していた．両歯牙は，コンクリートの壁にぶつかって失った．萌出した左側切歯は，近心側へ移動していた(A-D)．上顎歯列弓全体を近心側へ移動させるためにDelaireのフェイシャルマスクを使用することにした．11歳3か月時，上顎第一大臼歯にバンドを装着し，エラスティックが掛けられるように，エッジワイズチューブにフックを装着した．ブラケットを同じ目的のために第一小臼歯に装着した．エラスティックを咬合平面に平行になるようにして，マスクのバーに掛けた．マスクを使用することになっている1日14時間の間，第一小臼歯と大臼歯にかかる力が歯列弓全体に配分されるように，すべての歯をしっかりと保持する上顎プレートを装着した(E,F)．11歳10か月時，遠心咬合を得た．エッジワイズ装置を下顎に付け，1か月後に上顎にも付けた．就寝時だけDelaireのフェイシャルマスクを装着した固定式装置による治療を12か月間行った後，リテンションワイヤーを上顎に装着した(G,H)．しかしながら，上顎側切歯はよい位置づけになっていなかった．間が離れすぎてアップライトが不十分であったので(I)，歯冠修復を難しくしていた．リテンションワイヤーを紛失した後に，正中離開が生じた(J)．数年後に上顎切歯をもう一度修復したが，接触領域が歯冠長の半分に達しなかったので，正中の歯間乳頭は，完全に歯間空隙を満たしてはいない．犬歯を削合して修復したが，犬歯はかなり大きく，歯頸部辺縁は修復した切歯よりももっと上方に位置していた．それにもかかわらず，歯列弓の正中線は一致し，両後方歯部は，良好な咬頭嵌合を有する遠心咬合であった(K,L)．

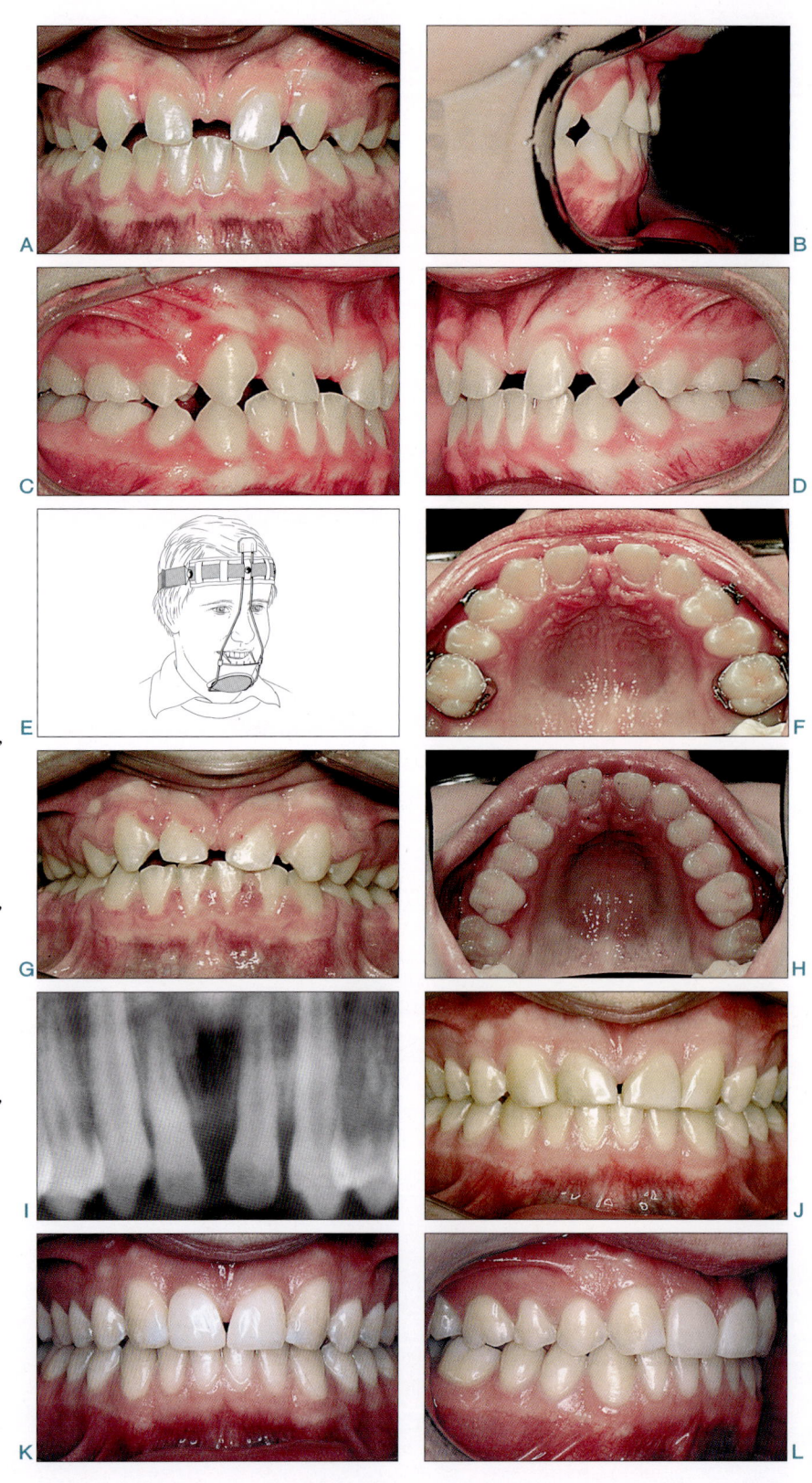

第15章　切歯欠損の治療

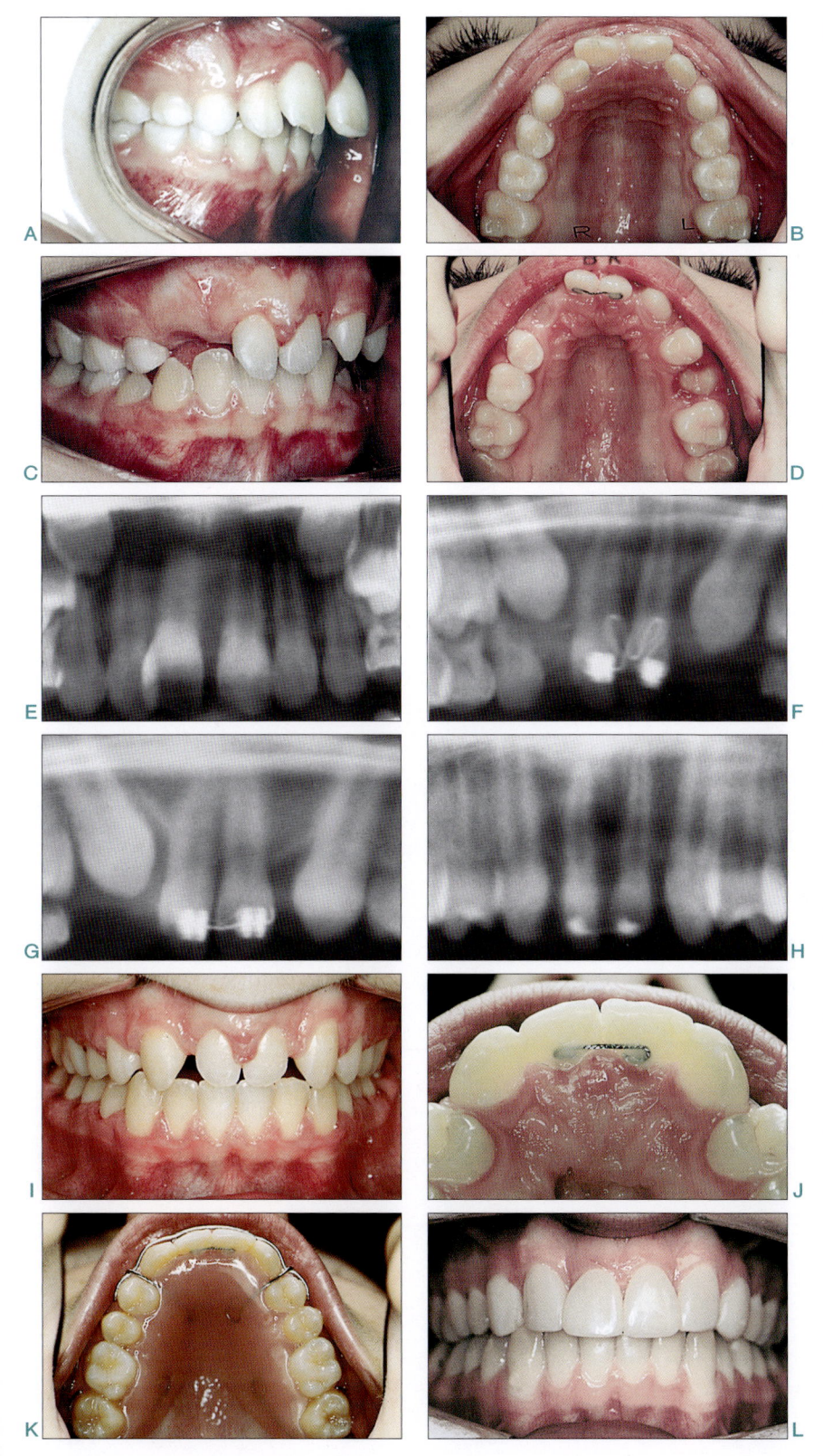

図15-9

　ClassⅡ division 1 不正咬合を有する9歳5か月の男子は，1年前にプールに落ちて2本の上顎中切歯を失っていた．再移植はうまくいかなかったが，それは歯牙が30分以上の長い時間口腔外にあったので，予想されたことであった．再移植した中切歯は，抜歯しなければならなかった(A,B)．抜歯後には，上顎側切歯を中切歯の位置へ動かして，犬歯がその萌出前に近心側へ移動できるようにした．0.022×0.028インチのエッジワイズブラケットを側切歯に装着し，0.016×0.016インチのステンレススチールのセクショナルスプリングを挿入した．大きな正中離開を2本の人工歯を付けたプレートでカモフラージュし，人工歯の幅を徐々に減らした．側切歯が互いに接触した後にブラケットを除去し，口蓋側に0.015インチのデッドソフトブレイディッドワイヤーを接着した(C,D)．初期の治療の前(E)と後(F)のレントゲン写真が示すとおり，犬歯は意図した位置に萌出した．犬歯はこのような処置をしなかった通常の場合よりも，ずっと近心側に到達した．さらに，側切歯は，歯列弓の中央で互いに平行に位置した(G)．すべての小臼歯と犬歯が萌出した後に，全体的な固定式装置を装着した．18か月間で目標に到達した(H,I)．2本の切歯をリテンションワイヤーで連結し，そのワイヤーは修復処置の後もそのままに維持した(J)．さらに，初めの6か月間は昼夜，続く2年間は睡眠時だけリテンションプレートを使用した(K)．5年後，得られた結果はしっかりと維持されていた(L)．上顎側切歯の早期の近心移動は，歯列の発達上，効果的な誘導法の好例である．同様のことが，上顎第一大臼歯の近心移動，および回転を得るための上顎第二乳臼歯の早期の抜歯にもいえる(図15-7を参照)．

オルソドンティック コンセプト & ストラテジー　233

第15章 切歯欠損の治療

図15-10
　13歳1か月の男子は，10歳の時に転倒して上顎右側の中切歯と側切歯を失っており，上顎左側中切歯の近心隅角部を破折していた．右側に小臼歯歯冠幅半分，左側に小臼歯歯冠幅1/4の遠心咬合があった．オーバージェットは5mm，オーバーバイトは4mmであった(A-D)．上顎中切歯の幅まで歯間空隙を減少させ，アドヒージョンブリッジで補綴処置をし，左側の正常咬合と右側の小臼歯幅1歯分の遠心咬合を確立することに決めた．13歳4か月時に上顎第一大臼歯にバンドを装着し，非対称型のヘッドギアを装着した．ブラケットを右側犬歯に接着し，そこにアップライトスプリングを結紮した．スプリングの先端を可撤式プレートの唇側線に取り付けたが，プレートは過蓋咬合を減少させることにも役立った．エッジワイズ装置を3か月後に下顎に装着し，さらに2か月後には上顎に装着した．非対称性のエラスティックを使うことにより，15歳6か月の時に目標に達した(E-H)．次に，人工歯の付いたリテンションプレートを6か月間装着した後，アドヒージョンブリッジを装着した．下顎では，犬歯から犬歯へリテンションワイヤーを接着した．結果は5年後(I,J)および10年後(K,L)でもまだかなり許容できるものであった．上顎では，歯列弓の片側から反体側へ歯牙を移動させることは不可能である．正中縫合は通過できず，わずかに反対側に移動することができるだけである．片側の前歯2本が喪失されている場合には，矯正的な空隙閉鎖は行わない．

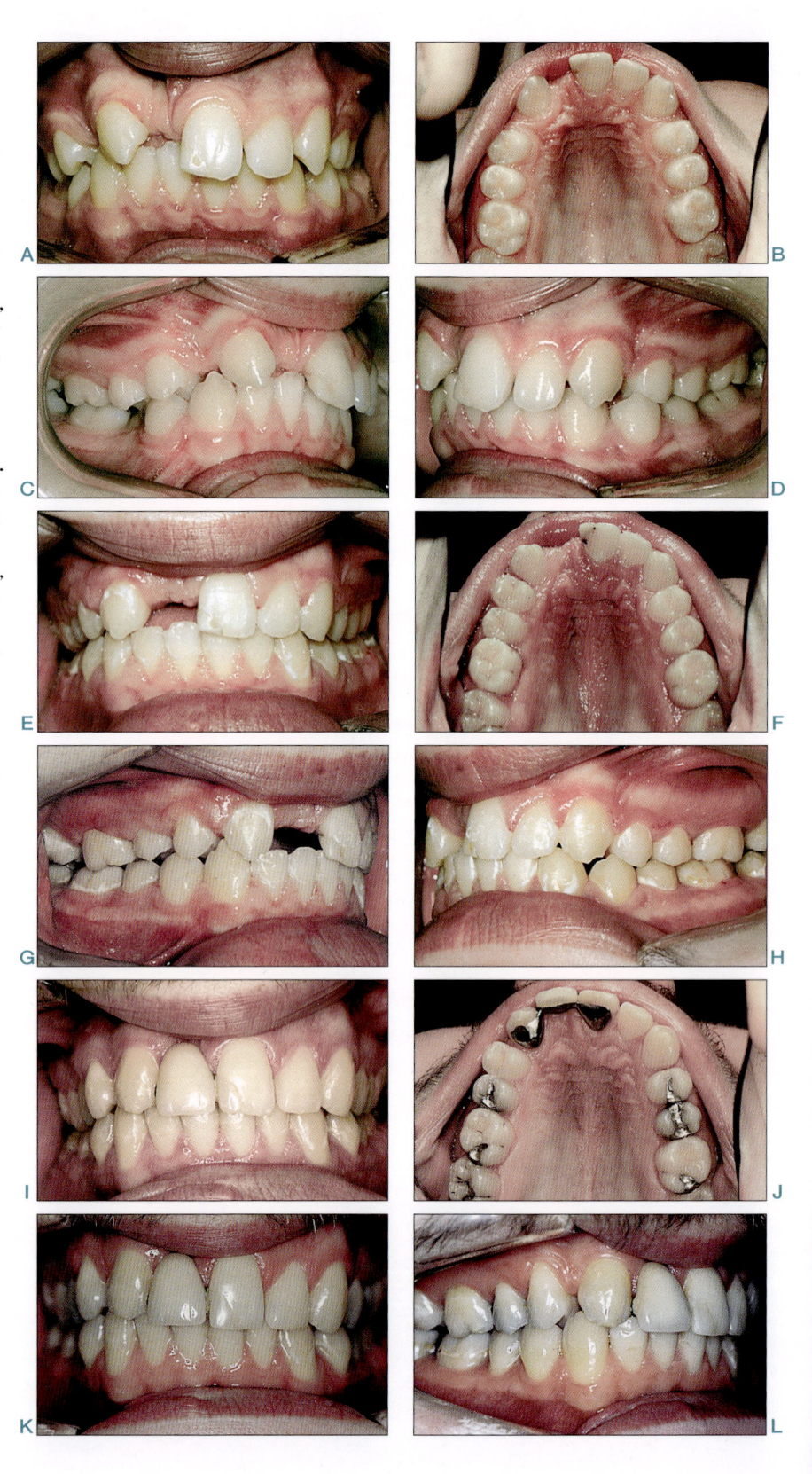

234 オルソドンティック コンセプト & ストラテジー

第15章　切歯欠損の治療

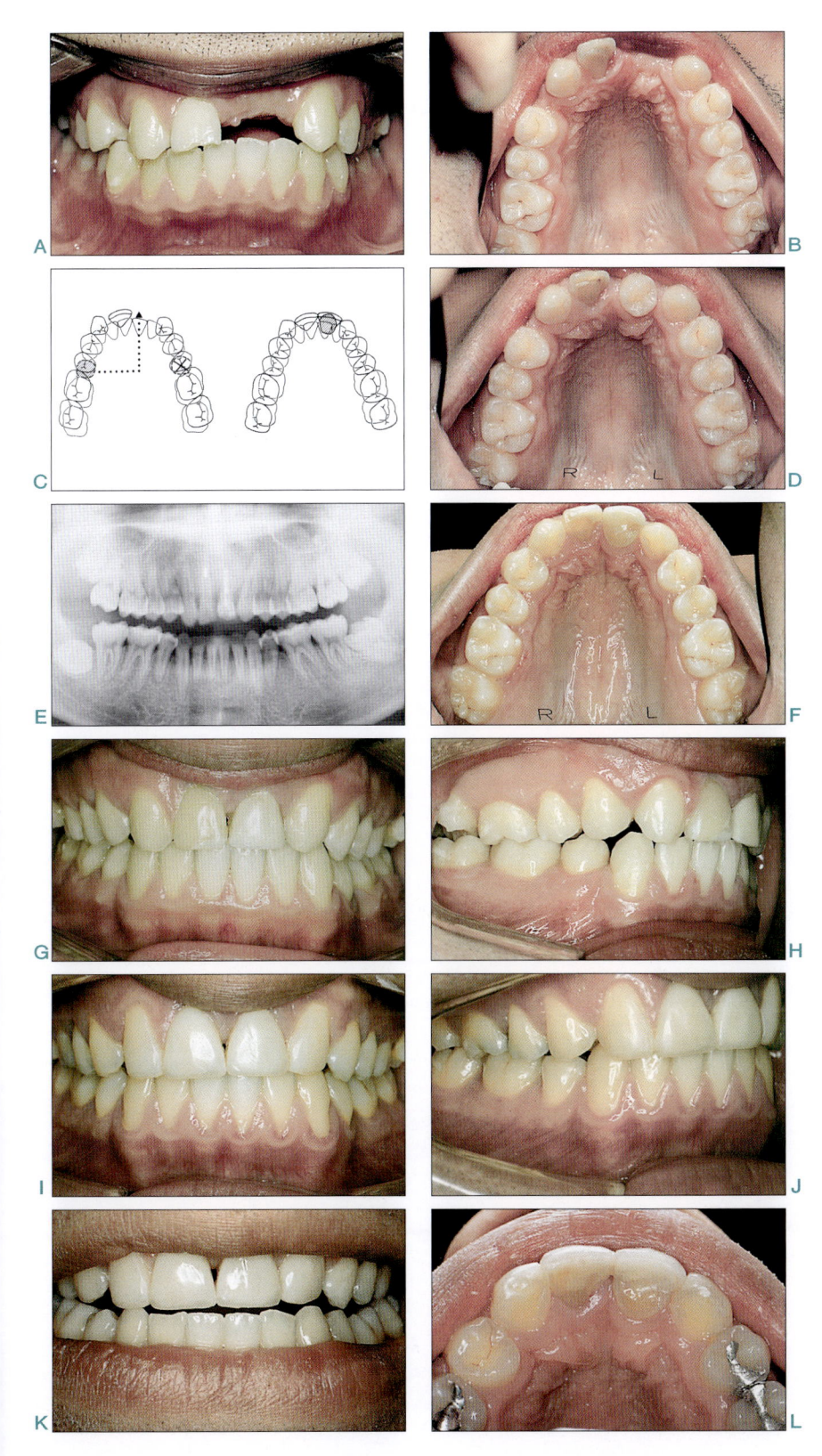

図15-11

　14歳6か月の男子は，上顎両側側切歯の先天性欠損があり，2年前の事故で上顎左側中切歯を失っていた．ブリッジが欠損部をカモフラージュしていた．彼は正常咬合と下顎歯列弓の叢生を呈していた(A,B)．両側の下顎第二小臼歯はすでに萌出していたが，そのうちの1本を欠損している上顎左側中切歯の位置に移植することに決めた．後で，もう片方の下顎第二小臼歯を抜歯する予定であった(C)．14歳8か月時に，欠損部の歯槽部に準備処置をして下顎左側第二小臼歯を移植した．しかしながら，移植小臼歯は側方の歯根吸収が生じて癒着したので，抜歯しなければならなかった．抜歯を行うと同時に下顎右側第二小臼歯を同じ歯槽部に移植したが，その歯牙はちょうど適切な形状と大きさをしていた．2度目の試みがうまくいき，正常な歯根膜が生じた(D)．6か月後，すでに根管治療されていた小臼歯の口蓋側を削合し，全体的な固定式装置を装着した．18か月後，計画どおりの結果に達した．次に，移植した小臼歯を中切歯に似せて修復した(E-H)．最終的な結果は期待に添うものであり，5年後にもそのままであった(I-L)．

　単根歯を歯根が予期される最終的な長さの1/2から2/3ほど形成された状態で，歯嚢にほとんどダメージを与えずに萌出前に抜歯して移植する場合，その成功率は非常に高く，受け入れ部位に適切な歯槽を準備しておいた場合には，特に高い．[6,46,109,111] この患者では，移植した小臼歯はすでに萌出しており，受け入れ部位の歯槽突起は，広範囲にわたって吸収されていた．その結果，移植が失敗する可能性は非常に高かった．

第15章　切歯欠損の治療

図15-12
　ClassⅡdivision 1 不正咬合をもつ女子は，事故で上顎前歯に損傷を受けており，左側中切歯と右側側切歯は救うことができなかった(A,B)．矯正治療によって歯間空隙を閉じ，審美歯科により治療を補うことに決めた．2本の切歯を抜歯した後に，プレートに付けた2本の人工歯で補い，その幅を徐々に減らしていった．矯正治療はエッジワイズ装置を使って行った(C)．装置を取り除いた後，上顎切歯に適切なアンギュレーションがないことが明らかになったが(D)，装置が付いていた時には明確ではなかった(E,F)．動的治療の最終段階でパノラマレントゲン写真を撮らなかったのが要因であった．これらを補うべく，切歯と犬歯を修復することにより，前歯が納得できる外形になるように試みた(G)．前歯の口蓋側をワイヤーで維持しなかったので，歯牙の移動が起こって状況が悪化した(H)．2年後，2回目の治療を行うことを決めた．叢生になってしまった下顎切歯はストリッピングし，再度全体的な固定式装置を装着した(I)．今度は，固定式装置を除去する前にエックス線写真で上顎歯牙のアンギュレーションを確認し，さらにアップライトが必要であることがわかった(J)．追加のアップライトを行った後で(K)，歯冠を作り直した(L)．スマイルラインが高かったために，歯冠だけでなくその上の歯肉も露出していたので（"ガミー"スマイル），この患者ではよい結果を得ることは特に重要であった．加齢によりスマイルラインは下降して，上顎前歯部があまり見えなくなるので，上顎前歯部の短所はそれほど目立たなくなる．

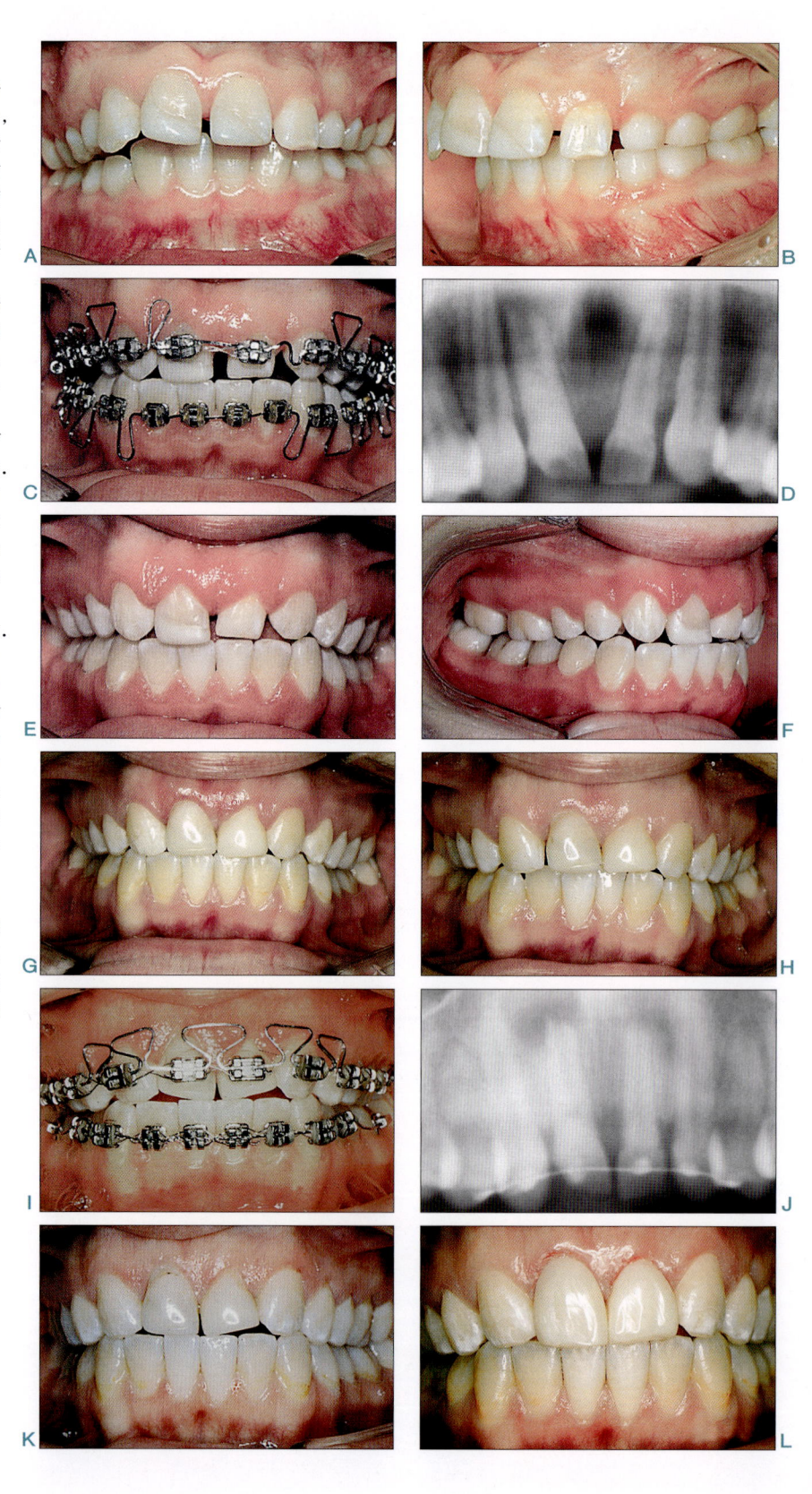

第15章 切歯欠損の治療

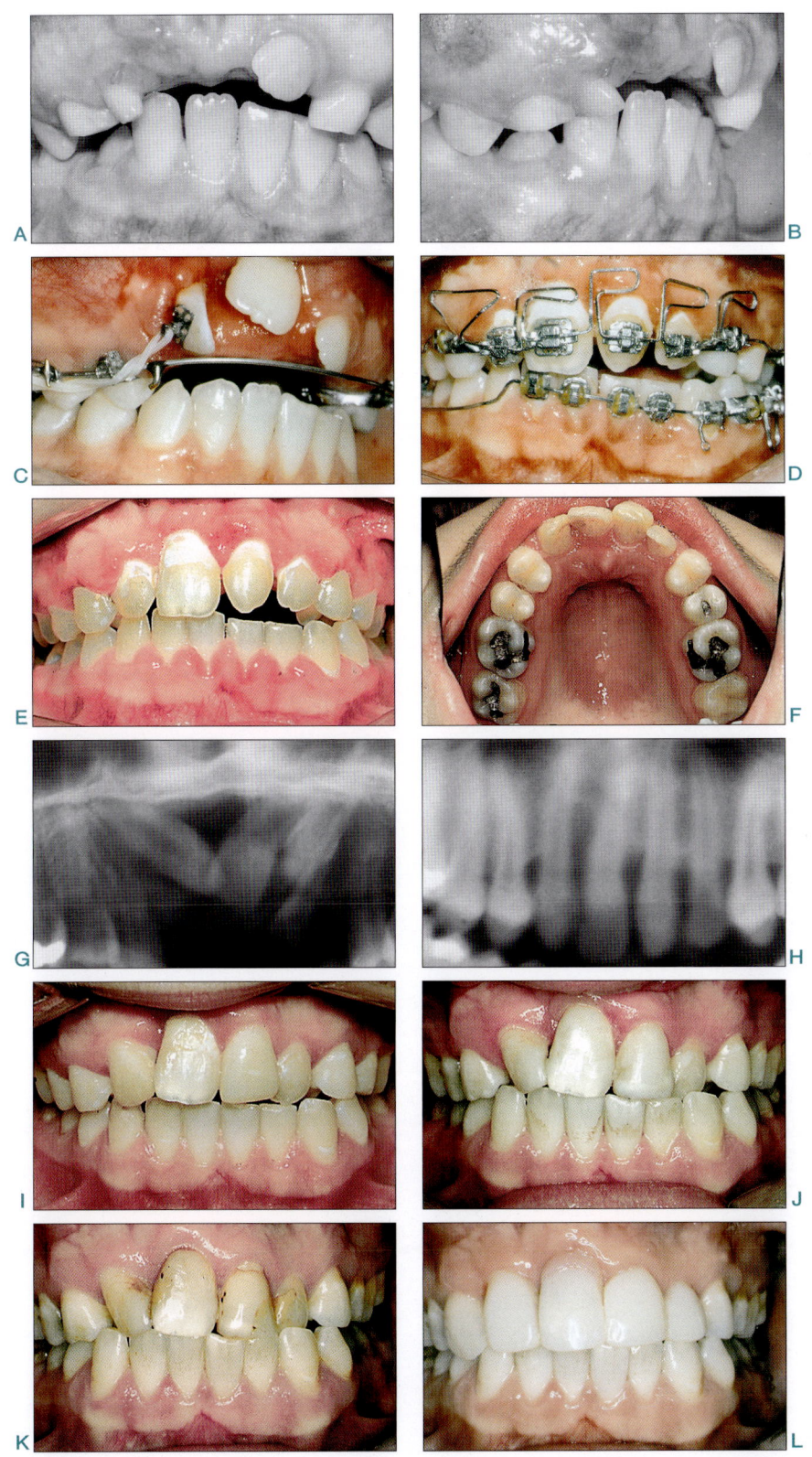

図15-13

　11歳2か月の男子は，上顎右側中切歯と側切歯および左側中切歯が萌出していなかった(A,B)．パノラマレントゲン写真は，未萌出の切歯が非常に逸脱した位置にあることを示していた(G)．埋伏歯の外科的な露出手術の最中に，口蓋から鼻腔底にまで延びる大きな嚢胞が右側側切歯部に発見された．嚢胞を摘出し，右側側切歯と左側中切歯は，両歯牙の歯根が著しく曲がっていたため，抜歯した．手術後，残っている上顎前歯が萌出し，12歳3か月時，最初の装置を装着した(C)．装置の範囲を徐々に広げ(D)，15歳3か月で撤去した．左側犬歯は中切歯の位置にあるが，前歯は計画どおりに排列された．舌の介在によって引き起こされた前歯部の開咬が左側にあった．治療前(G)と治療後(H)のレントゲン写真は，歯牙が意図した平行性のある位置へ移動したことを示していた．歯牙を修復し，適切な結果を得たが，リテンションワイヤーはまったく付けなかった．6か月後，上顎前歯は不正位を示していた(I)．状況はさらに悪化し，左側側切歯は反対咬合の状態に進展していた(J)．28歳3か月時，状況は容認できないものであると考え(K)，コンポジットレジンを使った審美歯科を再び行った．それ以降の変化は起こらないと考え，リテンションワイヤーは適用しなかった．5年後，最後の改善は安定していた(L)．この症例は，前歯部で歯牙欠損がある場合の適切なリテンションの必要性を示す好例であり，歯牙がかなり異常な位置にある場合には，特にそれがいえる．

オルソドンティック コンセプト & ストラテジー　237

第15章　切歯欠損の治療

図15-14
　9歳8か月の男子は，上下歯列の叢生をともなうClass I 不正咬合を呈していた．上顎左側中切歯は著しく幅が広く，右側中切歯は好ましくない歯根形態を有する癒合歯であった（A,B,G）．癒合歯は抜歯し，その後の歯列の発達を待った．12歳0か月時に再び記録を採り，分析の結果，矯正治療をはじめるまで，もうしばらく待つことに決めた（C,D）．犬歯がまだ萌出していなかったが，16歳の時に最前の解決策を施行するために，さまざまな診断用セットアップを作った．非常に幅広な左側上顎中切歯を保存するとなると，たとえその幅を極度に減少させたとしても，満足のいく結果に到達することができないということが明確になった．その結果，16歳7か月時に，幅広な中切歯と両側下顎第一小臼歯を便宜的に抜歯し，人工歯2本を付けた上顎用プレートを装着して前歯部の大きな空隙をカモフラージュした．1か月後にエッジワイズ装置を下顎に装着した．その1か月後に，上顎第一大臼歯にバンドを装着し，側切歯にブラケットを装着した．4か月後にブラケットを他の上顎歯牙に接着し，アーチワイヤーを装着した．18歳11か月時にすべての装置を除去し，デッドソフトブレイディッドリテンションワイヤーを上顎切歯・犬歯および第一小臼歯の口蓋側に装着した．下顎へは犬歯間バーを装着した．上顎側切歯は，正しいアンギュレーションと傾斜でもって，適切に配置された（E,F,H）．続いて，上顎前歯4本および小臼歯を修復し，魅力的で機能的な前歯部を得た（I,J）．2年後，ほとんど変化がなかった（K,L）．

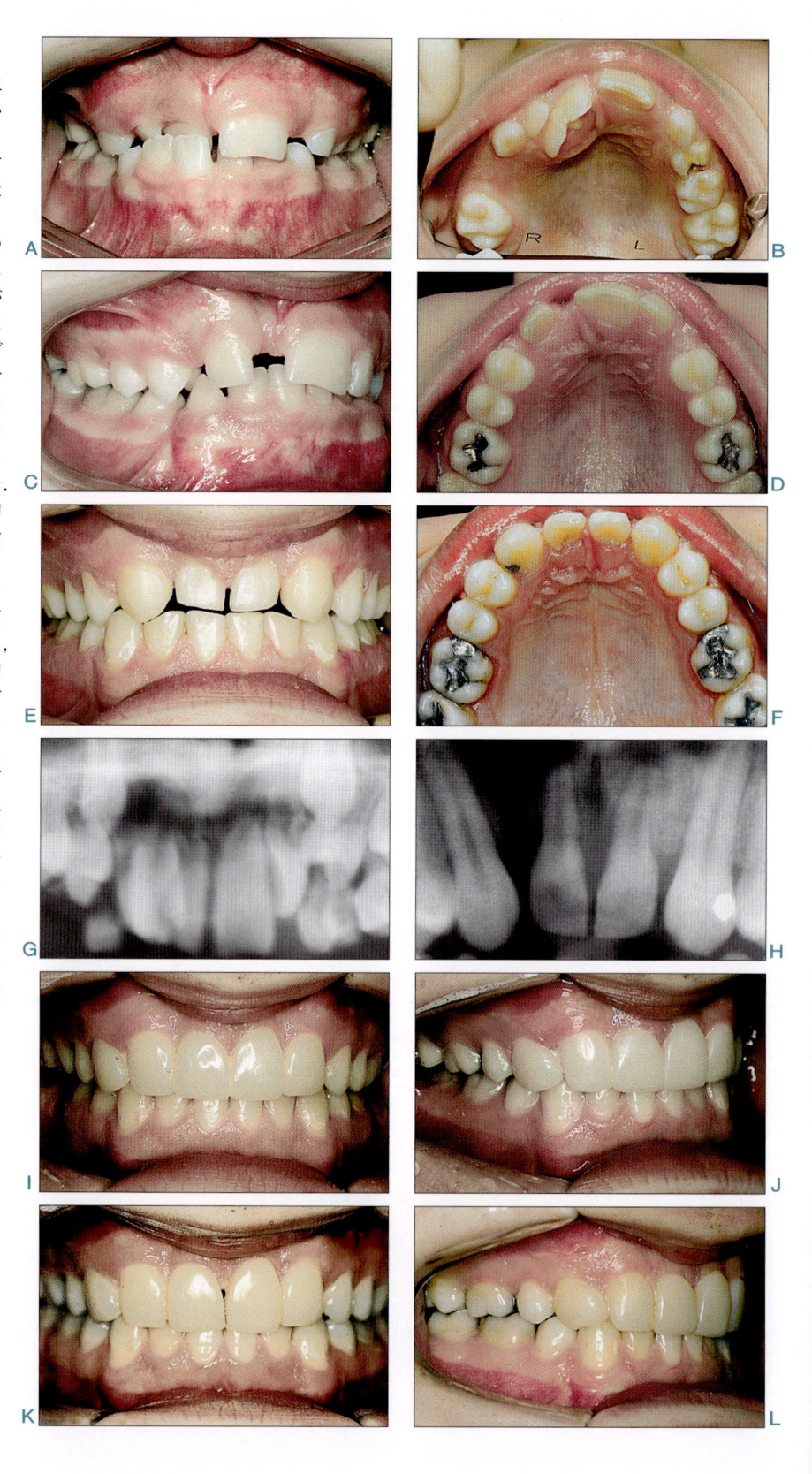

238　オルソドンティック コンセプト & ストラテジー

第15章 切歯欠損の治療

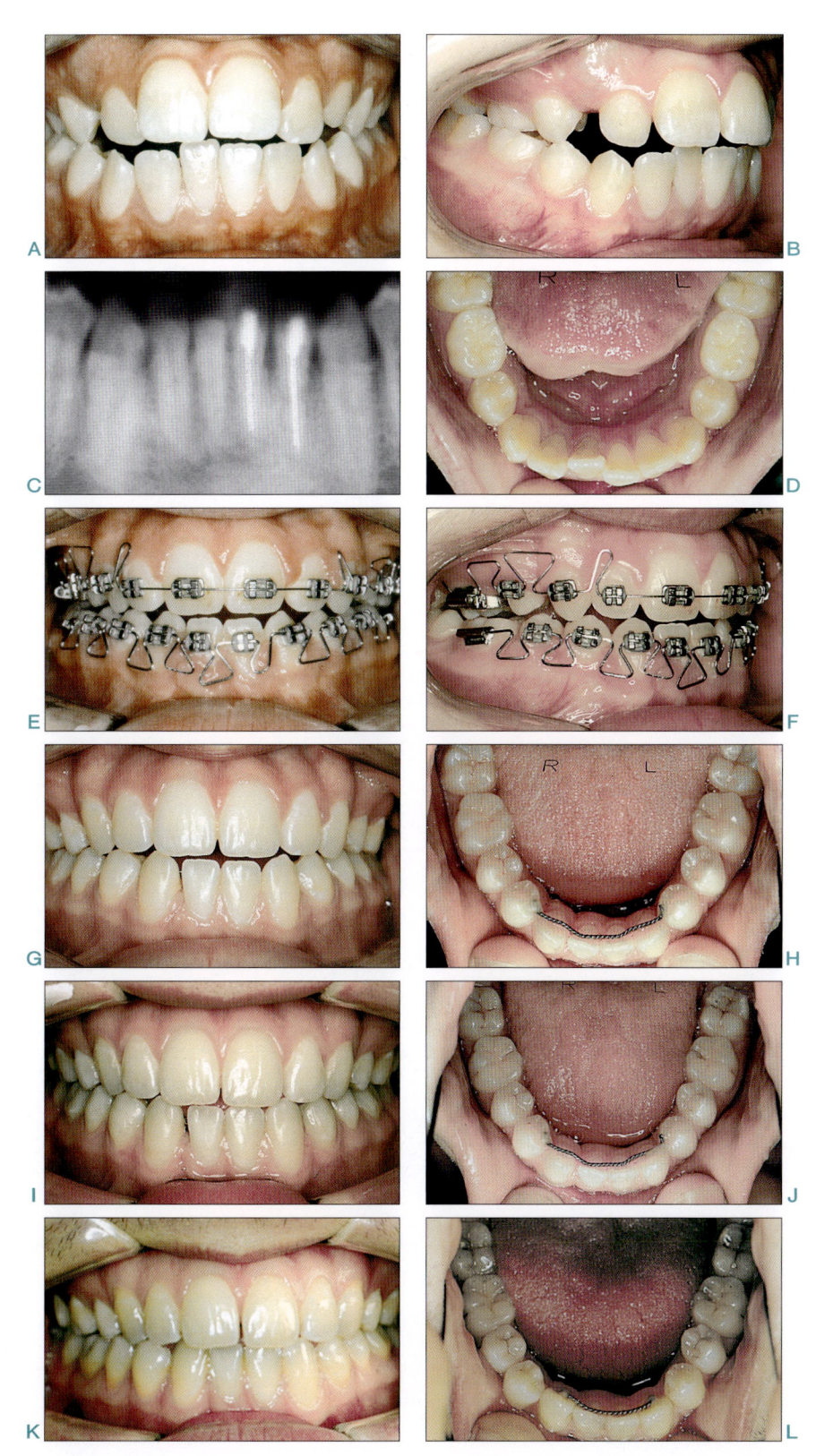

図15-15

　13歳5か月の男子は，前歯部開咬をともなうClass II division 1不正咬合を呈していた．彼がプールで腕立ての側転をした時，下顎右側切歯2本が脱落した．これらの歯牙は事故の1時間半後に再植されたが，その後，両再植切歯に外側部からの歯根吸収が起こり，保存することができなかった(A-D)．さまざまな診断用セットアップの分析により，2本の下顎切歯のほかに，両側上顎第一小臼歯を抜歯することでよい結果が得られるという結論に至った．抜歯から4週間後，Lehmanのアクチベーターとヘッドギアを組み合わせた装置を，遠心咬合の改善のために適用した．その後サービカルヘッドギアと全体的なエッジワイズ装置に取り替えて(E,F)，良好な結果を得た(G,H)．下顎に装着したリテーナーは，外国へ休暇に行っている間に外れたが，取り替えなかった．後に，歯間空隙が生じたが(I)，ボタンとエラスティックを使って閉鎖し，再びデッドソフトブレイディッドワイヤーで保定した(J)．5年後の25歳時，結果はまだ満足できるものであった(K,L)．下顎では，正中を通過して歯牙を移動することができる．上顎の正中縫合のように移動を妨げる構造は何もない．したがって上顎よりも下顎のほうが治療の方法はさまざまにある．さらに，下顎の中切歯と側切歯は，大きさ・形状においてほとんど違わない．他の位置に動かした下顎切歯は，修復する必要がない．しかしながら，適切なアンギュレーションを与えることは不可欠である．そのうえ，前歯の数を減らすと下顎の歯間空隙は戻る傾向があるので，永久保定が必要である．

オルソドンティック コンセプト ＆ ストラテジー　239

第15章　切歯欠損の治療

図15-16
　上顎側切歯の切縁は隣接歯よりも0.5mm高く位置させ，歯頸部辺縁は少し低く位置させるべきである(A)．非対称にある上顎前歯部では，切縁が同じレベルに位置するのが望ましい(B)．

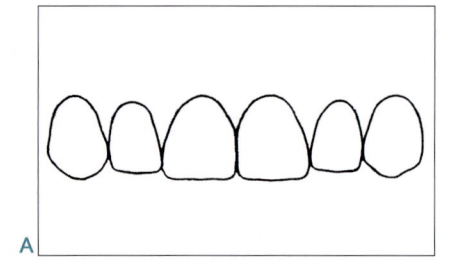

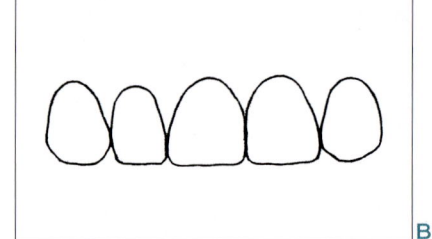

図15-17
　歯頸部辺縁は，歯肉切除術により上方に位置させることができるが，修復された辺縁は，より根尖に位置するようになる(A)．圧下では，その不都合がない(B)．

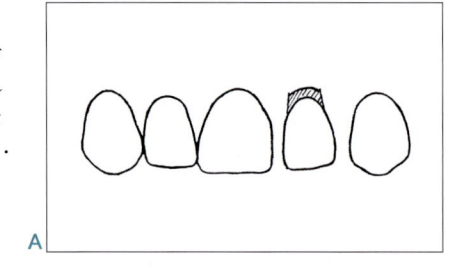

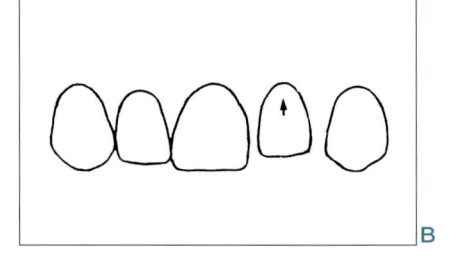

図15-18
　正常なアンギュレーションと歯冠の形状：歯間乳頭は歯間空隙を満たしている(A1)．
　異常な歯冠の形状と低い隣接接触：歯間乳頭は不十分であるが(A2)，歯冠幅を減少させると満たされる(A3)．
　過剰な近心アンギュレーションのみの場合(B1)，または逸脱した歯冠形状をともなう場合(B2)：両者を改善することにより歯間乳頭は満たされる(B3)．

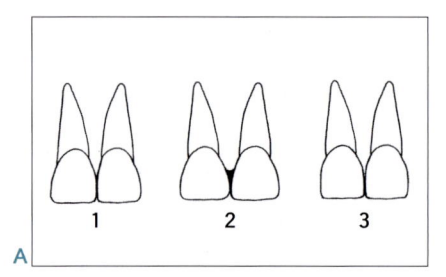

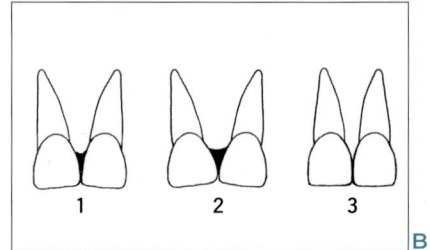

　すでに述べたように，切縁と歯頸部辺縁の高さにおける対称性が，魅力的な歯列には不可欠である．そのうえ，切縁と歯頸部辺縁の高さは，特定の評価基準を満たさなければならない(図15-16)．
　歯肉切除術や歯牙の圧下，もしくは挺出によって，歯頸部辺縁の高さを改善できる(図15-17).[104]
　上顎歯列弓の中央に位置する歯牙間の接触面は，少なくとも歯冠長の半分の高さに達することが不可欠であり，さもないと，中央の歯間乳頭は，歯間空隙を満たすことがない(図15-18)．

　上顎前歯が欠損した患者において機能的で審美的に満足のいく結果を得るのは，複雑であり，困難である．いくとおりかの診断用セットアップの用意をしておくことが，詳細にわたる治療目標を決定し，選択肢を比較するうえで，大変に役立つことがある．実際に，治療を開始する前に，関係する歯牙の位置やアンギュレーション，および傾斜を明記しておくべきである．口蓋側のエナメル質削合を含めて，どの歯牙の大きさや形を調整しなければならないのかも，治療前に明らかにしなければならない．

矯正治療中と矯正治療後の咬合の役割

　繰り返し強調してきたように，歯列の発達および永久歯列の安定性にとって咬合は欠かすことのできない役割を果たしている．よい咬頭嵌合は歯列に調和をもたらし，顎顔面の成長中に歯列が置き換わる際には，上下歯列弓間の関係を維持する役割を担っている．咬合は歯列の発達にかかわるだけでなく，矯正治療にとっても，治療後の前歯部および臼歯部双方の変化にとって重要である．

　矯正治療における好ましい効果として"コーンファンネル"メカニズムと"レール"メカニズムが挙げられるが，それらにはマイナスの要素もある．実際に，これらのメカニズムは多くの局面で重要な役割を果たしている．

　発達中の歯列の永久大臼歯の位置づけにより，上顎後方部のスペースが不足した結果について論証する．上顎第二大臼歯の萌出後に，その歯根が遠心に移動することができないのは，第三大臼歯の歯冠が障害になっているからで，第三大臼歯が萌出するまで第二大臼歯の歯根をアップライトさせないと，近心方向へのアンギュレーションの調整はできない．この限界について矯正歯科の臨床では，あまり理解されていない．上顎第三大臼歯が未萌出の患者において，上顎第二大臼歯に近心のアンギュレーションをつけた状態で矯正歯科治療を終わらせるのは現実的ではなく，また，第三大臼歯は萌出したが，成長がまだ完全に終了していない若者の場合も同様である．

　本章のかなりの部分を割いて前歯部の咬合について論じるが，これはめったに触れられない話題である．しかしながら，前歯部での咬合接触は治療結果の安定性にとって重要であり，治療を受けていない前歯の排列の維持にも重要である．このような意味において，上顎前歯の辺縁隆線は重要である．

　下顎切歯が上顎の辺縁隆線に当たりはじめると，これらの歯牙は移動する傾向がある．

　治療を受けた4人の患者を提示して，自然発生的な改善だけではなく，前歯部の咬合接触によって引き起こされた望ましくない変化についても例証する．辺縁隆線の効果について説明した後，それらを取り除くことの利点について，別の4人の患者で示す．最後に，咬合における隣接面接触の維持における咬合の役割について，検討する．

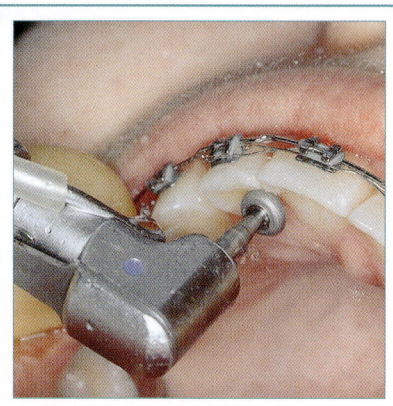

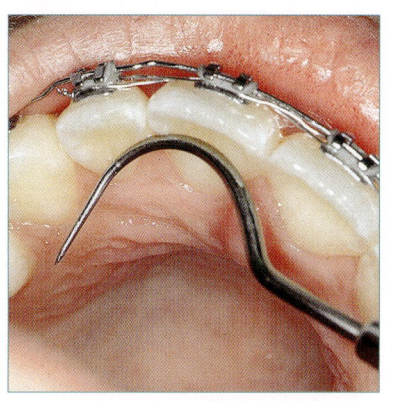

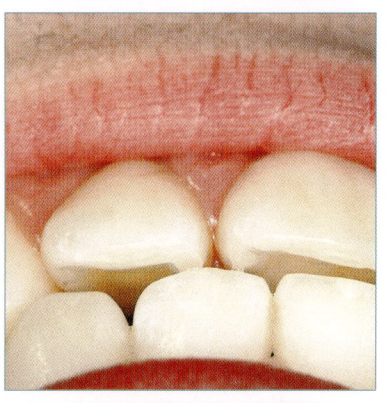

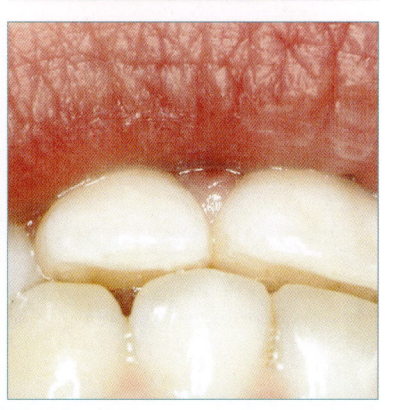

16

オルソドンティック コンセプト ＆ ストラテジー

第16章　矯正治療中と矯正治療後の咬合の役割

図16-1

対合する臼歯が厳密に正しい方向性をもって互いに向かい合って萌出することは，滅多にない．"コーンファンネル"メカニズムが臼歯を最大限の咬頭嵌合に誘導する.[212] "コーンファンネル"メカニズムは，矯正歯科治療における役割と同様に，歯列の正常な発達にも重要な役割を果たす．第一乳臼歯の萌出後に咬合関係が確立すると，"コーンファンネル"メカニズムは初めて作用する(A,B)．続いて，臼歯部の萌出した対合歯が接触位に到達するたびに，これが起こる(C,D)．一般に，上顎臼歯は下顎臼歯よりも位置が変化する(E,F)．しかしながら，臼歯部に舌の介在があり，萌出が完全でない場合には，"コーンファンネル"メカニズムは働かない．これは，自然に発達している歯列に限らずに，矯正治療中にも生じることがある．

また，治療中に舌の介在が前歯部から臼歯部に変わる場合もあれば，その逆のことが起こる場合もある.[227]

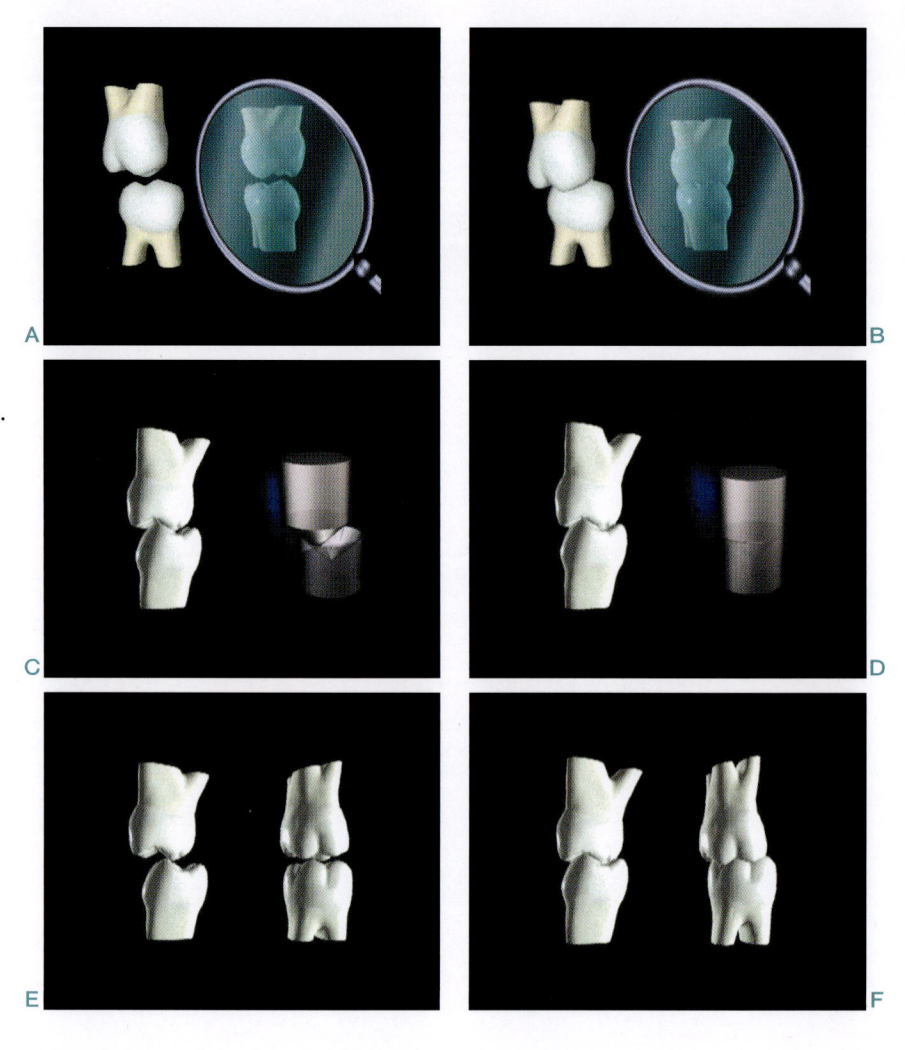

図16-2

"コーンファンネル"メカニズムの異常な働きが原因となり，第一大臼歯の位置や傾斜が悪化する(A)．過剰に咬合面寄りに付けられたブラケットを除去し，オープンコイルスプリングなどを使い，下顎第一大臼歯のスペースを増加させると，自然発生的な改善が生じることになる(B)．

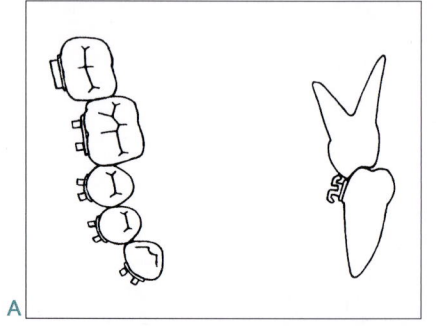

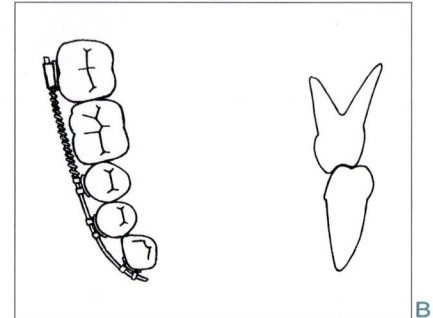

"コーンファンネル"メカニズムは，単に臼歯部の最適な咬頭嵌合を得るために重要であるだけでなく(図16-1)，歯槽部の補償機構としても欠くことのできない重要な役割をもっている.[187] このメカニズムによって，咬合する小臼歯や大臼歯の傾斜は，対合する歯根領域の側方の幅の変動を補うように適合する.[214]

さらに，"コーンファンネル"メカニズムが機能するようになると矯正治療は容易になり，いっそう，生物学的に調和するようになる．しかしながら，"コーンファンネル"メカニズムを装置により誘導する場合には，マイナスの影響も発生する．例えば，下顎臼歯のブラケットがかなり咬合面寄りに付けられ，その頬側面がブラケットの上方と一緒になって漏斗となり，対合歯の頬側咬頭が円錐として作用するような働きを生じることもある(図16-2)．

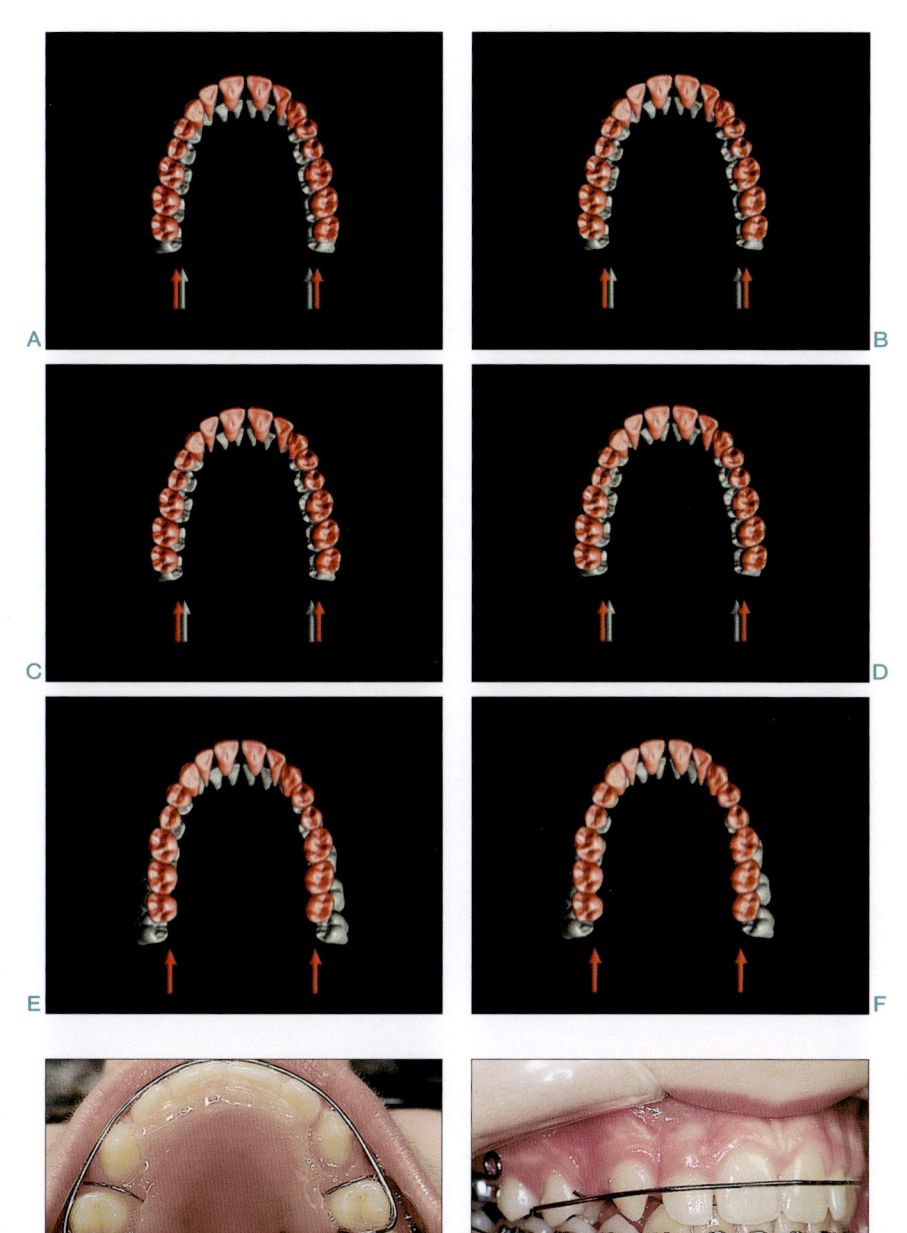

第16章　矯正治療中と矯正治療後の咬合の役割

図16-3
臼歯部の咬合が，下顎歯列弓の幅に上顎歯列弓の幅を調和させる．下顎の歯列弓が成長中にわずかしか広くならないのは，下顎骨体の皮質骨の壁の中のスペースが限られており，下顎骨の基底部が広がらないからである．下顎大臼歯と小臼歯は，頰側にわずかに動かすことができる．しかしながら，さらにアップライトさせることができ，下顔面高の増大に応じて歯槽突起の高さが増加する場合には，特に可能である．一方，上顎歯列弓は，正中口蓋縫合における成長と歯槽突起の頰側面に骨を添加させることにより，幅を増やすことができる．この拡大は正常な顔面の成長に関連しており，主に上顎歯列弓に対して下顎歯列弓が徐々に近心に移動することによって，引き起こされる．このようにして，下顎の歯列弓は，レールまたはテンプレートとして働き，そのレールの上に上顎歯列弓が乗る形になる．"レール"メカニズムは，側方および垂直的に満足される咬合がある時のみ，作用するものである．それは，臼歯が好ましい咬合位に順応できるClass Ⅱ不正咬合の改善と同様に，正常の発達にもいえる(A-D)．しかしながら，開咬と無咬合が臼歯部にある状態では，上顎歯列弓が広がることはない(E,F).[214]

図16-4
前歯部バイトプレーン付きの可撤式プレートが臼歯を咬合させないでいる場合には(A)，Speeの湾曲の平坦化がより簡単になり，下顎歯の理想的な排列を得ることが容易になる(B)．

　上下歯列弓の前後関係が徐々に変わっていく時，上顎歯列弓幅を下顎歯列弓幅に適合させるために"レール"メカニズムは重要である(図16-3)．"コーンファンネル"メカニズムと同様に，"レール"メカニズムも矯正治療に利用できる．例えば，アクチベーターによる治療中で上顎臼歯部が装置で固定されていない場合には，下顎歯列弓が前方へ進むことにより，上顎歯列弓は推移する咬合に対応して自然に広がることになる．また，他の装置が干渉しないならば，同様のことがサービカルヘッドギアを使っ

た治療中にも生じる．
　その一方で，咬合から臼歯部を外しておくと治療を容易にすることができ(図16-4)，Class Ⅱ division 2の治療のために第12章で示したように，自然発生的な改善を導くことができる．
　ほかの臼歯部とは対称的に，上顎大臼歯は根尖の遠心移動のためのスペースが利用できる場合には，萌出の直後ではないが，ほんの数年後にはその最終位置を得る(図16-5〜16-8)．

第16章　矯正治療中と矯正治療後の咬合の役割

図16-5
　歯列は顎骨内の利用可能なスペースで発達する(A-D)．発達中の大臼歯のためのスペースは，上顎では制限されるが，下顎では制限されない．上顎では結節の遠心部が後方限界である．
　下顎に上顎よりも多くのスペースがあるのは，大臼歯が下顎枝の前方部で形成することができ，発育中に根尖がそこに位置できるからである．形成中の上顎大臼歯のアンギュレーションは遠心方向であり，下顎臼歯のアンギュレーションは近心方向である．[223]

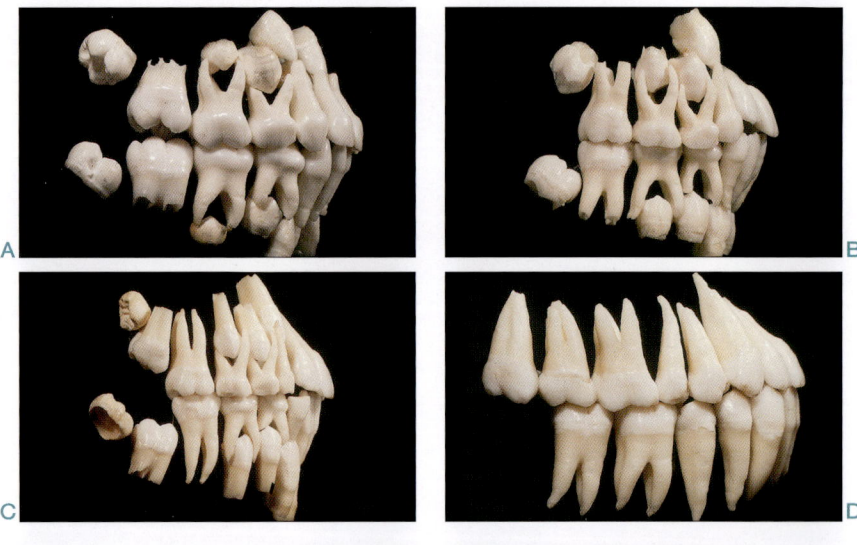

図16-6
　第二大臼歯と第三大臼歯は，上顎では遠心方向へのアンギュレーションで萌出し，下顎では近心方向へのアンギュレーションで萌出する．上顎第一大臼歯の根尖の近くに形成中の第二大臼歯がある限り，咬合している上顎第一大臼歯のアンギュレーションは変化できない．第二大臼歯の歯根の近くに第三大臼歯の歯冠を携えている第二大臼歯にも，同様のことがいえる．結節の後方への骨添加がなく，根尖領域の遠心への十分な増加がない場合には，萌出した第三大臼歯は近心方向へのアンギュレーションをとることができない．実際に，上顎第一大臼歯と第二大臼歯の遠心にある大きな第三大臼歯の歯冠が降下し，幅の狭い先細りの歯根と入れ替わるまで，上顎第一大臼歯と第二大臼歯の根尖は，遠心に位置を変えることができない．12歳4か月の男子では，上顎第一大臼歯は近心へのアンギュレーションではなく，第二大臼歯もまだ遠心方向へのアンギュレーションであった(A,B)．矯正治療が終了した14歳7か月時，上顎第三大臼歯は，まだ遠心にアンギュレーションしている第二大臼歯の歯根にきわめて近接していた(C,D)．第三大臼歯が完全に萌出した18歳10か月まで，第二大臼歯はアンギュレーションを変えることができなかった(E,F)．3年後，第三大臼歯も近心方向へのアンギュレーションを呈していた(G,H)．

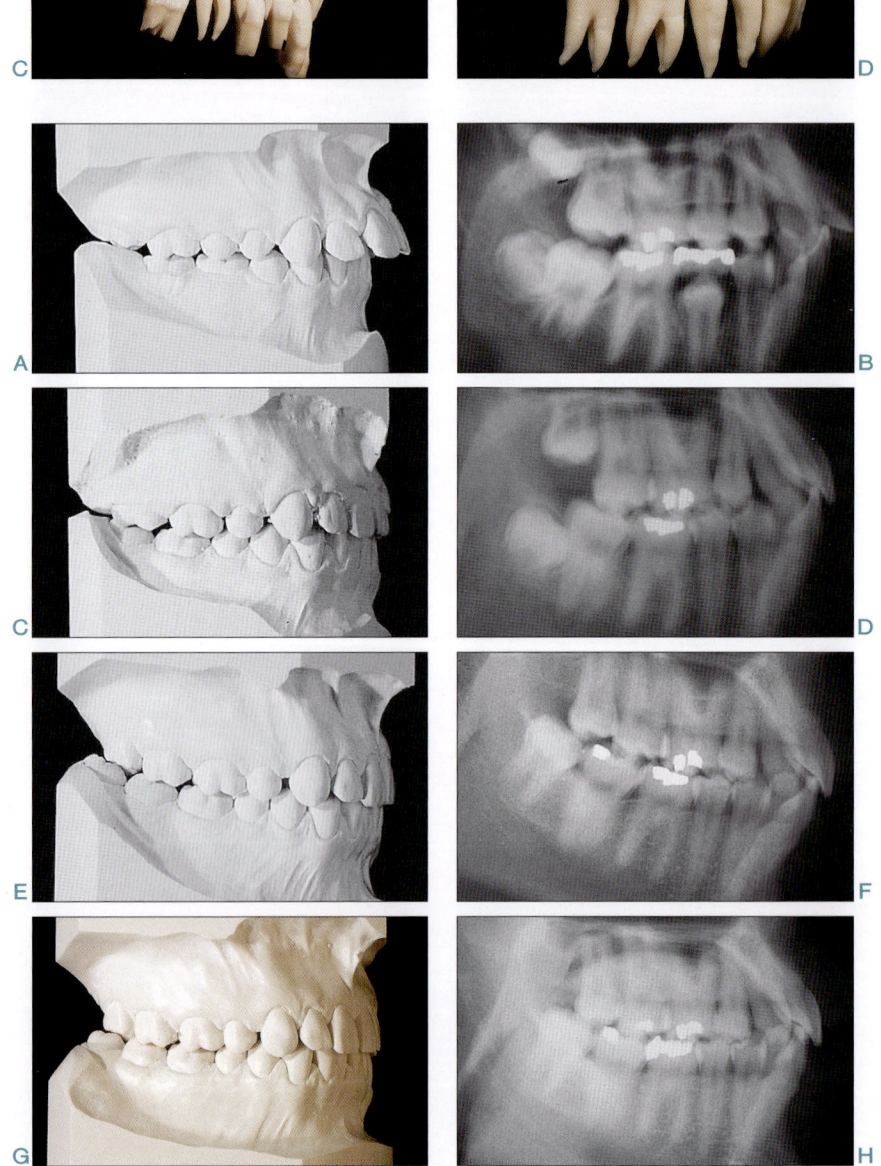

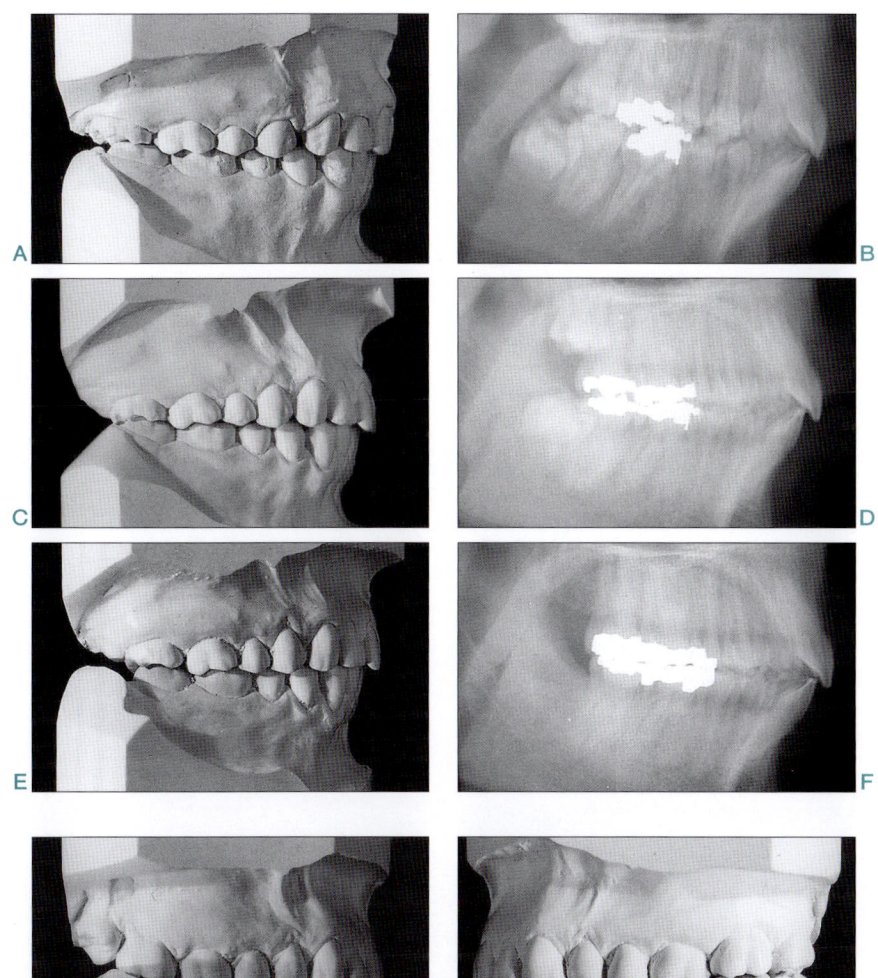

第16章 矯正治療中と矯正治療後の咬合の役割

図16-7

この女子の矯正治療が終了した12歳7か月の時には，咬合している上顎第二大臼歯は遠心方向にアンギュレーションし，歯根は第一大臼歯の歯根にきわめて近接していた．第三大臼歯の歯冠は，第二大臼歯の歯根の近くにあった(A,B)．2年後，状況はほとんど変わっておらず，上顎第二大臼歯は，まだ遠心方向へのアンギュレーションを示していた(C,D)．6年後の20歳6か月時，第二大臼歯の歯根は遠心に動いていたが，アンギュレーションが遠心方向から近心方向に変わりはじめたのは，第三大臼歯を2年前に抜歯した後であった(E,F)．

図16-8

以前に矯正治療を受けた女性で，上顎第三大臼歯は歯列弓内に十分なスペースがないままに萌出し，特に右側では顕著であったことが26歳2か月時の記録で明らかである．右側第二大臼歯は遠心方向にアンギュレーションしており，左側第二大臼歯は，咬合平面に対してほとんど垂直に向いていた(A-C)．これらの模型を採得した直後に，右側上顎第三大臼歯を抜歯した．3年後，両側上顎第二大臼歯は，近心方向にアンギュレーションしていた(D-F)．図16-7に示したケースと同様に，これらの図は，上顎第二大臼歯の近心方向へのアンギュレーションが，かなり遅く展開することを示している．第三大臼歯が存在し，その歯冠が第二大臼歯の歯根にきわめて接近している場合には，矯正歯科的手段による近心方向へのアンギュレーションの早期確立を試みるべきではなく，自然に任せるべきである．

オルソドンティック コンセプト & ストラテジー 245

第16章 矯正治療中と矯正治療後の咬合の役割

図16-9

　11歳7か月の男子は，右側に小臼歯歯冠幅1/2，左側に小臼歯歯冠幅1/4の遠心咬合をともなうClass II division 1 不正咬合を有していた．上顎には叢生があり，前歯は右側に偏位していた．上顎右側犬歯は頬側に萌出し，右側側切歯は口蓋側に位置していた．下顎の前歯には叢生があり，右側犬歯はかなり舌側に位置していた(A-D)．非対称型ヘッドギアとCrefcoeur装置を使うと，6か月で両側が正常咬合に達し，正中線偏位は改善されて，右側犬歯のためのスペースがつくられた．次に，エッジワイズ装置を9か月間だけ上顎に使用した．1年3か月の動的治療の後に，Van der Lindenリテーナーを18か月間使用した(図13-10を参照)．下顎の装置は何も使用しなかった．それにもかかわらず，13歳1か月時に上顎の装置を除去すると，下顎切歯は適切な位置に到達し，右側犬歯はほぼ改善されていた(E-H)．20歳2か月時，保定終了の5年後には，右側下顎犬歯は適切な位置に達していた(I-L)．これらの歯列模型は，咬合が前歯の位置に影響を与えることを示している．逸脱した位置にある上顎切歯が，初めは下顎前歯のよい排列を妨げた(B,D)．叢生を招く咬合接触を排除した後に，これらの歯牙は自然発生的に位置を改善した(F,H)．しかしながら，右側犬歯が適切な位置に到達するのに要した時間は，切歯の場合よりも長かった(J,L)．

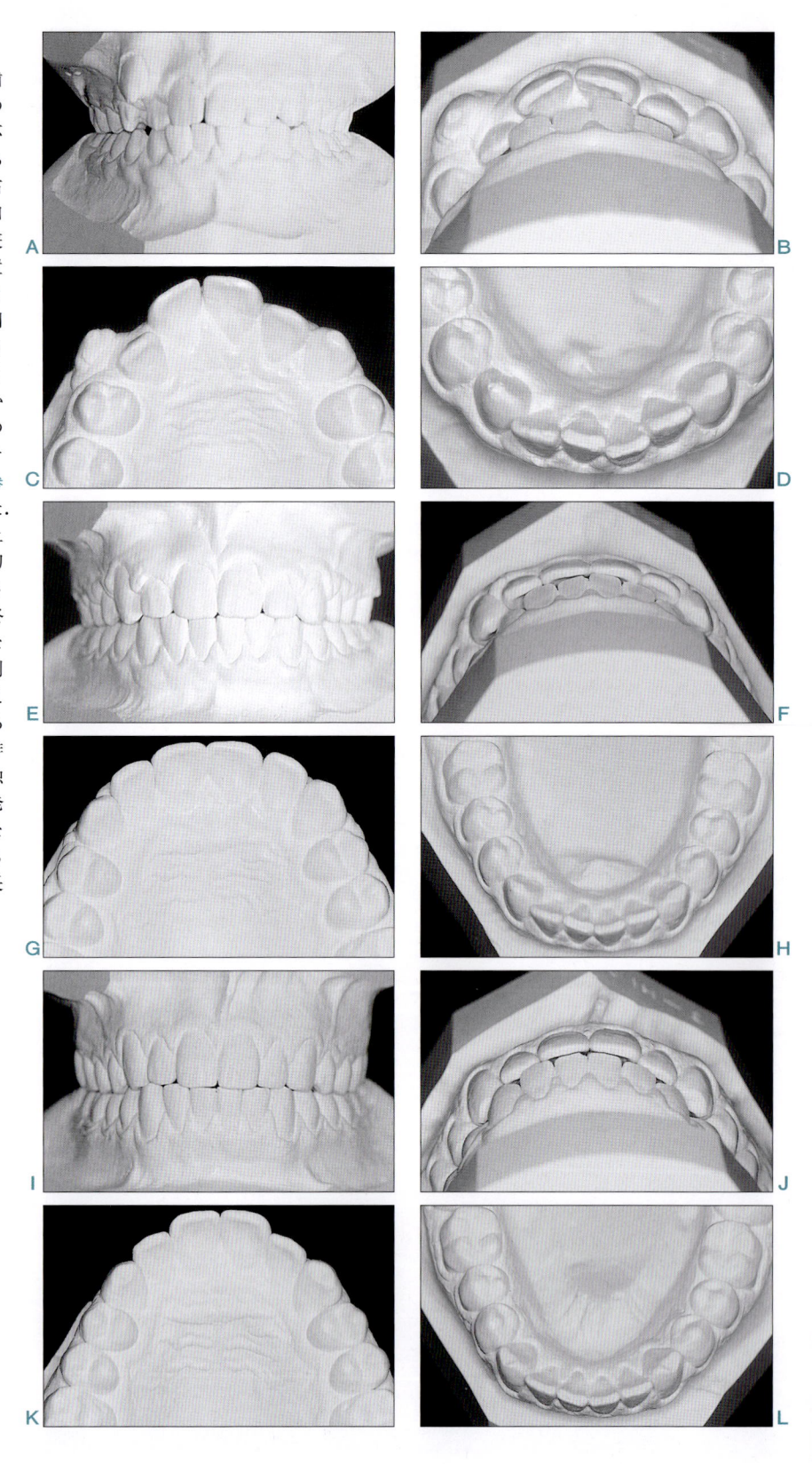

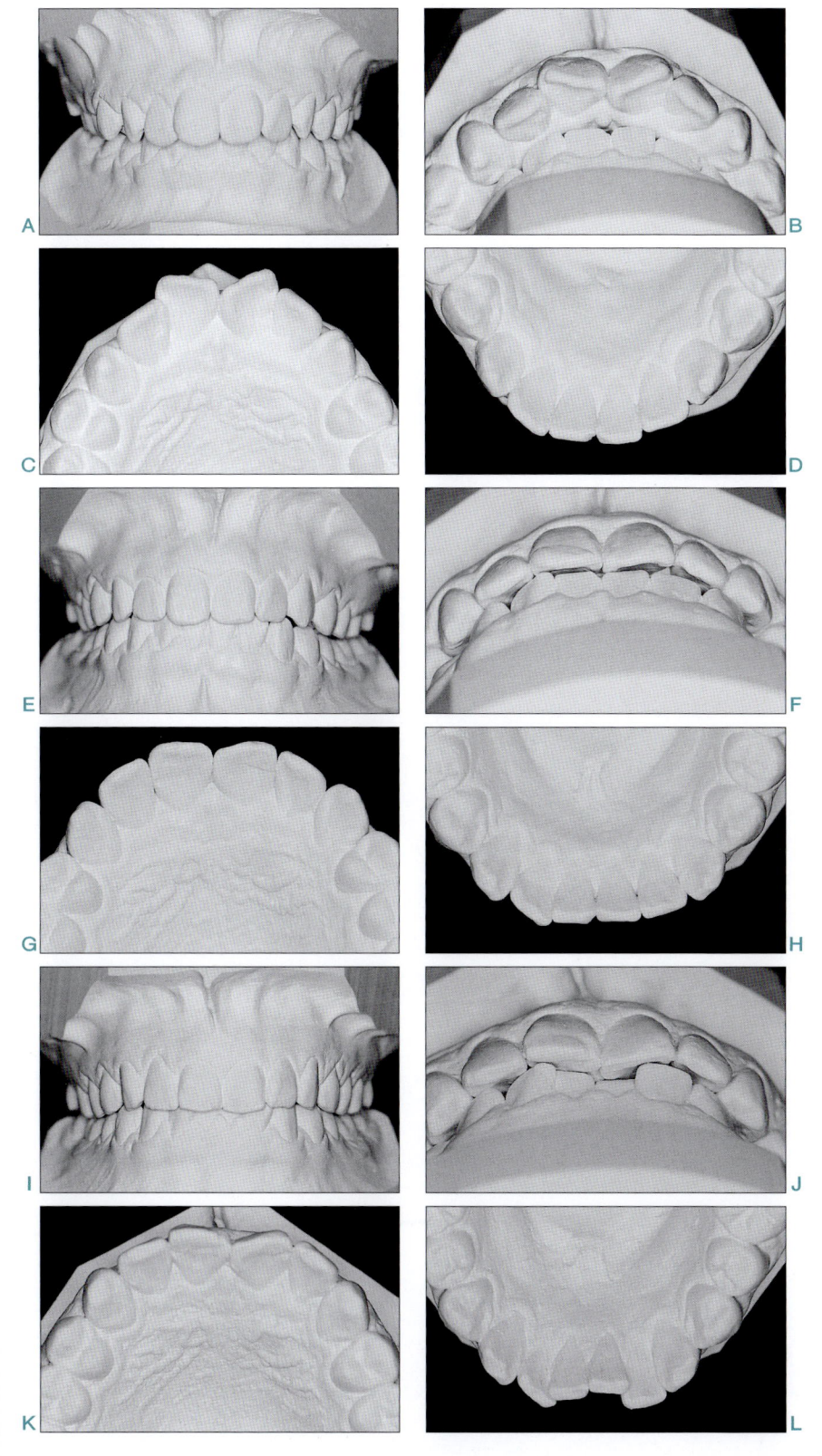

第16章　矯正治療中と矯正治療後の咬合の役割

図16-10

　11歳2か月の男子は，小臼歯歯冠幅1本分の遠心咬合と，8 mmのオーバージェットをともなうClass II division 1 不正咬合を呈していた．上顎歯列弓に叢生があり，中切歯と犬歯はローテーションしていた．下顎の前歯はきれいに排列されているが，上顎切歯に接触していない（A-D）．サービカルヘッドギアと上顎の可撤式プレートを使って治療した．後期の段階で，ローテーション改善のためにブラケットを犬歯に装着し，セクショナルアーチワイヤーを挿入し，その延長部をフックにしてプレートの唇側線の下に掛けた．13歳4か月時，2年間の治療後には許容できる結果に到達した．前歯は最大咬合接触の状態にあり，下顎の右側切歯だけがわずかに回転していた（E-H）．上顎のリテンションプレートは，昼夜6か月間装着した．その後1年間は就寝時に装着したが，最初は毎晩，最後の4か月間は使用を徐々に減らし，1週間当たり1晩にまで減らした．保定が終了して2年後，オーバーバイトは増加し，上顎切歯はわずかに回転していた．保定終了から5年後の20歳4か月時，改善された上顎中切歯のローテーションは約50％再発していた．上顎犬歯は，それらの最初の位置に回転して戻ってはいなかった．患者もその両親も上顎中切歯の回転の問題には関心がなく，むしろ下顎中切歯がかなり舌側に移動していたので，下顎切歯の重度の叢生について心配していた（I-L）．おそらく上顎中切歯のローテーションの再発とオーバーバイトの増大が，上顎前歯の辺縁隆線上に下顎切歯を対合させ，下顎切歯の不正歯列をもたらしたのであろう．

第16章 矯正治療中と矯正治療後の咬合の役割

図16-11

9歳7か月の女子は，小臼歯歯冠幅1本分の遠心咬合と上下歯列弓に十分なスペースを有するClass II division 1不正咬合であった(A,B,G)．サービカルヘッドギアと全体的なエッジワイズ装置による2年6か月間の治療の後に，上顎リテンションプレートを1年6か月間使用した．下顎には標準的な犬歯間バーをセメント合着した．15歳6か月時にそれを除去した(C,D,H)．すばらしい治療結果が得られ，よく排列した上下切歯間には，広い咬合接触があった．しかしながら，数年後には上顎中切歯がわずかに回転し，下顎切歯部でわずかな叢生を生じていることが，保定後13年時の記録で示されている(E,F,I,J)．結果論ではあるが，何年間にもわたって集めた歯列模型の詳細な点検をすることにより，もし上顎の切歯に辺縁隆線がなかったならば，後に起こる下顎切歯の位置変化がどれくらいの規模であったであろうかという疑問がわいた．オーバーバイトが増加して，おそらく下顎切歯が上顎の切歯の辺縁隆線に接触しはじめた後に，上顎中切歯の回転が下顎中切歯近心の舌側への回転を引き起こしたのであろう．下顎側切歯の位置も，明らかに対合歯の辺縁隆線との接触に関係している(I)．

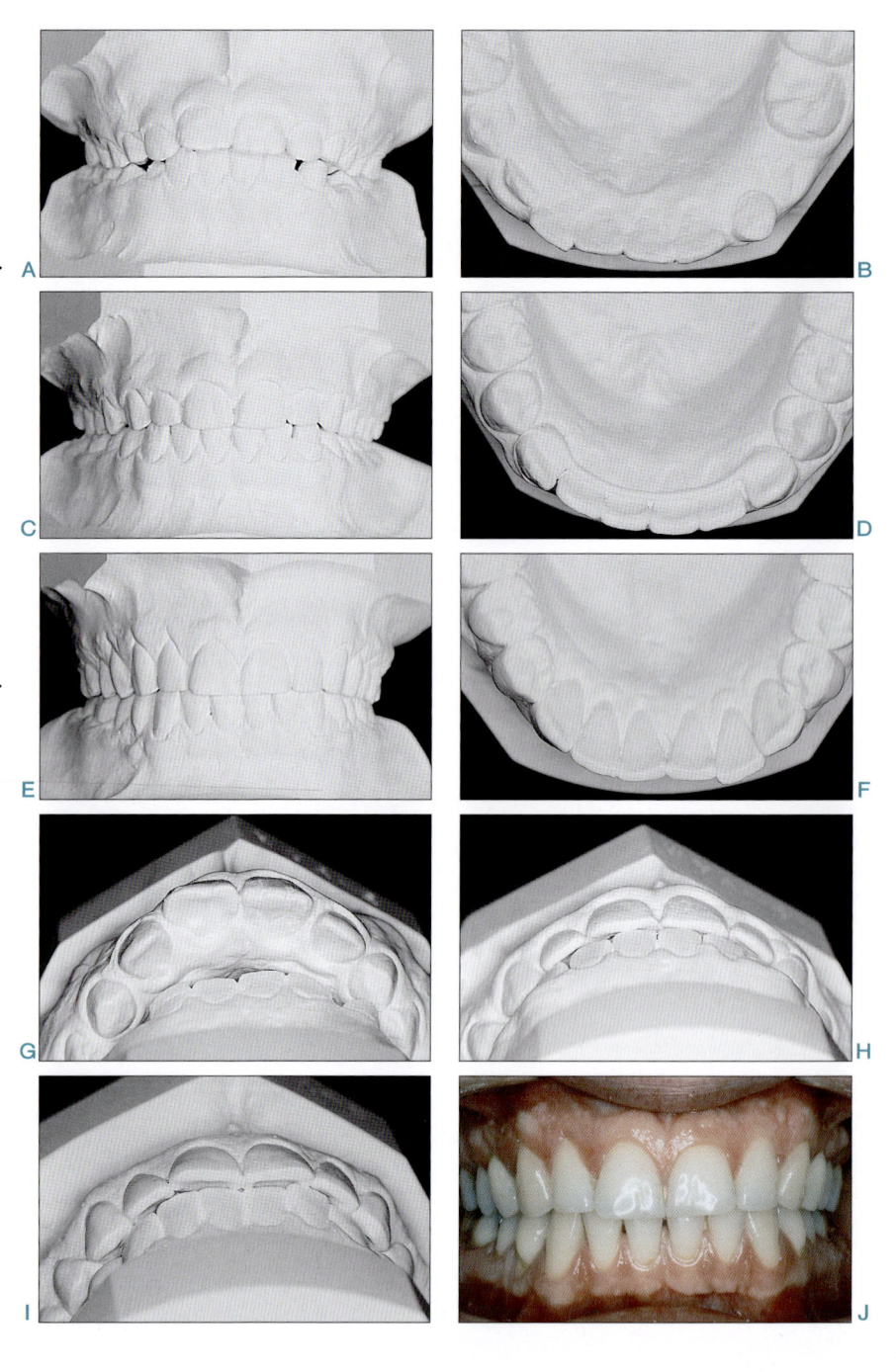

臼歯部の緊密な咬頭嵌合が小臼歯と大臼歯の位置を強固なものにすると，一般的には受け入れられている．しかしながら，前歯部の歯牙位置の安定に対する咬合の効果については，ほとんど，あるいはまったく注意が払われていない．それは矯正治療後の後戻りと同様に，加齢による歯牙位置の自然な変化にもいえる．大規模な研究が前歯の位置変化，特に下顎前歯の位置変化に関して行われてきたが，そのような変化と咬合との間の関係については，まったく示唆されていない．実際に，矯正治療によって得られた下顎犬歯間距離の増加は治療後に喪失されると，繰り返して結論づけられてきた．[116-118] しかしながら，下顎犬歯間距離の減少は，年齢を経て下顎前歯部に叢生を生じた正常咬合を有する未治療者でも観察されている．[133]

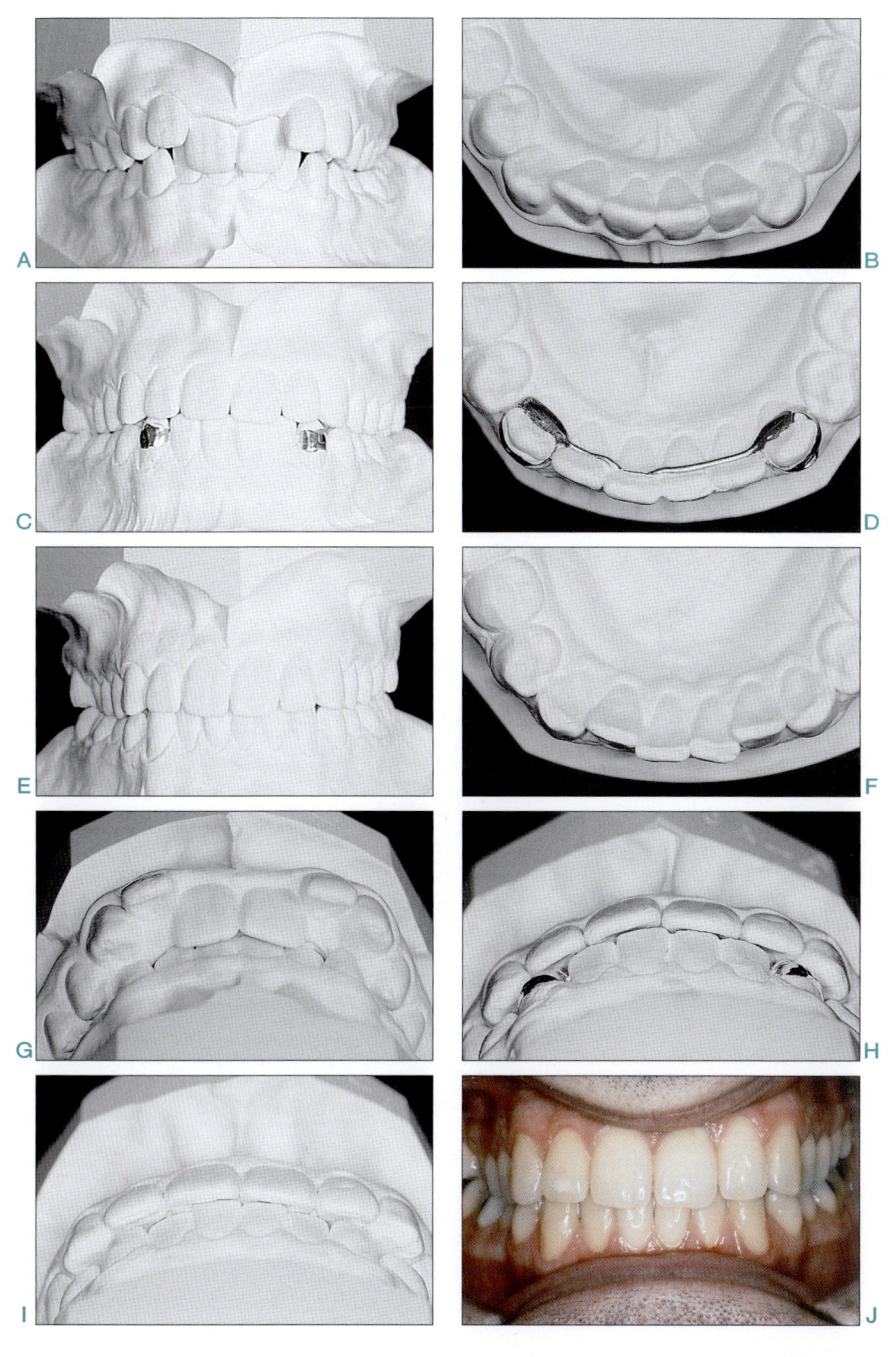

第16章　矯正治療中と矯正治療後の咬合の役割

図16-12

　13歳6か月の男子は，小臼歯幅3/4の遠心咬合を有するClass II division 2 不正咬合を呈していた(A,B,G)．サービカルヘッドギア，上顎プレート，リンガルアーチ，およびスタンダードエッジワイズ装置を使って治療をした．動的治療は，ちょうど2年間続いた．その後，リテンションプレートを18か月間上顎で使用した．下顎には犬歯間バーを装着し，18歳2か月時に撤去した．その時点では，上顎と下顎の歯牙は理想的に排列し，わずかなオーバーバイトしかなかった(C,D,H)．17年以上後の35歳4か月時，上顎切歯の位置は変化していないように見えた．しかしながら，オーバーバイトは増加し，下顎切歯には叢生が生じていた(E,F,I,J)．この患者には上下顎前歯間にきつい接触があり，上顎切歯には辺縁隆線があった．この辺縁隆線は切縁に到達していなかったが，切縁から数ミリ歯頸部寄りで終わっていた．保定終了時，下顎切歯の唇側切縁とその対合歯の口蓋側面の間には，広い面接触があった(H)．しかしながら，オーバーバイトの増大にともなって，下顎前歯は上顎前歯の辺縁隆線に接触しはじめ，下顎側切歯の舌側移動を引き起こした(F,I)．

　同様に，原因と効果の関係はまったく逆に考えることができ，切歯部での叢生の発生が犬歯間幅の減少を引き起こすと仮定することもできる．実際に，下顎前歯部の叢生の多くが，上顎切歯の辺縁隆線に乗り上げ，当たることによるものといえる(図16-9, 16-10)．[58,218]

　保定完了時の患者の多くでは，下顎前歯の切縁が対合歯の口蓋側面とは広範囲に接触していない．そして，たとえ治療直後に広範囲の接触があっても，オーバーバイトが増加すると，辺縁隆線での点接触に変わるかもしれない．後戻りもしくは未治療者の遅い成長変化によるものとされる下顎前歯部の叢生は，この現象のためであるらしい(図16-11, 16-12)．

オルソドンティック コンセプト & ストラテジー　249

第16章 矯正治療中と矯正治療後の咬合の役割

図16-13
歯列模型から得た治療開始時(TP)，動的治療終了時(T00)，保定終了時(T0)および保定から20年後(T2-T20)での無加重平均値(PAR：Peer Assessment Rating)．(Al Yamiほかの許可を得て転載.[5])

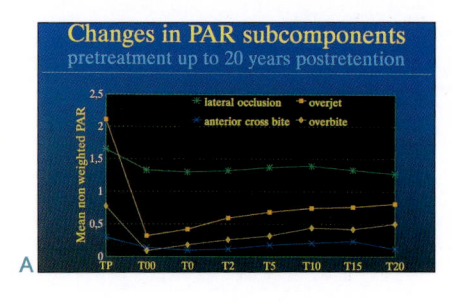

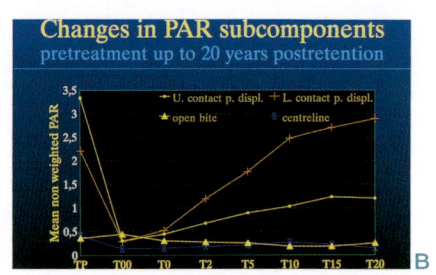

図16-14
切歯の形は，それらのもっとも唇舌的に幅のある輪郭の断面図で示される(A)．白人の50%には，口蓋側面に多少目立った形態の辺縁隆線がある.[167] 歯冠の唇舌的なサイズにもかなり多様性がある(B)．辺縁隆線は切端に達するものもあるが(C)，そこまでいかないものもある(D)．特にアジア人では，辺縁隆線の頻度は高く，顕著な形をしている(シャベル形の歯牙).[91,157]

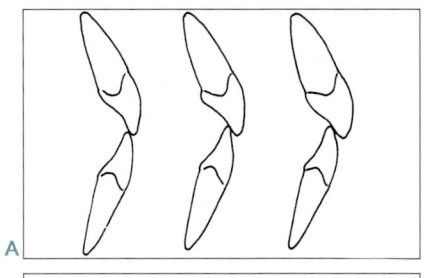

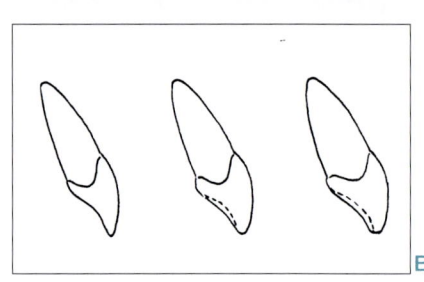

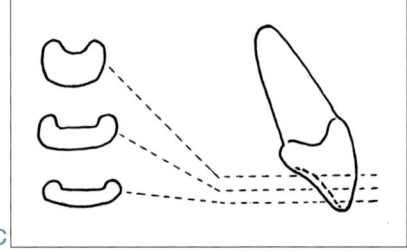

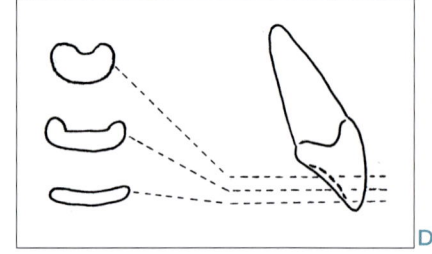

図16-15
辺縁隆線は，下顎と上顎前歯の理想的な排列における，広くて平坦な咬合接触の確立を妨げる(A)．
叢生のある下顎切歯には，より大きな咬合接触があることが多い(B)．正中線に偏位が見られる症例では，下顎中切歯が上顎中切歯の辺縁隆線の間にぴったりとはまってしまうことがある(C)．咬合接触が上顎切歯の叢生につながることもあるが，下顎よりは頻度は少なく，それほど著しくない(D)．

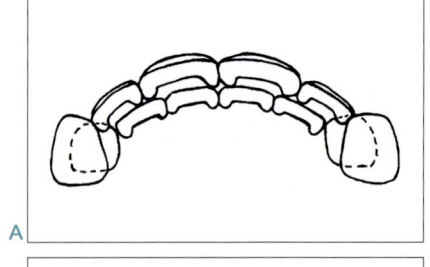

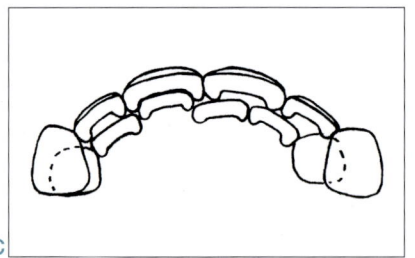

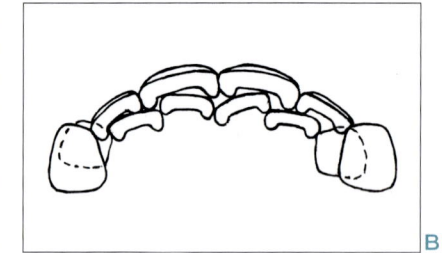

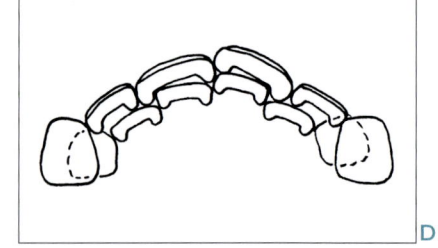

2,368人の患者の治療中，および，治療後から保定後20年までの変化を歯列模型で分析した長期にわたる研究は，改善されたものの大部分が長期間にわたり持続することを明らかにした.[5] 臼歯部の咬合は変化しない．前歯の交叉咬合の改善も大体安定している．しかしながら，オーバージェットとオーバーバイトはわずかに増加する(図16-13A)．開咬は部分的に再発する傾向があるが，正中線偏位の改善はかなり安定している．計測した変化のうち，およそ40%で上顎前歯の位置での改善が失われ，下顎前歯部の改善は完全に消え去り，さらに悪化さえする(図16-13B)．

前歯の歯牙形態は，かなり多様である(図16-14)．上顎前歯の口蓋側面の形態は，咬合接触がどれくらいの範囲にわたるか，どこに位置することができるかを決定する(図16-15)．

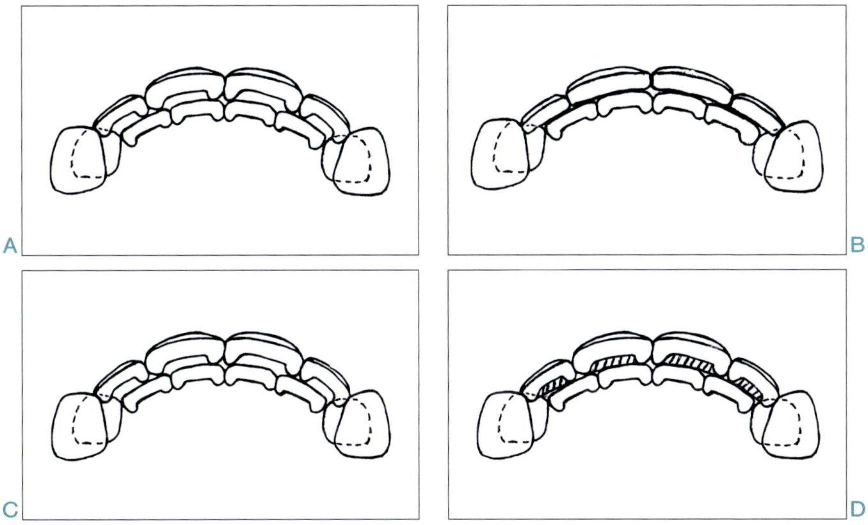

第16章　矯正治療中と矯正治療後の咬合の役割

図16-16

上下顎切歯間の点接触は，安定性にほとんど寄与しない．辺縁隆線を削合すると，広くて平坦な咬合接触を確立でき，安定性が増す．しかしながら，他のことも考慮して調整しないと，オーバージェットとオーバーバイトは増加することになる（A,B）．広くて平坦な咬合接触は，コンポジットレジンで口蓋側面を平らにすることによってつくることもできるが，これは上顎切歯を口蓋側に位置させるべきでない場合に行うとよい（C,D）．

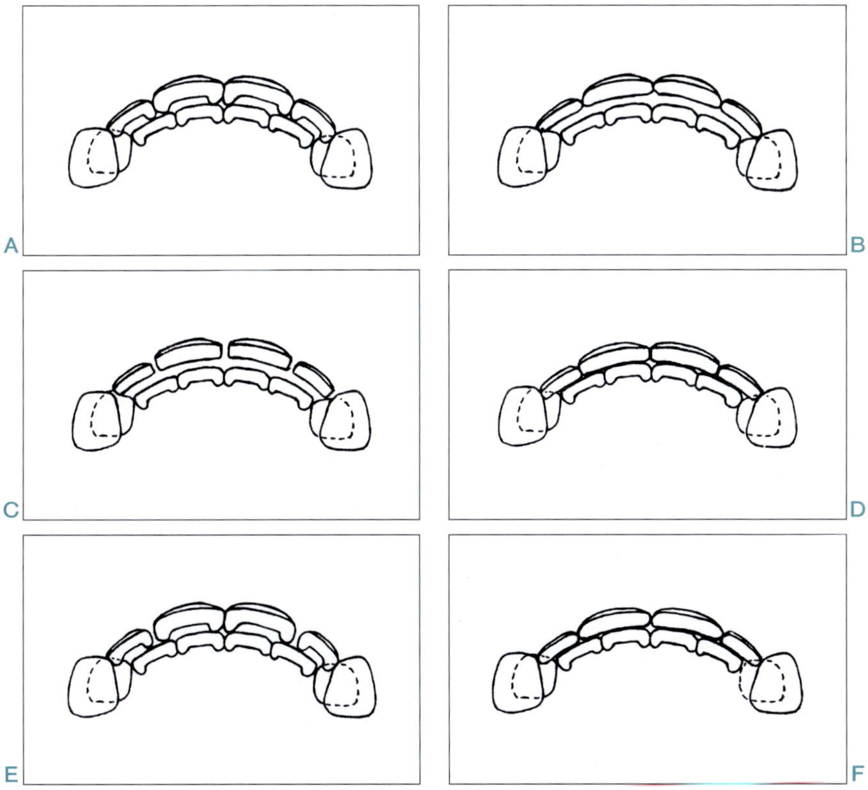

図16-17

辺縁隆線の削合により咬合接触を失う（A,B）．オーバーバイトの増大を避けるためには，上顎前歯の歯冠幅径を狭めて後退させる．こうしてできた前よりも大きな隣接接触部が安定性に貢献する（C,D）．上顎切歯に著しい辺縁隆線があり，三角形をしていることは珍しくないが，そのような場合には，歯冠幅径の減少は歯間乳頭の退縮の危険性を減少させるという，他の利点もある．辺縁隆線の除去は，幅の狭い上顎側切歯に起因する歯牙サイズの相違という問題も解決できる（E,F）．

　咬合による相反作用で引き起こされた歯列不正は，上顎前歯より下顎前歯のほうに，多く発生する傾向がある．上顎前歯は，下顎前歯よりも大きな歯根表面積をもつ．そのうえ，上顎切歯の幅広い唇側面にかかる口唇からの圧力が安定化要因となっている．それに比べ，下顎切歯は間断なく舌と接触していることはなく，さらに，歯冠は上顎よりも小さい．

　2つの方法で，前歯の咬合接触を点接触から幅の広い面接触に変えることができる．もっとも単純で時間がかからない方法は，辺縁隆線の削合である（図16-16A, B, 16-17）．もう1つの方法は，コンポジットレジンで辺縁隆線の間の領域を平坦にすることであるが，この方法は削合よりも複雑であるだけでなく，それほど確実でもない（図16-16C, D）．

オルソドンティック コンセプト & ストラテジー　251

第16章 矯正治療中と矯正治療後の咬合の役割

図16-18

　12歳5か月の女子は，上下顎歯列弓の叢生をともなうClass I 不正咬合を呈していた(A,B)．歯列模型を分析すると，咬合が前歯の不正排列に関与し，辺縁隆線がそれを助長していたことを示していた(C,D)．抜歯は適応せず，治療は全体的なエッジワイズによって行った．治療終了時には，辺縁隆線が幅広で平らな咬合面接触の確立を妨げているのが明らかであったため(E)，辺縁隆線を削合した(F)．辺縁隆線の削合には，さまざまなストーンを使うことができる．球形ストーンはホイール形ストーンよりも術野が見やすく，ダイヤモンドバーは通常のバーよりも速くエナメル質を除去する(G)．ダイヤモンドバーを使う時は特にであるが，削合は豊富な注水下で行うべきである．辺縁隆線を正しく削合すると，口蓋側面は滑らかで平坦になる(H)．上顎切歯すべてを処置し，犬歯近心の辺縁隆線を削合すると，前歯部に幅広で平坦な咬合接触を確立できる．歯牙サイズに相違がある場合によくあるが，この患者は上顎側切歯が小さかったので，上顎前歯の幅を減少する必要はなかった(I,J)．

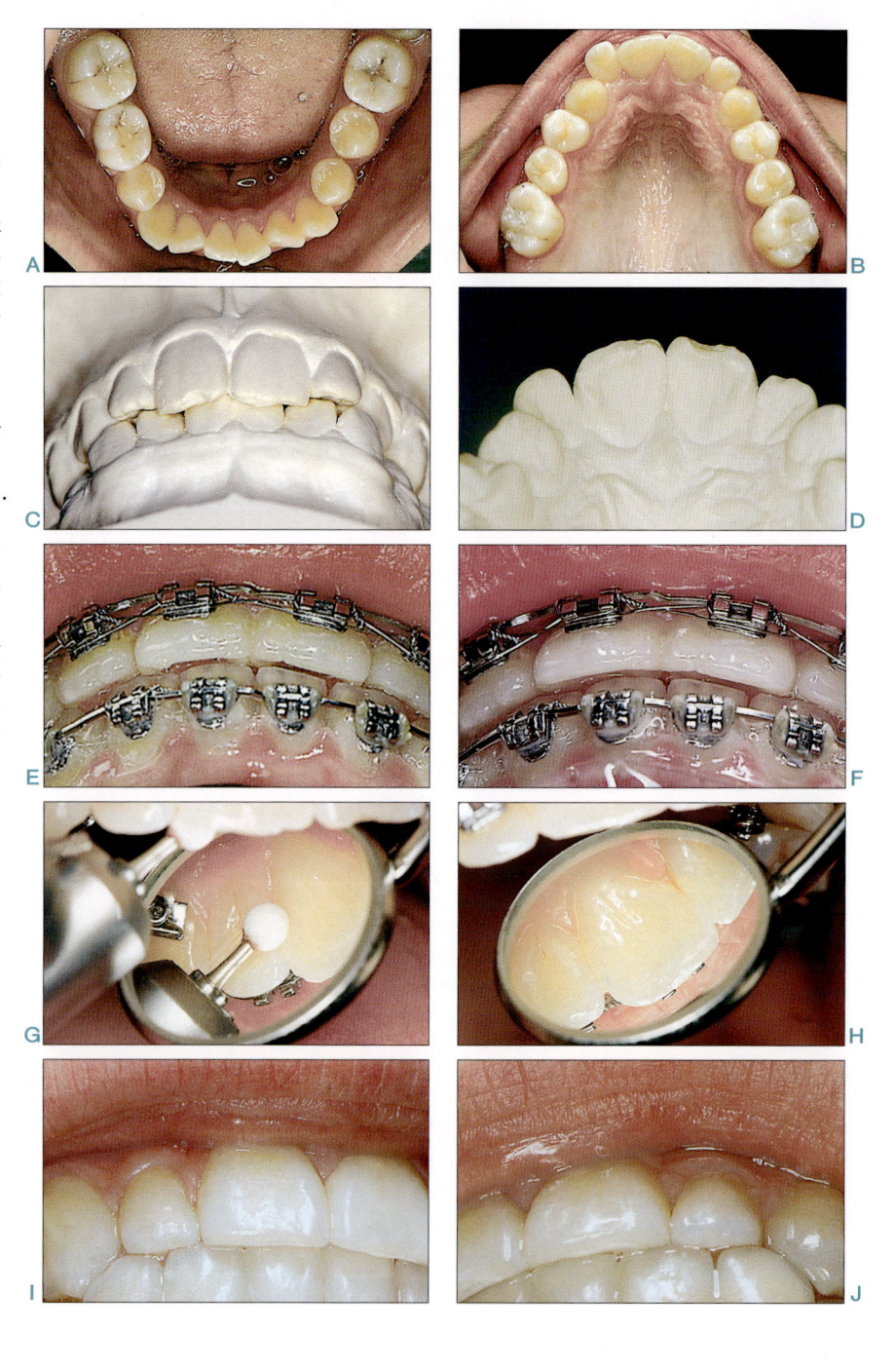

　辺縁隆線と同様に歯牙のサイズの相違にもよく遭遇する．[45,75,123,167,177] 両者の組み合わさったもの，および歯牙形態のその他の多様性に対して，Duterloo[58]が1991年に歯牙サイズと形態の不調和(tooth size-shape discrepancy)という言葉を導入した．図16-18〜16-20は，歯牙サイズの相違と辺縁隆線を有する3人の患者を示している．

　原則として，治療の最終段階まで，つまり，下顎切歯が整列し，計画どおりに臼歯部が咬合するまで，辺縁隆線は取り除くべきではない．この段階になると，前歯部が最大限に幅広く平坦な咬合接触に到達するのにどのような調節が必要であるか，明確になる．また，この段階では，辺縁隆線をなぜ取り除くべきかを患者と両親に説明し，その理解と同意を得ることがはるかに簡単になる．

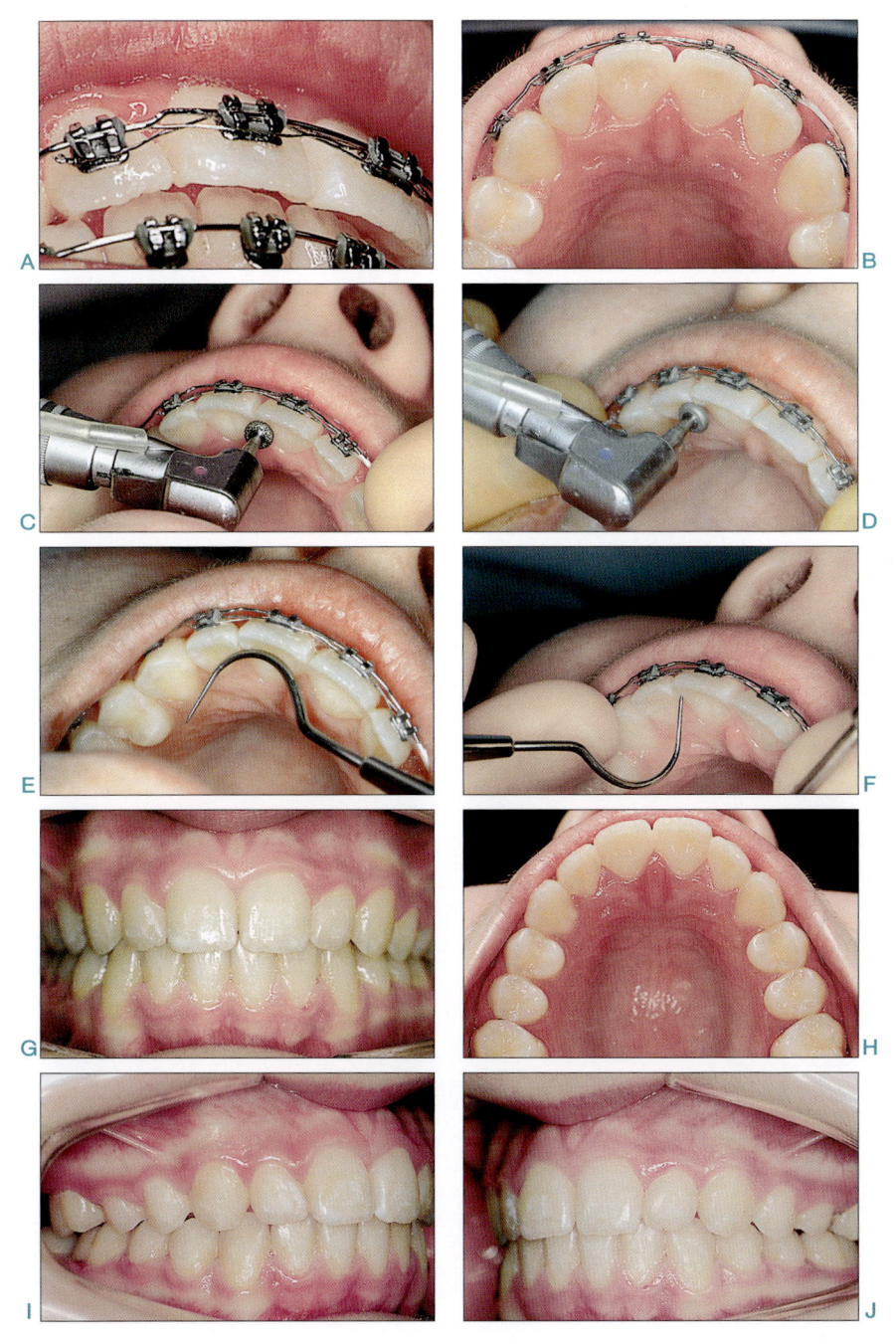

第16章　矯正治療中と矯正治療後の咬合の役割

図16-19

　この女子は，初めClass II division 1 不正咬合を呈していた．サービカルヘッドギアと全体的な固定式装置で治療した．治療の最終段階では，前歯部に前後的な接触があり，上顎左側切歯と犬歯の間に歯間空隙がまだあった(A,B)．滑らかで平坦な口蓋側面をつくるために辺縁隆線を取り除いたが，それには，小さいホイール形をしたダイヤモンドバーを使用した．このようなバーを使って辺縁隆線上を上下に動かすことによって，辺縁隆線を削除することができ，2つの隣接する隆線を容易に平らな面に削ることができる(C,D)．
　バーは90°向きを変えることもできる．この削合は豊富な注水下で行うべきである．注水冷却は，エナメル質の層を広範に除去している間，歯髄組織がダメージを受けるのを防いでくれる．[242] 表面の滑らかさとその形は，作業行程の途中や終わりに探針を使って確かめる(E,F)．この患者における辺縁隆線の除去は，幅広で平坦な咬合接触をもたらしただけではなく，歯牙サイズの相違という問題をも解決した．上顎左側切歯だけが狭すぎるために，上顎歯列弓の正中線は左側にわずかに偏位したが，それは問題ではなかった(G-J)．

　上顎前歯に辺縁隆線があると，つねに下顎にも辺縁隆線が存在する．しかしながら，下顎の辺縁隆線が咬合に影響を与えることはない．下顎切歯の平坦な舌側面は，舌からの圧力をより均等に分配することによって安定性に貢献することができる，と仮定するのは，現実的ではない．
　下顎前歯の安定性の強化に効果的なのは，隣接面の点接触を平坦な広い面接触に変えることである．初期の叢生がある場合，この方法にはスペースが得られるという別の利点があり，犬歯間距離の増加はまったくないか，あるいはわずかな増加が生じるのみである．さらに，よく見られる上顎側切歯の幅が狭いために生ずる歯牙サイズの相違の修正にも役立つ．
　しかしながら，歯牙サイズの相違がまったくない場合には，下顎前歯のストリッピングと上顎前歯のストリッピングを組み合わせて行うことで，前歯はより審美的に改善され，歯間乳頭が満たすべき隣接面の領域は小さくなる．

第16章 矯正治療中と矯正治療後の咬合の役割

図16-20

右側下顎第二小臼歯の先天性欠損およびClass II division 1 不正咬合を有する女子は，欠損部位へ左側上顎第二小臼歯を移植し，右側上顎第一小臼歯を抜歯した．その後，サービカルヘッドギア，上顎可撤式プレート，および全体的なエッジワイズ装置を使用し，改善を得た(A,B)．上顎リテンションプレートの使用終了から2年後の19歳10か月時，歯間空隙が上顎前歯領域に生じていた．オーバーバイトのわずかな増加により，下顎前歯は上顎前歯辺縁隆線に接触していた．下顎前歯はまだ装着した犬歯間バーで維持されており，偏位していなかった(C,D)．辺縁隆線を削除した．4か月後の再診時，唇側面にかかる口唇の圧力のために上顎切歯は口蓋側に動いていた．しかしながら，歯間空隙は完全には閉じられていなかった(E,F)．18か月後の21歳8か月時，全歯間空隙が閉じ，上顎切歯は下顎前歯の唇側切縁に接触しており，全体的に見て，幅広で平坦な咬合接触があった(G-J)．辺縁隆線を取り除かなかったならば，おそらく，下顎前歯は下顎のリテンションワイヤーを撤去した後に転位していたであろう．

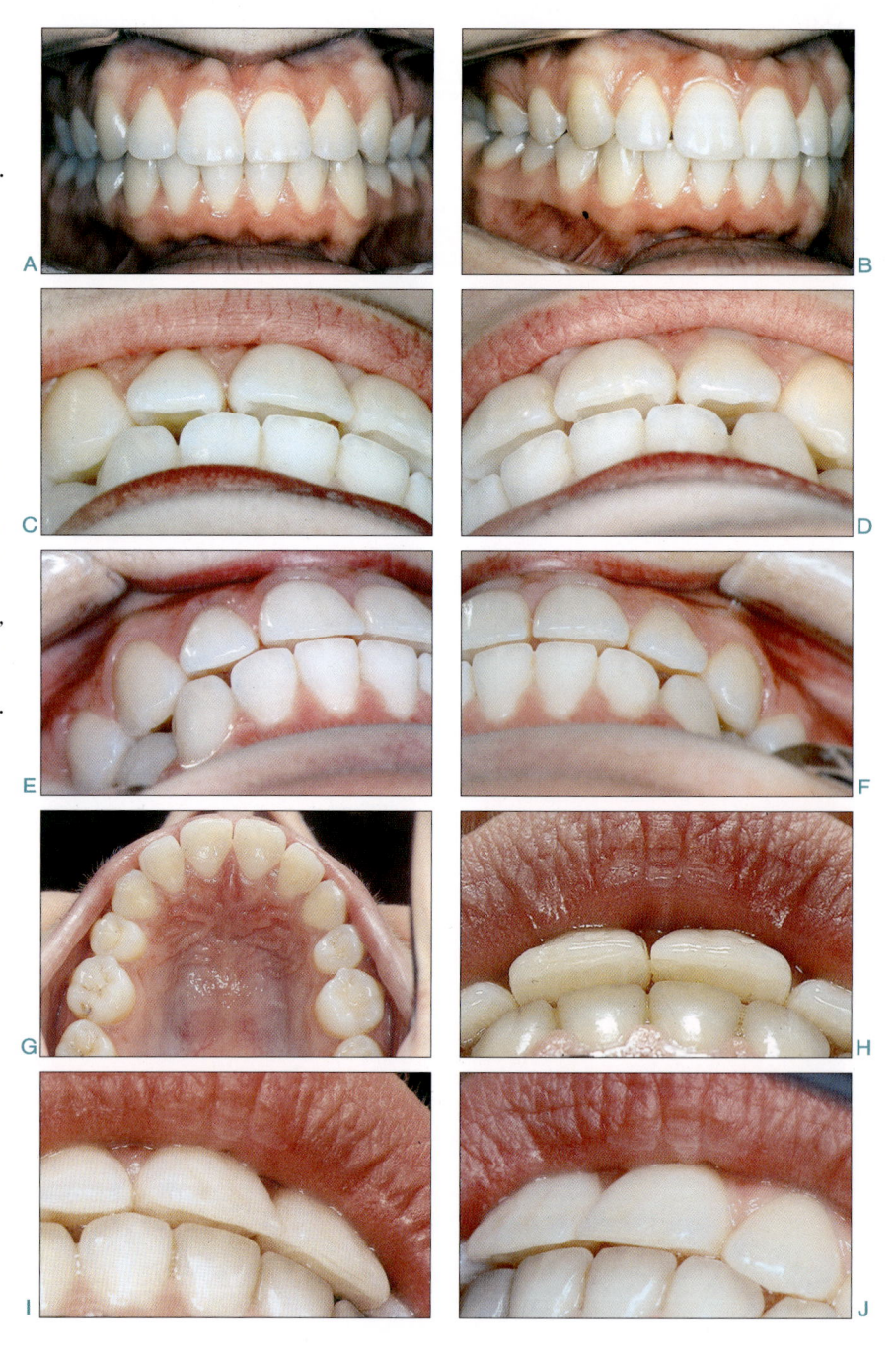

矯正治療を良好に終えた後，下顎切歯が上顎の辺縁隆線に接触しはじめると，前歯の理想的な排列はしだいに消えていくことがある．これらの点接触を適時に検出することにより，安定性を改善する処置を講じることができる(図16-20)．

さらに，前歯部での咬合接触に関する注意は，治療終了時の状況に限ることではない．オーバーバイトとオーバージェットが増大する時に発展するかもしれない今後の変化についても，考慮しなければならない．したがって，接触レベルよりも歯頸部寄りの辺縁隆線を取り除くべきである．

第16章　矯正治療中と矯正治療後の咬合の役割

図16-21

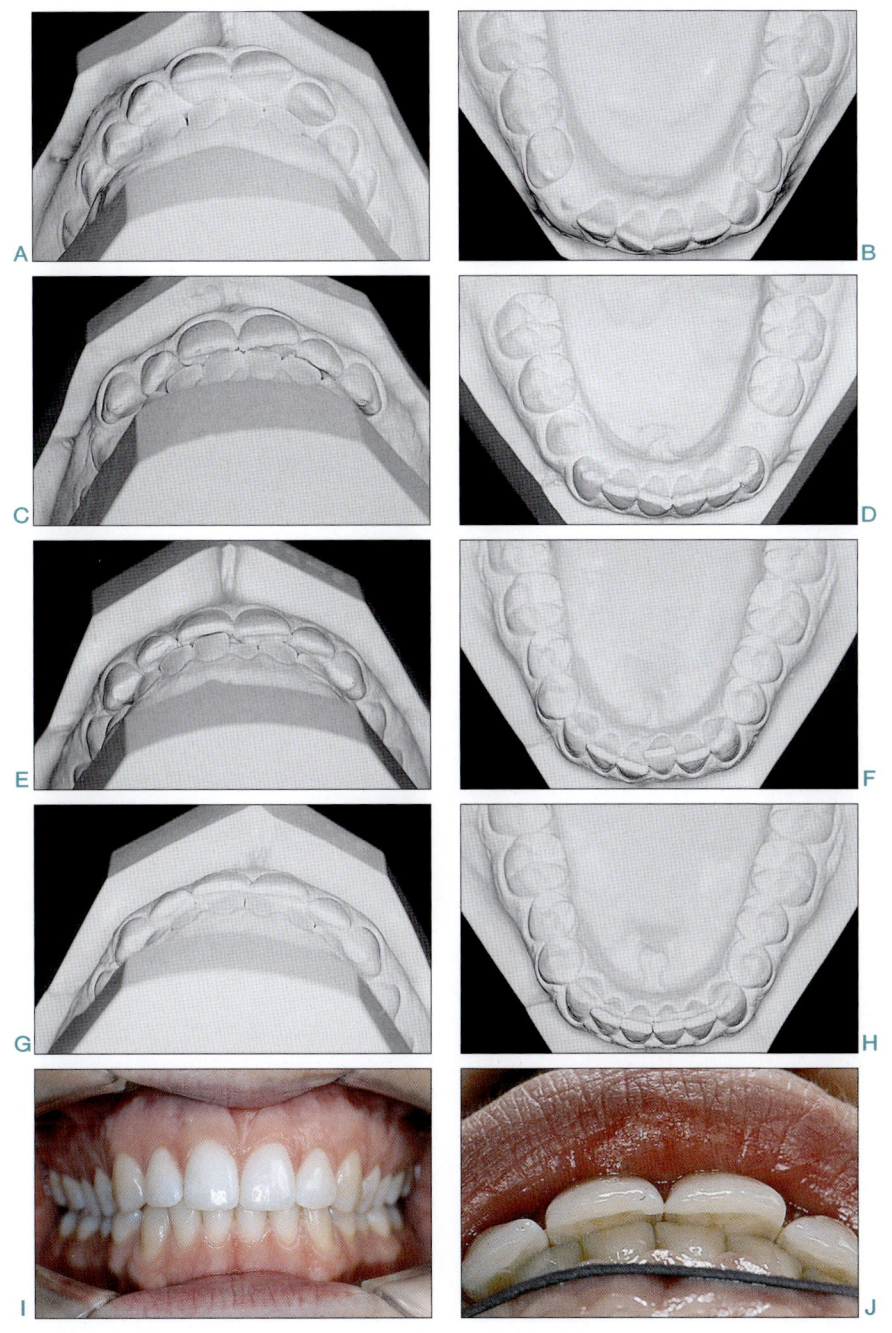

　Class II division 1 不正咬合で上顎前歯に歯列不正を呈する女子は，アクチベーターで治療し，後でサービカルヘッドギアおよび上顎プレートに取り替えた．治療の最終段階でブラケットを上顎切歯に装着した(A,B)．このブラケットを装着する前に，下顎の前歯部にあったわずかな叢生は，自然に改善していた(C,D)．15歳2か月で動的治療を終了した後に，Van der Lindenリテーナーを1年6か月間使用した．10年後に，初期に見られた上顎中切歯のローテーションがわずかに戻っていた．さらに，下顎切歯は上顎切歯の辺縁隆線に接して叢生を生じていた(E,F)．切歯の隣接面と犬歯の近心面をストリッピングすることによって，叢生を改善するために必要なスペースをつくり，下顎前歯の歯列不正を改善することに決めた．ストリッピングはダイヤモンドストリップスを使って手動で行った．次に，部分的な固定式装置を下顎に使用した．さらに，上顎前歯の辺縁隆線を削除した．きれいに排列した下顎前歯との接触により，上顎切歯の位置は自然に改善した(G-J)．

　前歯部における咬合の相互作用は，上顎前歯の位置に対する下顎前歯の位置を調節する結果となる．反対に，影響は限られているが，リテンションワイヤーによって固定されて，下顎前歯が動くことができない場合には，上顎前歯は叢生になるかもしれない．辺縁隆線の点接触に誘発されて，回転しはじめることがある．その一方で，点接触を幅広で平坦な咬合接触に変えると，上顎歯牙の自然発生的な改善が起こることもある(図16-21)．

第16章　矯正治療中と矯正治療後の咬合の役割

図16-22

磨耗により歯牙の幅径が徐々に減少してくる場合には，歯列弓の連続性は維持される．隣接面接触は，（1）咬合が発生する力，（2）頬側筋系が加える力，そして（3）歯槽上部の歯肉繊維が発生する力などによって維持される．咬合力(A)は，歯牙の長軸に沿ったベクトルと，近心および側方へのベクトルに分解できる(B)．臼歯は近心方向へのアンギュレーションを有しており，下顎では舌側傾斜，上顎では頬側傾斜している(C)．[136] 歯槽上部の歯肉繊維は歯牙を引き合わせる(D)．

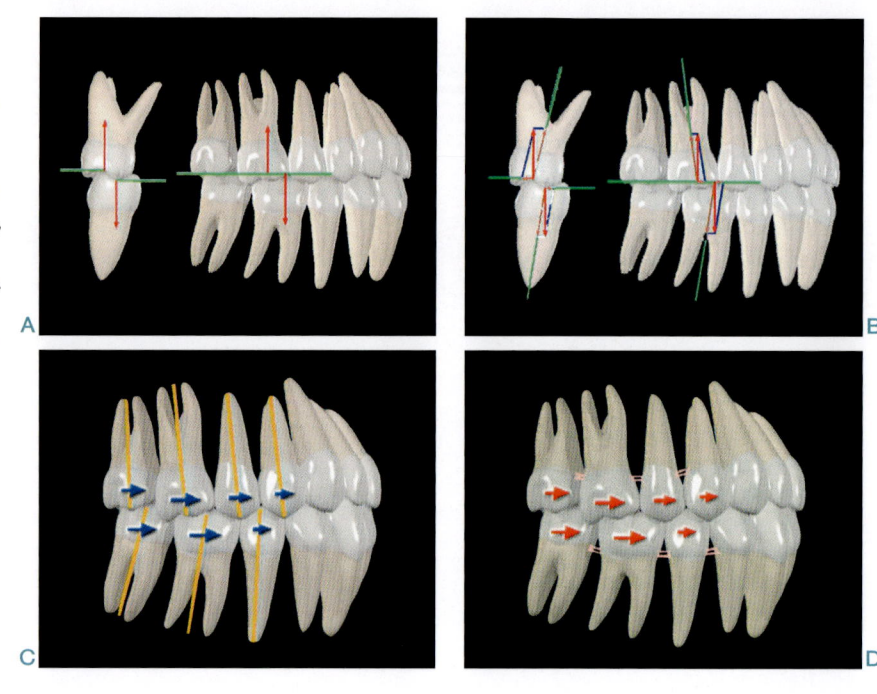

　もちろん，辺縁隆線の削合と隣接のエナメル質の除去は慎重に実行すべきである．広くて平坦な接触領域は点接触よりも安定性に寄与するが，う蝕になりやすい．歯列弓の隣接面接触との連続性を維持するには，咬合も重要である．咬耗によって歯冠が近遠心的に著しく減少しても，隣接面接触は保持される．この現象は，咬合により発生する近心方向への力の成分に一部，基づいている（図16-22）．[136]

　後方部の咬合は，歯列の発達および，それに続く側方ならびに前後方向の咬合の増強に特別な役割を果たす．矯正治療を臼歯部の緊密な咬頭嵌合を確立せずに終了すると，治療によって得た咬合の改善は安定しないことになる．小臼歯と犬歯が緊密な咬頭嵌合にある場合にのみ，安定性が期待できる．前歯部の咬合は歯列の発達の最終段階に重要であり，治療終了時の幅広で平坦な前歯の咬合接触は特に重要である．前歯部の咬合は，保定終了後に起こる変化および，矯正治療を一度も受けていない個体で，加齢によって生じる自然な変化において，重要な役割を果たしている．

成人における切歯の治療

　歯周組織の崩壊と軟組織が発する応力の変化に起因して，加齢にともない前歯は移動しはじめ，その結果として好ましくない外観がもたらされることになる．

　歯牙の移動は理想的な咬合をもつ高齢者でも発生するが，大抵はClass II division 1 不正咬合を呈する人で起こる．歯科矯正治療が可能であっても，Class II division 1 不正咬合の患者が必ずしも若い時に治療を受けるというわけではない．歯並びがよく，重度の遠心咬合ではなく，口唇に問題がない場合には，特にそうである．そのうえ，Class II division 1 不正咬合は，成人では若者ほど明確ではなく，また気になるものではない．顎顔面の成熟化およびその後の加齢により，軟組織が不正咬合をカモフラージュする．さらに，上口唇が長くなるので，上顎切歯は前よりも目立たなくなる．これらの患者は，自らの不正咬合を許容することが多く，改善の必要性をまったく感じていない．

　しかしながら，後年になって上顎前歯の唇側移動，歯間空隙の発生，および垂直的な歯列不正が起きると，治療を望むようになることが多い．妥協的な治療により二次的に生じた偏位が簡便な方法で改善すると，幸福の喪失感や自尊心を回復させることができる．これらの症例の患者の多くは，包括的な治療や根本的な不正咬合の改善を歯科医師に要求しない．通常，それは患者の主訴ではなく，むしろ，患者は二次的な偏位の改善だけを求めるのである．

　実際に，目障りになるような歯牙の移動は心理的にかなりのインパクトがあり，患者の行動に影響を与える．自然に出る笑いは抑圧されるかもしれず，話している時に手で口を隠すかもしれない．目障りな歯牙の位置を改善することが，これらの患者にとってはすばらしい仕事であり，理想的な咬合に到達させることは，そのなかに含まれていない．

　本章では，上顎前歯の魅力に欠ける歯牙の位置を改善するための可撤式プレートとエラスティックの使用法について，解説する．

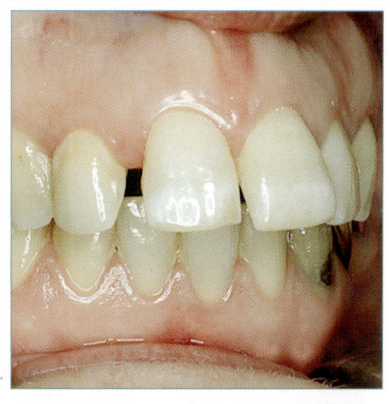

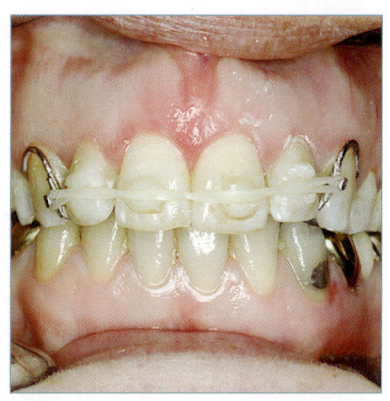

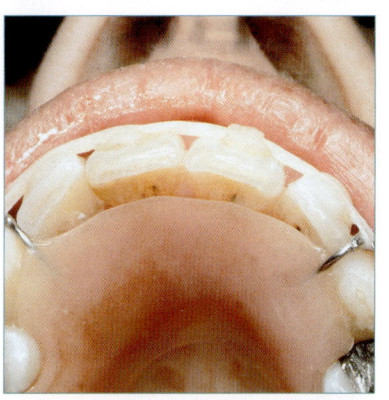

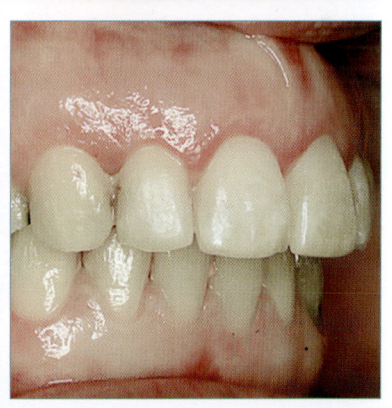

17

オルソドンティック コンセプト ＆ ストラテジー

第17章　成人における切歯の治療

図17-1

　下顎切歯と下口唇は上顎切歯を垂直的に支え，好ましくない挺出を防いでいる．さらに，下口唇は上顎切歯の唇側面（2～3mm）を部分的に覆うことによって，その唇側移動を防いでいる．上顎切歯の大部分を覆う上口唇も，その唇側移動を防いでいる(A)．小臼歯歯冠幅半分の遠心咬合をともなうClass II division 1不正咬合では，オーバーバイトおよびオーバージェットが増加しているが，下口唇はまだ垂直的に上顎切歯を支えている．しかしながら，下口唇は上顎切歯の舌側にも部分的に位置することになる(B)．小臼歯幅1歯分の遠心咬合をともなうClass II division 1不正咬合では，オーバージェットが非常に大きく，下口唇はほとんど上顎切歯の舌側に位置するか(C)，上顎切歯の後ろに"押し込められる"ことになる(D)．特に後者の状況では，上顎切歯は下口唇によって唇側に転位し，過剰に挺出する．

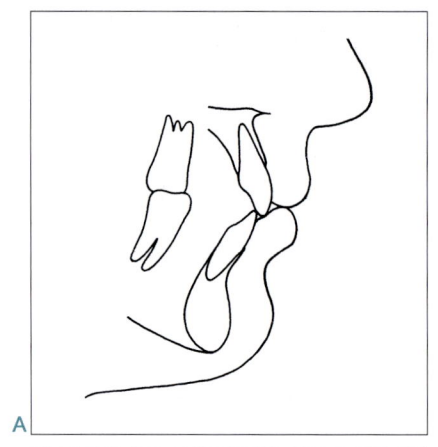

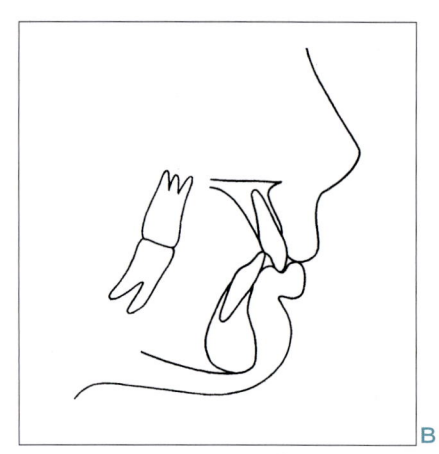

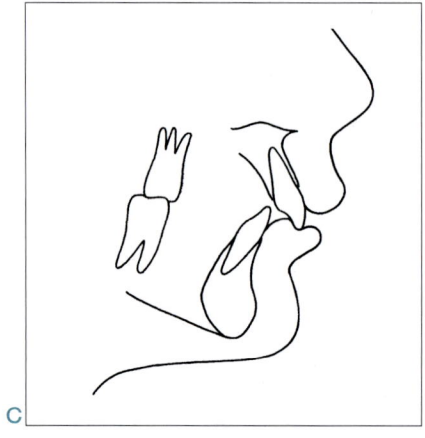

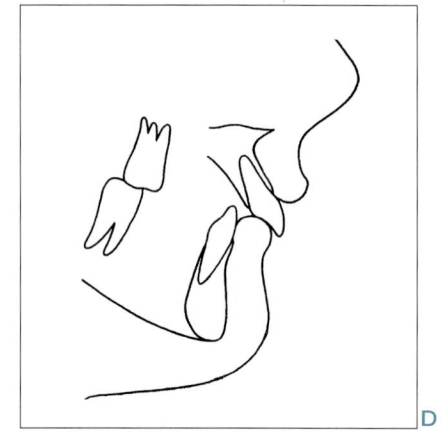

図17-2

　前歯にかかる舌の圧力のほうが口唇からの圧力よりも大きい．通常，歯槽骨および歯周組織は上顎切歯の唇側移動を防ぐために十分な抵抗性を備えている(A)．[165] 歯槽突起辺縁の吸収ならびにそれに関連した歯周組織の喪失により安定性が崩れ，上顎切歯は唇側に移動して，さらに挺出することになる(B)．

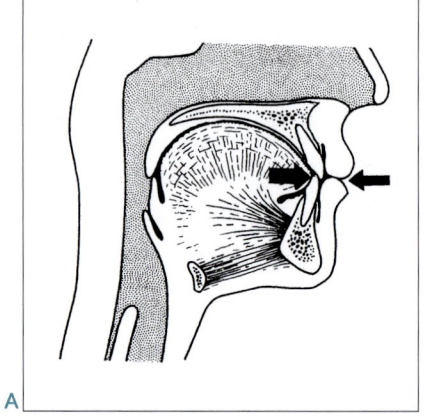

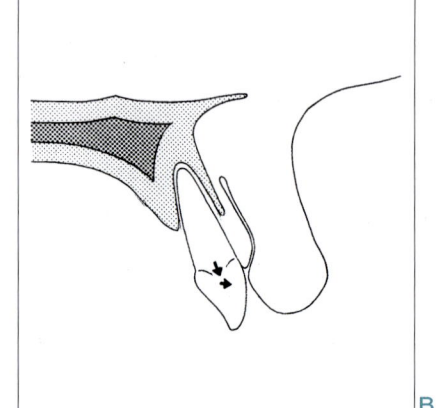

　上下顎切歯の位置は，上下顎の関係，咬合，安静時の舌と口唇の位置に依存する．通常，舌は歯列弓内に位置し，上下顎前歯の舌側面に接触している．下口唇は，下顎切歯の唇側面と上顎切歯の切縁に接している（図17-1）．

　加齢にともない上口唇は伸長し，上下口唇の接触するレベル（ストミオン：閉口時正中口裂点）は下る．さらに，筋肉の緊張は変化し，口唇は以前よりも薄くなる．[232] これらの変化は上顎切歯に加わる力の均衡の乱れに関与し，その結果，歯牙の移動が生じる（図17-2）．

　矯正治療による歯根吸収は，子どもよりも成人のほうが頻繁に起こる．さらに，辺縁の骨が成人では失われることが多く，プラークの付着を免れない歯牙の圧下では特に多い（図17-3）．[55,81,121,145]

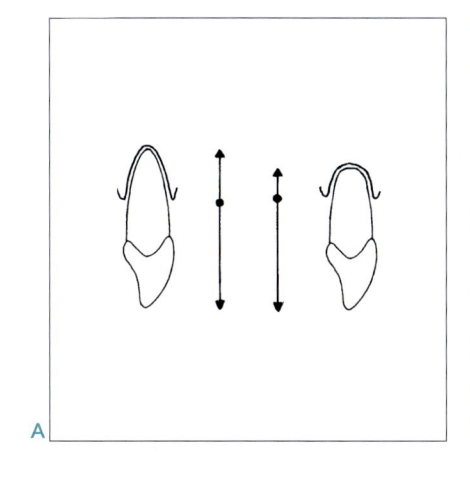

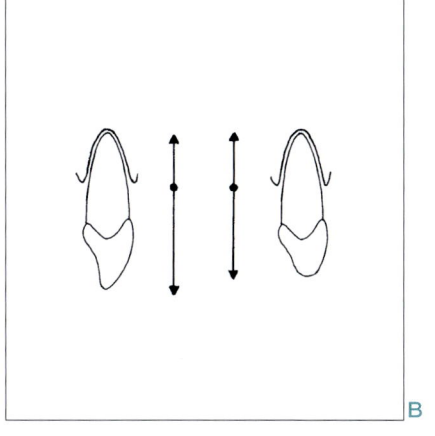

第17章　成人における切歯の治療

図17-3
歯牙の圧下のために，歯周組織の量は，一方では歯根吸収により，もう一方では辺縁骨の喪失により減少する．その結果，歯根の歯周組織に接している部分と接していない部分との比率が悪化する(A)．切端を削合することにより，歯根に接している部分よりも接していない部分のほうが減少するので，両者の比率が改善される(B)．

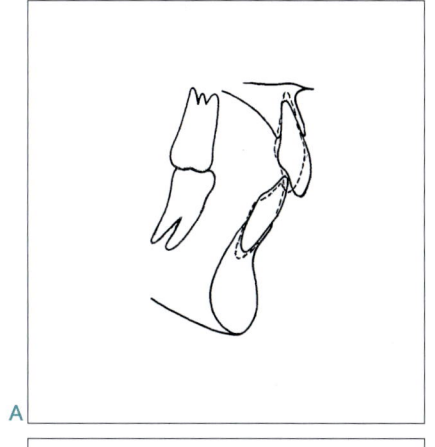

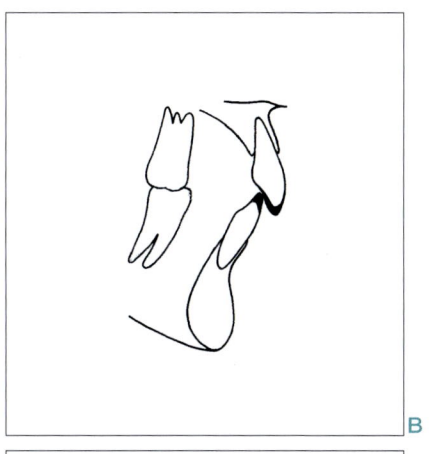

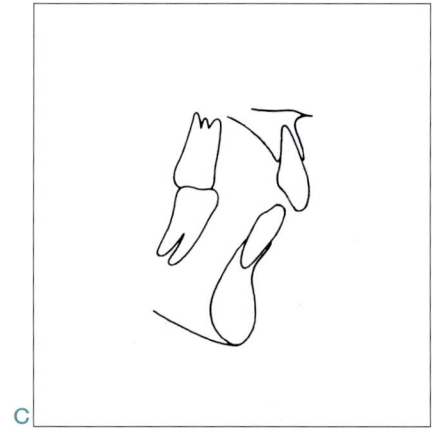

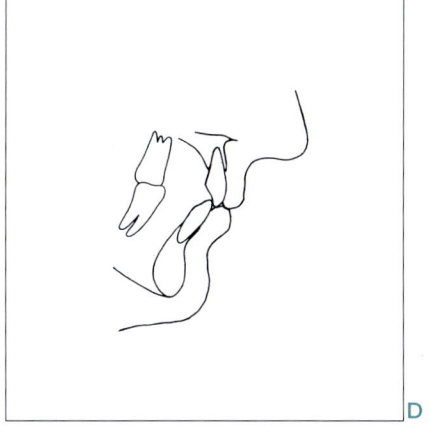

図17-4
上顎切歯の唇側移動は，上顎切歯の過剰挺出に関連するだけではなく，下顎切歯の過剰挺出にも関連するので，オーバージェットとオーバーバイトが増加する(A)．転位歯を歯科矯正的に元の位置へ移動させることは不利な場合があり，かつ危険性をともなう．[66,115,135] 下顎前歯を短くし，上顎切歯の口蓋側と切端を削合することが最善の方法である場合がよくある(B)．この歯質除去によってスペースをつくり，上顎前歯を後退させ，その後，下顎前歯の過剰挺出を防ぐべきである(C)．上顎切歯は口蓋側に傾斜し，前よりもアップライトして，切縁はわずかながら下方に位置することになる．治療後には上下口唇が正しく位置し，改善した歯牙位置の安定性にも寄与する(D)．

　特に歯周病の危険にさらされている患者では，当惑させられるような歯牙の移動をすることが多く，包括的かつ長期間の矯正治療は避けるべきである．下顎切歯の圧下は固定式装置の使用がなくては不可能であり，そのような治療は長引く．同様のことが上顎切歯の圧下にもいえる．しかしながら，下顎切歯の歯冠長を短くし，上顎切歯の切端を削合することで，歯牙の改善は上顎前歯に限定した簡単な方法で短期間に行うことができる．さらに，削合は不揃いな切縁を除去することができる(図17-4)．このような治療は短期間で行えるだけではなく，矯正装置による不快を軽減し，装置を人目にさらすことも最小限にする．上顎の可撤式プレートおよび適切な力を与えるエラスティックを使用することにより，目標を得ることができる．この方法の限界は傾斜移動しかできないということであるが，ほとんどの患者では，これで十分である(図17-5)．

オルソドンティック コンセプト & ストラテジー　259

第17章　成人における切歯の治療

図17-5
　前歯部を薄くしたプレートを使用するまで，下顎前歯の短縮と上顎切歯の削合は行うべきではない(A)．プレートを装着した時に，下顎前歯がアクリリックレジンを噛むと，臼歯が咬合位に達するのを妨げることになる(B)．下顎前歯の唇側面に当たる所を鋭い器具（スケーラー）で引っかいて，歯牙がプレートに接触する領域に目印をつける．次に，その目印の後方部のアクリリックレジンを削り取り，下顎切歯をさらに上方で咬合させる．これらの予備段階を行った後，下顎前歯を必要な長さまで短くする．後方歯がまだ咬合接触しないならば，下顎前歯用の溝を深めるか広くする．その後，上顎切歯を削合する(C)．下顎前歯用の溝および唇側面を削った上顎切歯後方の部分を即時重合アクリリックレジンで満たす．アクリリックレジンが硬化したら余剰レジンを除去し，下顎切歯が咬合する表面をトリミングして平滑な台型にする(D)．次に，上顎切歯にエラスティックを誘導するコンポジットレジンスロットを築造する．上顎切歯が口蓋側へ動くべき部位のアクリリックレジンをトリミングする(E)．すべての改善が行われた後でリテンションプレートを装着し，後戻りを防ぐために，6か月間は昼夜，その後は就寝中のみ装着する(F)．

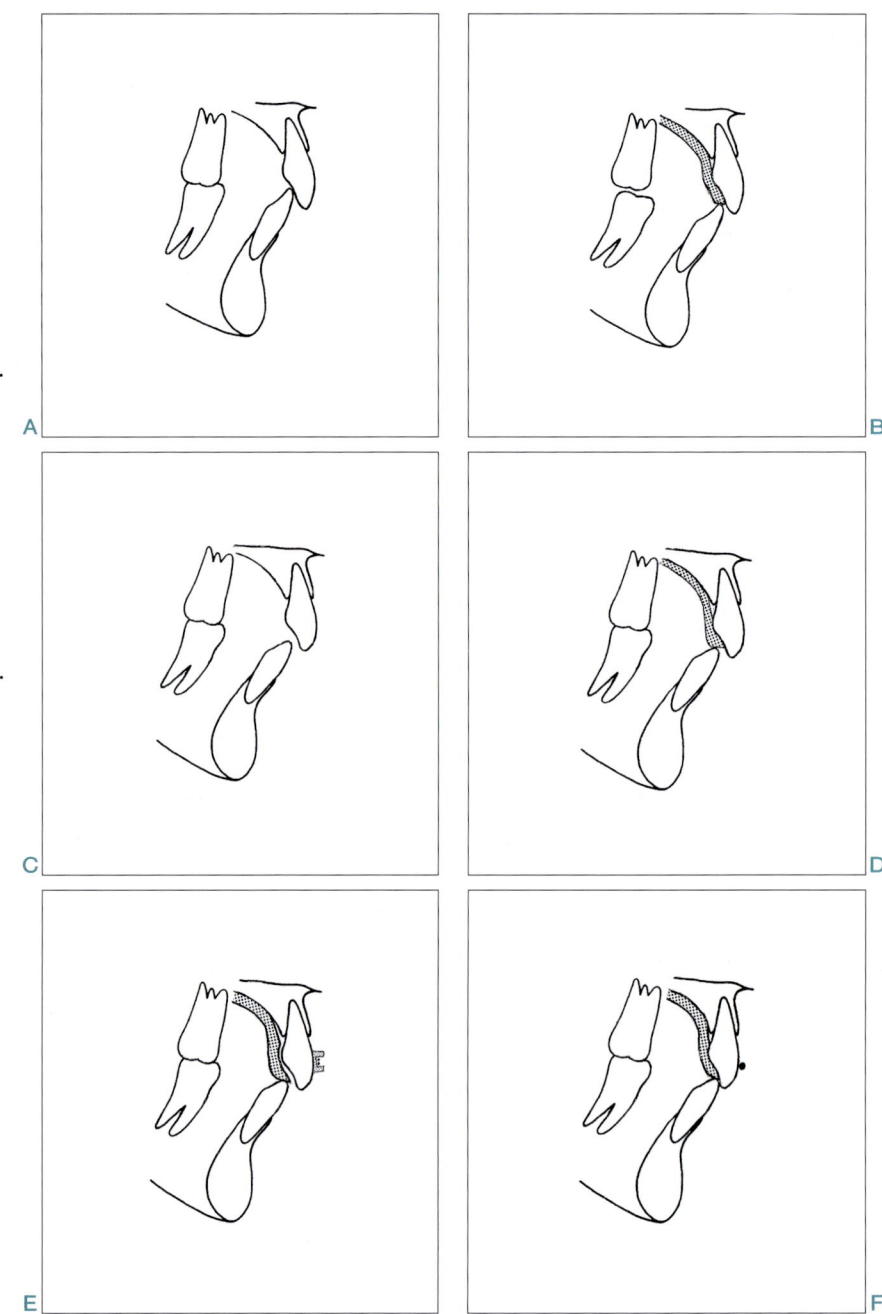

　歯周病の危険にさらされている患者の矯正治療は，歯周初期療法を先行し，その後6か月間は健康な状態を保つ必要がある．矯正治療の間は，隔月ごとのプロフェッショナルクリーニングを行うべきである．
　上下顎骨の切歯をどのくらい削合するべきかを判断するために，歯列模型を精査する．前歯の開咬または無咬合がある歯列では，通常下顎切歯の短縮は必要ではない．上顎前歯の近遠心的歯冠幅径を減らすと，上顎前歯を最初の位置よりもさらに後退させることができる．この歯冠幅径の縮小は，実質的に結果を向上させることができ，特にClass II division 1不正咬合において有効である．また，同じことが，叢生を有する初期の状況で，前歯のきれいな排列を得る場合にもいえる．

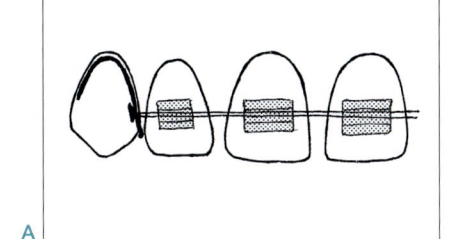

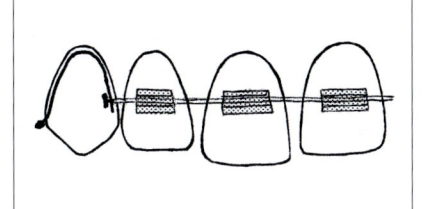

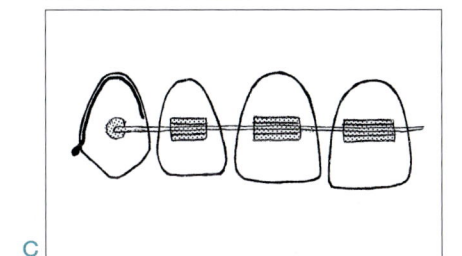

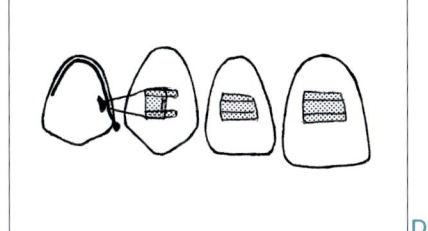

第17章　成人における切歯の治療

図17-6
　近心方向から犬歯を取り囲む3/4クラスプが効果的である(A). 遠心からくるクラスプはあまり望ましくない. クラスプは犬歯をしっかりと把持し, エラスティックを掛けた時に外れてはいけない(B). 目立たないようにする場合には, 遠心側にアンダーカットのある小さなコンポジットレジンのボールを歯牙に付け, しっかりと固定するクラスプのフックの代わりとして使う(C). 犬歯を遠心方向へ移動しなければならない場合には, エラスティック用のフックが付いたクラスプを第一小臼歯に設置する(D).

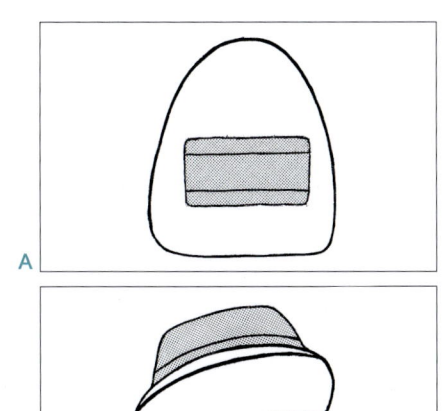

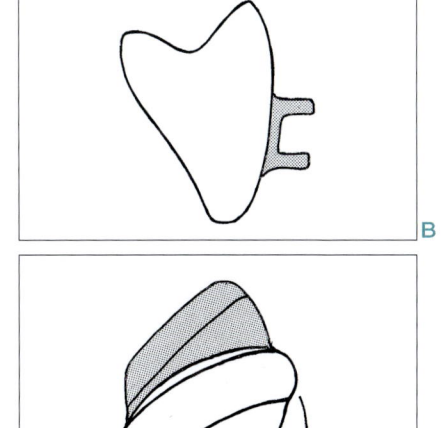

図17-7
　エラスティックをガイドするためには, コンポジットレジンスロットを切歯の唇側面に接着する(A,B). ガイディングスロットの適切な位置は, あらかじめエラスティックを付けてみてから決める. 回転させずに歯牙を後退させる場合には, スロットは唇側面に平行にする(C). 歯牙を回転させる場合には, スロットは大きいほうの力を受ける側を厚くする(D).

　エラスティックは一直線に伸ばすべきで, 垂直的な歯列不整を修正するために使用するべきではない. 識別して行う選択的削合のほうが効果的であり, エラスティックを使った時に起こるような反作用力による隣接歯の好ましくない垂直的移動を引き起こさない. しかしながら, エラスティックは歯牙を近遠心方向に動かすのにはよく適している.
　エラスティック用のフックを3/4クラスプに装着し, クラスプはしっかりとした把持で近心方向から犬歯を取り巻く. ワイヤーは, アクリリックレジンに埋め込んだ所からフックまでの部分が短いほど, クラスプが変形しにくいようで, さらに, クラスプが犬歯の近心移動を防ぐことになる(図17-6).
　歯牙色のエラスティックおよびガイド役のコンポジットレジンを使用する大きな利点は, どちらの材料もほとんど目立たないということである. あまり不快感を引き起こすことなく, また咬合を妨げないので, ほとんどの患者が容易に装置を受け入れる.
　ガイディングスロットを使用しないと, エラスティックは歯頸部に動く傾向がある. さらに, ガイディングスロットがないと歯牙移動のコントロールが難しく, 近遠心的な移動を行うことができない(図17-7).

第17章　成人における切歯の治療

図17-8
　特に歯根長に対する歯周組織が短い場合には、エラスティックには小さい力を発揮させるべきである。非常に軽い力を出すためには、長くて薄いエラスティック（Ormco, Eagle, 7B[5/8インチ]2オンス）を2本接続する(A)。回転のためには、プレートの辺縁を歯冠の一方に点接触させ、反対側のコンポジットレジンスロットを厚くする(B)。この方法でないと、側切歯の回転は非常に困難である(C)。エラスティックを追加すると、歯牙を近遠心方向に動かすことができる(D)。

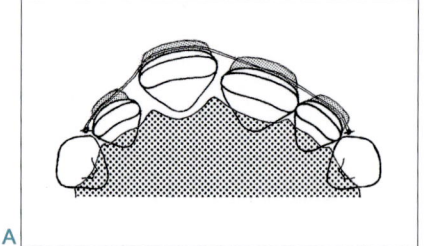

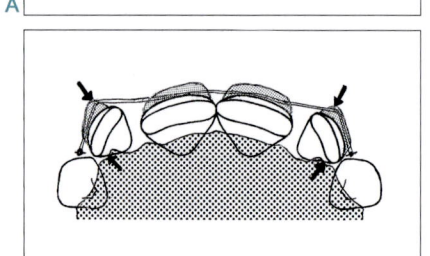

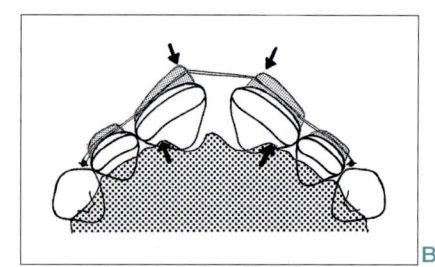

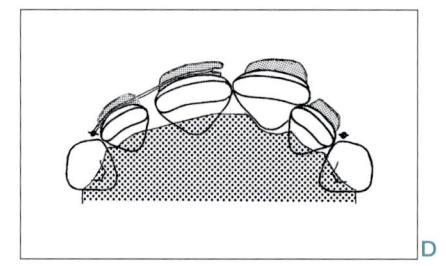

図17-9
　この患者では、上顎前歯の歯冠副径を減らしてさらに後退させた。近心側から延びている3/4クラスプにエラスティック用のフックを蝋着した。ガイディングスロットがないにもかかわらず、エラスティックが歯冠の広い領域にわたって延び、適所に留まっていたのは、フックがその目的に適った正しい位置に置かれていたからである(A,B)。さらに、右側中切歯を遠心へ移動させるために付けたコンポジットレジンフックが、長いエラスティックを適所に保持した(C)。垂直的な位置を改善するための切縁削合は、まだ行われていない(D)。

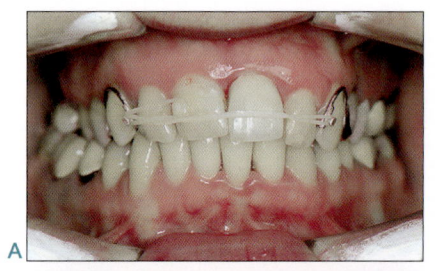

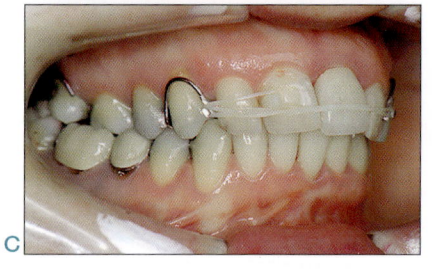

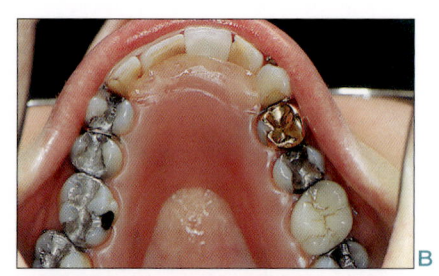

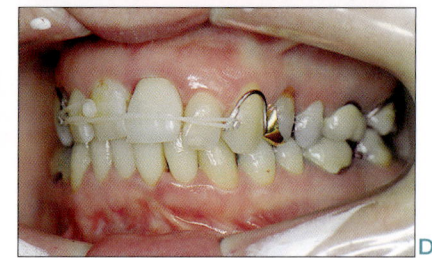

　歯牙をコントロールして移動させるためには、外側のエラスティックと、その内側のプレートの辺縁と上顎切歯口蓋側面との接触から生じる力を調和させる（図17-8）。歯牙を口蓋側に動かさなければならない場所では、アクリリックレジンは歯冠部だけではなく、再建しなければならない歯槽突起の部分でもトリミングする（図17-5E）。回転移動では、歯牙の口蓋側に動かすべき側のスロットを余分に分厚くすることはもちろんのこと、口蓋側に動かすべきでない隅角部とプレートを接触させることが必要である。これらの修正を行わないと、回転移動を実現させるのは困難である（図17-7D）。
　歯牙を近遠心方向に動かされなければならない所では、プレートの縁には、滑らかな誘導を付与する（図17-9）。
　治療を成功させるためには、プレートの縁を正しくトリミングすることが不可欠である。しかしながら、プレートがどこで接触し、適所でフリーであるかどうかを見つけるのは難しいことが多い。正しい評価をするためには、デンタルミラーを使ったりしながら、異なった角度から観察することが役に立つ。プレートをわずかに持ち上げることも役に立つ。さらに、スペースがある場合には歯牙が動くので、歯牙を注意深く押してみると、歯牙がプレートに接触しているかどうかがわかる。患者にプレートを噛ませたままの状態でも、これらの観点をチェックすべきである。

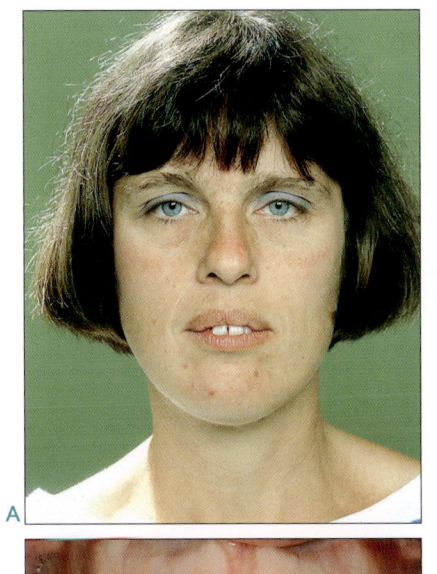

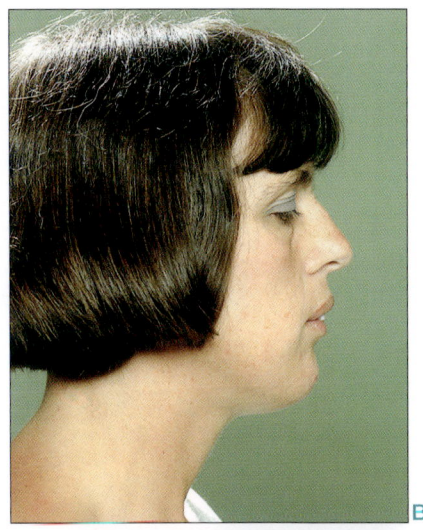

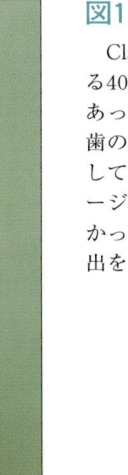

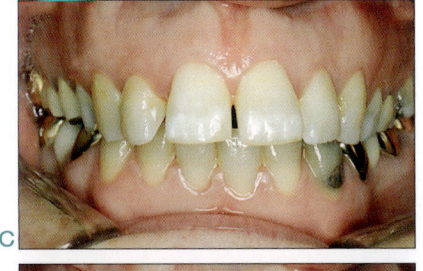

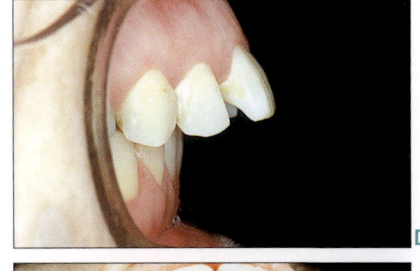

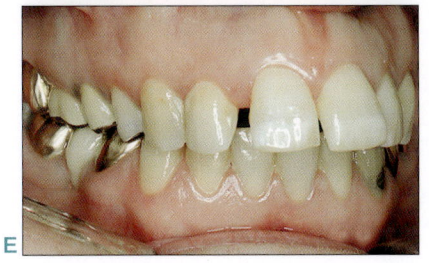

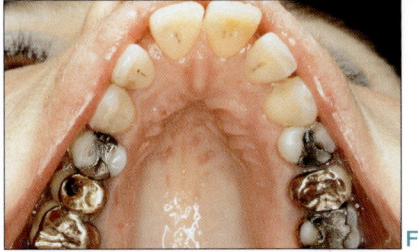

第17章 成人における切歯の治療

図17-10
　ClassⅡdivision 1 不正咬合を呈している40歳の女性は，口が開いている状態であった(A,B)．安静時の下口唇は上顎前歯の後方にあり，上顎前歯は唇側に転位して歯間空隙があったが，大きなオーバージェットは過蓋咬合をともなっていなかった(C-F)．舌の介入が下顎前歯の萌出を妨げていた．

　大きなオーバージェットが，前歯開咬もしくは無咬合と併発している場合には，上顎前歯を後退させるための十分なスペースが利用できるので，下顎切歯を短くする必要はない．上顎切歯が過剰に挺出し，特に臨床歯冠が長い場合には，これらの切縁の削合は治療を容易にし，結果を向上させることになる(図17-10, 17-11)．

　ClassⅡdivision 1 不正咬合では，歯間空隙を閉じた後，さらに上顎切歯の後退を望むことが多い．切歯の隣接面および犬歯近心側のエナメル質を除去することにより，必要とされるスペースを得ることができる．前歯のストリッピングには，ダイヤモンドストリップス(Horico strips, Pfingst, South Plainfield, New Jersey)を使う．このストリップスは，エナメル質の除去量および除去後の歯牙の輪郭をうまくコントロールすることができる．通常，満足できる隣接面の接触領域を得るためには，治療終了時に隣接面のストリッピングを追加する必要がある．

　歯牙をグラインディングするだけでなく，コンポジットレジンでの修復によっても前歯の審美性を改善できる．両テクニックの併用で，満足できる結果を得ることができるが，歯周疾患を有する患者では，歯頚部へのコンポジットレジンの適用は慎重に行わなければならない．

オルソドンティック コンセプト & ストラテジー

第17章　成人における切歯の治療

図17-11
　7か月の治療後に十分な結果が得られた．上顎切歯は大規模に後退されたにもかかわらず，口唇閉鎖は十分に改善していなかった(A,B)．そのような症例では，保定が特に重要である．上顎切歯の歯冠は短くしてある．側切歯切縁は，意図的に中切歯切縁よりもわずかに歯頚側寄りに位置させた(C-F)．

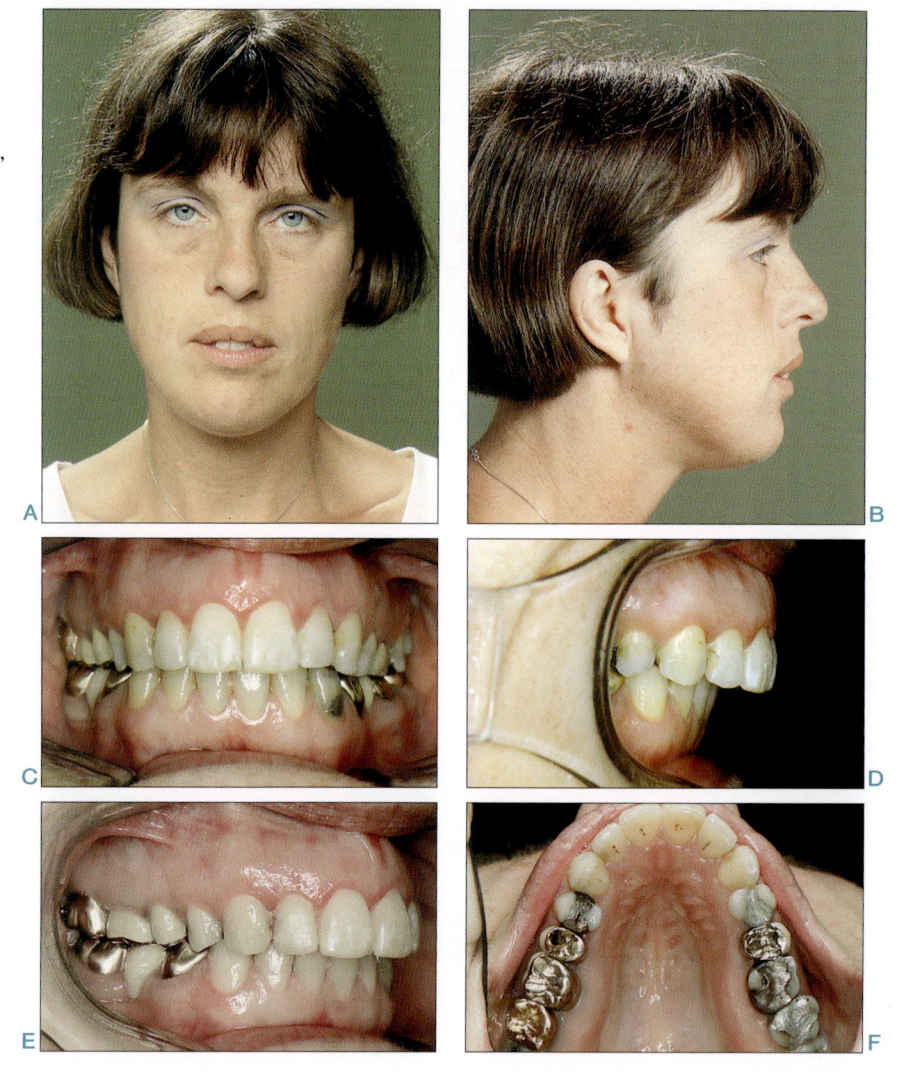

　図17-10から図17-14で示した患者は，治療が終了してから10年以上が経過している．彼女は定期検診のために，1年に1度来院している．この10年余に歯牙の位置に目立った変化はない．

264　オルソドンティック コンセプト ＆ ストラテジー

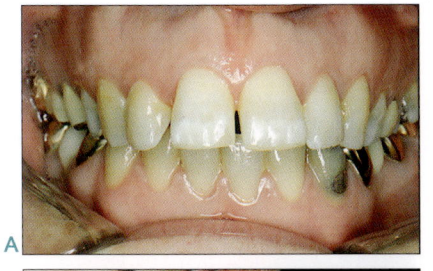

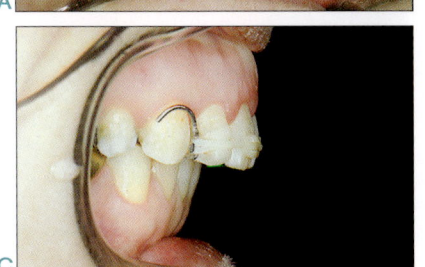

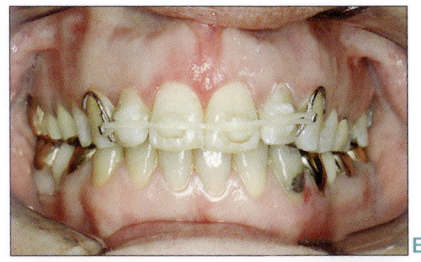

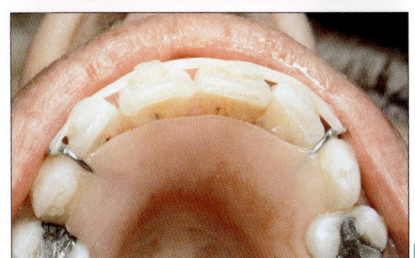

第17章　成人における切歯の治療

図17-12

　上顎中切歯はかなり唇側に位置していた(A)．使用した装置は0.8mmの3/4クラスプ(Cクラスプ)の付いた上顎用アクリリックレジンプレートから成っており，クラスプは最後臼歯に掛けた．犬歯の0.7mmの3/4クラスプは近心から掛け，前方部の良好な固定を確保した(B)．エラスティック用のフックを犬歯のクラスプに蝋着し，エラスティックはコンポジットレジンアクリルスロットでガイドした(C)．治療終了時，プレートは前歯に接触しており，側切歯の近心側だけがプレートから離されているが，これは側切歯を回転させる必要がまだあったからである(D)．

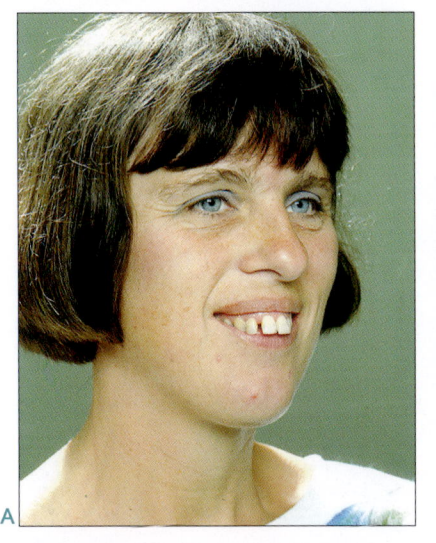

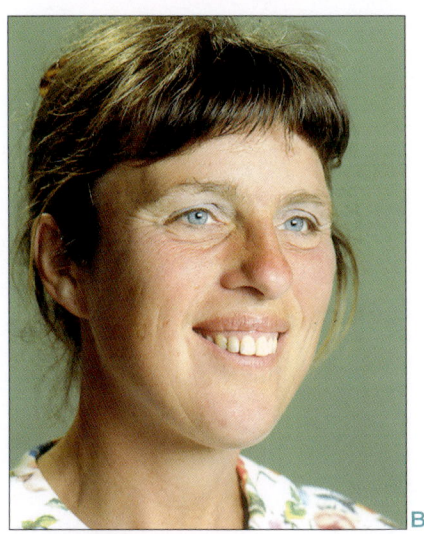

図17-13

　治療前(A)と動的治療終了から5年後(B)の笑っている患者の写真．結果は保定によって安定していた．

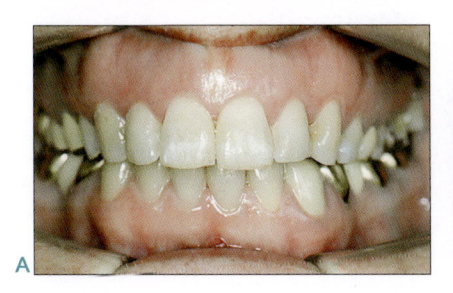

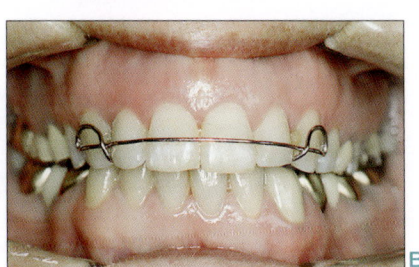

図17-14

　動的治療終了から5年後の口腔内写真(A)．就寝中はまだVan der Lindenリテーナーを装着していた(B)．

　安静時に口を閉じていないと，後退させた上顎切歯は再び唇側に動く傾向がある．動的治療の後に保定を続けることで，この後戻りを防ぐことができる．

第17章　成人における切歯の治療

図17-15

　Class II division 1 不正咬合を呈しているこの38歳の女性は，上顎切歯は唇側に移動し，オーバーバイトとオーバージェットが増加していた（A,B）．右側犬歯の遠心と上顎切歯にも歯間空隙があった（C-E）．矯正治療の前に左側犬歯の遠心にスペースをつくるために，第一小臼歯の修復物の削合と犬歯の遠心面のストリッピングを行った（F）．

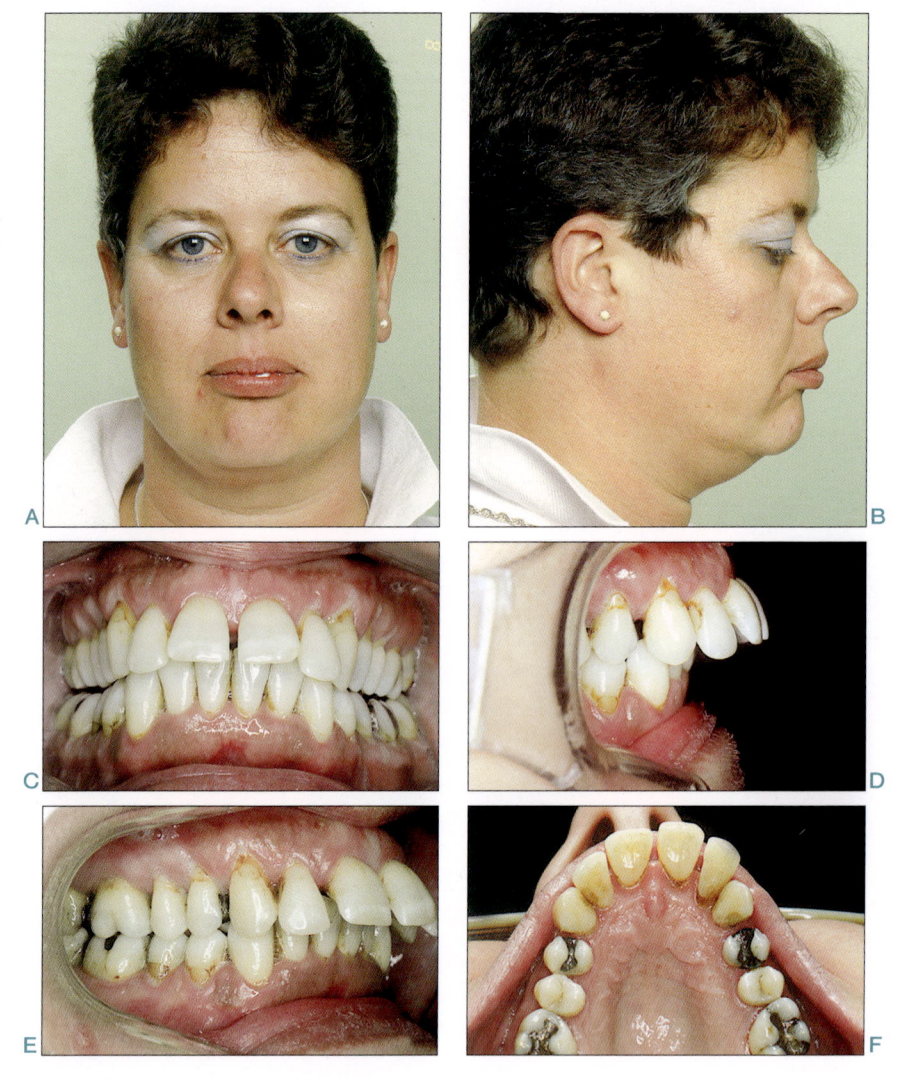

　過蓋咬合および前歯部の接触を有する患者では，上顎前歯の後退よりも，垂直的なスペースの確保を先行しなければならない（図17-15, 17-16）．他の矯正治療を必要としない場合には，下顎前歯歯冠長の短縮化が最善の解決法である．これらの下顎前歯の削合は，計画的かつ明確な必要に応じて行う．唇側切縁の削合がもっとも効果的であり，飛び出している隅角部の除去が実質的に有効である．削合は豊富な水冷下で行い，加齢に連れて歯髄腔が小さくなるため，通常は無痛である．時には，何回かの来院に分けて削合を行うほうがよいこともある．よい接触を得るために，治療終了時に局所的な削合の追加を必要とすることが多い．

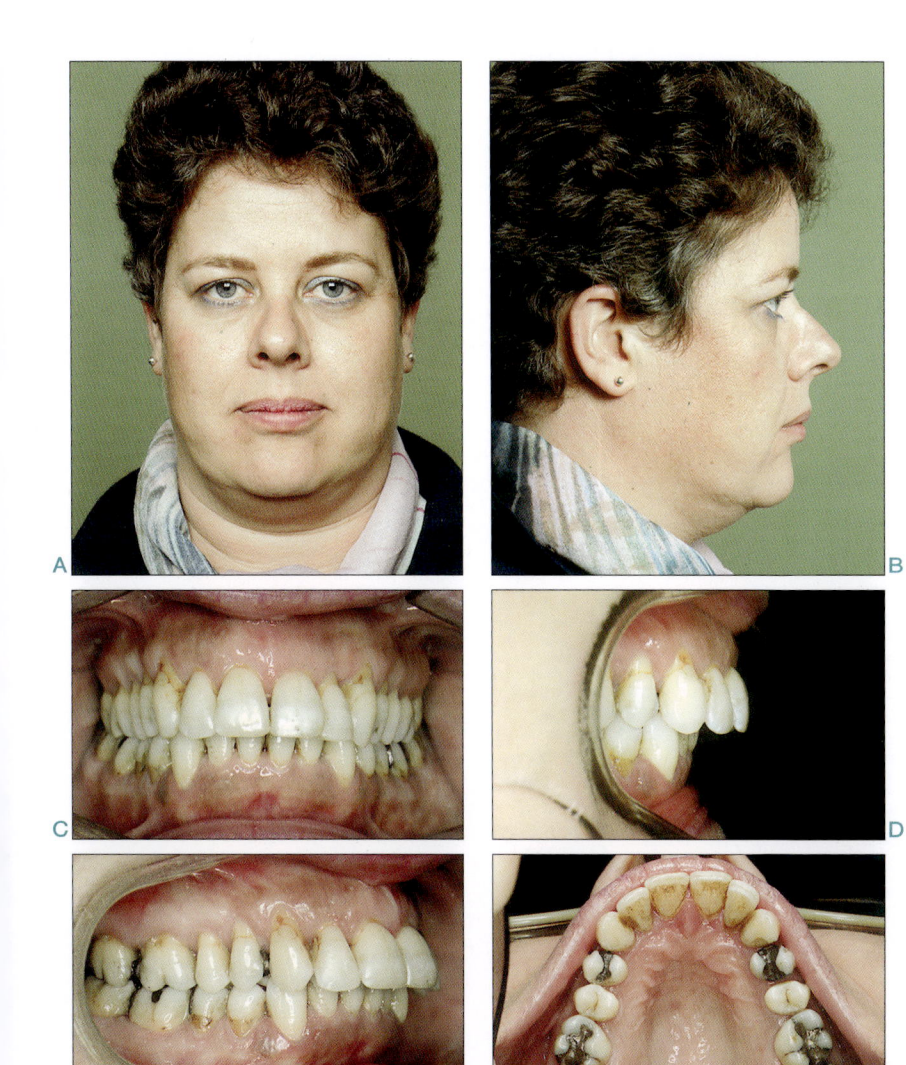

第17章　成人における切歯の治療

図17-16
11か月間の治療の後に良好な結果が得られた．安静時の下口唇は上顎切歯の唇側切縁領域に接触し，十分な口唇閉鎖が確立されていた(A,B)．犬歯遠心も含め，すべての歯間空隙が閉鎖されていた．上顎切歯の傾斜は改善され，オーバージェットは大幅に減少した(C-F)．

図17-17
この患者では，太い(0.8mm)ワイヤーフックを第一小臼歯に接触させて装着し，犬歯が遠心へ移動するようにした(A)．別の患者では，このタイプのフックはクラスプの機能も果たした(B)．

　治療を犬歯の遠心移動からはじめる場合には，適切な位置に到達した後に，しっかりと固定しなければならない．犬歯の口蓋近心面でプレートの縁にアクリリックレジンを追加し，唇側にエラスティックを装着することによって，この固定を得る(図17-17 A)．犬歯の唇側面に取り付けたフックも，新しい位置に犬歯を固定させるために有効である(図17-17 B)．

オルソドンティック コンセプト ＆ ストラテジー　267

第17章　成人における切歯の治療

図17-18
　可撤式装置の使用における基本的なルールの1つは，メタルパーツ上での咬合を避け，咬合を妨害しないことである(A)．歯頸部の口蓋側はアクリリックレジンから離しておくべきであり，アクリリックレジンを盛る前に歯列模型の歯頸部の縁にワックスを適用することで，容易に行うことができる．さらに，クラスプは歯肉や歯周組織を危険にさらすべきではなく，歯頸部の縁に近接させすぎてはいけない(B)．上顎切歯を後退させる場合には，バイトプレーンで下顎前歯が挺出するのを防ぐ．上顎切歯の口蓋側移動用のスペースをつくるために上顎切歯口蓋側からアクリリックレジンを削除すると，切歯は傾斜移動をすることになる．回転の中心は，歯根の歯周組織に接する部分のほぼ中間点に位置することになる(C)．上顎切歯が正しい位置に到達した後，プレートと歯牙との空隙を即時重合アクリリックレジンで埋めて，その歯牙を口蓋側で支持する(D)．

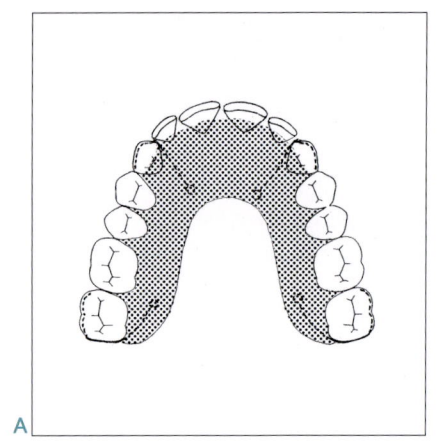

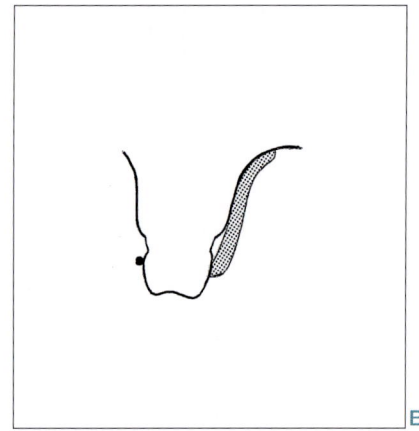

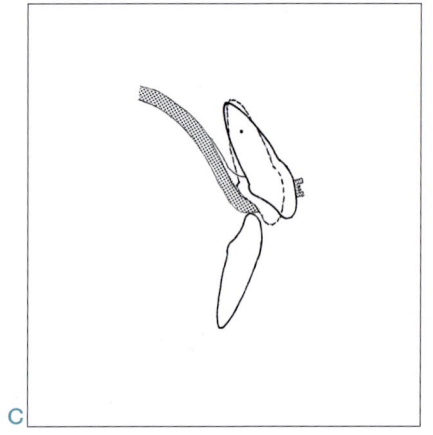

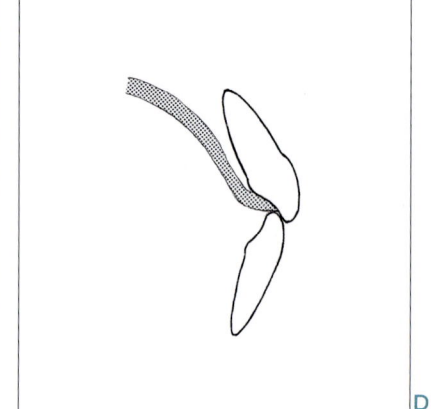

　来院ごとに，装置をチェックする前に，まず患者に装置の使用状況を尋ねる．大臼歯のクラスプには十分な維持を付与し，歯冠の適切な高さに位置させる．犬歯に掛けるクラスプも同様である(図17-18)．
　歯列と歯周組織を点検し，プレートによって生じた炎症に注意する．
　さらに，習慣性咬合位での装置およびエラスティックの位置をチェックする．対合する臼歯が接触し，下顎前歯がバイトプレーンに接触する際に，プレートは動かない．プレートが傾きはじめるのは，動かすべきではない切歯の口蓋側，および犬歯の口蓋近心側へ加える支持の不足を意味している．

　さらに，動かそうとしている切歯は，プレートを噛んだ時に移動するべきではない．これはアクリリックレジンのトリミング不足が原因である．次回来院時までに，対象となる歯牙の過度の動揺が生じないように，プレート辺縁とその歯牙の間には十分なスペースをおく．
　エラスティックが適切な位置にあることを確認し，適切な力が正しい箇所に働いていることを確かめる．エラスティックは，談話中や口唇を動かしている時にでもズレない．コンポジットレジンのスロットが浅すぎると，ズレてしまう．

図17-19

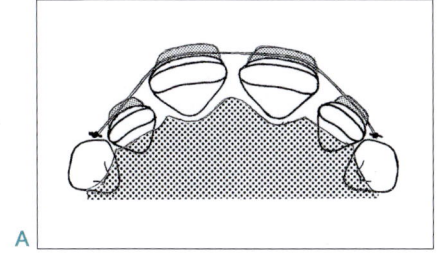

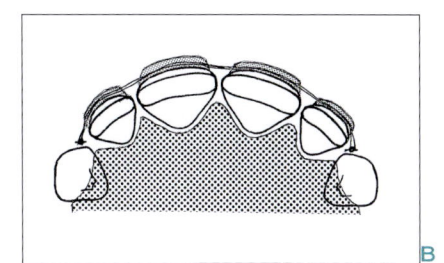

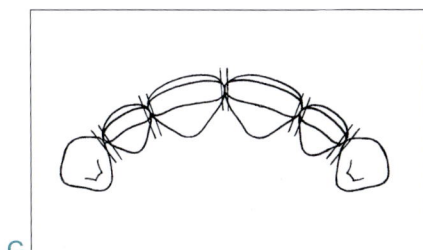

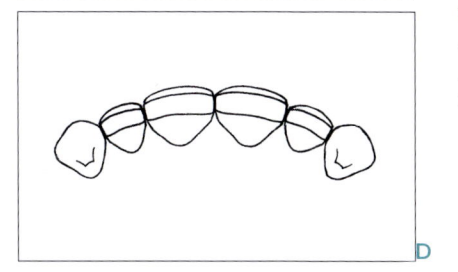

唇側傾斜している切歯を最初に後退させ，アクリリックレジンはその他の歯牙に接触させたままにしておく．口蓋側へ動かすつもりのない歯牙に対しては，この接触をつねに維持しなければならない(A)．きれいに排列した歯列弓を確立した後で，4切歯を同時に後退させる(B)．前歯の近遠心面を削合(ストリッピング)することによって，歯列弓内により多くのスペースをつくる(C)．上顎では広くて平坦な接触面がその安定性に寄与する(D)．

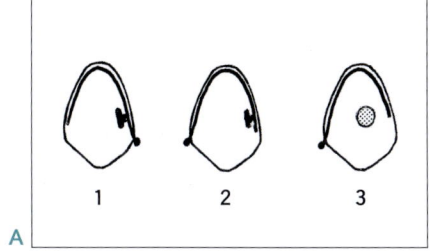

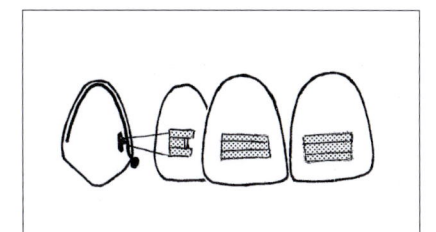

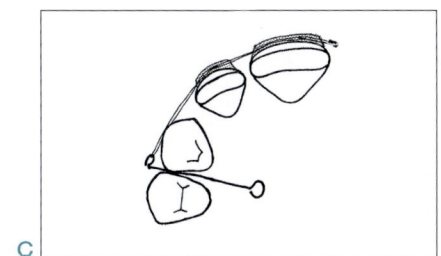

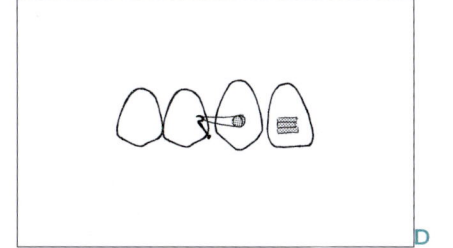

図17-20

近心側から犬歯を取り囲むクラスプのほうが好ましい(A1)．側切歯と犬歯の間のスペースが不十分な場合にはクラスプを遠心方向から出すが，通常は咬合を妨げることはない(A2)．見えることが気になる場合には，クラスプが犬歯をしっかりと固定するように，コンポジットレジンフックを適用する(A3)．側切歯を遠心移動させる(B)．フックをワイヤーの先端に付け(C)，同じ方法を犬歯の遠心移動に使用する(D)．

　切歯の移動に対するコントロールは，プレートの辺縁，コンポジットレジンのスロットの形・大きさ・位置，フックの位置，使用するエラスティックの使用方法に依存する．歯牙が唇側に位置する程度によって，エラスティックが加える力はさまざまに異なる．ガイディングスロットを分厚くすると，その歯牙はさらに唇側に張り出すことになり，かなりの力がかかることになる．そのような歯牙が動きはじめると，適用した力は弱まり，一方，隣接歯に加わる力は増加することになる(図17-19)．エラスティック用のフックは，さまざまな場所に装着することができる(図17-20)．

　上顎側切歯は，中切歯よりも頰舌的に小さい．通常，側切歯の唇側面は中切歯の唇側面よりも口蓋側にある．エラスティックに側切歯へ効果的に力を発揮させるためには，側切歯に中切歯よりも分厚くコンポジットレジンスロットを付けなければならない．

　しかしながら，コンポジットレジンのガイディングスロットは，必ずしも必要ではない．歯牙を回転させる必要がなく，1歯あるいは2歯に限られる場合には，小さなコンポジットレジンを1つ追加すれば十分にエラスティックを保持でき(図17-9)，時には，何も必要でないこともある(図17-21)．

　上顎前歯の隣接面からエナメル質を除去することにより生じたスペースに加えて，口蓋側の削合により，さらに後退させるためのスペースが獲得できる．極端に分厚い中切歯や，分厚すぎる人工歯冠の切歯にも同様のことがいえる(図17-22)．

第17章　成人における切歯の治療

図17-21
　正常咬合を呈する25歳の女性では，上顎左側中切歯がかなり唇側に位置していた(A,B)．歯牙を排列させるのに必要なスペースは，全切歯4本と犬歯の近心側をストリッピングすることによってつくった．エラスティックと可撤式プレートを使ったが，ガイディングコンポジットレジンスロットの装着はせずに，6か月で理想的な排列に達した(C,D)．

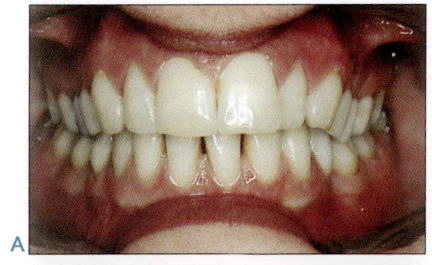

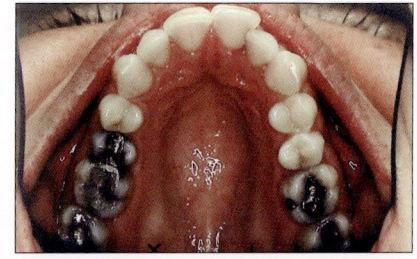

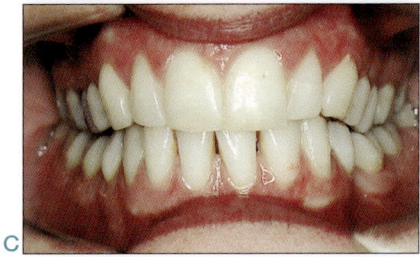

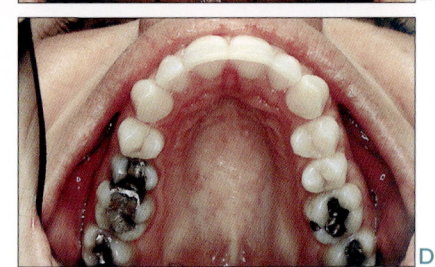

図17-22
　重度のClass Ⅱ division 1 不正咬合を有する40歳の女性では，上顎切歯はかなり唇側に位置して傾斜していた．上顎歯列弓の形状はテーパータイプであり，中切歯は，厚すぎるクラウンで補綴されていた(A,B)．前歯の近遠心の副径を縮小し，上顎切歯の口蓋側移動のためのスペースをつくった．中切歯歯冠の口蓋面を削合し，これらの歯牙をさらに後方へ後退させるためのスペースを得た(C,D)．

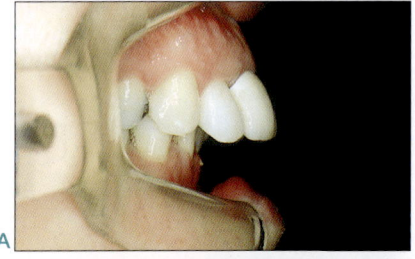

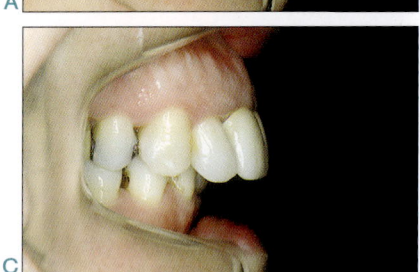

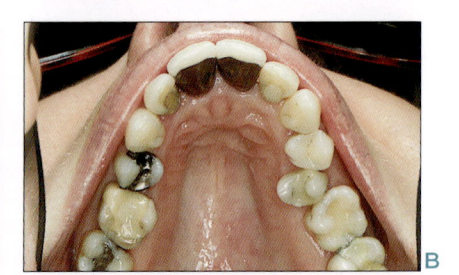

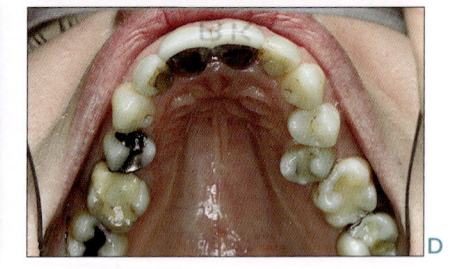

　上顎前歯の位置の不整は一番気になる歯科矯正的な偏位として認識されているが，歯牙が突出しすぎない限り，オーバージェットの量はそれほど問題ではない．特に気になるのは，歯間空隙や不ぞろいな切端線，および叢生に関連した歯列不整である．時には1歯のみの不整もあるが，通常は数歯が関係する．特に歯牙間の不整を観察する場合には，歯牙の回転は非常に気になることがある．

　前述したすべての不整な排列は，本章に提示する方法で改善できる．結果は完全ではないかもしれないが，患者の主訴は解決される．
　これらの症状を呈する患者では，通常，治療は順調に進むが，それは彼らにとってその外観が非常に重要だからである．彼らの承諾と協力は円滑ですばらしく，口腔衛生は良好である．これらの患者は，装置に注意を払い，関心をもって進行計画に従う．

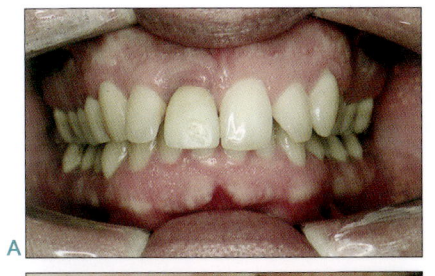

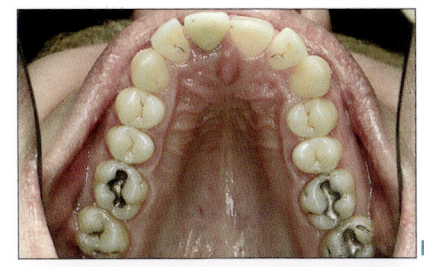

第17章 成人における切歯の治療

図17-23
　39歳の男性は，回転している上顎側切歯を気にしていた．さらに，歯周病の問題が上顎右側中切歯にあった(A,B)．初期の歯周治療終了後6か月が過ぎるまで，矯正治療ははじめなかった．5か月間に4回の来院で，満足できる結果を得た(C,D)．

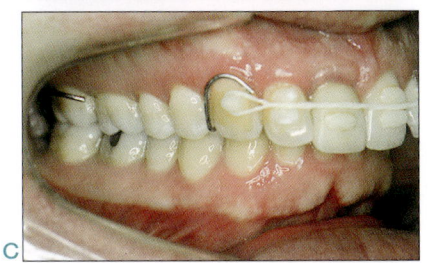

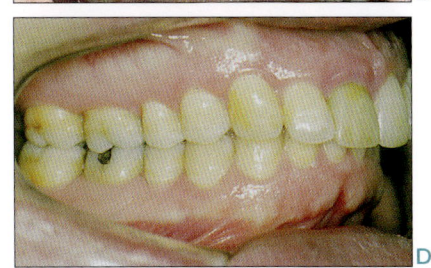

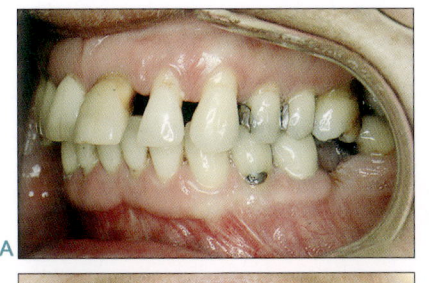

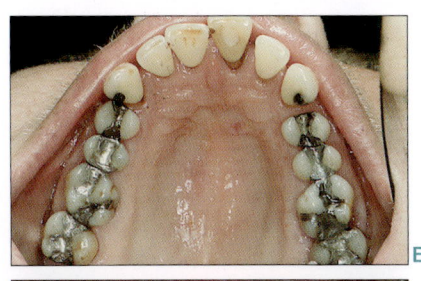

図17-24
　48歳の女性では，以前はきれいに排列していた上顎切歯が移動していた．唇側に転位した左側中切歯と大きな歯間空隙が特に問題であると認識していた(A,B)．犬歯の歯頸部領域を通らないクラスプに蝋着したフックに，エラスティックを掛けることによって，予想どおりの結果を得た(C)．次に，コンポジットレジンで歯頸部を修復することによって，改善した(D)．

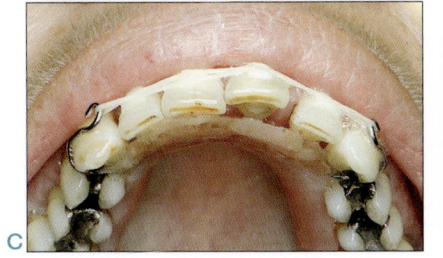

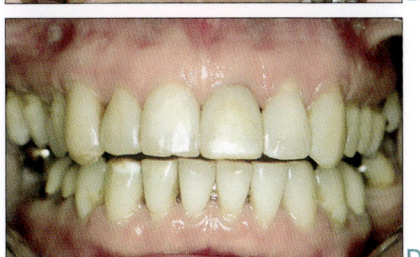

　また，後年になって許容できない状況が発生した患者，若い時に治療を受けるべきであった患者も，これらの提示した方法を使うことにより，恩恵に預かることができる(図17-21〜17-23)．
　歯肉が退縮し，前歯部歯頸部にスペースができることが多いが，それは歯間乳頭が歯間領域をもはや満たせないからである．矯正治療の完了時に歯牙はよく排列していても，ダークトライアングルが歯頸部にあるかもしれない．

笑ったり話したりする時にそれが目に見えると，この不十分な点を気にするようになるが，コンポジットレジンで歯頸部を修正し，この問題は解決できる(図17-24)．前述したように，近遠心の歯冠幅径を減少させ，生じた歯間空隙を閉鎖することによって，歯間乳頭が退縮する危険性を軽減する．しかしながら，このアプローチはスペース過剰な歯列弓では推奨しない．

オルソドンティック コンセプト & ストラテジー　271

第17章 成人における切歯の治療

図17-25
保定段階への移行時には，局所的な改善をただちに実現できる．移動させた歯牙周辺の広い歯根膜腔が即時の改善の機会を提供する．リテーナーを作成する石膏模型に手を加えて，即時の改善を組み込んだ装置を作った(A,B)．リテンションプレート装着後，関係する歯牙は，即座に好ましい位置に移動した(C,D)．

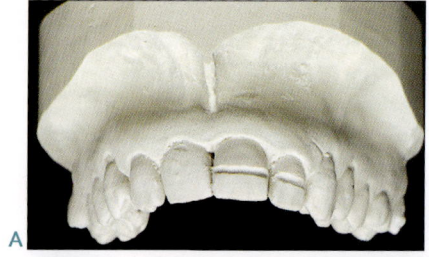

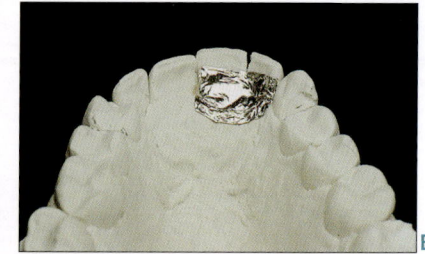

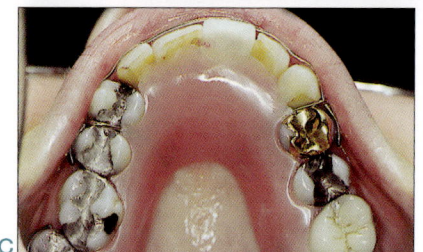

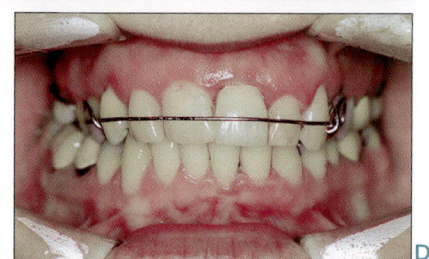

図17-26
動的治療から保定段階への移行時における即時の改善手順を示す．石膏模型上では，歯牙はわずかに回転し，プレート辺縁と歯冠との間にわずかなスペースがあった(A)．そのプレートを口腔内に挿入すると，即座に歯牙は適切な位置に到達した(B)．

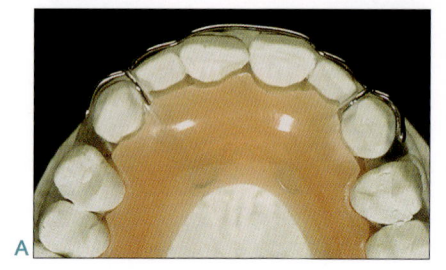

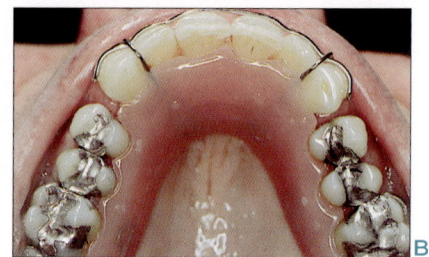

あらゆる矯正治療の終了時には，移動した歯牙周囲の歯根膜腔は余分に広がっている．その結果，これらの歯牙は可動しやすいが，保定を行うことで即時に改善される(第18章参照)．特に著しく可動性のある歯牙を有する患者では，この方法は，目標への到達を容易にして，動的治療期間を短縮することができる(図17-25, 17-26)．

本章で示す患者は，治療に非常に感謝している人たちである．彼らの外観はかなり改善され，気になる偏位はなくなっている．

後年の二次的な移動によって歯牙の位置の不整が引き起こされる場合には，新たに獲得した結果を安定させることは不可欠であり，何らかのタイプの保定が必要である．その目的には，可撤式プレートがよく適っている．そのようなリテンションプレートは，最初の4〜6か月は昼夜使用し，その後は睡眠時だけ使用する．

正確にデザインされて作られた，よく適合するリテンションプレートは，何年間も効果的に機能し，獲得した改善結果をまったく損なうことがない．安定しているかどうかを確認するには，年に一度の診査で十分である．保定の理論ならびに実用面，そして特に上顎のリテンションプレートについては，次の章で論じることにする．

効果的な保定

　矯正治療後に，歯周組織の構造は新しい状況，ならびに変えられた環境に順応しなければならない．[166] 矯正装置によって維持されていたために，咬合，舌，頬，および口唇が加えた力に対して十分に反応することができなかった歯牙に対しては，特にこのことがいえる．装置除去の後に，機能的作用力が後方歯の位置どりに影響をするように自由にさせておくと，咬合の調整へとつながることになる．したがって，保定装置は後方歯を自由にしつつ，その一方で望ましくない位置に移動する可能性のある前歯を固定すべきである．実際に，後方歯は咬合および咬頭嵌合によって三次元的に固定されるが，切歯と犬歯は異なる．

　第17章で示したとおりに，動的治療終了時には歯根膜腔が治療前よりも広がっているために，歯牙の可動性が増している．リテーナーの装着により，この現象が装置除去後ただちに歯牙をよりよい位置に動かす機会をもたらす．ボンディング法の導入により，バンド除去後に残ったスペースの閉鎖は，もはや必要ではなくなった．ボンディング法は固定式装置の使用を容易にしただけではなく，より精密な仕上げにより歯牙の理想的な排列へ到達するための道をも拓いた．その結果，保定装置により歯牙をその最終位置まで移動させることは必要ではなく，今は歯牙を維持するためだけに使用するべきである．

　歯周組織の構造が新しい状況に順応するには4～6か月要するという事実が，保定計画の大部分を決定する．したがって，動的治療の後には毎日24時間の保定を6か月間続けるべきである．その後は，睡眠中に可撤式装置を使うだけで十分である．保定をどれくらいの期間続けるべきかは，最初の不正咬合の状態，行った治療，機能的な状況，歯周組織の状態，予想される顔面成長，および患者の要望による．

　患者に生涯リテーナーを装着しなければならないと指示することは，滅多にない．大抵の場合は，終わりのない永久保定を試みるよりも，わずかな後戻りを受け入れるほうがよい．必要ならば，削合とコンポジットレジンによる修復により，その後の歯牙位置の変化をカモフラージュできる．

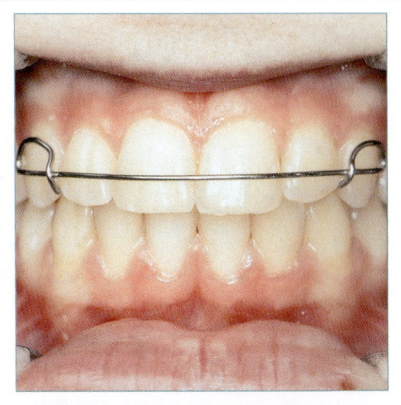

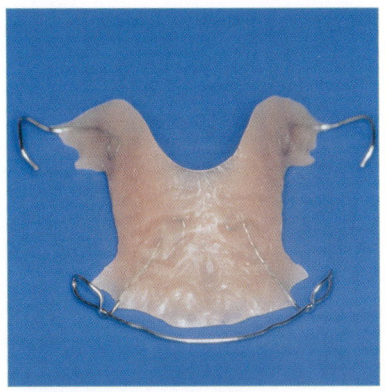

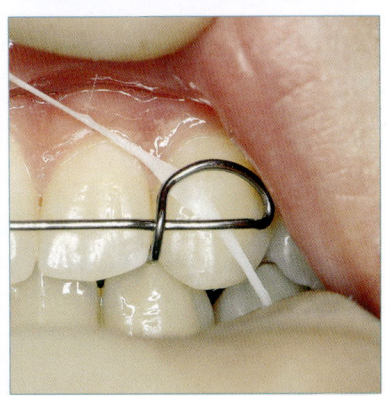

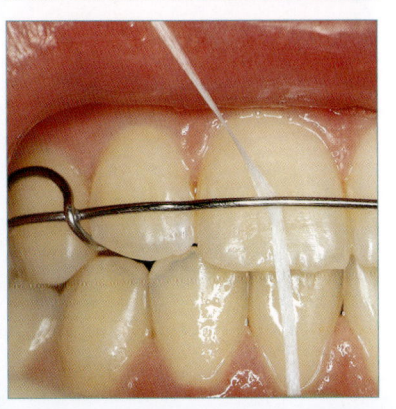

オルソドンティック コンセプト ＆ ストラテジー

18

第18章　効果的な保定

図18-1
　正常な機能的状況では，安静時の舌は歯列弓の中に位置している．後方歯の位置は，下顎骨の幅，咬合，舌や頬から加えられる力に左右される．上顎歯列弓の幅は下顎歯列弓の幅に順応し，同様に，上顎骨自体も程度はわずかであるが順応する(A)．前歯部では，舌と上下の口唇が歯牙に寄りかかっている(B)．

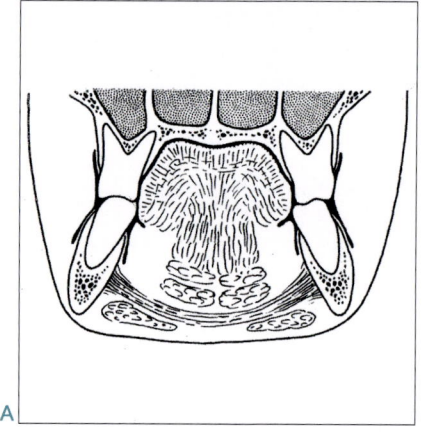

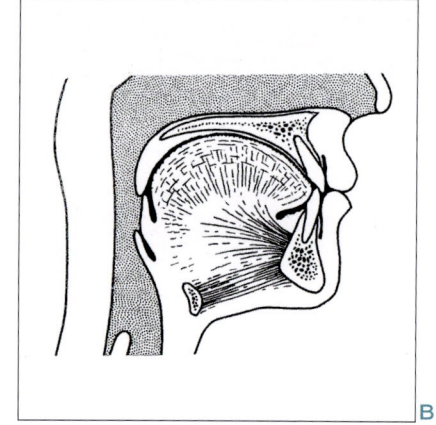

図18-2
　開咬では対咬歯の被蓋はない(A3)．無咬合では前歯は接触しないが，習慣的な咬合では重なり合う(A1,A2,B1-B3)．開咬と無咬合の程度はかなり多様である．

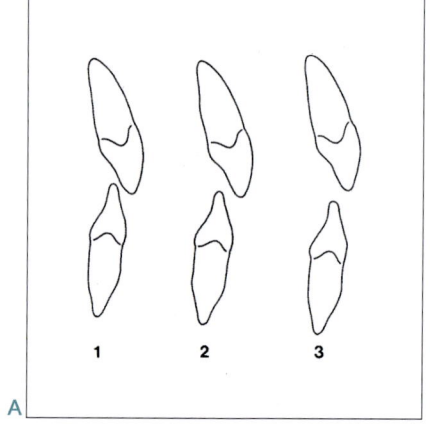

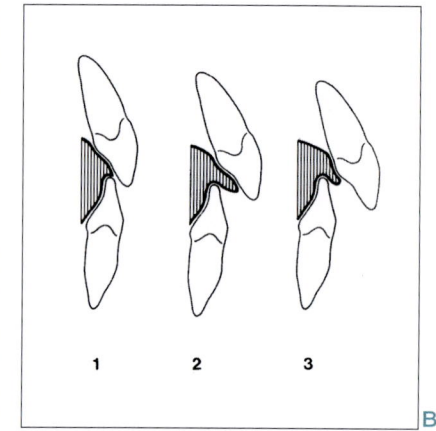

図18-3
　開咬および無咬合は臼歯部にも起こる．局所的な開咬では被蓋しない歯牙が何本かあるが，それ以外の歯牙は接触しているか無咬合の状態である(A)．開咬ならびに無咬合は上下顎左右側のどの部位にも生じる可能性がある．全体的な無咬合では，開咬の有無にかかわらず，堅固な接触がどこにもない．開咬および無咬合は，大抵舌の介入によって引き起こされる(B)．

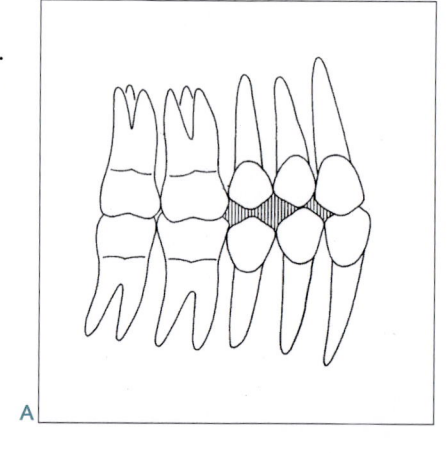

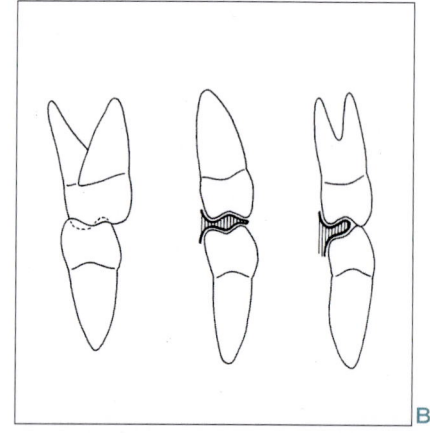

　機能面が保定でも重要な役割を果たすことは，別の章で図を使って強調したとおりである(図18-1～18-3)．前歯部に開咬もしくは無咬合があり，前歯の叢生を改善した患者では，細いデッドソフトブレイディッドワイヤーを使った保定が最善の方法である．そのようなワイヤーによる保定は，通常，前歯部の咬合接触がもたらす支持の不足を補う．歯牙が喪失していたり，大きい歯間空隙があったりする場合には，接着したリテンションワイヤーが最善の選択である．開咬および無咬合では，口腔内スペースは比較的制限されており，リテンションプレートの使用は制限の増加を意味する．

　すでに述べたように，開咬と無咬合の程度は，加齢にともなって減少することが多い．青年の1/3では，自然発生的な閉鎖が後年に起こる．前方歯部にも後方歯部にも同じことがいえる．開咬ないし無咬合が解消されない場合には，リテンションワイヤーを長期間維持すべきである(図18-4, 18-5)．

第18章　効果的な保定

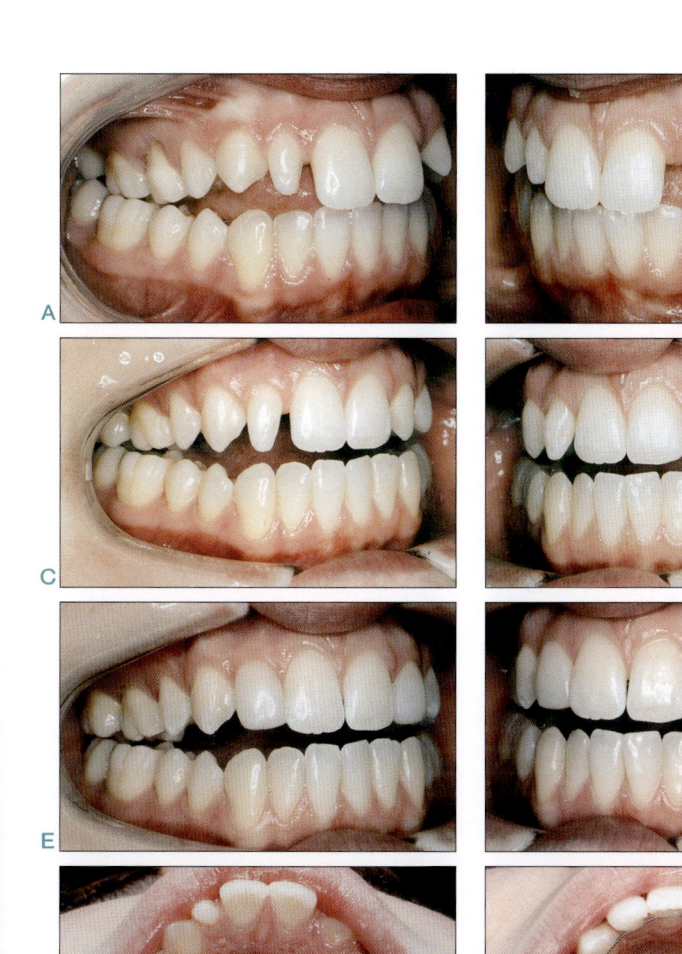

図18-4

以前この患者で示したとおり，全体的な無咬合では，どこにもしっかりとした咬頭嵌合がない(図14-15を参照)．安静時および嚥下中の舌は上下歯牙間に保たれており，"コーンファンネル"メカニズムが働いていない．咬合させてみると，何本かの歯牙だけが点接触する(A,B)．上顎歯列弓は狭窄している(G)．下顎歯列弓は広く，通常は良好な形状をしている．これらの特性は，安静時の舌の位置が原因で引き起こされる．舌は，下顎歯牙の舌側および咬合側面に寄りかかっていて，口蓋と接触しておらず，この要素が咬頭嵌合の欠如と相まって，上顎歯列弓を狭くする結果を導く．この患者では，上顎歯列弓のみに固定式装置を装着した治療期間中に開咬が増加した(C,D)．その後，歯牙をコンポジットレジンで修正した(E,F)．上顎歯列弓は小臼歯部で拡大した．保定用に使用した接着型リテーナーの0.0175インチのデッドソフトブレイディッドワイヤーも，第一小臼歯の安定に一役買っている(H)．

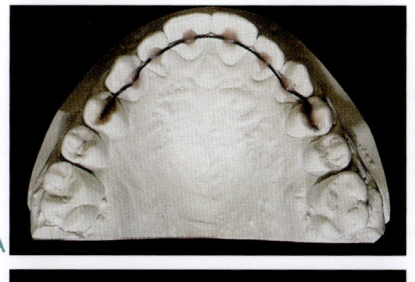

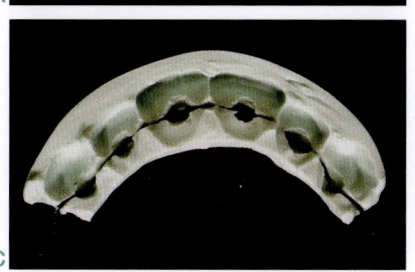

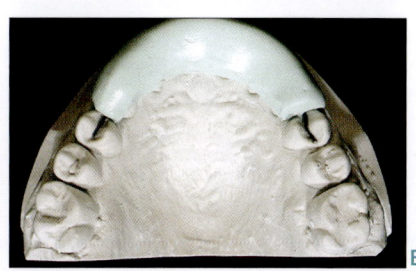

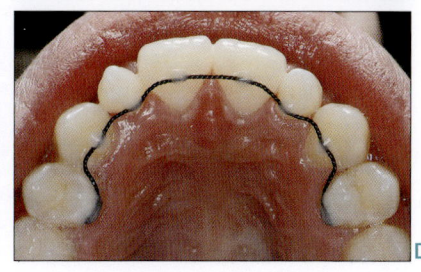

図18-5

細くて軟らかいワイヤーを石膏模型上で曲げ，コンポジットレジンを付けていた所にワックスで取り付けた(A)．シリコンの鋳型の中にコンポジットレジンを満たすと，ワイヤーをすべての歯牙に同時に接着することができる(B,C)．まず両端を光重合形コンポジットレジンで接着し，その後それぞれの歯牙を接着する．咬合の具合によっては，小臼歯のワイヤーを口蓋側面に置くこともあれば(D)，咬合面裂溝に位置づけることもある(A)．

オルソドンティック コンセプト & ストラテジー　275

第18章　効果的な保定

図18-6
　大臼歯と小臼歯の位置は咬合によって強固になる．対合歯は，垂直的・近遠心的・頰舌的に，相互に安定させ合う(A)．歯周組織の構造が大きく破壊され，歯牙が非常に動揺している時でさえも，それらの位置は咬頭嵌合によって維持される．正常な環境下では，矯正装置の除去後に，咬合，舌，および頰は，歯牙の位置に影響を及ぼしやすいようにさせるべきであり，それによって後方歯の強固な咬頭嵌合およびバランスのとれた位置が確立される．切歯および犬歯は，歯周組織や舌，口唇による支持，咬頭嵌合のように固定を強化させる咬合によって三次元的に安定させられていないために，あらゆる方向に転位する(B)．後方歯に良好な咬頭嵌合があれば，保定を切歯と犬歯に限定することができる(C,D)．

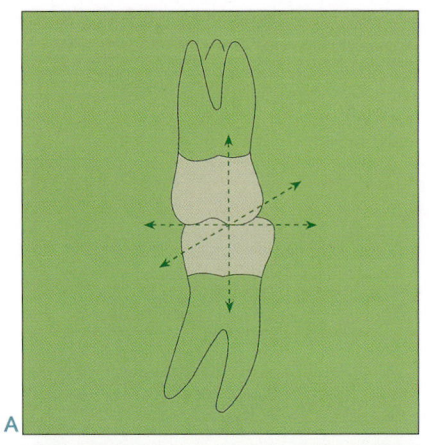

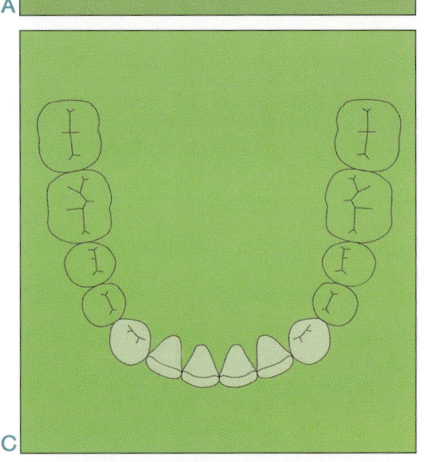

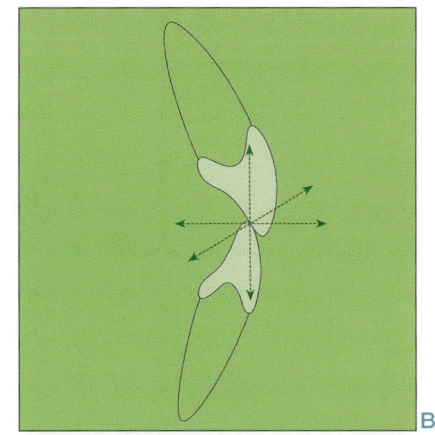

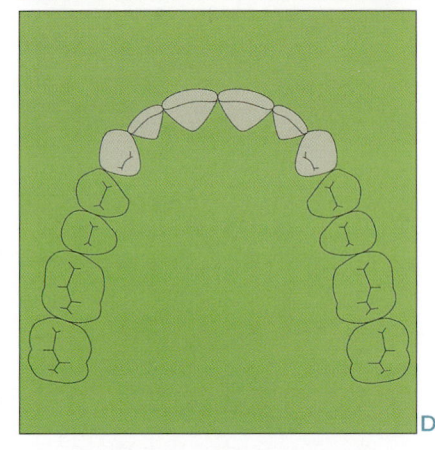

図18-7
　上顎切歯や犬歯は，保定装置により3方向で固定しなければならない(A)．挺出を防ぐためには垂直に支持しなければならず，そのためには口蓋側面によく適合し，接触する可撤式プレートが特に必要である．口蓋側面の斜面は，歯牙に対して唇側方向の荷重をかけることになるが，硬い唇側線でそれを打ち消すことができる(B)．プレートの辺縁および唇側線も唇舌的な移動を防ぐ(C)．切歯ならびに犬歯の輪郭へ唇側線をよく適合させると，近遠心方向の移動を防ぎ，ローテーションの再発生を防ぐ．側切歯と犬歯の間を通すセクションワイヤーも，近遠心方向の安定性をもたらす(D)．

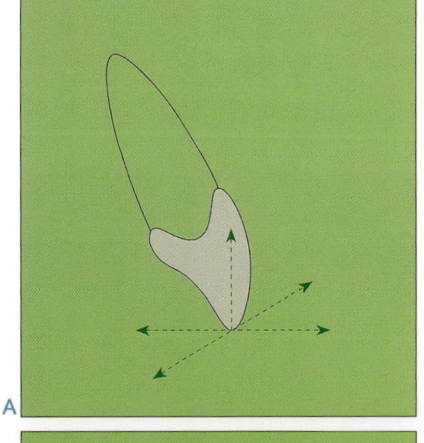

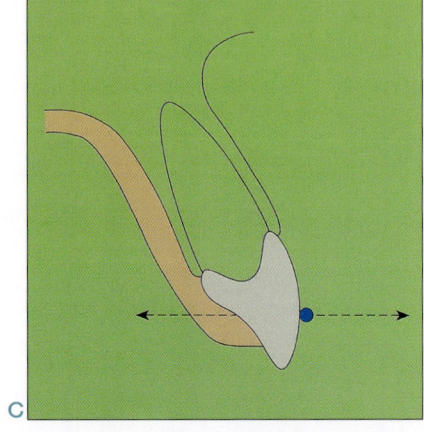

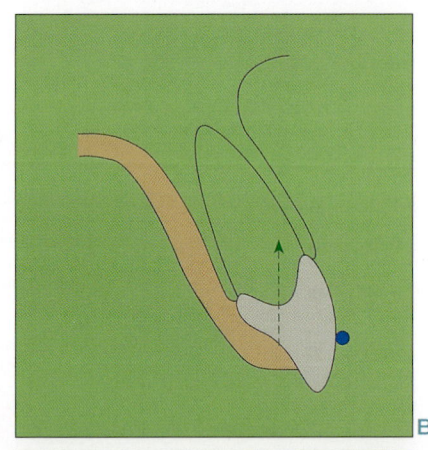

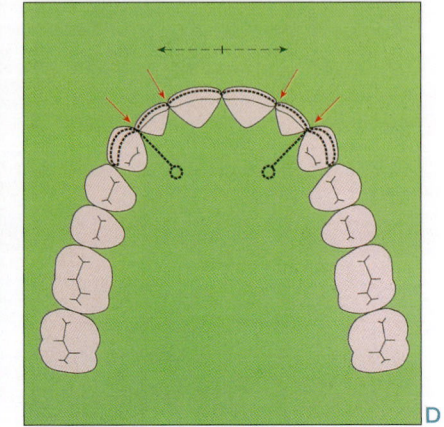

276　オルソドンティック コンセプト ＆ ストラテジー

第18章 効果的な保定

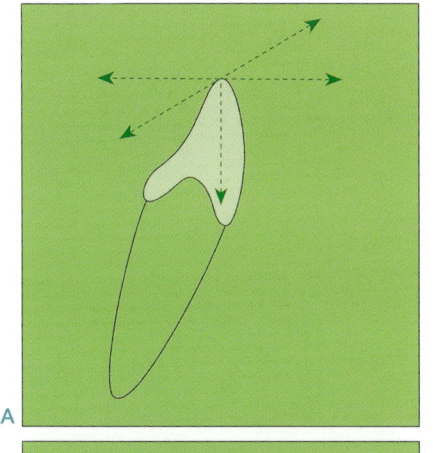

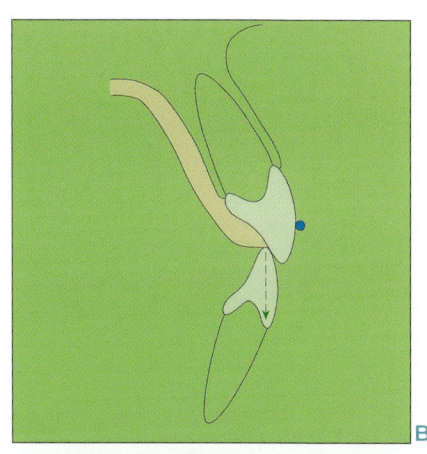

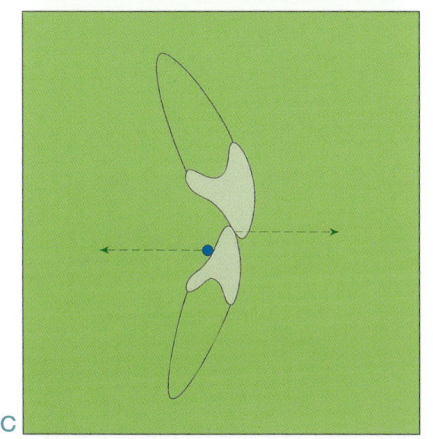

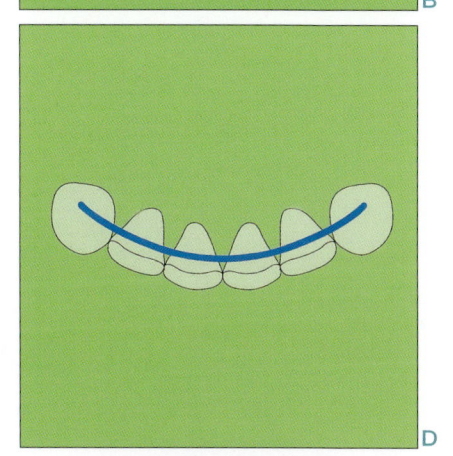

図18-8

下顎切歯ならびに犬歯は，3方向で安定させなければならない(A)．後方歯が咬合している間に，リテンションプレートのバイトプレーンとの接触によって，挺出を防ぐことができる(B)．そのためには，トリミングしたり，即時重合アクリリックレジンを盛り足したりした後，プレートを平坦にする．表面は平滑にして，前後および側方の運動が干渉されないようにする．唇側への移動は，上顎前歯との接触を防ぐ．切歯に接着される犬歯間バーは舌側への移動を妨げることができる(C)．犬歯間バーは，近遠心の移動も防ぐ(D)．初期の状況や局所的な移動の危険性により，6前歯すべてにバーを接着する必要があるかもしれない．[244]

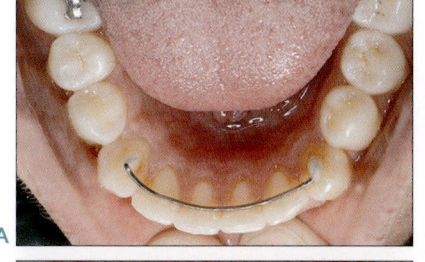

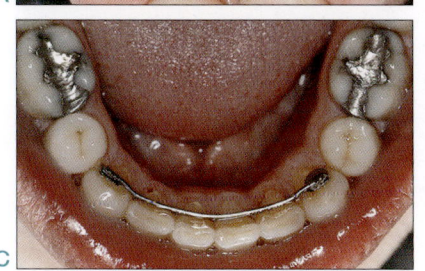

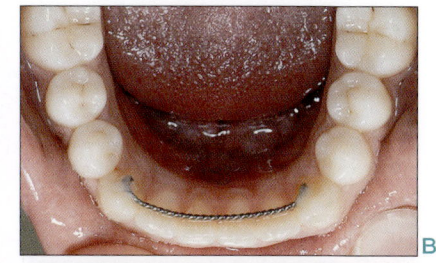

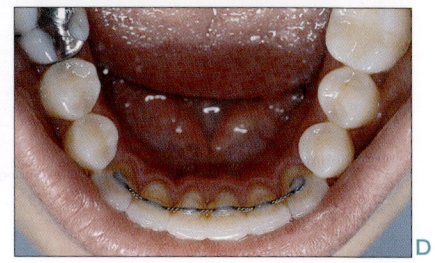

図18-9

犬歯だけに接着したレクタンギュラーワイヤー(0.016×0.022インチ)の犬歯間バーによって，保定を与えることができる(A)．マルチストランドラウンドワイヤー(0.032インチ)のほうがレクタンギュラーワイヤーよりも舌側面に適応させやすい(B)．プリフォームドバーはさまざまな長さのものを購入でき，通常はわずかな調整が必要となるが，適合はよい(C)．下顎前歯のすべてを個々に固定する方法では，細いデッドソフトブレイディッドワイヤー(0.015インチ)がよく働く(D)．

　主に嚥下時の咬頭嵌合における接触によって，大臼歯と小臼歯はその位置に固定される．
　正常な機能の状況では，前歯部だけを保定する(図18-6)．そのためには，上顎用リテンションプレートが最善の解決策である(図18-7)．下顎では犬歯間バーが望ましい(図18-8)．下顎前歯部のフィクストリテンションとして，さまざまな材料とデザインが紹介されている(図18-9)．

オルソドンティック コンセプト & ストラテジー 277

第18章　効果的な保定

図18-10
　ワイヤーは，6前歯の唇側面の輪郭によく適合させる(A)．唇側線は，太さ0.7mmの丸いステンレススチールの弾力性があり，かつ硬いワイヤーを使用する．唇側線とプレートの確実な保持がよい保定には不可欠であり，それにはクラスプが必要である．最後方臼歯のクラスプは，後方での固定に適している．しかしながら，もっとも重要なのは前歯部の適切な保定であり，それにもっとも役立つことができるのが犬歯である(B)．ワイヤーは3つのセクションが1つの連続した構造をなしており，オープンループではなく，クローズドループを含んでいるので，しっかりとしている(C)．ワイヤーの2つのセクションが犬歯で交差する．歯頸部にはクラスプの機能がある．このセクションを咬合面側に位置させると，他の動きと同様に，回転に対しても犬歯をしっかりと安定させる(D)．

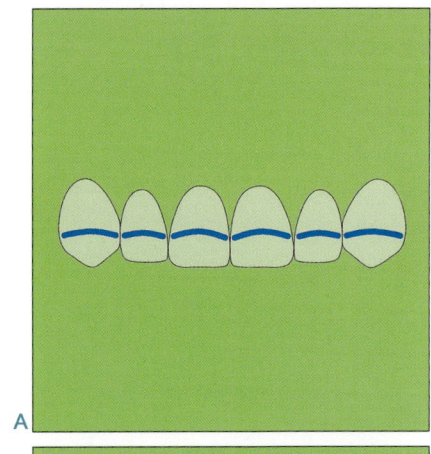

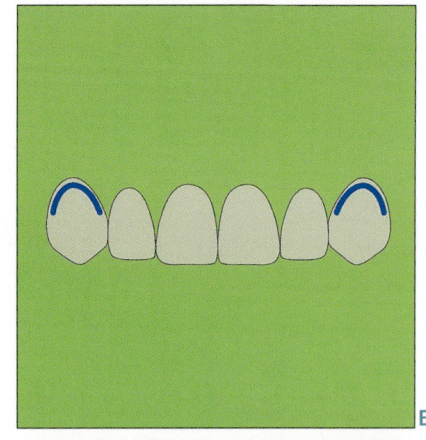

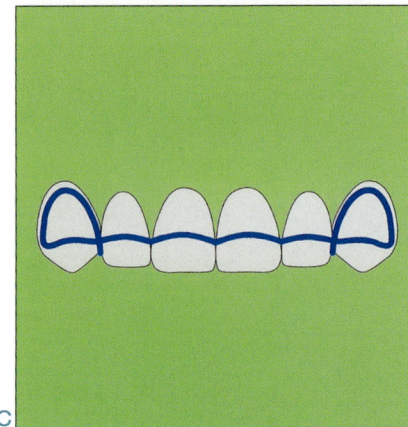

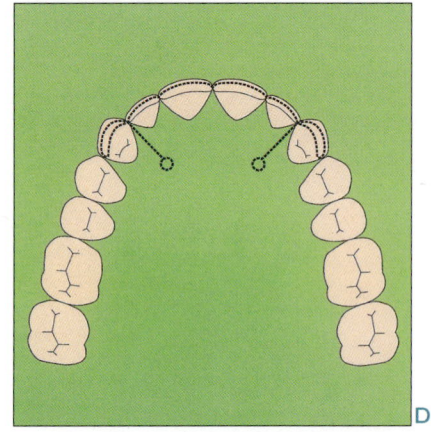

図18-11
　歯頸部側に位置する唇側線は，回転に対する抵抗が不十分である．切端部に置くとリテーナーが目立ってしまう．歯牙の中央にあれば，保持はほぼ適切である(A)．歯牙の中央に位置している場合には，口蓋側のアクリリックレジンに対して，アーチワイヤーは適切な高さにあるといえる(B)．

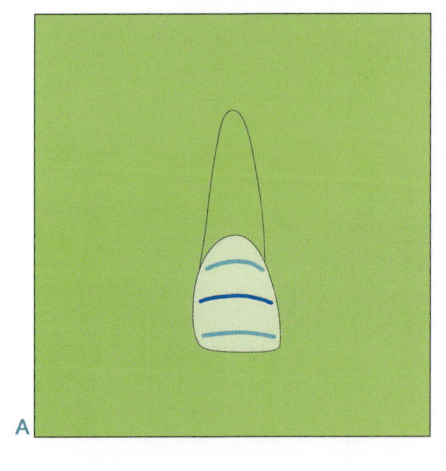

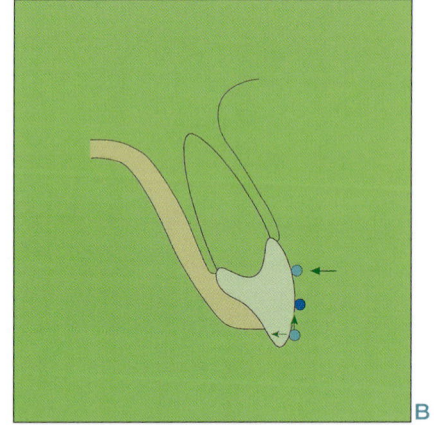

　リテンションプレートは，適切に使えば歯牙の移動は減多に生じないために，接着したワイヤーよりも利点がある．リテンションワイヤーを2歯のみに接着すると，患者は片方が外れた時にすぐ気づくことになる．しかしながら，リテンションワイヤーを多数歯に接着すると，ワイヤーの端ではない箇所が外れても，多くの場合，異常な歯牙の動きが明らかになるまで気づかない．そうなるまで，患者は修理のために来院することがない．
　本章で提唱するデザインどおりに作ったリテンションプレートは，かなり信頼できる(図18-10,18-11)．さらに，口腔衛生への支障がない．リテンションプレートのもう1つの利点は，使用時間を徐々に減少できることである．

第18章　効果的な保定

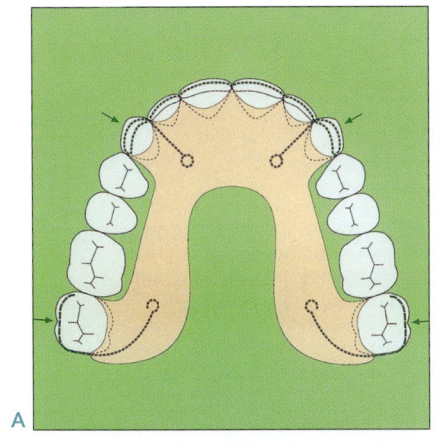

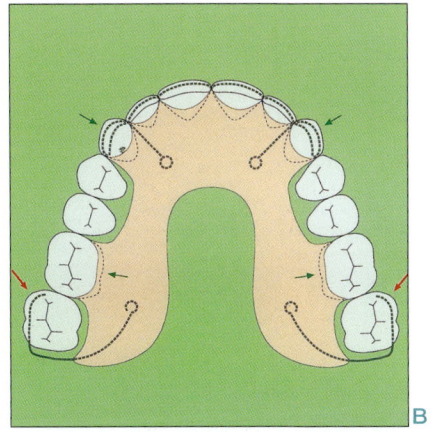

図18-12
　3/4クラスプが取り囲む最後方に位置する大臼歯の口蓋側部のアクリリックレジンは，取り除くべきではない．他の後方歯はアクリリックレジンから離しておく(A)．かなり近心頬側に萌出した第二大臼歯は，3/4クラスプを使って遠心側ならびに口蓋側に動かすことができるが，その場合には，第二大臼歯の口蓋側のアクリリックレジンは削除し，第一大臼歯ではレジンを残さなければならない(B)．

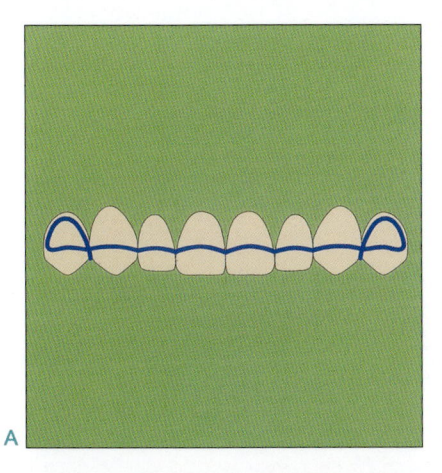

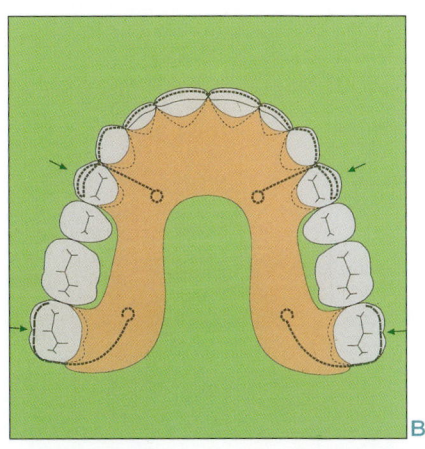

図18-13
　時には，0.7mmのワイヤーを側切歯の遠心に通すために利用できるスペースが，不十分なことがある．また，その部分での咬合を避けるために，ワイヤーをもっと遠心で交差させなければならないこともある(A)．クラスプ機能も遠心へ移動するが，小臼歯は犬歯ほどふさわしくない．小臼歯の歯冠は短いうえに，頬側のアンダーカットが小さい．この場合，アクリリックレジンは，第一小臼歯の口蓋側面で維持しなければならない(B)．

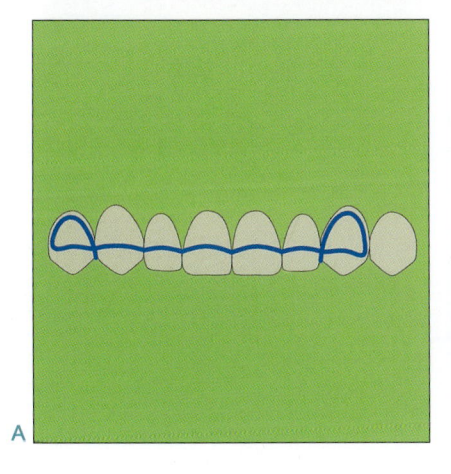

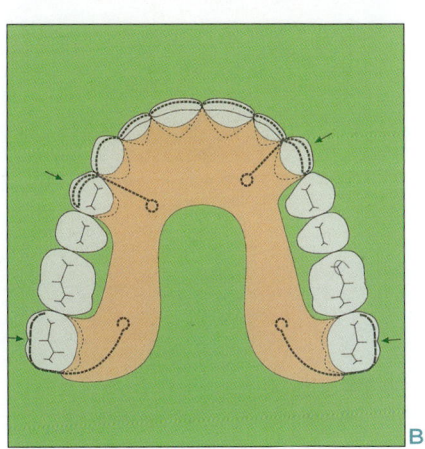

図18-14
　時には，片側ではワイヤーを側切歯と犬歯の間を通すことができるが，反対側ではそれができず，片側だけクラスプ機能を遠心に移動しなければならないことがある(A)．必要な場合にのみ唇側線を延長し，クラスプ機能のために小臼歯を使用する(B)．

　プレートは咬合を干渉すべきではないので，アクリリックレジンを後方歯の口蓋側でトリミングする必要がある(図18-12)．0.7mmのワイヤーが，咬合を妨げずに側切歯と犬歯の間を通過することができるか否かを，患者の口腔内で確認する．それができなくとも，通常は犬歯遠心に利用可能なスペースが十分にある(図18-13，18-14)．

　後方歯部のアクリリックレジンの削除により，咬合，舌，および頬に対して歯牙の移動を解放するので，小臼歯と大臼歯が機能的に適合する位置が確立し，維持される．

オルソドンティック コンセプト & ストラテジー　279

第18章　効果的な保定

図18-15
　Van der Lindenリテーナーは，咬合を妨げない．ほとんどの側切歯には丸い遠心隅角があるので，十分なレベルでワイヤーを口蓋側へ通すことができる．この患者では，後方部の咬合は非常に良好であった．上顎第一大臼歯は近心へのアンギュレーションにより，対合歯としっかりとした咬頭嵌合状態にあった．第一大臼歯の遠心を通るクラスプでは咬合を妨害したであろう(A,B)．プレートは薄く保ち，口蓋は部分的に覆うだけにする(C,D)．クラスプの力に抵抗させなければならない所以外は，臼歯部のアクリリックレジンを取り除くべきである．食物の堆積を防止して，舌による清掃を容易にするために，フリーエリアはかなり広くして，辺縁は丸くする(E,F)．

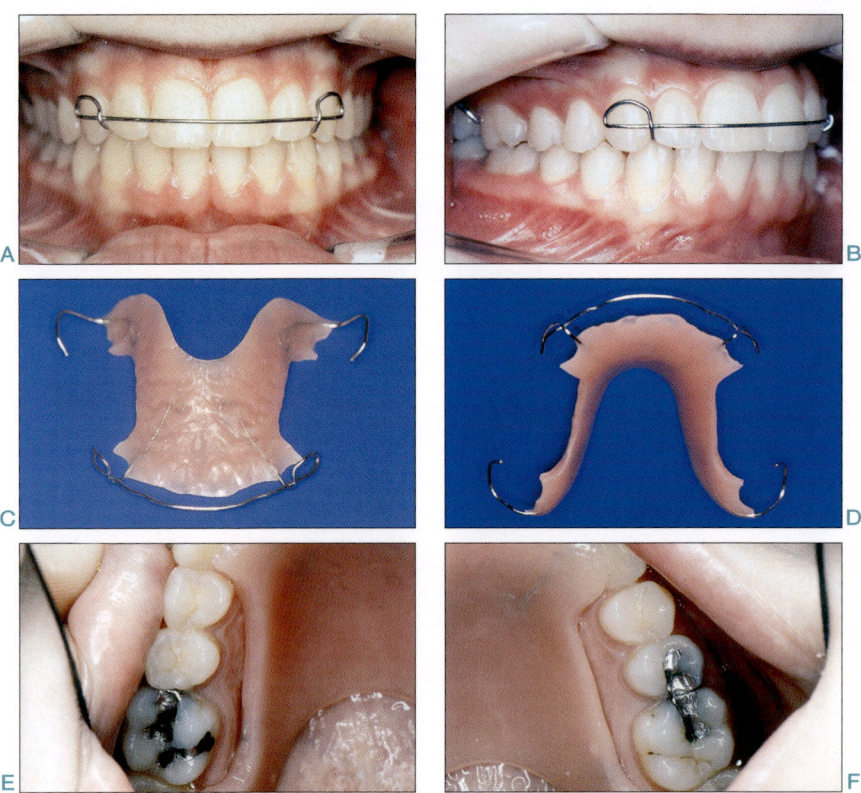

図18-16
　側切歯と犬歯の形態から，咬合を妨害せずにワイヤーをその間に通すことができなかった(A)．犬歯の遠心には十分なスペースがあった(B)．しかしながら，この結果，唇側線が長くなってしまった(C)．さらに，第一小臼歯および特に第二小臼歯は，犬歯よりも歯冠が短く頬側のアンダーカットが小さかった．すでに示したとおり，クラスプ機能を小臼歯に置くならば，口蓋側のアクリリックレジンで維持するべきである(D)．

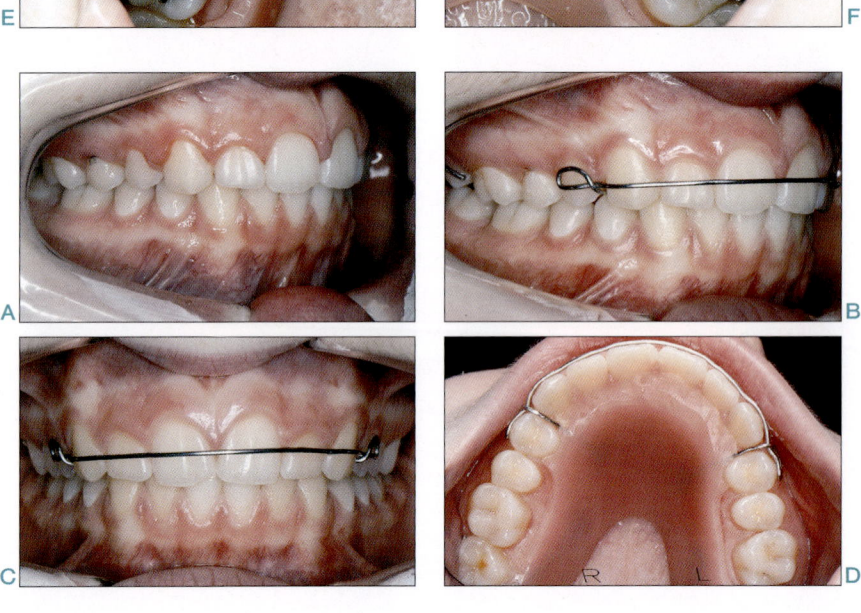

　後方歯の口蓋側からアクリリックレジンを削除しないと，就寝中のみに装着するプレートは，小臼歯と大臼歯に不自然な位置を強いることになる(図18-15, 18-16)．
　リテンションプレートの装着に対する患者の許容は，主として不快感に左右される．したがって，できるだけ不便を感じさせないような装置を目指すことが不可欠である．そのためには，下顎前歯を垂直に支えなければならない切歯の舌側部以外は，プレートを薄くする．口蓋を覆う部分が少なければ少ないほどよい．患者にとって，アクリリックレジンや，特にメタルパーツを嚙むことは不快である．

第18章　効果的な保定

図18-17

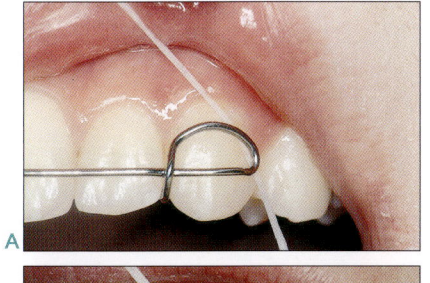

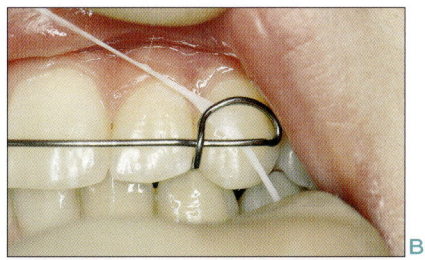

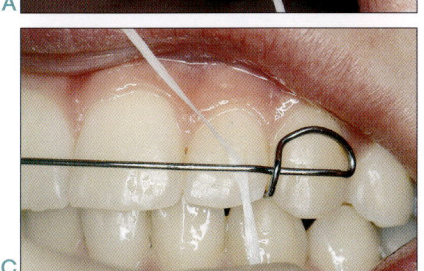

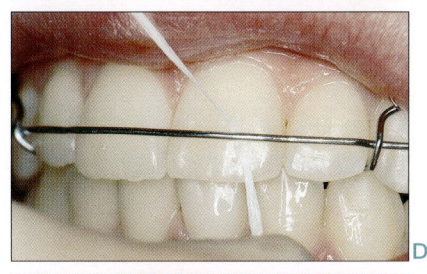

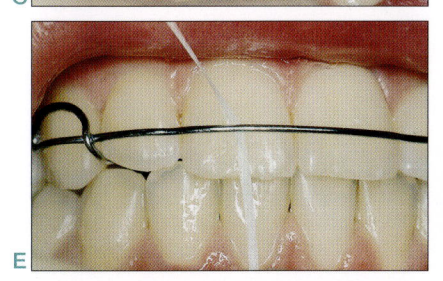

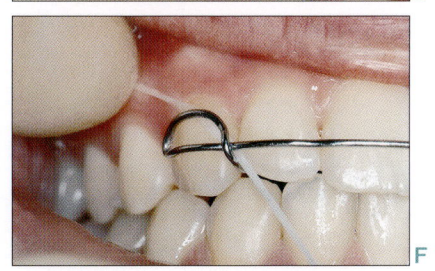

　シルクのデンタルフロスを使って，犬歯におけるクラスプ機能，ならびにその唇側面の輪郭への適合状態を調べることができる．右利きの歯科医師にとって最適の方法は，左側犬歯からはじめることである．シルクフロスを使うと，ワイヤーが適切に位置しているかどうか，どのくらいの圧力が加えられているかを，感じとることができる(A,B)．シルクフロスを歯牙とワイヤーの間を移動させる時のフロスの扁平になる度合いや，フロスの偏り方によっても，これは明らかになる．左側犬歯のワイヤーを調べた後，フロスを唇側線の下を通し，切歯での適合性を調整する(C-E)．最後に右側犬歯での状態を調べる(F)．

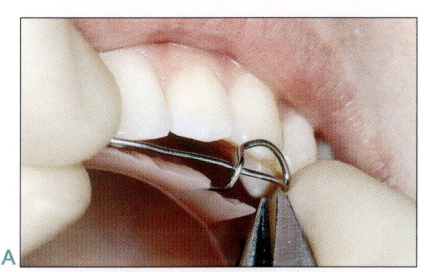

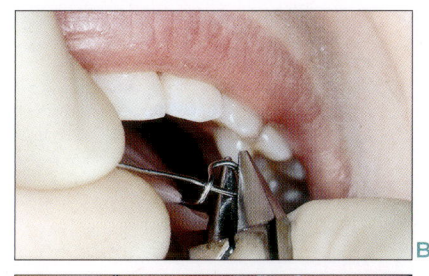

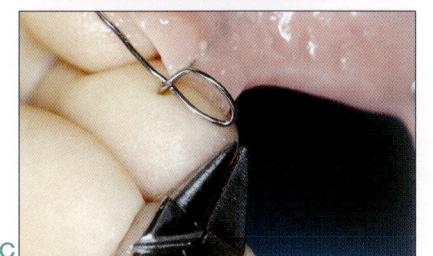

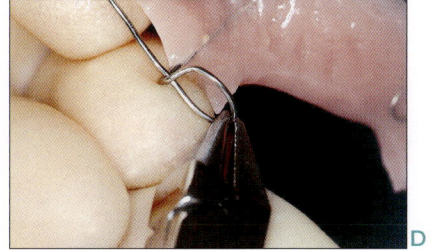

図18-18

　必要であれば，犬歯のクラスプ機能をNo.139（バードビーク）プライヤーで強化できる．先端の丸いほうを犬歯のワイヤー部の内側に置き，ワイヤーの先端を内側にわずかに曲げる(A,B)．犬歯部のワイヤーの上端部をわずかに遠心に動かすと，切歯にかかる緊張をいくらか増加できる(C,D)．しかしながら，この調節はほとんど必要なく，しかもコントロールを失わずに行うのは困難である．

　リテンションプレートは，前歯を移動させるために使用するべきではない．隣接歯に対するコントロール機能が欠けているからである．リテンションプレートには，通常の使用では変形しない，しっかりとした唇側線を用いる．推奨するデザインと構造は，これらの必要条件を満たしている(図18-17)．このようなリテンションプレートを慎重に扱う患者は，1年に一度再検査のために来院すればよく，その時でも唇側線を調節する必要はほとんどない．しかしながら，時にはクラスプの維持機能を調節する必要がある(図18-18)．就寝中にのみ使用するリテンションプレートは，何年間も良好に機能する(図18-19)．

オルソドンティック コンセプト & ストラテジー　281

第18章　効果的な保定

図18-19

　39歳の女性はClass I 不正咬合で，歯周組織のダメージおよび二次的な歯牙移動を呈していた(A,B)．歯周病の初期治療後6か月の後，固定式装置を健康な環境下で装着した．18か月後，すばらしい結果を得た．次に，上顎のプレートと下顎の犬歯間バーを保定のために使用した(C,D)．6か月後，プレートは就寝時のみ装着した．動的治療終了から10年後，歯牙の位置に変化は見られなかった(E,F)．リテンションプレートは，まだよく適合していた．成人患者および特に歯周病の危険にさらされている患者では，臼歯のクラスプは，歯肉にあまり接近させるべきではない(G)．唇側線は歯牙の輪郭に適合しており，犬歯のクラスプ機能は良好に働いていた(H)．同じVan der Lindenリテーナーを10年以上使用していた(I)．

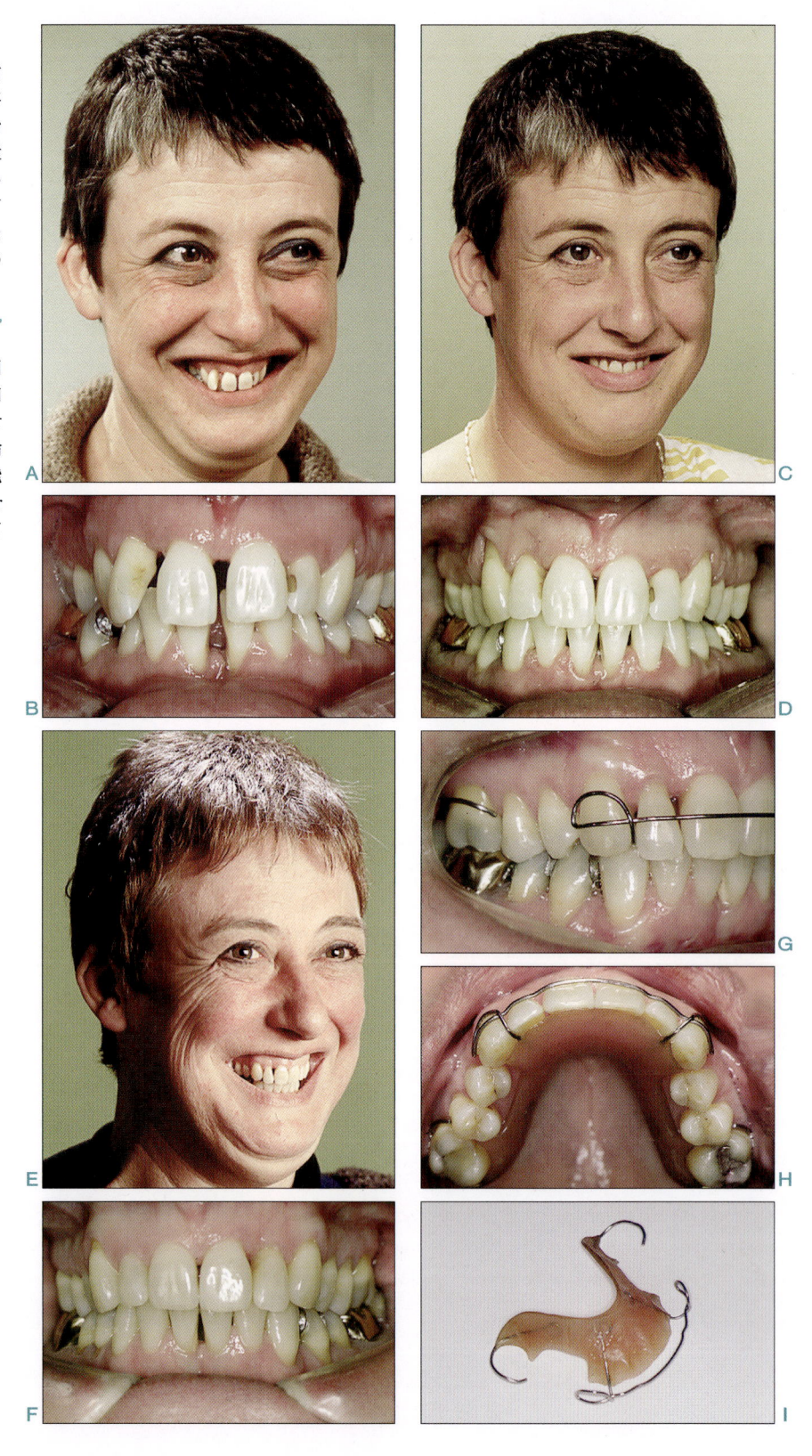

第18章　効果的な保定

図18-20

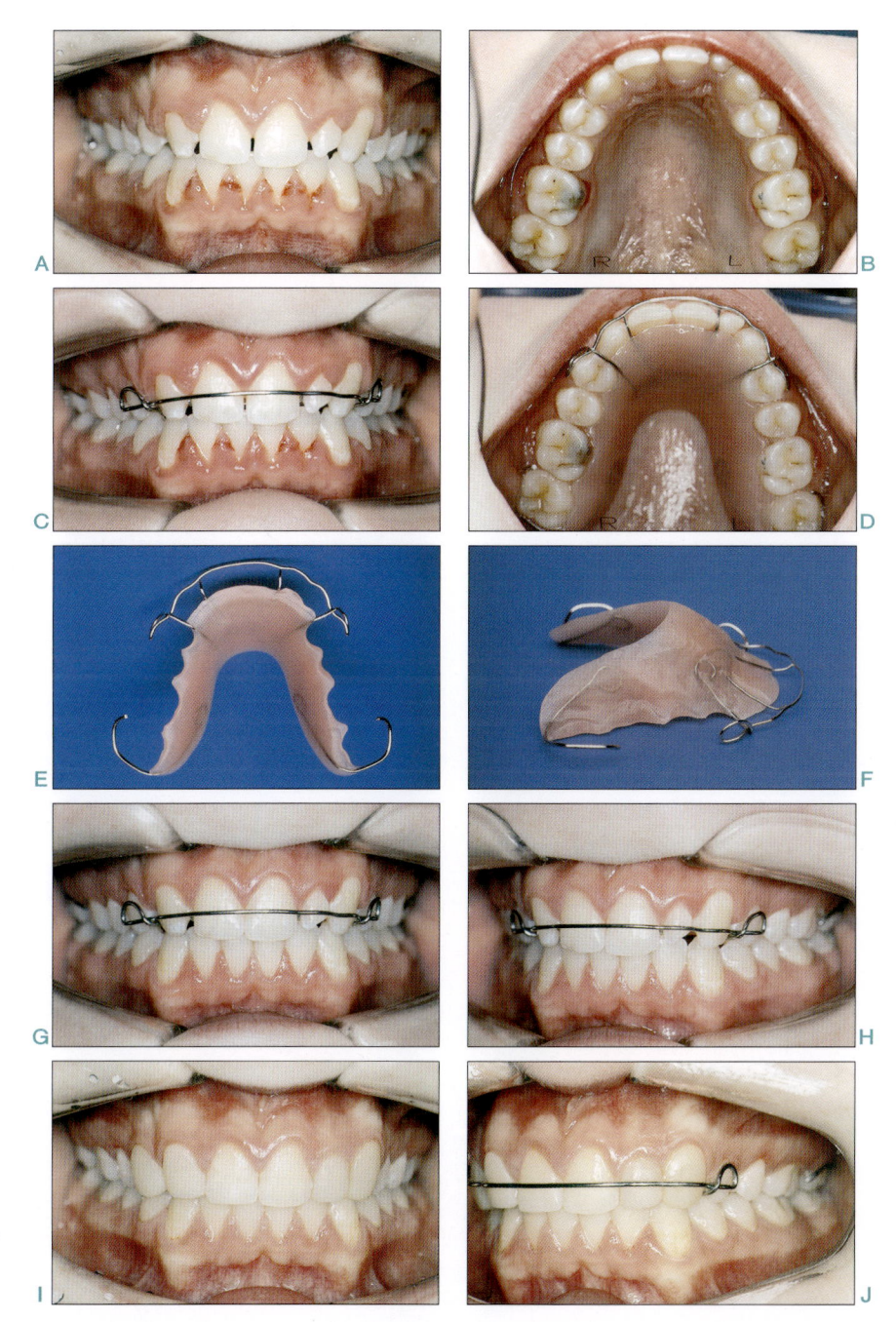

　固定式装置を除去した当日の，13歳11か月の女子の様子を示している．右側側切歯は欠損し，左側側切歯は小さくてペグシェイプをなしていた．固定式装置による治療の間，口腔衛生は申し分なしとはいいがたく，歯肉は炎症を起こして，わずかに腫脹していた(A,B)．クラスプ機能を第一小臼歯に置いたのは，切歯を修復した直後に新しいリテーナーを作ることができなかったからである(C)．装置除去日の直前に，1個のブラケットが外れたために，正中離開が発生していた．スペースを閉じるために，0.6mmのまっすぐなステンレススチールワイヤー2本を中切歯の遠心に装着し，力を少し加えた．プレート装着後，正中離開はほぼ完全に閉じた(C,D)．正中離開が発生していなかったとしても，これらのワイヤーは，中切歯を寄せておくための構造として必要であった(E,F)．この予備的なリテンションプレートは，4か月間使用した(G,H)．右側側切歯と犬歯をコンポジットレジンで修復した後，新しいリテンションプレートを作った．ワイヤーを犬歯の近心に通すのが不可能なため，第一小臼歯をクラスプ機能に使用した(I,J)．

　通常，固定式矯正装置を除去した同日もしくはその直後に，審美的な歯科治療を行うことはできない．その結果，最初のリテンションプレートを使用できるのは限られた期間だけとなる．歯牙を修復したら，ただちに新しいリテンションプレートを作らなければならない．既存の堅い唇側線を再調整して必要なコントロールを与えようとすることは，不可能である(図18-20)．

第18章　効果的な保定

図18-21
　ボンディングブラケット法を導入する前には，理想的な咬合位および歯牙の位置を，固定式装置で得ることはできなかった．隣接歯を互いに接触させて排列することをバンドが妨げていた．時には上下前歯の接触が確立できないことがあったが，上顎切歯の口蓋側面がバンドで覆われていたからである（A-D）．さらに，バンドを付けたままでは，歯牙が適切に位置しているかどうかを評価するのが困難であった．このことは，特にコンタクトポイントにいえる．その結果，歯間空隙を閉じ，前歯の位置をさらに改善しなければならなかった（E,F）．これらの細かな歯牙移動は可撤式装置で行ったが，その後，それを保定装置としても利用した．時折，この目的のためにポジショナーを使用したが，大規模な調整を行わなければならない場合には，頻繁に利用した．したがって，理想的な咬合位および正しい歯牙位置を得たのは，バンドを除去した直後ではなく，その後の段階であった（G,H）．

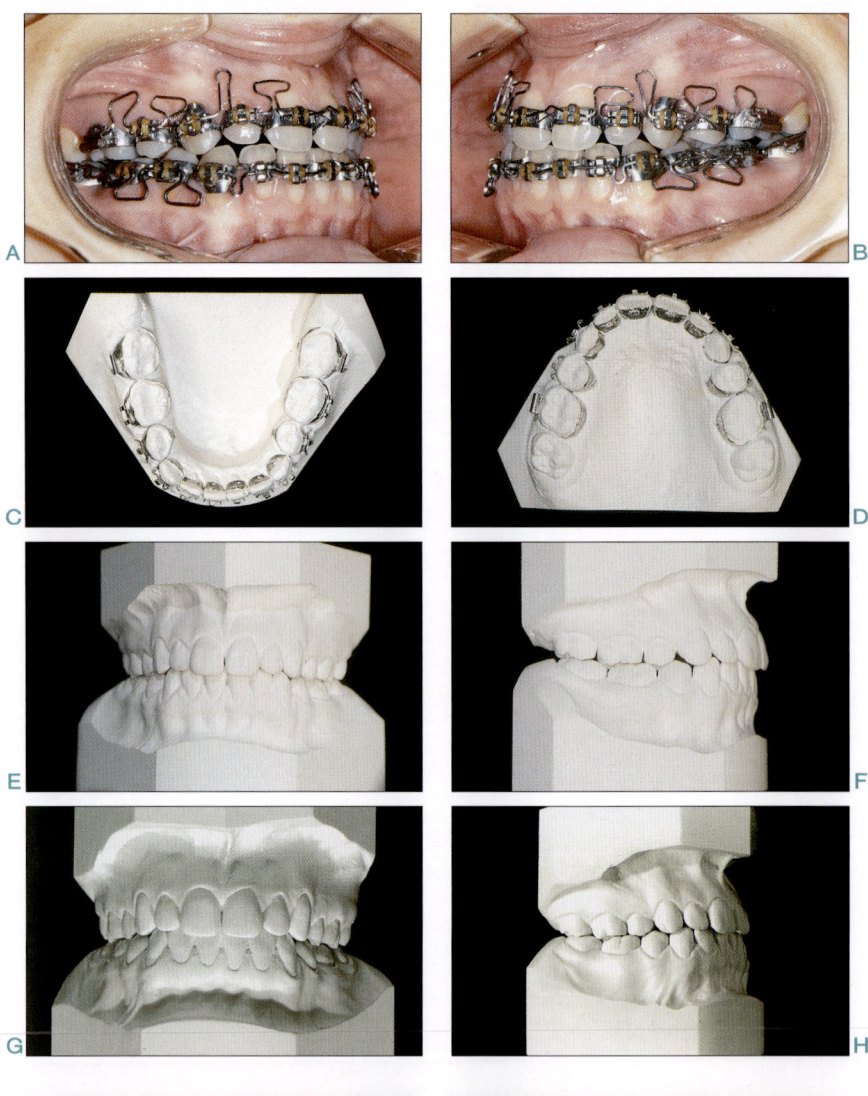

図18-22
　チューブやブラケットをエナメル質に接着することで，バンドの使用や治療後の歯間空隙を避けることができ（A,B），固定式装置を取り外す前に歯牙の理想的な咬合と排列が得られる（C,D）．その結果，スペースを閉鎖し，歯牙の位置を改善する保定装置を使用する必要性は，大幅に減った．

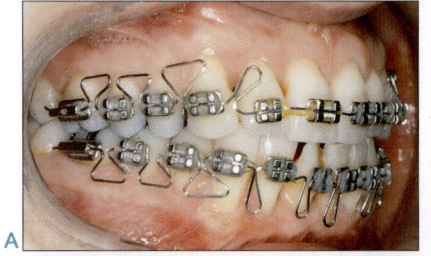

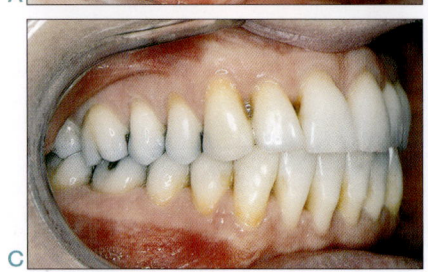

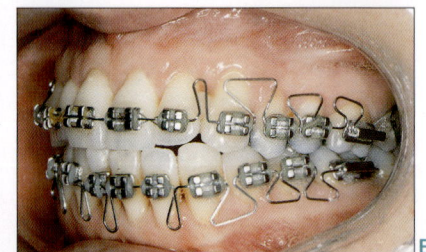

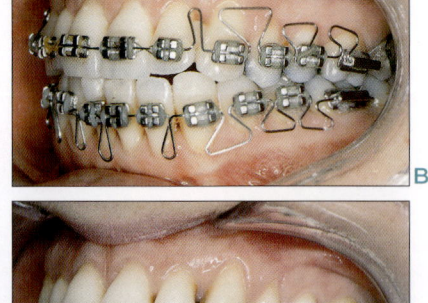

第18章　効果的な保定

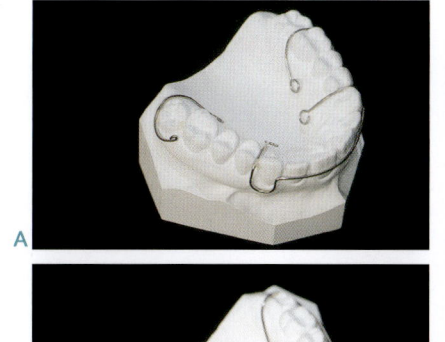

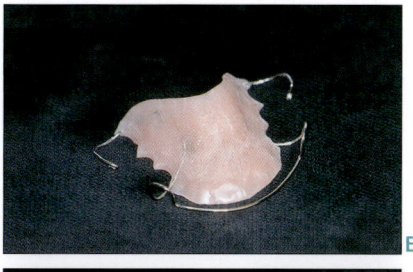

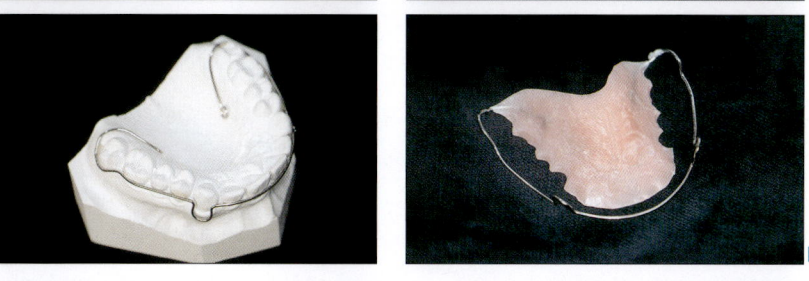

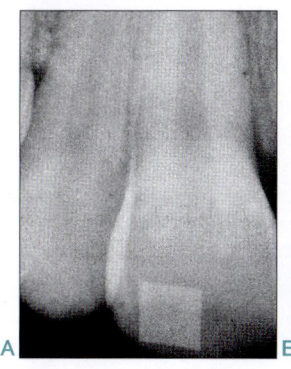

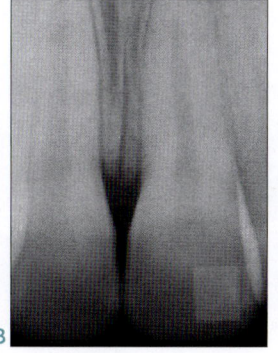

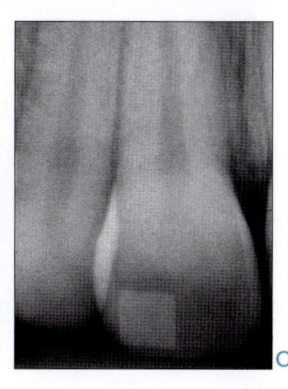

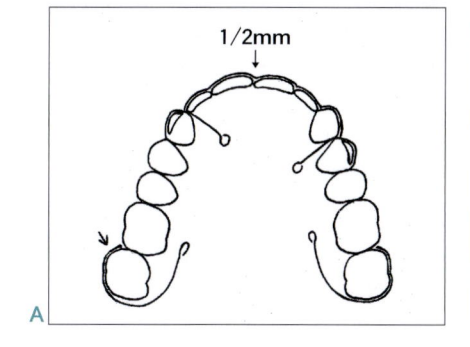

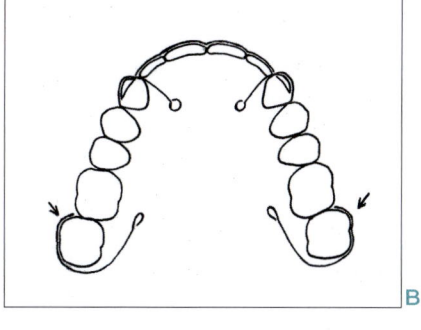

図18-23
　これらのリテンションプレートがデザインされたのはボンディングブラケット法が利用できるようになる前で，固定式装置にバンドのセメント合着が含まれている時代であった．Hawleyリテーナーは犬歯部にUループが付いている(A,B)．ラップアラウンドリテーナーには全歯牙の唇側面および頬側面に接する一連のワイヤーが付いている(C,D)．21世紀初頭では，これら2つのリテーナーが，まだもっとも頻繁に世界中で使われているタイプであった．ボンディングブラケット法が導入されて35年以上経つにもかかわらず，このテクニックの利点が標準的保定の概念に影響を及ぼすことなく，そして1世紀前に導入されたにもかかわらず，多くの臨床家がまだ執着していることは驚異である．Uループは曲がりやすく，精密なコントロールができず，さらに，もはやスペースを閉じる必要がないのに，なぜ多くの歯科医師がいまだにUループを使用するのか，理解に苦しむ．

図18-24
　治療開始前(A)，固定式装置を取り外した当日で歯根膜腔が非常に拡大していた時(B)，2年後(C)の上顎切歯のレントゲン写真．

図18-25
　Van der Lindenリテーナーのデザイン2例．計画時，歯牙の移動(矢印)が必要ならば，それに応じてプレートを調整する(A)．第二大臼歯の遠心側および口蓋側とクラスプの間にスペースが必要なのは，第二大臼歯を移動させるためであることを指している(B)．

　ボンディング法の導入により，矯正治療は非常によい状態で終了することができ，もはや保定中に歯牙を動かす必要がなくなり，あっても，ごくわずかとなった(図18-21～18-23)．実際には，小さな改善がまだ必要であることが多い．幸い動的治療後には広い歯根膜腔があるので，歯牙をもう少しよい位置に直接もっていくことができる(図18-24)．その結果，保定を実行する際には，小規模な改善を即時に行うことができる(図18-25)．

　改善が必要な場合には，リテンションプレートに改善のためのデザインを組み込ませる(図18-26)．リテンションプレートを装着した後に，歯牙は即座に望ましい位置まで移動する．歯牙を唇側に移動させる場合には，その口蓋側から石膏を取り除いてプレートの力がそこへ加わるようにし，唇側線は石膏模型の唇側面から必要な距離を離しておく．

オルソドンティック コンセプト & ストラテジー　285

第18章　効果的な保定

図18-26

　リテンションプレートを制作するには，正確な石膏模型が必要である(A)．即時の修正が必要な場合には，歯科医師がデザインを書いて指示する(B)．唇側線をさらに口蓋側に位置させなければならない所では，石膏を削除する(C)．0.7mmの硬いスプリングステンレススチールワイヤーを，歯間に納まるように曲げる(D)．ワイヤーを曲げて，犬歯でのクラスプ機能を引き出す(E-G)．歯牙を口蓋側に動かさなければならない場合には，その口蓋側の表面に何層かに折りたたんだスズ箔を密着させる．スズ箔の層の厚さを，歯牙を口蓋側に動かす必要のある量に合わせることで，目的の位置に到達した時に，歯牙はアクリリックレジンで支えられることになる(H)．最後方臼歯の周りに掛ける0.8mmのクラスプは，頬側面のアンダーカットに沿わせる．クラスプ先端のバンディングは維持力を増強させるので，大臼歯を動かされなければならない場合には，特に重要である(I,J)．石膏模型上(K)ならびに口腔内に装着する前(L)のプレートを示している．

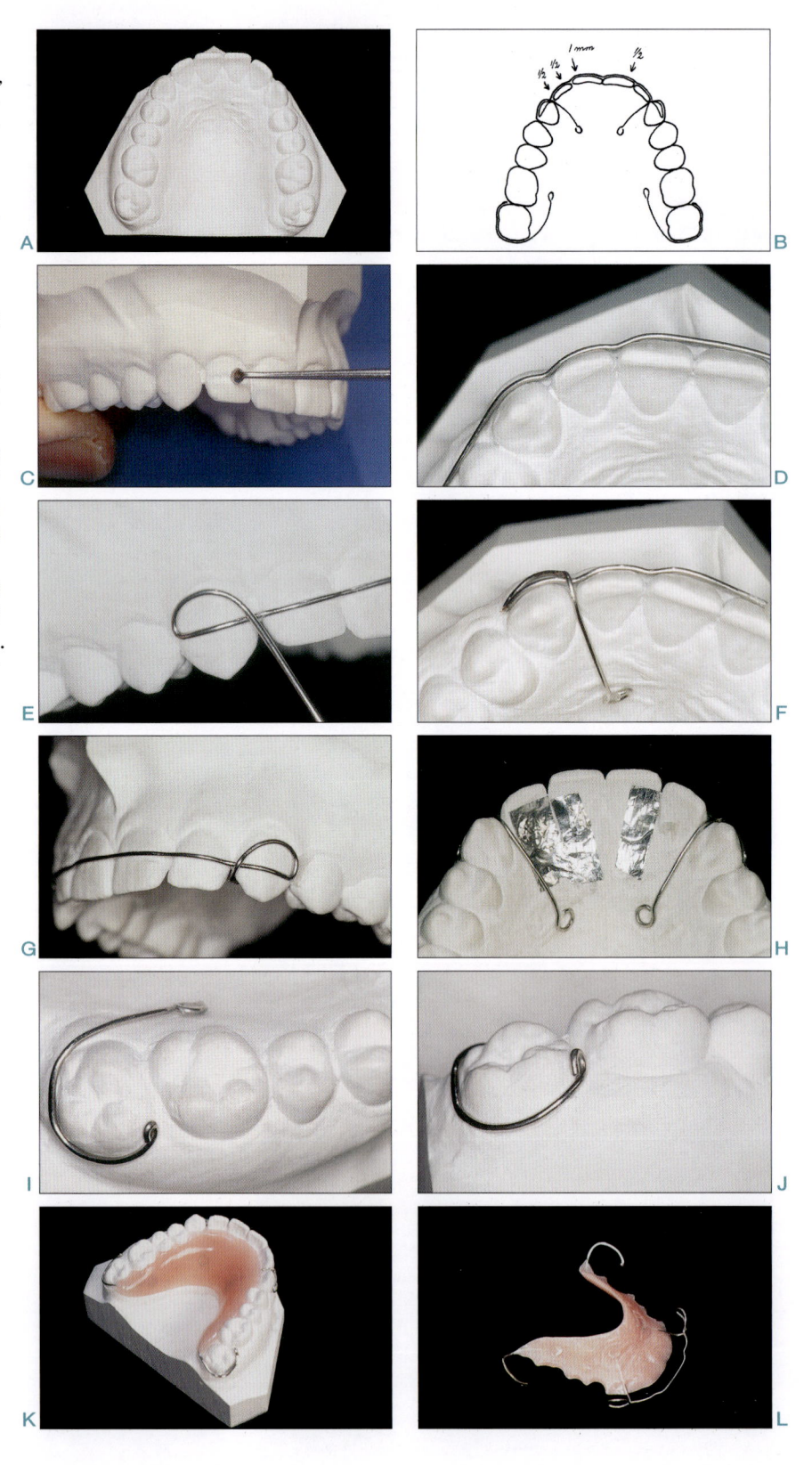

286　オルソドンティック コンセプト & ストラテジー

第18章　効果的な保定

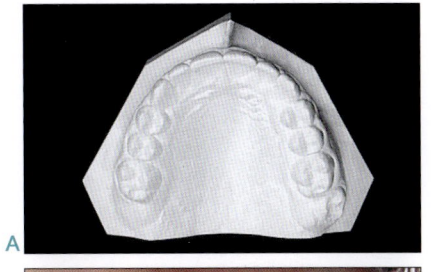

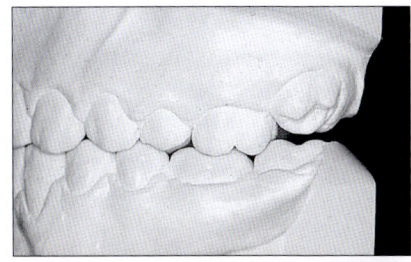

図18-27
矯正治療終了時，上顎左側第二大臼歯は，かなり近心頬側に萌出していた(A,B)．この歯牙の周りに3/4クラスプを掛けることにより，遠心口蓋方向に移動することができた(C,D)．

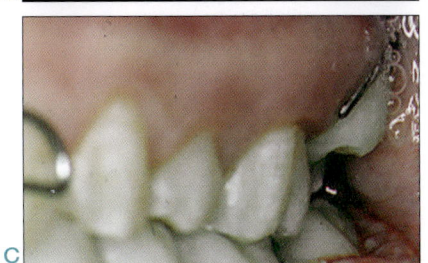

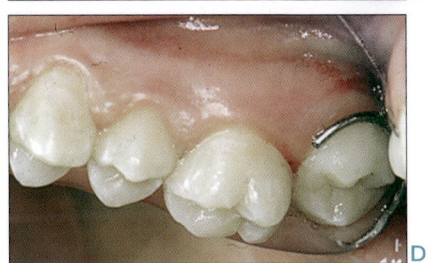

図18-28
第二大臼歯を移動するためには，ワイヤーを口蓋側と同様に，遠心側へ歯牙から少し離して置く(A,B)．

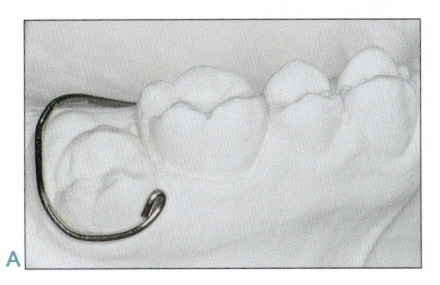

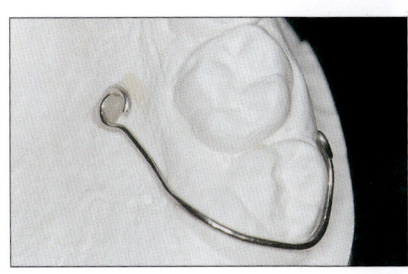

　矯正治療中に萌出する上顎第二大臼歯は，かなり近心頬側に萌出することが多く，交叉咬合に終わるという危険性がある(図18-27A, B)．リテンションプレート上のクラスプによって，第二大臼歯を適切な位置に移動させることができる(図18-27C, D, 18-28)．そのような場合，アクリリックレジンの第二大臼歯の口蓋側を削除し，第一大臼歯で維持する．さもないと，プレートはクラスプによって頬側に引き寄せられることになる．第二大臼歯が適切な位置に到達したら，アクリリックレジンを再び第二大臼歯の口蓋側に盛り足し，第一大臼歯部では取り除く．
　ここに示すプレートはVan der Lindenリテーナーとして知られている．[220] これには，すべての上顎用リテンションプレートと同様に，欠点が2つある．1つめは，アンギュレーションの改善が安定しないことであり，必要ならば，デッドソフトブレイディッドワイヤーを接着するべきである．このようなボンディッドリテーナーは，リテンションプレートと併用できる(図18-29)．
　2つめは，切歯の根尖方向への移動，つまり，低位に戻る動きを防止できないことである．挺出させた側切歯は，唇側線とプレート辺縁の間で根尖方向に動くことができる．こういった状況では，接着したリテンションワイヤーが，必要な固定を与えることになる．しかしながら，該当する歯牙唇側面に，リテンションプレートの唇側線に対して切端側に小さいコンポジットレジンを置くことで，そのような圧下を防ぐこともできる．
　下顎犬歯間バーのように，長く伸ばしてその間にある歯牙には接着させない接着型リテーナーのワイヤーは，かなり太くするべきである(0.016×0.022インチもしくは0.032インチのマルチストランドのもの)．バーが横切っている全歯牙に接着する場合には，細いデッドソフトブレイディッドワイヤーを使用し，固定された歯牙がそれぞれ可動性をもつようにする．下顎前歯部のように，歯牙間の距離がわずかである場合には，直径0.015インチのアーチワイヤーがその基準に適っている．上顎前歯部では，歯牙間の距離が下顎よりもより大きいので，0.0175インチのデッドソフトブレイディッドワイヤーを使用する．
　プラークと歯石が周りに集まる傾向があるので，接着型のリテンションワイヤーでは，口腔衛生を適切に維持するのが難しい．とはいえ，接着型のリテーナーを固定した下顎前歯におけるう蝕の発生は，非常にまれである．

オルソドンティック コンセプト ＆ ストラテジー　287

第18章 効果的な保定

図18-29
　上顎側切歯を事故で喪失していた中切歯の位置に移動させた(A)．動的治療終了時，0.015インチのデッドソフトブレイディッドワイヤーを切歯2本の口蓋面に接着した．これらの歯牙を修復した後，新しいリテンションプレートを作った(B)．リテンションプレートは，小さな接着型のデッドソフトブレイディッドワイヤーと併用された(C,D)．

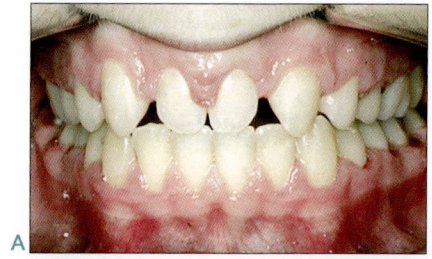

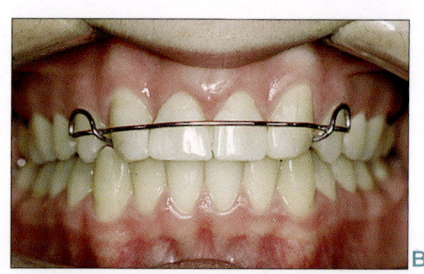

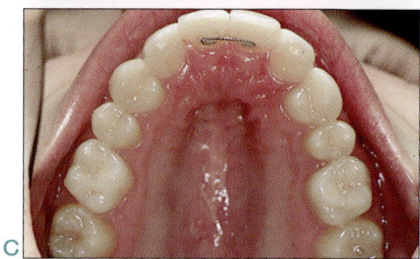

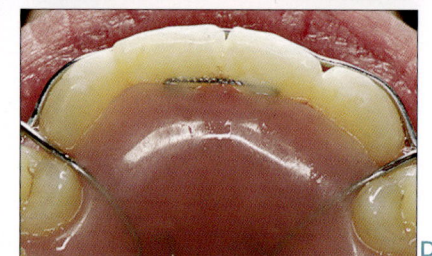

図18-30
　唇側線では，必要な支持を上顎切歯に与えることができない場合には，透明なアクリリックレジンのストリップを適用すると，唇側の輪郭を適切に覆うことができる(A,B)．

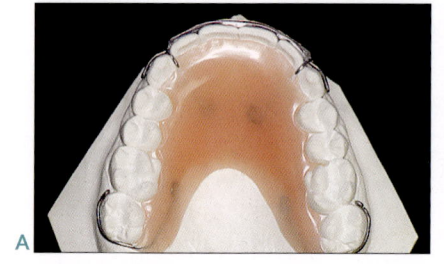

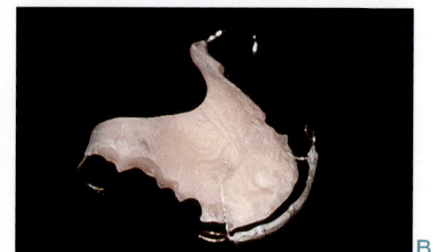

図18-31
　Van der Lindenリテーナーは慎重に取り外すべきであり，指の爪を犬歯歯頚部のワイヤーの上に置くと，唇側線の変形が避けられる(A,B)．

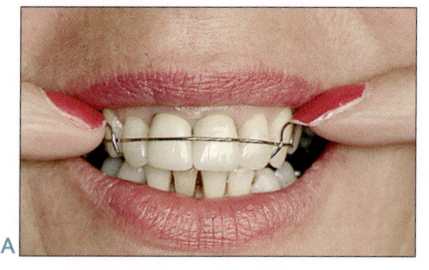

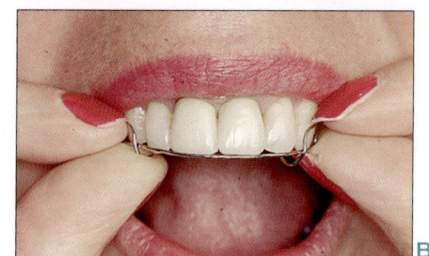

　上顎切歯の輪郭に沿って唇側線を合わせることが難しい場合には，妥協策として，透明なアクリリックレジンを帯状にして唇側線に取り付けるとよい（図18-30）．

　保定装置の効果は，その取り扱い方に左右される．患者は可撤式リテーナーを注意深く取り扱い，ていねいに着脱を行うべきである．このような指示は，不可欠である（図18-31）．

288　オルソドンティック コンセプト & ストラテジー

参考文献

オルソドンティック コンセプト
& ストラテジー

参考文献

1. AAO issues special bulletin on extraoral appliance care[editorial]. Am J Orthod 1975;68:457.
2. Ackerman JL, Ackerman MB, Brensinger CM, Landis JR. A morphometric analysis of the posed smile. Clin Orth Res 1998;1:2-11.
3. Ackerman JL, Proffit WR. Soft tissue limitations in orthodontics:Treatment planning guidelines. Angle Orthod 1997;67:327-336.
4. Altenburger E, Ingervall B. The initial effects of the treatment of ClassII, division 1 malocclusions with the Van Beek activator compared with the effects of the Herren activator and an activator-headgear combination. Eur J Orthod 1998;20:389-397.
5. Al Yami EA, Kuijpers-Jagtman AM, Van't Hof MA. Stability of orthodontic treatment outcome:Follow-up until 20 years postretention. Am J Orthod Dentofacial Orthoped 1999;115:300-304.
6. Andreasen JO, Paulsen HU, Yu Z, Bayer T. A long-term study of 370 autotransplanted premolars. Part IV:Root development subsequent to transplantation. Eur J Orthod 1990;12:38-50.
7. Andresen V. Über das sogenannte "norwegische System der Funktions-Kiefer-Orthopädie." Dtsch Zahnärztl Wochenschr 1936;39:235-283.
8. Andresen V, Häupl K, Petrik L. Funktionskieferorthopädie. 6. Aufl. München:Johann Ambrosius Barth, 1957.
9. Balters W. Eine Einführung in die Bionatorheilmethode. Hrsg. C. Hermann. Hölzer, Heidelberg, 1973.
10. Barrer HG. Protecting the integrity of mandibular incisor position through keystoning procedure and spring retainer appliance. J Clin Orthod 1975;9:486-494.
11. Bass NM. Innovation in skeletal II treatment including effective incisor root torque in a preliminary removable appliance phase. Br J Orthod 1976;3:223-230.
12. Bass NM. Dento-facial orthopaedics in the correction of class II malocclusion. Br J Orthod 1982;9:3-31.
13. Baume LJ. Physiological tooth migration and its significance for the development of occlusion. I. The biogenetic course of the deciduous dentition. J Dent Res 1950;29:123-132.
14. Baume LJ. Physiological tooth migration and its significance for the development of occlusion. II. The biogenesis of the accessional dentition. J Dent Res 1950;29:33-337.
15. Baume LJ. Physiological tooth migration and its significance for the development of occlusion. III. The biogenesis of the successional dentition. J Dent Res 1950;29:338-348.
16. Baumrind S, Korn EL, Molthen R, West EW. Changes in facial dimensions associated with the use of forces to retract the maxilla. Am J Orthod 1981;80:17-30.
17. Becker A. The Orthodontic Treatment of Impacted Teeth. London:Martin Dunitz, 1998.
18. Behrents RG. Personal communication, 2004.
19. Berger H. Idiopathic root resorption. Am J Orthod Oral Surg. 1943;29:548-549.
20. Beyer JW, Lindauer SJ. Evaluation of dental midline position. Semin Orthod 1998;4:146-152.
21. Bimler HP. The Bimler Appliance:Construction and Adjustment. Great Falls, MT:V.A.Nord, 1966.
22. Bishara SE, Burkey PS, Kharouf JG. Dental and facial asymmetries:A review. Angle Orthod 1994;64:89-98.
23. Björk A. The face in profile. Svensk Tandläkare-Tidskrift 1947:40(suppl 5B).
24. Björk A. Facial growth in man, studied with the aid of metallic implants. Acta Odontol Scand 1955;13:9-34.
25. Björk A. Variations in the growth pattern of the human mandible:Longitudinal radiographic study by the implant method. J Dent Res 1963;42(pt2):400-411.
26. Björk A. Sutural growth of the upper face studied by the implant method. Rep Congr Eur Orthod Soc 1964;40:49-64.
27. Björk A. Kaevernes relation til det øvrige kranium. In:Lundstrom A(ed). Nordisk Lärobok i Orthodonti, ed4. Stockholm:Sveriges Tandläkarforbunds Förlagsförening, 1975:69-110.
28. Björk A, Skieller V. Facial development and tooth eruption. An implant study at the age of puberty. Am J Orthod 1972;62:339-383.
29. Boersma H. Eenvoudige Orthodontische Therapie. 4e druk. Alphen aan den Rijn:Samsom Stafleu, 1989.
30. Boersma H, Van der Linden FPGM, Prahl-Andersen B. Craniofacial development. In:Prahl-Andersen B, Kowalski CJ, Heydendael PHJ(eds). A Mixed-Longitudinal Interdisciplinary Study of Growth and Development. New York:Academic Press, 1979:537-571.
31. Booy C. Over het distaalwaarts verplaatsen van hoektanden na extractie van de eerste premolaren. Ned Tijdschr Tandheelkd 1960;67:353-368.
32. Booy C. Over het roteren van frontelementen. Ned Tijdschr Tandheelkd 1967;74:302-313.
33. Booy C. Orthodontie in de algemene praktijk. In:Sociale Tandheelkdunde, nu en in de toekomst. Utrecht:Bohn, Scheltema&Holkema, 1981:95-107.
34. Brattström V, Ingelsson M, Aberg E. Treatment co-operation in orthodontic patients. Br J Orthod 1991;18:37-42.
35. Brauer JE. A report of 113 early or premature extractions of primary molars and the incidence of closure of space. J Dent Child 1941;8:222-223.

36. Breakspear EK. Further observations on early loss of deciduous molars. Dent Pract Dent Rec(Bristol) 1961;11:233-252.
37. Broadbent BH. The face of the normal child. Angle Orthod 1937;7:183-208.
38. Broadbent BH Sr. Ontogenic development of occlusion. Angle Orthod 1941;11:223-241.
39. Broadbent BH Sr, Broadbent BH Jr, Golden WH. Bolton Standards of Dentofacial Developmental Growth. St. Louis:Mosby, 1975.
40. Brodie AG. On the growth pattern of the human head from the third month to the eighth year of life. Am J Anat 1941;68:209-262.
41. Buschang PH, Shulman JD. Incisor crowding in untreated persons 15-50 years of age:United States, 1988-994. Angle Orthod 2003;73:502-508.
42. Clinch LM. An analysis of serial models between three and eight years of age. Dent Rec 1951;71:61-72.
43. Coffin WH. A generalized treatment of irregularities. Trans Int Congr Med(London)1881, 7th Session. Vol.III:542-547.
44. Crefcoeur JM. Orthodontisch uitneembare apparaten met universele mogelijkheden. Ned Tijdschr Tandheelkd 1953;60:914-921.
45. Crosby DR, Alexander CG. The occurrence of tooth size discrepancies among different malocclusion groups. Am J Orthod Dentofacial Orthop 1989;95:457-461.
46. Czochrowska EW, Stenvik A, Album B, Zachrisson BU. Autotransplantation of premolars to replace maxillary incisors:A comparison with natural teeth. Am J Orthod Dentofacial Orthop 2000;118:592-600.
47. Dachi SF, Howell FV. A survey of 3,874 routine full-mouth radiographs. II. A study of impacted teeth. Oral Surg Oral Med Oral Pathol 1961;14:1165-1169.
48. Daskalogiannakis J. Glossary of Orthodontic Terms. Chicago:Quintessence, 2000.
49. Davey KW. Effect of premature loss of deciduous molars on the anteroposterior position of maxillary first permanent molars and other maxillary teeth. J Can Dent Assoc 1966;32:406-416.
50. De Boer M. Aspekten van de gebitsontwikkeling bij kinderen tussen vijf en tien jaar[doctoral thesis]. Utrecht, The Netherlands:Utrecht Univ., 1970.
51. De Kanter RJAM. Prevalence and etiology of craniomandibular dysfunction[doctoral thesis]. Nijmegen, The Netherlands:Univ. of Nijmegen, 1990.
52. DeVincenzo JP. Changes in mandibular length before, during and after successful orthopedic correction of Class II malocclusions, using a functional appliance. Am J Orthod Dentofacial Orthop 1991;99:241-257.
53. Dewel BF. A critical analysis of serial extraction in orthodontic treatment. Am J Orthod 1959;45:424-455.
54. De Wijn JF, De Haas JH. Groeidiagrammen van 1-25 jarigen in Nederland. Leiden:Nederlands Instituut voor Praeventieve Geneeskunde, 1960.
55. Diedrich P, Rudzki-Janson I, Wehrbein H, Fritz U. Effects of orthodontic bands on marginal periodontal tissues. A histologic study on two human specimens. J Orofac Orthop 2001;62:146-156.
56. Du X, Hägg U, Rabie ABM. Effect of headgear Herbst and mandibular step-by-step advancement versus conventional Herbst appliance and maximal jumping of the mandible. Eur J Orthod 2002;24:167-174.
57. Duterloo HS. An Atlas of Dentition in Childhood. Orthodontic Diagnosis and Panoramic Radiology. London:Wolfe Publishing Ltd., 1991.
58. Duterloo HS. Development of the dentition under influence of functional factors. In:Hunter WS, Carlson DS(eds). Essays in Honor of Robert E. Moyers, monograph 24, Craniofacial Growth Series. Ann Arbor, MI:Center for Human Growth and Development, Univ. of Michigan, 1991:103-122.
59. Ehmer U, Tulloch CJ, Proffit WR, Phillips C. An international comparison of early treatment of Angle Class-II/1 cases. Skeletal effects of the first phase of a prospective clinical trial. J Orofac Orthop 1999;60:392-408.
60. Ericson S, Bjerklin K, Falahat B. Does the canine dental follicle cause resorption of permanent incisor roots? A computed tomographic study of erupting maxillary canines. Angle Orthod 2002;72:95-104.
61. Ericson S, Kurol J. Incisor resorption caused by maxillary cuspids. A radiographic study. Angle Orthod 1987;57:332-346.
62. Ericson S, Kurol J. Early treatment of palatally erupting maxillary canines by extraction of the primary canines. Eur J Orthod 1988;10:283-295.
63. Ericson S, Kurol J. Incisor root resorptions due to ectopic maxillary canines imaged by computerized tomography:A comparative study in extracted teeth. Angle Orthod 2000;70:276-283.
64. Ericson S, Kurol J. Resorption of incisors after ectopic eruption of maxillary canines:A CT study. Angle Orthod 2000;70:415-423.
65. Falck F, Fränkel R. Die labiale Alveolenwand unter dem Einfluss des durchbrechenden Schneidezahnes Fortschr Kieferorthop 1973;34:37-47.

参考文献

66. Faltin RM, Arana-Chavez VE, Faltin K, Sander FG, Wichelhaus A. Root resorption in upper first premolars after application of continuous intrusive forces. Intra-individual study. J Orofac Orthop 1998; 59:208-219.
67. Fanning EA. A longitudinal study of tooth calcification and root resorption. J Dent Res 1958;73:4.
68. Fernandez E, Bravo LA, Canteras M. Eruption of the permanent upper canine: A radiologic study. Am J Orthod Dentofacial Orthop 1998;113:414-420.
69. Fränkel R. Decrowding during eruption under the screening influence of vestibular shields. Am J Orthod 1974;65:372-406.
70. Fränkel R. Technik und Handhabung der Funktionsregler. ed2. Berlin: VEB Verlag Volk und Gesundheit, 1976.
71. Fränkel R, Falck F. Zahndurchbruch und vererbung beim Deckbiss. Fortschr Kieferorthop 1967;28:175-182.
72. Frankenmolen FWA. Orale gezondheid en zelfzorg van Nederlandse adolescenten[doctoral thesis]. Nijmegen, The Netherlands: University of Nijmegen, 1990.
73. Fredriks AM, Van Buuren S, Burgmeijer RJ, et al. Continuing positive secular growth change in the Netherlands 1955-1997. Pediatr Res 2000;47:316-323.
74. Fredriks AM, Van Buuren S, Wit JM, Verloove-Vanhorick SP. Body index measurements in 1996-7 compared with 1980. Arch Dis Child 2000;82:107-112.
75. Freeman JE, Maskeroni AJ, Lorton L. Frequency of Bolton tooth size discrepancies among different orthodontic patients. Am J Orthod 1996;110:24-27.
76. Fujiki T, Inoue M, Miyawaki S, Nagasaki T, Tanimoto K, Takano-Yamamoto T. Relationship between maxillofacial morphology and deglutitive tongue movement in patients with anterior open bite. Am J Orthod Dentofacial Orthop 2004;125:160-167.
77. Ghafari J, Shofer FS, Jacobsson-Hunt U, Markowitz DL, Laster LL. Headgear versus functional regulator in the early treatment of Class II, division 1 malocclusion: A randomized clinical trial. Am J Orthod Dentofacial Orthop 1998;113:51-61.
78. Goldstein MS, Stanton FL. Various types of occlusion and amounts of overbite in normal and abnormal occlusion between two and twelve years. Int J Orthodont 1936;22:549-569.
79. Guerrero CA, Bell WH, Contasti GI, Rodriguez AM. Intraoral mandibular distraction osteogenesis. Semin Orthod 1999;5:35-40.
80. Haack DC, Weinstein S. The mechanics of centric and eccentric cervical traction. Am J Orthod Dentofacial Orthop 1958;44:346-357.
81. Harris EF, Baker WC. Loss of root length and crestal bone height before and during treatment in adolescent and adult orthodontic patients. Am J Orthod Dentofacial Orthop 1990;98:463-469.
82. Harris EF, Butler ML. Patterns of incisor root resorption before and after orthodontic correction in cases with anterior open bites. Am J Orthod Dentofacial Orthop 1992;101:112-119.
83. Harvold EP. The role of function in the etiology and treatment of malocclusion. Am J Orthod 1968;54:883-898.
84. Harvold EP. The Activator in Interceptive Orthodontics. St. Louis: Mosby, 1974.
85. Harvold EP, Vargervik K. Morphogenetic response to activator treatment. Am J Orthod 1971;60:478-490.
86. Helm S. Prevalence of malocclusion in relation to development of the dentition. An epidemiological study of Danish school children. Acta Odontol Scand 1970;28(suppl 58):1+.
87. Helm S, Siersbaek-Nielsen S. Crowding in the permanent dentition after early loss of deciduous molars or canines. Trans Eur Orthod Soc. 1973:137-149.
88. Herren P. The activator's mode of action. Am J Orthod 1959;45:512-527.
89. Hooymaayer J, Van der Linden FPGM, Boersma H. Post treatment facial development in corrected class II division1-anomalies. J Dent Res 1989;68:632.
90. Hotz R. Orthodontie in der täglichen Praxis. Bern: Hans Huber, 1970.
91. Hrdlicka A. Shovel-shaped teeth. Am J Phys Anthrop 1920;3:429-465.
92. Hurme VO. Ranges of normalcy in the eruption of permanent teeth. J Dent Child 1949;16:11-15.
93. Ilizarov GA. The principles of the Ilizarov method. Bull Hosp Jt Dis Orthop Inst 1988;48:1-11.
94. Illing HM, Morris DO, Lee KT. A prospective evaluation of Bass, Bionator and Twin Block appliances. Part I - The hard tissues. Eur J Orthod 1998;20:501-516.
95. Ingram AH. Premolar enucleation. Angle Orthod 1976;46:219-231.
96. Janson GR, Metaxas A, Woodside DG, De Freitas MR, Pinzan A. Three-dimensional evaluation of skeletal and dental asymmetries in Class II subdivision malocclusions. Am J Orthod Dentofacial Orthop. 2001;119:406-418.
97. Johnston CD, Burden DJ, Stevenson MR. The influence of dental to facial midline discrepancies on dental attractiveness ratings. Eur J Orthod 1999;21:517-522.

参考文献

98. Junkin JB, Andria LM. Comparative long term post-treatment changes in hyperdivergent Class II Division 1 patients with early cervical traction treatment. Angle Orthod 2002 ; 72 : 5-14.
99. Karwetzky R. Die Anwendung des U-bügelaktivators in der zahnarztlichen Praxis. Dtsch Zahnarztl Z 1974 ; 29 : 891-893.
100. King GJ, Wheeler SP, McGorray SP. Randomized prospective clinical trial evaluating early treatment of Class II malocclusions[abstract]. Eur J Orthod 1999 ; 21 : 445.
101. Kjellgen B. Serial extraction as a corrective procedure in dental orthopedic therapy. Acta Odont Scand. 1948 : 17-43.
102. Klammt G. Der elastisch-offene Aktivator. Leipzig : Johann Ambrosius Barth, 1984.
103. Knott VB, Meredith MV. Statistics on eruption of the permanent dentition from serial data from North American white children. Angle Orthod 1966 ; 36 : 68-79.
104. Kokich VG, Spear FM. Guidelines for managing the orthodontic-restorative patient. Semin Orthod 1997 ; 3 : 3-20.
105. Kokich VO Jr, Kiyak HA, Shapiro PA. Comparing the perception of dentists and lay people to altered dental esthetics. J Esthet Dent 1999 ; 11 : 311-324.
106. Kolf J. Le syndrome hypertonique antérieur ou propos sur la Classe II, div. 2. Rev Orthop Dento Faciale 1976 ; 10 : 149-161.
107. Korkhaus G. Biomechanische Gebiss-und Kieferorthopädie. Handbuch der Zahnheilk. Bd. IV. München : J. F. Bergmann, 1939.
108. Korkhaus G. German methodologies in maxillary orthopedics. In : Kraus BS, Riedel RA(eds). Vistas in Orthodontics. Philadelphia : Lea & Febiger, 1962 : 259-286.
109. Kristerson L. Autotransplantation of human premolars. A clinical and radiographic study of 100 teeth. Int J Oral Surg 1985 ; 14 : 200-213.
110. Kusters ST, Kuijpers-Jagtman AM, Maltha JC. An experimental study in dogs of transseptal fiber arrangement between teeth which have emerged in rotated or non-rotated positions. J Dent Res 1991 ; 70 : 192-197.
111. Lagerström L, Kristerson L. Influence of orthodontic treatment on root development of autotransplanted premolars. Am J Orthod 1986 ; 89 : 146-150.
112. Langford SR, Sims MR. Upper molar root resorption because of distal movement. Report of a case. Am J Orthod 1981 ; 79 : 669-679.
113. Leighton BC, Adams CP. Incisor inclination in Class 2 division 2 malocclusions. Eur J Orthod 1986 ; 8 : 98-105.
114. Linder-Aronson S. The effect of premature loss of deciduous teeth. A biometric study in 14- and 15-year olds. Acta Odont Scand 1960 ; 18 : 101-122.
115. Linge L, Linge BO. Patient characteristics and treatment variables associated with apical root resorption during orthodontic treatment. Am J Orthod Dentofacial Orthop 1991 ; 99 : 35-43.
116. Little RM. Stability and relapse of mandibular anterior alignment : University of Washington studies. Semin Orthod 1999 ; 5 : 191-204.
117. Little RM, Riedel RA, Stein A. Mandibular arch length increase during the mixed dentition : Postretention evaluation of stability and relapse. Am J Orthod Dentofacial Orthop 1990 ; 97 : 393-404.
118. Little RM, Wallen TR, Riedel RA. Stability and relapse of mandibular anterior alignment − first premolar extraction cases treated by traditional edgewise orthodontics. Am J Orthod 1981 ; 80 : 349-365.
119. Lo RT, Moyers RE. Studies in the etiology and prevention of malocclusion. I. The sequence of eruption of the permanent dentition. Am J Orthod 1953 ; 39 : 460-467.
120. Logan WHG, Kronfeld R. Development of the human jaws and surrounding structures from birth to the age of fifteen years. J Am Dent Assoc 1933 ; 20 : 379-427.
121. Lupi JE, Handelman CS, Sadowsky C. Prevalence and severity of apical root resorption and alveolar bone loss in orthodontically treated adults. Am J Orthod Dentofacial Orthop 1996 ; 109 : 28-37.
122. Magnusson TE. The effect of premature loss of deciduous teeth on the spacing of the permanent dentition. Eur J Orthod 1979 ; 1 : 243-249.
123. Manke M, Miethke R-R. Die Grösse des anterioren Bolton-Index und die Häufigkeit von Bolton-diskrepanzen im Frontzahnsegment bei unbehandelten kieferorthopädischen patienten. Fortschr Kieferorthop 1983 ; 44 : 59-65.
124. Mäntysaari R, Kantomaa T, Pirttiniemi P, Pykäläinen A. The effects of early headgear treatment on dental arches and craniofacial morphology : A report of a 2 year randomized study. Eur J Orthod 2004 ; 26 : 59-64.
125. McCarthy JG, Stelnicki EJ, Grayson BH. Distraction osteogenesis of the mandible : A ten-year experience. Semin Orthod 1999 ; 5 : 3-8.
126. McIntyre GT, Millett DT. Crown-root shape of the permanent maxillary central incisor. Angle Orthod 2003 ; 73 : 710-715.

参考文献

127. McNamara. JA Jr, Brudon WL. Orthodontics and Dentofacial Orthopedics. Ann Arbor, MI: Needham Press, 2001.
128. McNamara. JA Jr, Van der Linden FPGM. Unpublished data, 1970.
129. McNamara. JA Jr, Van der Linden FPGM. Vertical dimension. In: McNamara JA Jr, Brudon WL. Orthodontics and Dentofacial Orthopedics. Ann Arbor, MI: Needham Press, 2001: 111-148.
130. McNeill RW, Joondeph DR. Congenitally absent maxillary lateral incisors: Treatment planning considerations. Angle Orthod 1973; 43: 24-29.
131. Melsen B. Effects of cervical anchorage during and after treatment: An implant study. Am J Orthod 1978; 73: 526-540.
132. Melsen B, Dalstra M. Distal molar movement with Kloehn headgear: Is it stable? Am J Orthod Dentofacial Orthop 2003; 123: 374-378.
133. Meng HP, Gebauer U, Ingervall B. Die Entwicklung des tertiären Engstandes der unteren Incisiven im Zusammenhang mit Veränderungen der Zahnbögen und des Gesichtsschädels bei Individuen mit guter Okklusion von der Pubertät bis zum Erwachsenenalter. Schweiz Monatsschr Zahnmed 1985; 95: 762-777.
134. Miller EL, Bodden WR Jr, Jamison HC. A study of the relationship of the dental midline to the facial median line. J Prosthet Dent 1979; 41: 657-660.
135. Mirabella AD, Årtun J. Risk factors for apical root resorption of maxillary anterior teeth in adult orthodontic patients. Am J Orthod Dentofacial Orthop. 1995; 108: 48-55.
136. Moore AW. The mechanism of adjustment to wear and accident in the dentition and periodontium. Angle Orthod 1956; 26: 50-58.
137. Moorrees CF. The Dentition of the Growing Child: A Longitudinal Study of Dental Development Ages 3-18. Cambridge, MA: Harvard University Press, 1959.
138. Moorrees CF. Normal variation in dental development determined with reference to tooth eruption status. J Dent Res 1965; 44(suppl): 161-173.
139. Moorrees CF, Chadha JM. Available space for the incisors during dental development−a growth study based on physiologic age. Angle Orthod 1965; 35: 12-22.
140. Moorrees CF, Reed RB. Correlations among crown diameters of human teeth. Arch Oral Biol 1964; 115: 685-697.
141. Morley J, Eubank J. Macroesthetic elements of smile design. J Am Dent Assoc 2001; 132: 39-45.
142. Moyers RE. Handbook of Orthodontics, ed4. Chicago: Year Book Medical Publishing, 1988.
143. Moyers RE, Van der Linden FPGM, Riolo ML, McNamara JA Jr. Standards of Human Occlusal Development, monograph 5, Craniofacial Growth Series. Ann Arbor, MI: Center for Human Growth and Development, Univ. of Michigan, 1976.
144. Nanda RS, Meng H, Kapila S, Goorhuis J. Growth changes in the soft tissue facial profile. Angle Orthod 1990; 60: 177-190.
145. Nelson PA, Årtun J. Alveolar bone loss of maxillary anterior teeth in adult orthodontic patients. Am J Orthod Dentofacial Orthop 1997; 111: 328-334.
146. Nicol WA. The lower lip and the upper incisor teeth in Angle's Class II, division 2 malocclusion. Dent Pract Dent Rec (Bristol) 1963; 14: 179-182.
147. Nord CFL. Loose appliances in orthodontia. Dental Cosmos 1928; 70: 681-687.
148. Nord CFL. The advantage of removable appliances. Trans Eur Orthod Soc 1929.
149. Nordquist GG, McNeill RW. Orthodontic vs. restorative treatment of the congenitally absent lateral incisor−long term periodontal and occlusal evaluation. J Periodontol 1975: 46: 139-143.
150. Ochoa BK, Nanda RS. Comparison of maxillary and mandibular growth. Am J Orthod Dentofacial Orthop 2004; 125: 148-159.
151. Ömblus J, Malmgren O, Pancherz H, Hägg U, Hansen K. Long-term effects of Class II correction in Herbst and Bass therapy. Eur J Orthod 1997; 19: 185-193.
152. O'Neill J. Personal communication, 2002.
153. Pancherz H. The effects, limitations, and long-term dentofacial adaptations to treatment with the Herbst appliance. Semin Orthod 1997; 3: 232-243.
154. Pancherz H, Ruf S. The Herbst appliance: Research-based updated clinical possibilities. World J Orthod 2000; 1: 17-31.
155. Pancherz H, Zieber K, Hoyer B. Cephalometric characteristics of Class II division 1 and Class II division 2 malocclusions: A comparative study in children. Angle Orthod 1997; 67: 111-120.
156. Peck H, Peck S. An index for assessing tooth shape deviations as applied to the mandibular incisors. Am J Orthod 1972; 60: 384-401.
157. Peck S, Peck H. Orthodontic aspects of dental anthropology. Angle Orthod 1975; 45: 95-102.
158. Petrik L. Funktionelle Therapie − Spezieller Teil. In: Häupl K, ed. Die Zahn-, Mund- und Kiederheilkunde. 5. Band. München: Urban & Schwarzenberg, 1955: 277-414.

参考文献

159. Pfeiffer JP, Grobéty D. Simultaneous use of cervical appliance and activator: An orthopedic approach to fixed appliance therapy. Am J Orthod 1972; 61: 353-373.
160. Pfeiffer JP, Grobéty D. A philosophy of combined orthopedic-orthodontic treatment. Am J Orthod 1982; 81: 185-201.
161. Pollard LE, Manandras AH. Male postpuberal facial growth in Class II malocclusions. Am J Orthod Dentofacial Orthop 1995; 108: 62-68.
162. Popovich F. Thumb-, fingersucking and bruxism in children: Comments and critique. In: Bryant P, Gale E, Rugh J (eds). Oral Motor Behavior: Impact on Oral Conditions and Dental Treatment. Bethesda, MD: US Department of Health, Education, and Welfare, Public Health Service, National Institutes of Health, 1979: 23-27.
163. Power SM, Short MBE. An investigation into the response of palatally displaced canines to the removal of deciduous canines and an assessment of factors contributing to favourable eruption. Br J Orthod 1993; 20: 215-223.
164. Prahl-Andersen B, Kowalski CW, Heydendael PHJ (eds). A Mixed-Longitudinal, Interdisciplinary Study of Growth and Development. New York: Academic Press, 1979.
165. Proffit WR. Equilibrium theory revisited: Factors influencing position of the teeth. Angle Orthod 1978; 48: 175-186.
166. Proffit WR, Fields HW. Contemporary Orthodontics, ed3. St. Louis: Mosby Year Book, 2000.
167. Radlanski RJ. Personal communication, 1999.
168. Robertsson S, Mohlin B. The congenitally missing upper lateral incisor. A retrospective study of orthodontic space closure versus restorative treatment. Eur J Orthod 2000; 22: 697-710.
169. Roede MJ, Van Wieringen JC. Growth diagrams 1980: Netherlands third nation-wide survey. Tijdschr Soc Gezondheidsz 1985; 63 (suppl): 1-34.
170. Roeters JM, Kloet HJ de. Handboek voor Esthetische Tandheelkdunde. Nijmegen: STI, 1998.
171. Rosa M. Sequential slicing of deciduous teeth. J Clin Orthod 2001; 35: 696-701.
172. Rosa M, Zachrisson BU. Integrating esthetic dentistry and space closure in patients with missing maxillary lateral incisors. J Clin Orthod 2001; 35: 221-234.
173. Rossi M, Ribeiro E, Smith R. Craniofacial asymmetry in development: An anatomical study. Angle Orthod 2003; 73: 381-385.
174. Rudzki-Janson I, Paschos E, Diedrich P. Orthodontic tooth movement in the mixed dentition. Histological study of a human specimen. J Orofac Orthop 2001; 62: 177-190.
175. Samuels RH, Jones ML. Orthodontic facebow injuries and safety equipment. Eur J Orthod 1994; 16: 385-394.
176. Samuels RH, Willner F, Knox J, Jones ML. A national survey of orthodontic facebow injuries in the UK and Eire. Br J Orthod 1996; 23: 11-20.
177. Santoro M, Ayoub ME, Pardi VA, Cangialosi TJ. Mesiodistal crown dimensions and tooth size discrepancy of the permanent dentition of Dominican Americans. Angle Orthod 2000; 70: 303-307.
178. Sarver DM. The importance of incisor positioning in the esthetic smile: The smile arc. Am J Orthod Dentofacial Orthop 2001; 120: 98-111.
179. Sarver DM, Ackerman MB. Dynamic smile visualization and quantification: Part2. Smile analysis and treatment strategies. Am J Orthod Dentofacial Orthop 2003; 124: 116-127.
180. Savara BS, Steen JC. Timing and sequence of eruption of permanent teeth in a longitudinal sample of children from Oregon. J Am Dent Assoc 1978; 97: 209-214.
181. Seel D. Extra oral hazards of extra oral traction. Br J Orthod 1980; 7: 53.
182. Sergl HG, Klages U, Zentner A. Pain and discomfort during orthodontic treatment: Causative factors and effects on compliance. Am J Orthod Dentofacial Orthop 1998; 114: 684-691.
183. Sergl HG, Zentner A. A comparative assessment of acceptance of different types of functional appliances. Eur J Orthod 1998; 20: 517-524.
184. Sheridan JJ. Air-rotor stripping. J Clin Orthod 1985; 19: 43-59.
185. Sinclair PM. Maturation of untreated normal occlusions. Am J Orthod 1983; 83: 114-123.
186. Smeets HJL. A roentgenocephalometric study of the skeletal morphology of Class II, division2 malocclusion in adult cases. Trans Eur Orthod Soc 1962; 38: 247-259.
187. Solow B. The dentoalveolar compensatory mechanism: Background and clinical implications. Br J Orthod 1980; 7: 145-161.
188. Sparks AL. Interproximal enamel reduction and its effect on the long-term stability of mandibular incisor position [abstract]. Am J Orthod Dentofacial Orthop 2001; 120: 224-225.
189. Stockfisch H. Der Kinetor in der Kieferorthopädie. Heidelberg: Hüthig Verlag, 1966.
190. Stöckli PW, Ingervall VB, Joho JP, Wieslander L. Myofunktionelle Therapie. Fortschr Kieferorthop 1987; 48: 460-463.

参考文献

191. Tanner JM. Growth as a mirror of the condition of society: Secular trends and class distinctions. In: Demirjian A(ed). Human Growth: A Multidisciplinary Review. London: Taylor & Francis, 1986: 3-34.
192. Tanner JM, Whitehouse RH, Marubini E, Resele LF. The adolescent growth spurt of boys and girls of the Harpender growth study. Ann Hum Biol 1976; 3: 109-126.
193. Tarnow DP, Magner AW, Fletcher P. The effect of the distance from the contact point to the crest of bone on the presence or absence of the interproximal dental papilla. J Periodontol 1992; 63: 995-996.
194. Teuscher U. A growth-related concept for skeletal class II treatment. Am J Orthod 1978; 74: 258-275.
195. Thilander B, Jakobsson SO. Local factors in impaction of maxillary canines. Acta Odontol Scand 1968; 26: 145-168.
196. Thilander B, Myrberg N. The prevalence of malocclusion in Swedish schoolchildren. Scand J Dent Res 1973; 81: 12-21.
197. Thilander B, Ödman J, Lekholm U. Orthodontic aspects of the use of oral implants in adolescents: A 10year follow-up study. Eur J Orthod 2001; 23: 715-731.
198. Thordarson A, Zachrisson BU, Mjör IA. Remodeling of canines to the shape of lateral incisors by grinding: A long-term clinical and radiographic evaluation. Am J Orthod Dentofacial Orthop 1991; 100: 123-132.
199. Toth LR, McNamara JA Jr. Treatment effects produced by the twin-block appliance and the FR-2 appliance of Fränkel with an untreated Class II sample. Am J Orthod Dentofacial Orthop 1999; 116: 597-609.
200. Tränkmann J. Frühe, gleichzeitige, symmetrische, systematische Entfernung von Zähnen der 1. und 2. Dentition im Rahmen einer kieferorthopädischen Behandlung. Kieferorthop 1994; 8: 227-234.
201. Tulloch JC, Phillips C, Proffit WR. Benefit of early Class II treatment: Progress report of a two-phase randomized clinical trial. Am J Orthod Dentofacial Orthop 1998; 113: 62-72.
202. Üçüncü N, Türk T, Carels C. Comparison of modified Teuscher and Van Beek functional appliance therapies in high-angle cases. J Orofac Orthop 2001; 62: 224-237.
203. Van Beek H. Overjet correction by a combined headgear and activator. Eur J Orthod 1982; 4: 279-290.
204. Van Beek H. Failures in headgear-activator therapy. In: Studyweek 1990. Nederlandse Vereniging voor Orthodontische Studie, 1990: 193-206.
205. Van Beek H. Personal communication, 2002.
206. Van der Linden FPGM. Genetic and environmental factors in dentofacial morphology. Am J Orthod 1966; 52: 576-583.
207. Van der Linden FPGM. The application of removable orthodontic appliances in multiband techniques. Angle Orthod 1969; 39: 114-117.
208. Van der Linden FPGM. The interpretation of incremental data and velocity growth curves. Growth 1970; 34: 221-224.
209. Van der Linden FPGM. A study of röentgenocephalometric bony landmarks. Am J Orthod 1971; 59: 111-125.
210. Van der Linden FPGM. Theoretical and practical aspects of crowding in the human dentition. J Am Dent Assoc 1974; 89: 139-153.
211. Van der Linden FPGM(ed). Transition of the Human Dentition, monograph 13, Craniofacial Growth Series. Ann Arbor, MI: Center for Human Growth and Development, Univ. of Michigan, 1982.
212. Van der Linden FPGM. Development of the Dentition. Chicago: Quintessence, 1983.
213. Van der Linden FPGM. Facial Growth and Facial Orthopedics. Chicago: Quintessence, 1986.
214. Van der Linden FPGM. Problems and Procedures in Dentofacial Orthopedics. Chicago: Quintessence, 1990.
215. Van der Linden FPGM. Practical Dentofacial Orthopedics. London: Quintessence, 1996.
216. Van der Linden FPGM. Orthodontics with Fixed Appliances. London: Quintessence, 1997.
217. Van der Linden FPGM. Simultaneous removal of first deciduous molars and first permanent premolars[abstract]. Eur J Orthod 1996; 18: 428.
218. Van der Linden FPGM. The future of orthodontics: Overview and discussion. In: Carels C, Willems G (eds). The Future of Orthodontics. Leuven, Belgium: Leuven University Press, 1998: 273-281.
219. Van der Linden FPGM. The development of long and short faces, and their limitations in treatment. In: McNamara JA Jr(ed). The Enigma of the Vertical Dimension, monograph 36, Craniofacial Growth Series. Ann Arbor, MI: Center for Human Growth and Development, Univ. of Michigan, 2000: 61-73.
220. Van der Linden FPGM. The Van der Linden retainer. J Clin Orthod 2003; 37: 260-267.
221. Van der Linden FPGM, Boersma H. Diagnosis and Treatment Planning in Dentofacial Orthopedics. London: Quintessence, 1987.
222. Van der Linden FPGM, Boersma H, Prahl-Andersen B. Development of the dentition. In: Prahl-Andersen B, Kowalski CJ, Heydendael PHJ(eds). A Mixed-Longitudinal Interdisciplinary Study of Growth and Development. New York: Academic Press, 1979: 521-536.

223. Van der Linden FPGM, Duterloo HS. Development of the Human Dentition: An Atlas. Hagerstown: Harper & Row, 1976.
224. Van der Linden FPGM, Hirschfeld WJ, Miller RL. On the analysis and presentation of longitudinally collected growth data. Growth 1970; 34: 385-400.
225. Van der Linden FPGM, McNamara. JA Jr, Burdi AR. Tooth size and position before birth. J Dent Res 1972; 51: 71-74.
226. Van der Linden FPGM, Proffit WR, McNamara JA Jr, Miethke R-R(eds). Dynamics of Orthodontics [videoseries]. Chicago: Quintessence, 2000.
227. Van der Linden FPGM, Radlanski RJ, McNamara. JA Jr. Normal Development of the Dentition[videotape]. Chicago: Quintessence, 2000.
228. Van der Linden FPGM, Radlanski RJ, McNamara. JA Jr. Malocclusions and Interventions[videotape]. Chicago: Quintessence, 2000.
229. Van der Schueren GL, De Smit AA. Combined fixed-functional Class II treatment. J Clin Orthod 1994; 28: 15-20.
230. Van Limborgh J. The role of genetic and local environmental factors in the control of postnatal craniofacial morphogenesis. Acta Morphol Neerl Scand 1972; 10: 37-47.
231. Van Wieringen JC, Wafelbakker F, Verbrugge HP, De Haas JH(eds). Groeidiagrammen 1965 Nederland. Groningen: Wolters-Noordhoff, 1965.
232. Vig PS, Cohen AM. Vertical growth of the lips: A serial cephalometric study. Am J Orthod 1979; 75: 405-415.
233. Weber AD. A longitudinal analysis of premolar enucleation. Am J Orthod 1969; 56: 394-402.
234. Weinstein S, Haack DC, Morris LY, Snyder BB, Attaway HE. On an equilibrium theory of tooth position. Angle Orthod 1963; 33: 1-11.
235. Weise W. Kieferorthopädische Kombinationstherapie. München: Urban & Schwarzenberg, 1992.
236. Wheeler TT, McGorray SP, Dolce C, Taylor MG, King GJ. Effectiveness of early treatment of Class II malocclusion. Am J Orthod Dentofacial Orthop 2002; 121: 9-17.
237. Wieslander L. Long-term effects of treatment with headgear-Herbst appliance in the early mixed dentition. Stability or relapse? Am J Orthod Dentofacial Orthop 1993; 104: 319-329.
238. Williams BH. Diagnosis and prevention of maxillary cuspid impaction. Angle Orthod 1981; 51: 30-40.
239. Woodside DG. The activator. In: Graber TM, Neumann B(eds). Removable Orthodontic Appliances. Philadelphia: W. B. Saunders Co., 1977: 269-336.
240. Yoshihara T, Matsumoto Y, Suzuki J, Sato N, Oguchi H. Effect of serial extraction alone on crowding: Spontaneous changes in dentition after serial extraction. Am J Orthod Dentofacial Orthop 2000; 118: 611-616.
241. Zachrisson BU. Improving orthodontic results in cases with maxillary incisors missing. Am J Orthod 1978; 73: 274-289.
242. Zachrisson BU. JCO/interviews Dr Björn U. Zachrisson on excellence in finishing. Part2. J Clin Orthod 1986; 20: 536-556.
243. Zachrisson BU. Esthetic factors involved in anterior tooth display and the smile: Vertical dimension. J Clin Orthod 1998; 32: 432-445.
244. Zachrisson BU. Bonding in orthodontics. In: Graber TM, Vanarsdall RL Jr(eds). Orthodontics. Current Principles and Technique, ed3. St. Louis: Mosby, 2000: 557-645.
245. Zachrisson BU. Dental to facial midline positions. World J Orthod 2001; 2: 362-364.

索引

オルソドンティック コンセプト
& ストラテジー

索引(和文)

あ

アーチレングスディスクレパンシー　24
アイレット　163, 167
アウターボウ　57, 66, 196
アクリリックレジン　33, 45
アップライトスプリング　73, 234
アドヒージョンブリッジ　234
アロークラスプ　36
アンキーロシス　102
アンギュレーション　131
アンダーカット　34
アンチティップスパー　142
アンテリアガイダンス　104

い

移植　235
遺伝因子　52
インサイザルライン　130
インタープロキシマルストリップ　20
咽頭領域　54
イントルージョンアーチ　191
インナーボウ　57, 73
インプラント　114, 129, 225

え

永久保定　227
易感染性鼻腔　54
エキスカベーター　155
エキスパンションスクリュー　97
エクステンション付きブラケット　145
エッジワイズアプライアンス　29
エナメル質削合　240
エナメル質の除去　130
エラスティック　38
エラスティックチェーン　133, 155
エラスティックリング　132
エレベーター　21

嚥下運動　99, 213

お

応力線　57
オーバーコレクション　103
オーバーラップ　210
オープンコイルスプリング　134
オクルーザルガイダンス　207
オクルーザルテンプレート　188
オクルーザルレスト　35
頤の後退　122

か

開咬　209
外傷　225
ガイディングスロット　261
ガイディングフォーク　151, 166
ガイディングフック　39
過蓋咬合　65, 177
下顎下縁　114
下顎顆頭　50
下顎関節顆頭　50
下顎犬歯間距離　248
下顎骨のオートローテーション　224
下顎枝後面　114
下顎突起　1
顎外牽引　51
顎外力　102
顎関節頭　98
顎顔面矯正　16
顎顔面整形装置　115
顎顔面整形的治療　113
顎顔面の整形外科的療法　51
顎離開　210
仮骨延長術　193
下前顔面高　178
可撤式装置　33
顆頭　118

索引（和文）

か

"ガミー"スマイル　102, 122
加齢　257
関節窩　108
顔面骨格の非対称　194
顔面頭蓋骨の成長　52
顔面成長　114

き

機能的矯正装置　81
"キャッチアップ"現象　126
球形ストーン　252
臼歯部開咬　210
吸指癖　210, 215
吸唇癖　104
筋機能療法　224
筋神経系　52

く

偶力　57
口呼吸者　17, 104
クラスプ　33
クリート　39
クロウクラスプ　42, 43, 151, 169
グローススパート　115, 121, 124, 212
クローズドスプリング　88
クロスバイトエラスティック　148, 153
クロムコバルトバー　135

け

ケイナインバー　191
頸部牽引　53
結紮線　163
犬歯間舌側バー　191
犬歯間バー　277

こ

コイルスプリング　137, 190
抗アレルギー性の紙テープ　99
後顔面部の垂直的成長　51
咬合面レスト　195
交叉咬合　198, 214
口唇の介入　69, 102
構成咬合位　98
咬頭対咬頭　13
"コーンファンネル"メカニズム（円錐漏斗機構）
　　　67, 68, 214, 241, 275
ゴシック形の上顎歯列弓　98
骨格性開咬　210
骨縫合　50
骨縫合部　50
骨膜　50
骨癒着　209
コルムアングル　181
コンケイブ型のプロファイル　104
コンタクトスポーツ　64
コンタクトポイント　139
コンポジットレジン　33, 129, 147, 202, 225, 261
コンポジットレジンフック　262

さ

サービカルヘッドギア　29, 49, 113, 196
最大咬合接触　210

し

シーター　58
歯牙顎顔面複合体　52
歯牙サイズと形態の不調和　252
歯牙無形成　225
歯冠・歯根軸角　181
歯間乳頭　131, 226
歯冠幅径の縮小　260
歯頸部辺縁の高さ　240

索引（和文）

歯根吸収　215
歯根膜　50
歯根膜腔　273
シザースバイト　48
歯周靱帯　21
歯周組織　273
歯周組織の崩壊　257
歯周用プローブ　185
歯槽突起　50, 51, 72, 229, 235
歯槽突起のリモデリング　37
歯槽突起辺縁　258
歯肉切除術　40
習慣性咬合　210
修復処置　228
上下顎歯槽性前突　28
上顎結節骨形成　56
上顎第二大臼歯の抜歯　196
小臼歯を包む小嚢　21
シリンドリカルアクリリックレジンバー　100, 101
歯列の非対称　194
神経・筋コントロールシステム　215
診断用セットアップ　171, 239, 240
審美歯科　228

す

垂直ゴム　215
垂直的発育パターン　102
スウィンギングアーチ　142
スケーラー　260
スケーラーB　58
スクリュー　37
スタビライジングアーチ　203
ステンレススチールスプリング　38
ストミオン　179, 258
ストリッピング　47, 236, 253
ストレートアーチワイヤー　130
スプリング　34
スプリングリテーナー　47
スマイルライン　40, 100, 227, 236

せ

正中線の偏位　163
正中部の骨化　4
正中縫合　226
セクショナルアーチ　154
セクショナルアーチワイヤー　164
セクショナルワイヤー　73
舌運動　213
舌の介在　209
舌の外科的縮小　224
セパレーション　58
セメントエナメルジャンクション　133
セロハンストリップ　214
前歯部開咬　111, 210
前歯部の咬合接触　241
センターピース　59
センタロイニッケルチタニウムワイヤー　172
先天性欠損　195, 220, 231
戦略的なトリミング　37

そ

即時重合アクリリックレジン　168
側切歯の歯根吸収　163

た

ダークトライアングル　271
ダイアゴナル(オブリーク)エラスティック　208
ダイヤモンドストリップス　144, 255, 263
ダイヤモンドディスク　19
ダイヤモンドバー　18, 252
タングブレード　138

ち

蝶形後頭骨軟骨結合　50, 51

て

ティアドロップループ　135, 165
抵抗中心　57
デッドソフトブレーディッドワイヤー
　　　　　　　　　25, 124, 274, 287
デンタルフロス　281
点鼻薬投与　99
テンプレート　243

と

トルキングスプリング　80, 156

な

軟骨性成長　51

に

乳臼歯の早期喪失　17
乳歯のスライス　20
乳歯の早期喪失　3
乳歯胚　1

は

バイトプレート　25, 65
バイトプレーン　36, 70, 164, 268
バイトプレーン付き上顎プレート　188
バイトプレーン付き保定プレート　191
バイトブロック　44, 128
バイトブロック効果　101
ハイプルヘッドギア　49
バッカルシールド　97
パッド　97
鼻呼吸者　17
パライアタルヘッドギア（頭頂型）
　　　　49, 53, 80, 97, 98, 99, 113, 121, 124
パラタルアーチ　193

パラタルバー　57, 208
バンディング　286
バンドシーター　58
バンドセッター　58

ひ

鼻気道の閉塞症　224
鼻腔　54
ピグテイルスプリング　37, 65, 70, 73, 157
肥厚性のアデノイド　54
非対称型ヘッドギア　193, 246

ふ

ファセット　104
ファンクションリギュレーター　81
フィクストリテンション　277
フェイシャルパターン　128, 178
フェイシャルマスク　128, 154
ブラックトライアングル　131
ブリッジ　129, 225
プリフォームドアーチワイヤー　130
プリフォームドバー　277
プリフォームバンド　58
プリフォームリテンションバー　135
フロスシルク　72
プロトルージョンスプリング　38, 146
プロフェッショナルクリーニング　260

へ

閉口時正中口裂点　179, 258
ペグシェイプ　168, 220, 231, 283
ベクトル　256
ヘッドギア　49, 66
ヘッドキャップ　99
ベニヤ　228
ペリオドンタルパック　163
辺縁隆線　241

索引（和文）

辺縁隆線の削合　252
ペンデュラム装置　128
扁桃　54
偏菱形歯列　62

ほ

ホイール形ストーン　252
萌出障害　209
ボールクラスプ　35, 36
ポジショナー　89, 118, 231, 284
ボタン　39
ボンディッドリテーナー　287

ま

埋伏犬歯　161
マルチストランドラウンドワイヤー　277
マルチパーパスアーチワイヤー　143, 201

み

短い上口唇　122
ミッドラインの偏位　208

む

無加重平均値（PAR:Peer Assessment Rating）　250
無咬合　209

め

メタルインプラント　114
メタルパーツ　33

も

モスキートプライヤー　155

ゆ

癒合歯　238
指しゃぶり　17, 60

よ

抑制的矯正法　17
3/4クラスプ（C-クラスプ）　36
3/4ボールクラスプ　35

ら

ラップアラウンドリテーナー　285
ラバーストリップス　101
ラビアルクラウントルク　134
ラビアルボウ　157

り

リーウェイスペース　190
リガチャータイニングプライヤー　20, 155
リガチャーディレクター　155, 166
梨状口　3
リテンションプレート　25, 191, 278
リテンションワイヤー　104
リップバンパー　69, 105, 186, 193, 196, 203
リモデリング　72
リンガルアーチ　125
リンガルリテーナー　131
リンガルルートトルク　134
隣接歯間空隙　228
隣接面接触　241

れ

"レール"メカニズム　55, 61, 67, 101, 241
レクタンギュラーアップライトスプリング　73
レクタンギュラーワイヤー　277
連続抜歯法　17

ろ

ローテーションアーム　142
ローテーションウェッジ　132
ローマ形の歯列弓形　98
ロングフェイス　99

わ

ワックスロール　84

索引(欧文)

A

Adamsクラスプ　　35, 36
Akkerman　　96
Andresen　　86
Andresenのコルムアングル　　181
Ash（Dentsply Ash, Surrey, England）　　58

B

Balters　　86
Barrer　　47
Bassプレート　　122, 204
Baumrind　　115
Berger　　162
Bimler　　86
Björk　　114
Bolton standards　　114, 119
Booy　　35, 37, 71
Broadbent　　114, 115
Brodie　　114

C

Cクラスプ　　46
ClassⅡエラスティック　　110, 197
ClassⅢエラスティック　　197
ClassⅢ不正咬合　　209
Coffin　　46
Coffinスプリング　　86
Crefcoeur　　46
Crefcoeurスプリング　　176
Crefcoeur装置　　46, 48, 168, 193, 246
Crefcoeurプレート　　76

D

Delaireのフェイシャルマスク　　230, 232
Duterloo　　252

E

Ericson　　162
Essixリテーナー　　104

F

Falck　　178
Fränkel　　81, 178
Fränkelのファンクションリギュレーター　　87
Funktionskieferorthopädie　　81

H

Häupl　　81
Hawleyリテーナー　　285
Herbst装置　　128
Herman Boersma　　65
Herman van Beek　　97

J

Jフック　　80
Jフック付きパライアタルヘッドギア　　134

K

Kahnスパー付きサービカルヘッドギア　　134, 178
Klammt　　86
Klammtのオープンアクチベーター　　86
Kolf　　178
Kurol　　162

L

Le FortⅠ骨切り術　　224
Lehmanのアクチベーター　　239

N

Nicol　178
Nijmegen　9
Nijimegen Growth Study　115
No.139（バードビーク）プライヤー　281

P

Petrik　81, 86
Proffit　128

S

Schwarzのアロークラスプ　35
Speeの湾曲　25, 44, 98
Stockfish　86

T

The Face in Profile　114
tooth size-shape discrepancy　252
trapped（捕らえられた）　11

U

Uループ　47
ugly duckling（醜いアヒルの子）　7

V

Van Beek装置　28, 97
Van Beekヘッドギア-アクチベーター　112
Van der Lindenリテーナー　171, 280, 287
Viggo Andresen　81

W

Woodside　83

[監訳者略歴]

市川　和博　（いちかわ　かずひろ）

1973年　日本大学歯学部卒業，同大学院歯学研究科矯正学専攻
1978年　歯学博士取得
1979年　市川矯正歯科医院開業（東京都八王子市）
1988年　医療法人社団晋和会市川矯正歯科医院開設，理事長
現在に至る
Tokyo Bioprogressive Study Club会長
歯科医学教育国際支援機構理事，元日本矯正歯科学会認定医審査委員，
八王子市介護保険審査委員，日本矯正歯科学会専門医・指導医・認定医，
育成医療指定医，都立八王子小児病院非常勤医師
日本矯正歯科学会，日本臨床矯正歯科医会，日本小児歯科学会，日本口蓋裂学会，
日本顎関節学会　ほか会員
American Association of Orthodontists, European Orthodontic Society,
American Equilibration Society, World Federation of Orthodontists　会員
NPO法人チェロ・コンサート・コミュニティ事務局長，
ガスパール・カサド国際チェロコンクール運営委員長

＜主な著書＞
『オーソピディックナソロジー　生体からみた咬合の再構成　―その理論と実際』
　クインテッセンス出版　1988年（監訳）
『矯正に強くなる本』クインテッセンス出版　1982年（共著）

[訳者略歴]

平林　正幸　（ひらばやし　まさゆき）

1998年　日本大学歯学部卒業，同大学院歯学研究科矯正学専攻
2002年　歯学博士取得，同大学歯学部歯科矯正学講座勤務
2005年　市川矯正歯科医院勤務
2006年　平林矯正歯科医院開設（長野県松本市）
現在に至る
日本矯正歯科学会認定医，日本成人矯正歯科学会認定医
日本口蓋裂学会，東京矯正歯科学会　会員

黒澤　孝子　（くろさわ　たかこ）

1969年　立教大学文学部英米文学科卒業
　　　　㈱日本交通公社海外旅行部勤務
1985年　市川矯正歯科医院勤務
現在に至る
顎運動検査技師

オルソドンティック コンセプト ＆ ストラテジー
―ファン ダ リンデンの臨床への提案―

2007年5月10日　第1版第1刷発行

著　　者	Frans P.G.M. van der Linden
監 訳 者	市川　和博
共 訳 者	平林　正幸／黒澤　孝子
発 行 人	佐々木　一高
発 行 所	クインテッセンス出版株式会社 東京都文京区本郷3丁目2番6号　〒113-0033 クイントハウスビル　電話(03)5842-2270(代表) 　　　　　　　　　　　(03)5842-2272(営業部) 　　　　　　　　　　　(03)5842-2279(書籍編集部) web page address　http://www.quint-j.co.jp/
印刷・製本	大日本印刷株式会社

Ⓒ2007　クインテッセンス出版株式会社　　　　　禁無断転載・複写
Printed in Japan　　　　　　　　　　　　　　　落丁本・乱丁本はお取り替えします
　　　　　　　　　　　　　　　　　　　　　　　ISBN978-4-87417-950-5 C3047

定価は表紙に表示してあります